A. Thierbach (Hrsg.)

Lexikon der Notfallmedizin

Springer-Verlag Berlin Heidelberg GmbH

A. Thierbach (Hrsg.)

Lexikon der Notfallmedizin

Springer

THIERBACH, ANDREAS, Dr.
Klinik für Anästhesiolgie
Klinikum der Johannes Gutenberg-Universität
Langenbeckstraße 1
55131 Mainz

ISBN 978-3-540-65798-9 ISBN 978-3-642-56305-8 (eBook)
DOI 10.1007/978-3-642-56305-8

Die Deutsche Bibliothek – CIP-Einheitsaufnahme
Lexikon der Notfallmedizin / Vorw. von W. Dick. Hrsg.: Andreas Thierbach. – Berlin ; Heidelberg ; New York ; Barcelona ; Hongkong ; London ; Mailand ; Paris ; Tokio : Springer, 2002
ISBN 978-3-540-65798-9

http://www.springer.de

Ursprünglich erschienen bei Springer-Verlag Berlin Heidelberg New York 2002

Herstellung: PROEDIT GmbH, 69126 Heidelberg
Umschlaggestaltung: de'blik, Berlin
Satz: Mitterweger & Partner, Plankstadt
Gedruckt auf säurefreiem Papier SPIN: 10576100 14/3130Re – 5 4 3 2 1 0

Unserem klinischen und akademischen Lehrer,
Herrn Univ.-Prof. Dr. med. Dr. med. h.c. Wolfgang F. Dick,
gewidmet.

Vorwort

Das vorliegende „Lexikon der Notfallmedizin“ richtet sich an alle in der präklinischen und ersten klinischen Versorgung von Notfallpatienten engagierten und interessierten Personen.

Es soll Notärzten, Leitenden Notärzten und Ärztlichen Leitern Rettungsdienst genauso wie Rettungssanitätern und -assistenten sowie Medizinstudenten als prägnantes, übersichtliches und aktuelles notfallmedizinisches Nachschlagewerk dienen.

Die Vielfalt von Begriffen, Definitionen und Termini in der Notfall- und Katastrophenmedizin erfordert darüber hinaus eine einheitliche, nach Möglichkeit internationale Sprache, die eine klare Verständigung von allen mit der Versorgung von Notfallpatienten betrauten Personen ermöglicht.

Das Lexikon der Notfallmedizin soll damit auch dazu beitragen, dass sich notfallmedizinische Teams in einer bestimmten festgelegten Terminologie bewegen und verständigen können.

Das Lexikon erwähnt auch die Aufgaben und Zielsetzungen der einschlägigen nationalen und internationalen notfallmedizinisch relevanten Organisationen wie AHA, ERC, ITACCS und WADEM.

Das Lexikon ist so aufgebaut, dass heute gängige Abkürzungen unter Hinweis auf den ausführlichen Terminus und unter Anführung verwandter Begriffe erläutert werden, unter einer eindeutigen und einheitlichen Definition, unter zusätzlichen Informationen und therapeutischen Kurzhinweisen.

Die hierfür erforderlichen Verweise wurden von den Autoren und dem Verlag so logisch und direkt wie möglich umgesetzt, ohne dadurch allerdings die Lesbarkeit der Texte zu stark zu beeinträchtigen.

Bei abgeschlossenen Krankheitsbildern und umschriebenen Traumata ist auch die Kurzfassung der klinischen Symptomatologie dargestellt, die zu einer vorläufigen notfallmedizinischen Diagnose unter kürzest möglichen differentialdiagnostischen Überlegungen führt.

Die einschlägigen notfallmedizinischen Pharmaka werden ebenso wie die üblichen notfallmedizinischen Prozeduren aufgeführt, die dem gleichen Schema folgen. Die notfallmedizinisch relevanten Medikamente sind hinsichtlich ihrer Zubereitungsformen, Wirkungen, Nebenwirkungen und Anwendungsbeschränkungen präzisiert. Dabei gerät hin und wieder, wie bei solchen Darstellungen nicht zu vermeiden, die Anwendungsbeschränkung in einen gewissen Gegensatz zu notfallmedizinischen Prioritäten.

In diesem Sinne haben sich die Autoren das Ziel gesetzt, wesentliche Begriffe möglichst umfassend darzustellen, ohne den Rahmen eines Lexikons zu verlassen. Das Lexikon stellt damit keinesfalls einen Ersatz für umfassende Lehrbücher dar.

Insgesamt soll dieses Projekt dazu beitragen, rasch relevante Informationen zu erhalten, eine einheitliche Terminologie zu benutzen und sich innerhalb dieser zu verständigen.

Die Autoren und der Verlag hoffen, dass dieser erste Anlauf zur kompakten Vermittlung notfall- und katastrophenmedizinischen Wissens anhand eines Lexikons gelungen ist. Über Anregungen und Kritik, die der Verbesserung des „Lexikons der Notfallmedizin" dienen, würden wir uns freuen.

Mainz, im Juli 2001

Für die Autoren
A. Thierbach

Autoren

DEHNHARDT, CHRISTIANE
Klinik für Anästhesiologie
Klinikum der Johannes Gutenberg-Universität
Langenbeckstraße 1, 55131 Mainz

KLEIN, ANDREAS, Dr. med.
Klinik für Anästhesiologie und Intensivmedizin
Klinikum Traunstein-Trostberg
Cuno-Niggel-Straße 3
83278 Traunstein

LANG, CHRISTIAN, Dr. med.
Klinik für Anästhesiologie
Klinikum der Johannes Gutenberg-Universität
Langenbeckstraße 1, 55131 Mainz

THIERBACH, ANDREAS, Dr. med.
Klinik für Anästhesiologie
Klinikum der Johannes Gutenberg-Universität
Langenbeckstraße 1, 55131 Mainz

THIERBACH, JUTTA, Dr. med.
Transfusionszentrale
Klinikum der Johannes Gutenberg-Universität
Augustusplatz 1, 55131 Mainz

WOLCKE, BENNO
Klinik für Anästhesiologie
Klinikum der Johannes Gutenberg-Universität
Langenbeckstraße 1, 55131 Mainz

Abkürzungen

Amp.	Ampule
bzw.	beziehungsweise
ca.	circa
cm	Zentimeter
d.h.	das heißt
dest.	destilliert
EKG	ElektroKardioGramm
enth.	enthält
evtl.	eventuell
Fl.	Flasche
ggf.	gegebenenfalls
h	Abk. für Stunde
I.E.	Internationale Einheit
i.m.	intramuskulär
i.v.	intravenös
kg	Kilogramm
mg	Milligramm
min	Minute
Mio.	Million
ml	Milliliter
N.	Nervus
p. os	per os
s.	siehe
s.c.	subkutan
s.l.	sublingual
u.a.	unter anderem
v.a.	vor allem
z.B.	zum Beispiel
Z.n.	Zustand nach

AA

→ Aortenaneurysma.

AAA

→ Aortenaneurysma.

Abbindung

Verwandte Begriffe
Tourniquet.

Definition
Unterbindung des arteriellen Blutstroms einer Extremität mittels Blutdruckmanschette (Druck 50-100 mmHg über systolischem Blutdruck), Gummibinde oder Knebelverband.

[i] Erstversorgung stark blutender Wunden: Anheben von Extremitäten über Herzniveau, digitale Kompression der Wunde oder des zuführenden Gefäßes, anschließend Anlage eines Druckverbands.
Cave: Eine Abbindung wird in der Regel unsachgemäß durchgeführt und führt dadurch zu venösen Stauungen (Verstärkung der Blutung) sowie Weichteil- und Nervenverletzungen. Sie gilt damit als Ultima-ratio-Maßnahme und wird nur bei Versagen aller anderen Verfahren zur Blutstillung angewandt.

Abbreviated Injury Scale

Verwandte Begriffe
AIS.

Definition
Scoresystem zur Klassifikation schwer traumatisierter Patienten.

[i] Im AIS werden 6 Körperregionen (Kopf/Hals, Gesicht, Thorax, Abdomen/Beckenorgane, Extremitäten/Beckengürtel, äußerliche Verletzungen) die entsprechenden AIS-Schweregrade zugeordnet (0 = keine Verletzung bis 6 = tödliche Verletzung). Der AIS ist ein wesentlicher Bestandteil der Empfehlungen zur einheitlichen Dokumentation nach schwerem Trauma – dem Utstein style.

Abdomen, akutes

→ Akutes Abdomen.

Abdominaltrauma

→ Lebertrauma; Milztrauma.

abdominelle Blutung

→ Blutung, intraabdominelle.

Ablederung

→ Décollement.

Abort

Verwandte Begriffe
Fehlgeburt.

Definition
Vorzeitige Unterbrechung einer Schwangerschaft innerhalb der ersten 28 Wochen, mit oder ohne Abstoßung der Frucht. Die Länge des Fetus beträgt beim Abort weniger als 35 cm, das Gewicht liegt unter 1000 g, andernfalls spricht man von einer Totgeburt.
Man differenziert zwischen einem Abortus imminens (drohender Abort), Abortus incipiens (im Gang befindlicher Abort), einem Abortus completus (vollständiger Abort) bzw. einem Abortus incompletus (unvollständiger Abort).

Klinisches Bild
Abortus imminens: leichte → vaginale Blutung, menstruationsartige Schmerzen in der Frühschwangerschaft; wehenartige Schmerzen in der Spätschwangerschaft.
Abortus incipiens: wie bei Abortus imminens, in der Spätschwangerschaft häufig Fruchtwasserabgang mit → Nabelschnurvorfall.
Abortus completus/incompletus: stärkere Blutung, Abgang des vollständigen bzw. fast vollständigen Schwangerschaftproduktes.

Diagnose/Befund
Cave: Digitale vaginale Untersuchungen können einen Abort auslösen, diese sind Gynäkologen oder Hebammen vorbehalten.
Abortus imminens: leichte bis mittelstarke vaginale Blutung, Uterus derb, Zervikalkanal geschlossen.
Abortus incipiens: starke vaginale Blutung, schmerzhafte Uteruskontraktionen, Fruchtwasserabgang ggf. mit Nabelschnurvorfall, Zervikalkanal eröffnet.
Abortus incompletus/completus: stärkerer Blutverlust, Uterus meist gut kontrahiert, größtenteils Schwangerschaftprodukt bzw. vollständig ausgestoßen.

Differentialdiagnose
Pseudomenstruationsblutung, → Extrauteringravidität, Blasenmole, extraplazentare Blutungsursachen, Menstruationsanomalien bei vergrößertem Uterus.

[!] **Therapie**
Immer Einweisung in gynäkologische Klinik
- Abortus imminens: Bettruhe, Sedierung, β-Mimetika
- Abortus incipiens: bei Frühabort Abrasio, bei Spätabort Oxytocintropf
- Abortus incompletus/completus: Abrasio

ABP

Verwandte Begriffe
→ Notdienst, ärztlicher; ärztliche Bereitschaftspraxis.

Abrißverletzung

→ Amputationsverletzung.

Absaugpumpe

Definition
Das Gerät dient zum Absaugen von Sekret, Schleim und Erbrochenem aus dem Mund-, Nasen- und Rachenraum.

[i]
1. Mechanische Absaugpumpe (Fuß- oder Handpumpe)
   Durch Betätigung eines Faltenbalges entweicht die im Balg enthaltene Luft über ein Auslaßventil.
   Bei Entfaltung des Balges schließt sich das Auslaßventil und es entsteht ein Sog im Auffangbehälter bzw. am Absaugschlauch.
2. Elektrische Absaugpumpe (Kolbenpumpe)
   Der Sog entsteht durch die Auf- und Niederbewegung eines Kolbens. Die Sogstärke (Unterdruck) ist manuell wählbar.

Abwehrspannung

Verwandte Begriffe
Peritoneale Reizung.

Definition
Erhöhter abdomineller Muskeltonus aufgrund lokaler bzw. diffuser → Peritonitis mit abdominellem Druck- und Loslaßschmerz.

Acetylsalicylsäure

Verwandte Begriffe
ASS.

Zubereitungen
Z.B. Aspisol® 1 Stechampulle enth. 1 g Aspisol, dies entspr. 0,5 g ASS in Trockensubstanz.

Wirkungen
ASS hemmt die Prostaglandin- und Thromboxansynthese. Es hemmt die Thrombozytenaggregation und wirkt fiebersenkend, entzündungshemmend sowie schmerzlindernd.

Pharmakologische Daten
Wirkeintritt nach 5 min. Wirkdauer 2–4 h. E-HWZ 8 min.

Anwendungsgebiete
Bei Herzinfarkt zur Thrombozytenaggregationshemmung und bei akuten mittelstarken Schmerzen (z.B. Migräneanfall).

Dosierung & Art der Anwendung
Thrombozytenaggregationshemmung: 250 mg ASS i.v.; Schmerztherapie: 10–20 mg/kgKG ASS i.v.

Unerwünschte Wirkungen
Bronchospasmus (Aspirinasthma), Überempfindlichkeitsreaktionen, Reye-Syndrom (nur bei Kindern), Ohrensausen, Schwindel, Magenschleimhautschädigungen, Blutungen.

Gegenanzeigen/Anwendungsbeschränkungen
Schwangere im 3. Trimenon, Hämorrhagische Diathese, Glucose-6-Phosphat-Dehydrogenasemangel, gleichzeitige Therapie mit gerinnungshemmenden Arzneimitteln.

Wechselwirkungen
Antikoagulantien: Wirkungsverstärkung, erhöhte Gefahr der gastrointestinalen Blutung;
Kortikoide: erhöhte Gefahr der gastrointestinalen Blutung; Antidiabetika: erhöhte hypoglykämische Wirkung; Schleifendiuretika, Aldosteronantagonisten, Urikosurika: Wirkungsverminderung.

Toxikologische Angaben
Bei akuter Intoxikation kommt es zu schweren Störungen des Säure-Basen-Gleichgewichtes mit zentraler Hyperventilation, Hypoglykämie, Hautausschlägen, Übelkeit, Erbrechen, Kopfschmerzen, Ohrensausen, Schwindel, Verwirrtheitszuständen etc. bis hin zum Kollaps. Bei einer chronischen Überdosierung überwiegen zentralnervöse Störungen.

Hinweis(e)
Die i.v. Gabe von 200–250 mg ASS ist eine Empfehlung des European Resuscitation Council und der European Society of Cardiology zur Akuttherapie des → Myokardinfarktes.

ACLS

→ Reanimation, erweiterte Maßnahmen.

Acquired Immuno Deficiency Syndrome

Verwandte Begriffe
AIDS; HIV; Human Immunodeficiency Virus.

Definition
Erworbene Schwäche des Immunsystems infolge viraler Schädigung (HIV) der T4- und T8-Lymphozyten.

[i] Anamnestisch sind häufig promiskuitive Homo- und Bisexuelle, deren Sexualpartner sowie Empfänger bestimmter Blutprodukte betroffen. 3 Wochen bis 6 Monate nach der Infektion treten Fieber, Lymphknotenschwellungen, Splenomegalie, Angina tonsillaris, ein disseminiertes Exanthem und selten eine Meningoenzephalitis auf. Darauf folgt die asymptomatische Latenzphase, anschließend eine generalisierte Lymphadenopathie mit Gewichtsverlust, Nachtschweiß, Fieber, Diarrhoe sowie neurologischen Symptomen.
Opportunistische Infektionen sowie Malignome sind im fortgeschrittenen Stadium häufig.
Als Schutz des Personals gilt das möglichst saubere Arbeiten (Händedesinfektion, Vermeidung von → Nadelstichverletzungen) mit Handschuhen.
Cave: Stichverletzungen durch kontaminierte Kanülen und Instrumente.

Adams-Stokes-Anfall

Verwandte Begriffe
Morgagni-Adams-Stokes-Anfall; Adams-Stokes-Syndrom.

Definition
Kurzzeitige Bewußtseinsstörung im Rahmen bradykarder Herzrhythmusstörungen (kurzzeitiger → Herz-Kreislaufstillstand bei Ausfall der AV-Überleitung bis zur Etablierung eines Kammerersatzrhythmus).

Klinisches Bild
Bewußtlosigkeit, kurzzeitige Pulslosigkeit

Diagnose/Befund
→ Rhythmusstorung, bradykarde (EKG) – meist höhergradige → AV-Blockierung

Differentialdiagnose
Karotissinussyndrom, Sick-Sinus-Syndrom, Synkope anderer Genese (Hypoglykämie, Apoplektischer Insult, Vasovagale Synkope, orthostatische Synkope), Kardiogener Schock, Myokardinfarkt

Therapie
Bei → Herz-Kreislaufstillstand: → Reanimation
Therapie der → bradykarden Herzrhythmusstorung (nach Behandlungsalgorithmus, z.B. Schrittmachertherapie)
Symptomatische Therapie

Hinweis(e)
Nach Bildung eines Kammerersatzrhythmus oft Rückkehr des Bewußtseins vor Eintreffen des Rettungsdienstes. Aufgrund des Risikos einer erneuten Asystolie [→ Reanimation, EKG bei] muß der Patient adäquat überwacht und therapiert werden.

Adams-Stokes-Syndrom

→ Synkope, kardiale.

Addison-Krise

Verwandte Begriffe
Bronzehautkrankheit; Nebennierenrindeninsuffizienz, akute.

Definition
Unzureichende oder fehlende Produktion der Nebennierenrinden-Steroide (Gluko- und Mineralokortikoide) bei gleichzeitiger Erhöhung des adrenocorticotropen Hormons (ACTH) führen zu einer akuten Lebensbedrohung.

Klinisches Bild
Schwäche, rasche Ermüdbarkeit, Pigmentierung der Haut und Schleimhäute, Gewichtsverlust mit → Dehydratation und niedrigem arteriellem Blutdruck.
Addison-Krise: Exsikkose, Blutdruckabfall, → Schock, Oligurie, Pseudoperitonitis, Durchfälle und Erbrechen, → Hypoglykamie; metabolische Azidose → Azidose, metabolische; anfänglich niedrige, später erhöhte Temperaturen sowie Delir und Koma → Bewußtseinsstorung.

Diagnose/Befund
Präklinisch lediglich Verdachtsdiagnose nach Symptomen.
Labor: Bestimmung von Kortisol und ACTH.

Differentialdiagnose
Metabolische Stoffwechselstörungen, → Schock, hypovolamischer und → akutes Abdomen anderer Genese.

Therapie
Intravenöse Zufuhr von Vollelektrolytlösungen, Glukoselösung nach Blutglukosekonzentration.
Klinische Therapie: Hydrokortisongabe (100 mg alle 6 h sowie Ausgleich einer metabolischen Azidose).

Hinweis(e)
Unbehandelt lebensbedrohlicher Zustand.

Adenosin

Zubereitungen
Z.B. Adrekar®. 1 Stechampulle à 2 ml enth. 6 mg Adenosin.

Wirkungen
Adenosin wirkt über α1-Rezeptoren am rechten Vorhof. Es reduziert die Herzfrequenz, senkt die Herzkraft, verzögert die AV-Überleitung und dilatiert die Koronarien.

Pharmakologische Daten
E-HWZ 10–15 sec.

Anwendungsgebiete
Paroxysmale Tachykardien einschließlich der WPW induzierten supraventrikulären Tachykardie (SVT), atrioventrikulären Reentry-Tachykardien und AV-Knotentachykardien (falls vagale Manöver nicht zum Erfolg führen).

Dosierung & Art der Anwendung
Erwachsene: initial 6 mg als schnellstmöglicher Bolus (mit zweiter Spitze über Dreiwegehahn) i.v., bei Erfolglosigkeit 12 mg i.v. danach 12 mg i.v. Dosissteigerung bei Erfolglosigkeit (kein Sistieren der SVT) nach 1 bis 2 Minuten.
Kinder: Bolus von 0,1 mg/kgKG, ggf. nach 2 Minuten wiederholen, maximale zweite Dosis 0,2 mg/kgKG.

Unerwünschte Wirkungen
Bradykardie bis Aystolie, transiente Arrhythmien, Bronchospasmus, Atemnot, Übelkeit, Krampfbereitschaft, Flush, Hyperventilation, Schwindel, Kopfschmerzen, Blutdruckabfall.

Gegenanzeigen/Anwendungsbeschränkungen
AV-Block II° / III°, Sick-Sinus-Syndrom, Vorhofflimmern oder -flattern, obstruktive Lungenerkrankungen, verlängertes QT-Intervall, akuter Herzinfarkt, instabile Angina pectoris, Hypotonie; strenge Indikationsstellung in Schwangerschaft und Stillzeit, Herzfehler mit Links-Rechts-Shunt.

Wechselwirkungen
Abschwächung durch Koffein und Theophyllin, Potenzierung durch Dipyridamol. Interaktionen mit → β-Rezeptorenblockern, Digitalis und Verapamil.

Hinweis(e)
Standardmedikament zur Therapie der SVT.

Aderlaß, unblutiger

Definition
Therapeutische Maßnahme, um den venösen Rückstrom aus den Extremitäten zum Herzen zu vermindern.

[i] Ziel des unblutigen Aderlasses ist eine Rechtsherzentlastung (Vorlastsenkung), z.B. bei einem kardial bedingtem → Lungenodem.
Technik: Anlegen jeweils einer Blutdruckmanschette an beide Oberarme und beide Oberschenkel. Drei Extremitäten werden gestaut (Druck sollte zwischen dem systolischen und dem diastolischen → Blutdruckwert des Patienten liegen). Alle 10 Minuten wird jeweils eine Manschette geöffnet und die vorher nicht unter Druck stehende gestaut.

Adrenalin

Verwandte Begriffe
Epinephrin.

Zubereitungen
Z.B. Suprarenin®. 1 Amp. à 1 ml und 1 Stechampulle à 25 ml enth. pro ml 1,0 mg Adrenalin.

Wirkungen
Stimulation hauptsächlich der α-adrenergen Rezeptoren und im geringen Maße auch der β1-adrenergen Rezeptoren. Es kommt zu einer Erhöhung des peripheren Widerstands und des Blutdrucks. Der koronare und der zerebrale Blutfluß nehmen zu. Infolge der verbesserten Kontraktilität des Herzens kommt es zu einer Steigerung des Herzzeitvolumens.

Pharmakologische Daten
Wirkungseintritt in wenigen sec. Wirkdauer wenige min. E-HWZ 1–3 min.

Anwendungsgebiete
Wichtigstes Medikament der → Reanimation und des anaphylaktischen Schocks.

Dosierung & Art der Anwendung
→ Reanimation: Erwachsene: 1 mg Adrenalin i.v. oder die 3fache Menge mit NaCl auf 10 ml verdünnt endobronchial. Wiederholung bei i.v. Gabe alle 3 Minuten. Kinder: 0,01 mg/kgKG i.v. oder intraossär; danach Dosissteigerung auf 0,1 mg/kgKG.
Anaphylaktischer Schock: Erwachsene: 0,1 mg i.v., ggf. Wiederholung. Kinder: 0,005–0,01 mg/kgKG i.v. (Maximaldosis 0,1 mg i.v.).

Unerwünschte Wirkungen
Tachykardie und Extrasystolie bis zu Kammerflimmern, Blutdruckanstieg, Hyperglykämie, pektanginöse Beschwerden, Tremor.

Gegenanzeigen/Anwendungsbeschränkungen
Im Notfall keine.

Wechselwirkungen
Antidiabetika: blutzuckersenkende Wirkung vermindert;
Halothan: → Rhythmusstorungen;
Tri- und tetrazyklische Antidepressiva: Verstärkung der sympathomimetischen Wirkung;
alkalische Substanzen: Ausfällung und Inaktivierung.

Hinweis(e)
Bei akzidentieller arterieller Injektion kommt es distal der Injektionsstelle zu schweren Gewebeschäden.

Adult Respiratory Distress Syndrome

Verwandte Begriffe
ARDS.

Definition
Akute, schwere pulmonale Insuffizienz als typische Reaktion der Lunge auf unterschiedliche Noxen. Gekennzeichnet durch eine diffuse alveoläre Schädigung und nicht-kardiogenes Lungenödem infolge einer Permeabilitätssteigerung der Lungenkapillaren.

[i] Ätiologisch unterscheidet man direkte von indirekten pulmonalen Schädigungen. Direkte Schädigungen sind Aspiration, Inhalation von toxischen Gasen oder Intoxikationen. Als indirekte Noxen gelten Sepsis, → Polytrauma, → Verbrennungen, → Schock, Massentransfusion u.a.

Advanced Cardiac Life Support

→ Reanimation, erweiterte Maßnahmen.

Advanced Life Support

→ Reanimation, erweiterte Maßnahmen.

AED

→ Automatischer externer Defibrillator.

AF

→ Atemfrequenz.

Aggressivität

→ Erregungszustand, akuter.

Agitation

→ Erregungszustand, akuter.

AHA

→ American Heart Association.

AICD

→ automatischer implantierbarer Cardioverter-Defibrillator.

AIDS

→ Acquired Immuno Deficiency Syndrome.

AiP

→ Arzt im Praktikum.

Air-Trapping

Verwandte Begriffe
Symptom der gefangenen Luft.

Definition
Bei der Ausatmung intraalveolär gefangenes Atemgas aufgrund eines Bronchialkollaps.

Airway-Management

→ Atemwegs-Management.

AIS

→ Abbreviated Injury Scale.

Ajmalin

Zubereitungen
Z.B. Gilurytmal®. 1 Amp. à 2/10 ml enth. jeweils 50 mg.

Wirkungen
Ajmalin hemmt den Natrium-Einstrom in die Herzmuskelzelle, die Erregungsbildung und -ausbreitung. Es wirkt antiarrhythmisch und führt zur Verlängerung der Refraktärzeit bei Hemmung der AV-Überleitung.

Pharmakologische Daten
Wirkungseintritt nach ca. 1 min. Wirkungsdauer 12–15 min. E-HWZ 20 min.

Anwendungsgebiete
Tachykarde → Rhythmusstörungen, WPW-Syndrom.

Dosierung & Art der Anwendung

25–50 mg langsam i.v. unter EKG-Kontrolle. Höchstdosis pro h. 1 mg/kgKG bei einer Injektionsgeschwindigkeit von höchstens 8–10 mg/min. Maximaldosis 2000 mg/24 h.
Bei Kindern darf die Höchstdosis von 1 mg/kgKG nicht überschritten werden.

Unerwünschte Wirkungen
Bradykardie, AV-Block, Blutdruckabfall, Herzinsuffizienz, Kammertachykardie, Kammerflimmern, Wärmegefühl, Flush-Symptomatik, Übelkeit, Erbrechen, Durchfälle, Parästhesien.

Gegenanzeigen/Anwendungsbeschränkungen
AV-Block II° und III°, Bradykardien, manifeste Herzinsuffizienz, hypertrophe Kardiomyopathie, Myasthenia gravis, Therapie mit Verapamil, vorbestehende intraventrikuläre Erregungsleitungsstörungen. Innerhalb der ersten 3 Monaten nach → Myokardinfarkt und bei Schwangeren Anwendung nur bei vitaler Bedrohung.

Wechselwirkungen
Muskelrelaxantien: Verstärkung der muskelrelaxierenden Wirkung;
Furosemid: Ausfällung;
Antiarrhythmika und β-Rezeptorenblocker: Verstärkung der hemmenden Wirkung auf die AV-Überleitung und neg. Inotropie.

akuter Harnverhalt

→ Urologische Notfalle.

Akutes Abdomen

Verwandte Begriffe
Abdomen, akutes.

Definition
Akut einsetzende, potentiell lebensbedrohliche Erkrankung im Bereich der Bauchhöhle oder ihrer Organe.

Klinisches Bild
Meist plötzlich einsetzende akute, abdominelle Schmerzen, Änderung der Peristaltik, Übelkeit, Erbrechen, Stuhlverhalt oder Durchfälle, Fieber.
Palpatorisch oft brettharte, druckschmerzhafte Bauchdecke (→ Abwehrspannung).
Rasche Verschlechterung des Allgemeinzustandes, ggf. mit Ausbildung einer Schocksymptomatik.

Diagnose/Befund
Anamnese, Inspektion, Perkussion, Palpation, Auskultation, rektale Untersuchung.

Differentialdiagnose
Intraabdominelle Ursachen wie:
1. Entzündungen (z.B. → Appendizitis, Pankreatitis, Cholezystitis, Divertikulitis, chronisch entzündliche Darmerkrankungen, Lymphadenitis, Abszesse, akute Enteritiden)
2. Koliken (z.B. Cholezystolithiasis)
3. Darmverschlüsse (z.B. mechanischer, paralytischer → Ileus, → Invagination)
4. Tumorerkrankungen
5. Aortenaneurysmata
6. Perforationen (z.B. durch Ulzera)
7. Gefäßverschlüsse (z.B. Mesenterialvenenthrombose)
8. Traumata (z.B. Leber-, Milzruptur)
9. inkarzerierte Hernien

Extraabdominelle Ursachen wie:
1. → Myokardinfarkt (v.a. Hinterwandinfarkt)
2. Pleuritiden
3. Pneumonien
4. gynäkologische Erkrankungen (z.B. → Extrauteringravidität, Ovarialzysten, Tumore, Schwangerschaftskomplikationen)
5. urologische Erkrankungen (z.B. Nierenkolik, -entzündung, -trauma, akuter Harnverhalt, akutes Skrotum)
6. degenerative Wirbelsäulenerkrankungen
7. Stoffwechselerkrankungen (z.B. → Diabetes mellitus)

[!] **Therapie**
Symptomatische Therapie, Lagerung nach Patientenwunsch, z.B. mit Knierolle, Sauerstoffgabe, Flüssigkeitssubstitution mit Vollelektrolytlösung, adäquate Analgesie, orale Nahrungskarenz, Einweisung in Klinik mit allgemeinchirurgischer und internistischer Kompetenz.

Hinweis(e)
Endgültige Diagnose oft erst in der Klinik durch apparative Verfahren wie Sonographie, Röntgen, Computertomographie oder Labor möglich.

Akzidentielle Extubation

→ Extubation, akzidentielle.

Alkalose, metabolische

Definition
Störung im Säure-Basen-Haushalt mit einem Anstieg des arteriellen pH-Wertes, beruhend auf metabolischen (stoffwechselbedingten) Ursachen. Anstieg des Blut-pH-Wertes über 7,45. Anstieg von aktuellem Bikarbonat, Standardbikarbonat, positiver Basenabweichung bei weitgehend normalem CO_2. Ausmaß der metabolischen Alkalose hängt u. a. von den vorhandenen Kompensationsmechanismen ab.

Klinisches Bild
Unruhe, Bewußtseinsstörung, Blässe, evtl. → Zyanose, Hypokaliämie, Hypokalzämie, Puls evtl. bradykard, tachykard oder arrhythmisch.

[i] Ursachen einer metabolischen Alkalose: Magensaftverlust (Erbrechen), endokrine Störungen (Hyperaldosteronismus), Kortikoidtherapie, → Vergiftung oder iatrogen, z.B. infolge Diuretikatherapie (Hypokaliämie), Überdosierung von Natriumhydrogencarbonat.

Alkalose, respiratorische

Definition
Störung im Säure-Basen-Haushalt mit einem Anstieg des arteriellen pH-Wertes, beruhend auf respiratorischen (atmungsbedingten) Ursachen. Anstieg des Blut-pH-Wertes über 7,45. Abfall des CO_2-Partialdrucks, Bikarbonat und Basenabweichung primär im Normbereich.

Klinisches Bild
Unruhe, Bewußtseinsstörungen, → Hyperventilationssyndrom, → Synkope, Kribbeln / Taubheitsgefühl in Händen / Füßen, Bronchokonstriktion [→ Asthma bronchiale], Blässe, evtl. → Zyanose, Schwitzen, Puls evtl. tachykard oder arrhythmisch.

[i] Ursachen einer respiratorischen Alkalose: verminderte Kohlendioxidkonzentration im Blut durch verstärkte Abatmung (→ Hyperventilationssyndrom):

1. wegen Sauerstoffmangels, z.B. bei Lungenerkrankungen, Anämie, Höhenatmung
2. bei direkter Reizung des Atemzentrums, z.B. bei Enzephalitis, SHT [→ Schadel-Hirn-Trauma], Thyreotoxikose
3. bei psychischen Erregungszuständen
4. u.U. auch bei maschineller Beatmung

Alkoholfahne

→ Foetor alcoholicus.

Alkoholintoxikation

→ Alkohol, Vergiftung mit.

Alkoholvergiftung

→ Alkohol, Vergiftung mit.

Alkohol, Vergiftung mit

Verwandte Begriffe
Alkoholvergiftung; Alkoholintoxikation; Ethanol, Vergiftung mit; Ethanolvergiftung; Ethanolintoxikation.

Definition
Vergiftung durch die Aufnahme von Alkohol. Die toxische Grenze ist individuell abhängig von der Alkoholgewöhnung des Patienten.

Klinisches Bild

- Alkoholgeruch
- Abnahme von Reaktionsfähigkeit und -geschwindigkeit
- Koordinationsstörungen
- Sprachstörungen
- Rote Augenbindehaut
- Rauschzustand
- Übergang zum narkotischen Stadium (Bewußtlosigkeit)
- Vasodilatation mit Blutdruckabfall und Auskühlung (Unterkühlung)

→ Hypoglykamie

Diagnose/Befund
Blut- bzw. Atemalkoholkonzentration in Promille.

Differentialdiagnose
Generell darf eine Bewußtseinsstörung erst dann auf eine Alkoholintoxikation zurückgeführt werden, wenn andere Ursachen ausgeschlossen sind (z.B. SHT durch Sturz, Hypoglykämie, etc.).

[!] **Therapie**
→ Vergiftung, allg. Vorgehen

- Bei voll erhaltenem Bewußtsein erbrechen lassen
- BZ-Test, ggf. Glukosegabe
- symptomatische Therapie

Hinweis(e)
Annähernde Berechnung der zu erwartenden Blutalkoholkonzentration in Abhängigkeit von der aufgenommenen Menge:
Blutalkoholkonzentration in Promille = ((Menge in ml × Vol%) × 0,8 / (Körpergewicht in kg × 0,7)) – 10%.

Prognose
Beim normalen, gesunden Erwachsenen (ohne Alkoholgewöhnung) können bereits Blutalkoholkonzentrationen von 1,5 bis 2,0 Promille lebensgefährlich sein. Bei Kindern sind bereits geringere absolute Alkoholmengen tödlich (z.B. Sechsjähriger 30 g; Alkoholmenge = Getränkemenge in ml × Vol%).

Alkylphosphatvergiftung

→ Insektizide, Vergiftung mit.

Allergische Reaktion

Verwandte Begriffe
Anaphylaktische Reaktion; anaphylaktoide Reaktion; Überempfindlichkeitsreaktion.

Definition
Durch Kontakt des Organismus mit einem Allergen hervorgerufene Reaktion vom Sofort-Typ (IgE-vermittelt).

Klinisches Bild
Einteilung in 5 Stadien:

Stadium 0: lokale kutane Reaktion ohne klinische Bedeutung.

Stadium I: Hautreaktion und unterschiedliche leichte Allgemeinsymptome: Kopfschmerzen, Schwindel, Ödeme, Flush (Mehrdurchblutung der Haut mit Rötung und Hitzegefühl), Juckreiz, Nesselsucht / Quaddeln.

Stadium II: ausgeprägte Allgemeinreaktion, pulmonale, hämodynamische und/oder gastrointestinale Symptome: Übelkeit, Erbrechen, Tachykardie [→ Rhythmusstorungen, tachykarde], Blutdruckabfall [→ Hypotension, arterielle], Atemnot [→ Dyspnoe].

Stadium III: bedrohliche Allgemeinreaktion: Schock, ausgeprägte → Dyspnoe, Bewußtseinstrübung, Bewußtseinsverlust.

Stadium IV: Versagen der Vitalfunktionen, Atemstillstand [→ Apnoe] und/oder → Herz-Kreislaufstillstand.

Die Stadien müssen nicht regelhaft aufeinander folgen, vielmehr können hohe Schweregrade auch ohne vorherige Symptome abrupt auftreten. Eine Spätreaktion ist noch nach Stunden möglich.

Diagnose/Befund
Nach klinischem Bild und typischer Anamnese (z.B. Kontrastmittelgabe, Insektenstich).

[!] **Therapie**
Die erforderlichen Sofortmaßnahmen richten sich nach dem Schweregrad der anaphylaktoiden Reaktion.

Stadium I:	Basischeck / Untersuchung, Ursache beseitigen, venösen Zugang anlegen, Sauerstoffgabe, Kühlung von Schwellungen, Antihistaminika (H1- und → H2-Rezeptor-Blockade mit z.B. Dimetinden und → Cimetidin), Kortikosteroide (z.B. Prednisolon oder Dexamethason)
Stadium II–III:	zusätzlich α- und β-Sympathomimetika (→ Adrenalin, → Dopamin, → Noradrenalin i.v.), ggf. inhalative Anwendung von Adrenalin-Spray, bei Bronchospasmus [→ Asthma bronchiale] ggf. Gabe von Theophyllin, Schocklagerung, Volumengabe, ggf. → Beatmung
Stadium IV:	→ Beatmung, → Reanimation (ALS)

Prognose
Abhängig vom Stadium der allergischen Reaktion. Je früher die Therapie begonnen wird, um so besser ist die Prognose.

Allergische Reaktion, schwere

→ Schock, anaphylaktischer.

Allgemeinanästhesie

Verwandte Begriffe
Narkose, allgemeine; Vollnarkose.

Definition
Ein durch die Zufuhr von Medikamenten hervorgerufener reversibler Zustand, bei dem Bewußtsein, Schmerzempfinden und Reflexaktivität ausgeschaltet sind.

[i] Qualitäten einer Vollnarkose sind im Idealfall: Schmerzlosigkeit, Bewußtlosigkeit, Verminderung der Reflexaktivität und → Muskelrelaxierung. Da → Narkotika nicht alle Qualitäten gleichermaßen erfüllen, werden sie durch die Gabe von anderen Medikamenten (z.B. → Analgetika, Muskelrelaxantien) ergänzt.
Indikation zur präklinischen Narkoseeinleitung:
z.B. → Polytrauma, schweres Schädel-Hirn-, Thorax-, Inhalations-, Abdominal-, Extremitätentrauma, großflächige → Verbrennungen, therapieresistenter → Status epilepticus bzw. → Status asthmaticus, ausgeprägter Schockzustand.
Notfallpatienten gelten immer als nicht nüchtern. Wichtig: → Aspirationsprophylaxe (z.B. Sellic-Handgriff, Absauger und Rapid Sequence Induction [→ Intubationsnarkose]).

ÄL-NaS

→ Ärztlicher Leiter Notarztstandort.

alpha-Rezeptoren

Verwandte Begriffe
α-Rezeptoren.

Definition
Am Zielorgan befindliche Rezeptoren des sympathischen Teils des vegetativen Nervensystems. Dabei werden α- und → β-Rezeptoren unterschieden.

[i] Zielorgane und Wirkung: α-Rezeptoren sind am Auge (Pupillenerweiterung), an Arterien und Venen (Gefäßverengung), im Magen-Darm-Trakt (Erschlaffung der Muskulatur, Kontraktion der Schließmuskel) und an der Gebärmutter (Kontraktion) zu finden.

ÄLR

→ Ärztlicher Leiter Rettungsdienst.

ALS

→ Reanimation, erweiterte Maßnahmen.

Alteplase

Verwandte Begriffe
Recombinant tissue Plasminogen Activator = rt-PA.

Zubereitungen
Z.B. Actilyse®. 1 Stechampulle (467mg/933mg/2333mg) Trockensubstanz enth. 10 mg/20 mg/50 mg.

Wirkungen
Körpereigener Fibrinolysefaktor, wandelt Plasminogen in aktives Plasmin um. Es kommt zu einer verminderten Blutgerinnung und zur Auflösung bestehender Thromben.

Anwendungsgebiete
Akuter Herzinfarkt, akute Lungenembolie.

Dosierung & Art der Anwendung
70–100 mg über 60–180 min. i.v.; die Maximaldosis liegt bei 1,5 mg/kgKG. Nach der Gabe eines Bolus von 15 mg werden 50 mg als Infusion innerhalb von 30 Minuten verabreicht und die restliche Dosis in der darauffolgenden Stunde appliziert.

Unerwünschte Wirkungen
Hämorrhagische Diathese, kurzzeitige Temperaturerhöhungen, allergische Reaktionen.

Gegenanzeigen/Anwendungsbeschränkungen
In Abhängigkeit von vitaler Indikation: z.B. Ulcera ventriculi oder duodeni in den letzten 3 Monaten, Blutungen, Aortenaneurysmata, Ösophagusvarizen, Schlaganfall während der letzten 6 Monate, frische chirurgische Operationen, Bluthochdruck, Endocarditis lenta.

Wechselwirkungen
Antikoagulantien, Thrombozytenaggregationshemmer, nichtsteroidale Antiphlogistika: verstärkte Blutungsgefahr.

Alterszucker

→ Diabetes mellitus Typ II.

Alveolärer Totraum

→ Totraum, alveolarer.

American Heart Association

Verwandte Begriffe
AHA.

Definition
In den USA ansässige Vereinigung mit der Zielsetzung, Herzkrankheiten (speziell den plötzlichen Herztod) und Schlaganfallerkrankungen zu bekämpfen.

Amiodaron

Zubereitungen
Z.B. Cordarex®. 1 Amp. à 3 ml enth. Amiodaron-HCL 150 mg.

Wirkungen
Amiodaron führt auf Vorhof- und Kammerebene zu einer Verlängerung der Repolarisationsdauer und der Refraktärzeit. Amiodaron gehört zu den Antiarrhythmika der Klassse III. Unterdrückt Ektopien und Reentry-Mechanismen.

Pharmakologische Daten
Wirkmaximum nach 15 min. E-HWZ 20–100 die (variiert interindividuell).

Anwendungsgebiete
Therapieresistente tachykarde supraventrikuläre und ventrikuläre Herzrhythmusstörungen, Vorhofflimmern und -flattern, AV-Knoten-reentry-Tachykardien und Tachykardien bei WPW-Syndrom.

Dosierung & Art der Anwendung
150 mg i.v. über 10 min., ggf. anschließend kontinuierliche Gabe von 1 mg/min. über 6 Std.
Bei Herz-Kreislaufstillstand aufgrund Kammerflimmern oder pulsloser ventrikulärer Tachykardie zügige Applikation von 300 mg i.v.
Verdünnung nur mit Glucose 5 %
Wichtig: EKG und Blutdruck des Patienten müssen kontinuierlich überwacht sein.

Unerwünschte Wirkungen
Verlängerung der AV- und QT-Zeit, → Rhythmusstorungen, Kollaps, Bradykardie, Bronchospasmus, Flush, Schilddrüsenfunktionsstörungen, Erbrechen, Kopfschmerzen, Schwindel, Muskelschwäche, Muskelzittern, Parästhesien.

Gegenanzeigen/Anwendungsbeschränkungen
Sinusbradykardie, alle Formen einer Leitungsverzögerung einschließlich AV-Block II° und III°, Herzinsuffizienz, Hypotonie, Schilddrüsenerkrankungen, strenge Indikationsstellung in Schwangerschaft und Stillzeit, Frauen im gebärfähigen Alter ohne sicheren Konzeptionsschutz, Jodallergie, Behandlung mit MAO-Hemmern, Neugeborene, Ateminsuffizienz.

Wechselwirkungen
Kalziumantagonisten, sonstige Antiarrhythmika, → β-Rezeptorenblocker: Verstärkung der kardiodepressiven und negativ chronotropen Wirkung;
Phenytoin und Cyclosporin: deutliche Erhöhung der Serumspiegel;
Diuretika, Laxantien, systemische Kortikoide, Amphotericin B, Chinidin, Erythromyzin: QT-Zeit-Verlängerung;
Diuretika: Hypokalämie.

Hinweis(e)
Amiodaron ist bei supraventrikulären Tachykardien indiziert (IIa-Empfehlung bei normaler, IIb-Empfehlung bein eingeschränkter Ventrikelfunktion). Es gilt als Mittel der Wahl nach Versagen von Adenosin.
Amiodaron ist effektiv zur Therapie hämodynamisch instabiler ventrikulärer Tachykardie und therapieresistentem Kammerflimmern (nach 6malig erfolgloser Defibrillation).

Amnesie

Verwandte Begriffe
Gedächtnisverlust.

Definition
Zeitlich und inhaltlich begrenzte Erinnerungslücke.

[i] Eine Amnesie kann als retrograde (Gedächtnisverlust für die Zeit vor dem Eintreten der Bewußtlosigkeit), kongrade (Gedächtnisverlust für die Zeit der Bewußtlosigkeit) sowie als anterograde (Zeit nach dem Erwachen aus einer Bewußtlosigkeit) Form auftreten. Als Ursachen kommen u.a. Hirntraumata, Psychosen, epileptische Anfälle sowie Intoxikationen in Frage.

Amphetamine, Vergiftung mit

Verwandte Begriffe
Amphetaminvergiftung; Amphetaminintoxikation; Speed; Ecstasy.

Definition
Vergiftung mit Amphetamin oder verwandten Stoffen. Sympathomimetisches Medikament, welches meist als sogenannte Designerdroge (Speed, Ecstasy) konsumiert wird.

Klinisches Bild
- Hyperaktivität, Schwitzen
- Unruhe, Zittern, Nystagmus
- Erhöhung der Körpertemperatur
- sympathische Symptome (→ Mydriasis, Tachykardie, arterielle Hypertonie)

→ Rhythmusstorungen
- Bewußtseinstörungen, Delir
- Kreislaufzusammenbruch mit Schocksymptomatik

Diagnose/Befund
Nachweis mit Drogenschnelltest im Urin.

Differentialdiagnose
Vergiftung oder Bewußtseinsstörung anderer Genese.

[!] **Therapie**
→ Vergiftg., allg. Vorgehen bei
- symptomatische Therapie.

Hinweis(e)
Gefahr des Flüssigkeitsverlustes bei Hyperaktivität, Bewegungsdrang, starkem Schwitzen und vermindertem Durstgefühl mit nachfolgendem Kreislaufzusammenbruch (besonders in Zusammenhang mit exzessiver Bewegung - Techno).
Gefahr der Rhabdomyolyse.
Durch Mischung mit weiteren Stoffen können mögliche Risiken oft schlecht abgeschätzt werden.

Prognose
Lebensgefährliche Ecstasy-Dosen können bereits mit 2 Tabletten zu 100 mg Wirkstoff erreicht werden.

Amphetaminintoxikation

→ Amphetamine, Vergiftung mit.

Amphetaminvergiftung

→ Amphetamine, Vergiftung mit.

Amputationsverletzung

Verwandte Begriffe
Abrißverletzung.

Definition
Vollständige oder unvollständige traumatische Abtrennung einer Extremität.

Klinisches Bild
Meist zerfetzte oder ausgerissene Wundränder.

Diagnose/Befund
Typische → Anamnese mit Einwirkung starker Gewalt auf den Körper (z.B. Motorradunfall).

[!] **Therapie**
Großzügige Gabe von → Sauerstoff, suffiziente Schocktherapie und → Analgesie.
Starke Blutungen aus Gefäßen werden mittels direktem Druck auf die Wunde (z.B. durch Druckverband) oder auf das zuführende Gefäß versorgt. Der Extremitätenstumpf wird steril verbunden und ggf. hochgelagert.
Bei subtotaler Amputation erfolgt eine achsengerechte Lagerung und Schienung.
Das Amputat wird steril verpackt und in einen Plastikbeutel (z.B. spezieller Amputatbeutel) gegeben. Es soll zum Transport trocken gekühlt werden. Dazu wird der Amputatbeutel in eine weitere mit kaltem Wasser gefüllte Plastiktüte gelegt, bei hoher Umgebungstemperatur können zusätzlich noch Eiswürfel in das Wasser gegeben werden.
Cave: Direkten Kontakt des Amputates mit Eis unbedingt vermeiden.

Hinweis(e)
Die Möglichkeit einer Replantation wird erst in der Klinik durch einen Chirurgen geklärt.

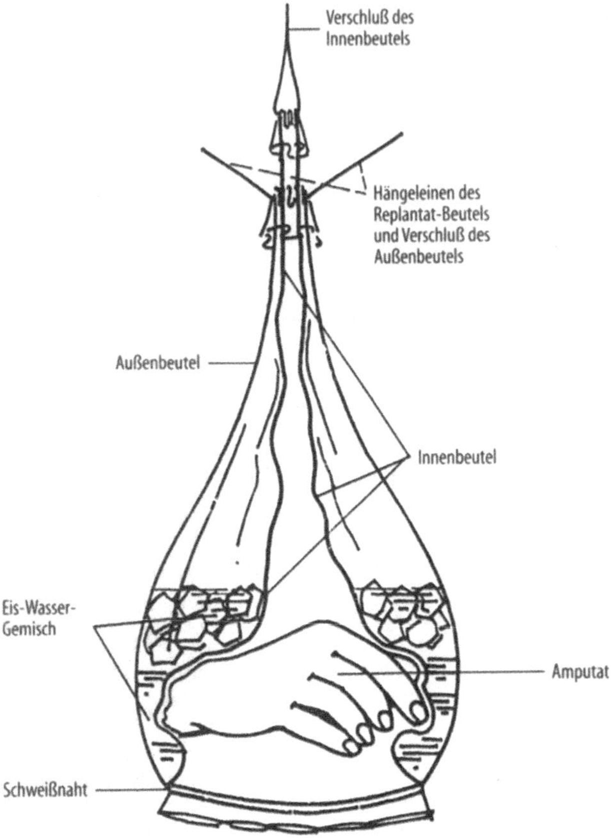

Transportbeutel für Amputate

AMV

→ Atemminutenvolumen.

Analgesie

Verwandte Begriffe
Schmerztherapie.

Definition
Medikamentös induzierte Reduktion der Schmerzempfindung (→ Analgetika).

Analgetika

Verwandte Begriffe
Schmerzmittel.

Definition
Schmerzstillende Pharmaka (siehe → Analgesie). Unterscheidung zwischen
1. zentral wirkenden Analgetika (z.B. Opioiden)
2. peripher wirkenden Analgetika (z.B. Acetylsalicylsäure, Metamizol, Paracetamol)

Anamnese

Verwandte Begriffe
Krankengeschichte.

Definition
Vorgeschichte des Kranken, die v.a. relevante Erkrankungen oder Verletzungen sowie die aktuelle Medikation beinhaltet.

[i] Eine gezielte Anamnese führt häufig zur Diagnose und therapeutischen Strategie bzw. weist auf eventuelle Kontraindikationen (z.B. Allergie auf Azetylsalizylsäure) hin.

Anaphylaktische Reaktion

→ Allergische Reaktion.

Anaphylaktischer Schock

→ Schock, anaphylaktischer.

Anaphylaktoide Reaktion

→ Allergische Reaktion.

ÄND

→ Notdienst, ärztlicher.

Aneurysma dissecans der Aorta

→ Aortendissektion.

Anfallsleiden, zerebrale

→ Krampfanfall, generalisierter.

Angina pectoris

Verwandte Begriffe
Stenokardie; AP.

Definition
Thoraxschmerzen infolge potentiell reversibler Myokardischämie.

Klinisches Bild
Plötzlich einsetzende Schmerzen im Brustkorb, die in Schulter, Arm, Bauch oder Unterkiefer ausstrahlen können. Verbunden hiermit ist ein charakteristisches Engegefühl im Brustbereich, häufig auch Todesangst.

Diagnose/Befund
Charakteristisch für die AP ist ihre Anamnese: Plötzliches Auftreten der Beschwerden unter körperlicher Belastung, nach Kältereiz sowie übermäßigen Mahlzeiten und Abklingen der Symptome in Ruhe oder nach Vorlastsenkung. Im EKG zeigt sich als typische Veränderungen eine Senkung der ST-Strecke.

Differentialdiagnose
Man unterscheidet zwischen Brustschmerzen kardialer und nicht-kardialer Genese.
Kardiale Ursachen des Thoraxschmerzes:

1. KHK und → Myokardinfarkt
2. → Krise, hypertensive
3. Kardiomyopathien
4. Perikarditis

Nicht-kardialen Ursachen des Thoraxschmerzes:

1. → Lungenembolie
2. Pleuritis
3. → Pneumothorax
4. Mediastinitis
5. dissezierendes → Aortenaneurysma
6. Refluxoesophagitis, Ulcera ventriculi
7. Interkostalneuralgien
8. vertebragene Thoraxschmerzen
9. → Pankreatitis
10. Gallenkoliken mit thorakaler Ausstrahlung

[!] **Therapie**
Die Therapie der Angina pectoris besteht in der Verminderung des myokardialen Sauerstoffverbrauchs und der Erhöhung des Sauerstoffangebotes. Die präklinische und erste klinische Therapie entspricht der des Patienten mit V.a. Myokardinfarkt.

A

Hinweis(e)
Präklinisch ist eine exakte Unterscheidung zwischen einer AP und anderen Ursachen des Thoraxschmerzes häufig nicht möglich. Ein Transport in eine geeignete Klinik zur weiterführenden Diagnostik ist in der Regel indiziert.

Angina pectoris, instabile

Verwandte Begriffe
Instabile AP.

Definition
Sonderform der AP [→ Angina pectoris]: Jede Erstmanifestation, AP mit zunehmender Schwere, Dauer oder Frequenz der Anfälle, zunehmende antianginöse Therapie, AP ohne Belastung.

Anisokorie

Verwandte Begriffe
Pupillendifferenz.

Definition
Unterschiedliche Weite der Pupillen.

i Eine Anisokorie kann angeboren, als Folge einer Erhöhung des → Hirndrucks (z.B. SHT), bei neurologischen Störungen, Intoxikationen, bei Veränderungen an der Irismuskulatur oder nach einer Augenoperation auftreten.

Anisolierter Streptokinase-Lyse-Plasminogen-Aktivatorkomplex (= APSAC)

→ Anistreplase.

Anistreplase

Verwandte Begriffe
Anisolierter Streptokinase-Lyse-Plasminogen-Aktivatorkomplex (= APSAC); APSAC.

Zubereitungen
Z.B. Eminase®. 1 Stechampulle enth. 209–230 mg Trockensubstanz mit 29,55–30,03 mg Antistreplase (entspr. 30 E.).

Wirkungen
Enzymatische Auflösung von Thromben.

Anwendungsgebiete
Akuter Herzinfarkt.

Dosierung & Art der Anwendung
30 E. i.v. über 5 min.

Unerwünschte Wirkungen
Flush, Blutdruckabfall, Bradykardie, Überempfindlichkeitsreaktion, gastrointestinale Beschwerden, Arrhythmien, Blutungen, kurzfristige Temperaturerhöhung.

Gegenanzeigen/Anwendungsbeschränkungen
In Abhängigkeit von vitaler Indikation: verminderte Blutgerinnung, akute Blutungen, Punktion großer Gefäße, intramuskuläre Injektionen, → Reanimation, intrakranielle Tumoren, Aneurysmata, neurochirurgische Eingriffe in den letzten 3 Monaten, Zerebralsklerose, arterielle Hypertonie, Endokarditis lenta, pulmonale Erkrankungen mit Blutungsneigung, Streptokinasebehandlung oder eine Wiederholung der Therapie mit Antistreplase innerhalb der letzten 5–12 Wochen, Schwangerschaft bis 14. Woche.

Wechselwirkungen
Antikoagulantien, Thrombozytenaggregationshemmer, Dextrane: erhöhte Blutungsgefahr.

Antiarrhythmika

Definition
Sammelbegriff für verschiedene Gruppen von Medikamenten zur Therapie von tachykarden und bradykarden → Rhythmusstörungen.

Antibiotika

Definition
Sammelbegriff für Medikamente zur Behandlung von Infektionskrankheiten, durch hemmende oder abtötende Wirkung von Bakterien, Pilzen und Protozoen.

Antidepressiva, trizyklische, Vergiftung mit

Verwandte Begriffe
Vergiftung mit trizyklischen Antidepressiva.

Definition
Akzidentelle oder suizidale Aufnahme trizyklischer Antidepressiva (Therapeutika für Depressionen) mit Überdosierung bzw. Vergiftung.

Klinisches Bild
Anticholinerge Symptomatik mit:
- Mydriasis, heißer und trockener Haut
- Agitiertheit, Bewußtseinsstörungen, Krämpfen
- Tachykardie
- Hypotonie, Schock
- Bewußtseinsstörung, Atemdepression

Diagnose/Befund
Blutkonzentration im Labor.

Differentialdiagnose
Vergiftung oder Bewußtseinsstörung anderer Genese.

[!] **Therapie**
→ Vergiftung, allgemeines Vorgehen bei
- symptomatische Therapie
- spezielles Antidot bei bedrohlicher anticholinerger Symptomatik: → Physostigmin

Hinweis(e)
Der Patient muß für mindestens 24 h am Monitor überwacht werden.

Prognose
Gefährliche Dosis: 10 mg/kg KG.

Antidota

Verwandte Begriffe
Gegengifte.

Definition
Substanzen, die als Gegenmittel bei Vergiftungen eingesetzt werden. Das Gift wird durch chemische oder physikalische Reaktion inaktiviert [→ Vergiftungen, allgemeines Vorgehen bei].

Antihistaminika

Verwandte Begriffe
Histaminantagonisten.

Definition
Substanzen, die zur Abschwächung oder Aufhebung histaminvermittelter Reaktionen eingesetzt werden.
Die Substanzen blockieren reversibel → H1- und / oder → H2-Rezeptoren.

Antihypertensiva

Verwandte Begriffe
Blutdrucksenkende Medikamente.

Definition
Sammelbegriff für verschiedene Gruppen von Medikamenten, die zur Senkung eines pathologisch hohen Blutdrucks eingesetzt werden.

Antischockhose

Verwandte Begriffe
MAST; Military anti shock trouser.

Definition
Aus pneumatischen Kammern bestehende Hose, die bei Schockpatienten – durch Aufblasen der Luftkammern – zu einer vorübergehenden Umverteilung des Blutes von der unteren Körperhälfte auf die obere führt. Es gibt auch Antischockhosen aus elastischem Gewebe, die nur durch ihre Elastizität eine Kompression der Extremitäten und Umverteilung des Blutes bewirken.

Aortenaneurysma

Verwandte Begriffe
Bauchaortenaneurysma; AA; BAA; Aortenaneurysma, abdominelles; AAA; Aortenaneurysma, thorakales; TAA.

Definition
Umschriebene Erweiterung der Aortenwand mit der potentiellen Gefahr einer Ruptur.

[i] Klinisch ist ein Aortenaneurysma bei 30% der Patienten bis zu seiner Ruptur unauffällig, ggf. liegt als auslösender Faktor ein krisenhafter Blutdruckanstieg oder Trauma vor.
AA bilden sich häufig als Folge arterieller Hypertonie in Kombination mit arteriosklerotischen Veränderungen. Sie sind meist infrarenal gelegen.
Cave: Bereits bei Verdacht arterielle Hypertonie oder palpatorische abdominelle Untersuchung vermeiden, da damit eine Ruptur provoziert werden kann.

Aortenaneurysma, abdominelles

→ Aortenaneurysma.

Aortenaneurysma, thorakales

→ Aortenaneurysma.

Aortenaneurysmaruptur

Verwandte Begriffe
Ruptur eines Aortenaneurysmas.

Definition
Akut lebensbedrohliche Zerreißung eines → Aortenaneurysma mit resultierendem Volumenmangelschock.

A

Klinisches Bild

1. Thorakales Aortenaneurysma: akuter, scharfer Schmerz mit Ausstrahlung in den Rücken, häufig Blutdruckdifferenz zwischen rechtem und linkem Arm, ausgeprägte Schocksymptomatik, ggf. → Herzbeuteltamponade, ggf. Auftreten eines neuen Herzgeräusches.
2. Bauchaortenaneurysma: dumpfer abdomineller Schmerz mit Ausstrahlung in den Rücken und das Becken, in der Regel Blutdruckabfall und ausgeprägte Schocksymptomatik.

Diagnose/Befund

Präklinisch schwierige Diagnose. Hinweisend ist die akute Schocksymptomatik (Volumenmangelschock) sowie ggf. die Anamnese (AA bekannt).

Differentialdiagnose

1. Thorakales Aortenaneurysma: z.B. → Myokardinfarkt.
2. Bauchaortenaneurysma: u.a. alle Formen des → akuten Abdomens.

[!] **Therapie**

Symptomatische Maßnahmen (Schocktherapie, Sauerstoffgabe) sowie schnellstmögliche Einweisung in Klinik mit Thorax- bzw. Gefäßchirurgie.

Hinweis(e)

Die Ruptur eines AA stellt ein akut lebensbedrohliches Ereignis dar.

Prognose

Bei der Ruptur eines TAA sterben 30% der Patienten innerhalb der ersten 6 h.

Aortendissektion

Verwandte Begriffe

Aneurysma dissecans der Aorta.

Definition

Riß der Intima der Aorta mit Einblutung zwischen die Gefäßwandschichten und der Gefahr einer möglichen → Aortenaneurysmaruptur.

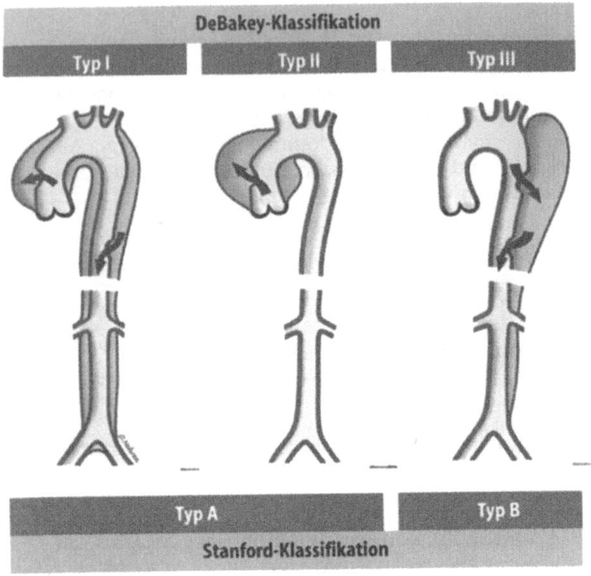

Aortendissektion

Aortenruptur, spontane

Definition
Spontane Zerreißung der Aorta, z.B. infolge Blutdruckspitzen bei Patienten mit AA.

Aortenruptur, traumatische

Definition
Zerreißung der Aortenwand nach Einwirkung äußerer Gewalt, z.B. nach Unfällen mit Dezelerationsmechanismus.

Klinisches Bild
Typisches, schweres Trauma mit Beteiligung des Thorax und/oder Abdomens und schwerer Schocksymptomatik.

Diagnose/Befund
Typische Traumaanamnese und klinisches Bild.
Ggf. anamnestisch AA bekannt.

Differentialdiagnose
Thorakale bzw. abdominelle Verletzungen, die zu massiven Blutverlusten führen (z.B. → Leber- oder → Milztrauma).

[!] Therapie

Symptomatische Therapie mit massiver → Volumentherapie, nach Möglichkeit Entnahme von Kreuzblut an der Unfallstelle oder Bereitstellung ungekreuzter Konserven der Blutgruppe 0 in der Klinik, schnellstmöglicher Transport in die nächste geeignete Klinik.

Hinweis(e)

Die Mortalität einer traumatischen Aortenruptur beträgt über 95%. Viele der Patienten sind beim Eintreffen des NA bereits reanimationspflichtig.

Aorto-cavales Kompressionssyndrom

Verwandte Begriffe

Vena cava-Kompressionssyndrom; Kompressionssyndrom, Aorto-cavales.

Definition

Synkopaler Zustand und Schocksymptomatik bei Schwangeren im letzten Trimenon durch Kompression von Vena cava und Aorta durch den Feten, selten bei → Thrombose der Vena cava inferior.

Klinisches Bild

Typischerweise treten die Symptome in Rückenlage auf:
Schwindel und Übelkeit, Synkopen sowie Zeichen des Volumenmangelschocks.
Bei Vena cava-Thrombose zusätzlich Ödeme der unteren Körperhälfte und Schmerzen in der Leistenregion.

Diagnose/Befund

Typische Anamnese (Schwangerschaft) und klinisches Bild.

Differentialdiagnose

Volumenmangelschock [→ Schock, hypervolämischer], z.B. durch vaginale Blutungen [→ Blutung aus der Scheide].

[!] Therapie

Linksseitenlage, Sauerstoffgabe, Volumentherapie in der Regel nicht indiziert.

Hinweis(e)

Klinikeinweisung zur gynäkologischen Abklärung, um mögliche schwangerschaftsbedingte Komplikationen auszuschließen.

AP

→ Angina pectoris.

Apallisches Syndrom

Verwandte Begriffe
Dezerebration; Enthirnungsstarre; Mittelhirnsyndrom; vegetatives Koma; vegetative State.

Definition
Funktionelle Abkoppelung des Hirnstammes vom gesamten Hirnmantel (z.B. Großhirnrinde).

ℹ Das apallische Syndrom kann durch Hirnerkrankungen (z.B. → Apoplexia cerebri, Entzündung), sowie Verletzungen (→ Schädel-Hirn-Trauma) oder Sauerstoffmangelzustände (z.B. → Herz-Kreislaufstillstand, Narkosezwischenfall) bedingt sein.

APGAR

→ APGAR-Score.

APGAR-Score

Verwandte Begriffe
APGAR.

Definition
Nach Virginia Apgar bezeichneter Score zur Beurteilung von Neugeborenen.

ℹ Der APGAR-Score soll 1, 5 und 10 Minuten nach der Geburt erhoben werden. Beurteilt werden Atmung, Puls, Grundtonus, Aussehen und Reflexe jeweils mit einem Punktesystem von 0 bis 2 (minimale gesamte Punktzahl 0; maximale Punktzahl 10). Punktewerte <7 weisen auf eine Störung der Vitalfunktionen des Neugeborenen hin:

Atmung	0=keine; 1=langsam/flach; 2=kräftig/Schreien
Puls	0=keiner; 1=unter 100/min; 2=über 100/min
Grundtonus	0=schlaff; 1=träge; 2=gut
Aussehen	0=zentrale Zyanose; 1=periphere Zyanose; 2=rosig
Reflexe	0=keine; 1=Grimassieren; 2=Schreien

Apnoe

Verwandte Begriffe
Atemstillstand.

Definition
Stillstand der Atembewegungen.

[i] Die Apnoe kann Folge zentraler oder peripherer Störungen sein. Verletzungen im Bereich des Hirnstamms, Medikamente (z.B. Opioide [→ Analgetika], → Benzodiazepine), zerebrale Hypoxie oder → arterielle Hypokapnie sind zentrale Ursachen eines Atemstillstands; Lähmungen der Atemmuskulatur, z.B. durch → Muskelrelaxantien oder neurologische Erkrankungen wie z.B. Poliomyelitis führen zu peripherer → Atemdepression.

Apomorphin, Nebenwirkung von

Definition
Apomorphin ist ein Alkaloid, welches durch Erregung der Chemorezeptoren des Brechzentrums in der Medulla oblongata Erbrechen auslöst.

[i] Apomorphin ist ein Opiatabkömmling mit sowohl agonistischen als auch antagonistischen Effekten und einem zentralnervösen, dopaminergen Wirkmechanismus.

Hinweis(e)
Apomorphin wird wegen ausgeprägter Nebenwirkungen (v.a. → Hypotension, arterielle, → Bradykardie, Kollapsneigung, Körpertemperaturanstieg, zentralnervöse Übererregbarkeit) praktisch nicht mehr eingesetzt.

apoplektischer Insult

→ Apoplexia cerebri.

Apoplexia cerebri

Verwandte Begriffe
Schlaganfall; apoplektischer Insult; Gehirnschlag; Hirninfarkt; Hirnschlag; Stroke; Apoplexie.

Definition
Eine Durchblutungsstörung unterschiedlicher Ätiologie im Bereich einer umschriebenen Hirnregion, die mit Sauerstoffmangel einhergeht.

Klinisches Bild
Häufig vorausgehende Kopfschmerzen und Unwohlsein, → Bewußtseinsstörungen bis Koma, spastische Hemiplegie; zentrale, motorische, sensible und sensorische Ausfälle sowie fokale Krämpfe bis zu generalisierten Krampfanfällen.

Diagnose/Befund
Häufig Halbseitensymptomatik (z.B. Hemiplegie), die Augen schauen anfangs vom Herd weg, danach zum Herd hin, Parese des Nervus facialis, Seitendifferenzen der Muskeleigenreflexe, Pyramidenbahnzeichen wie z.B. positiver Babinski-Reflex.

Differentialdiagnose
TIA [→ Transitorische ischamische Attacke], Prolongiertes reversibles neurologisches Defizit (PRIND [→ Prolongiertes reversibles ischämisches neurologisches Defizit]), → intrazerebrale Blutung, Hirnvenenthrombose (z.B. der Sinusvenen), Stoffwechselstörungen wie → Hypoglykämie.

[!] **Therapie**
Symptomatische Therapie von Störungen der Vitalfunktionen, Senkung des Blutdrucks nur bei hypertensiver Krise auf individuell hochnormale Werte (ca. 180/90 mmHg), großzügige Applikation von Sauerstoff.
Cave: Autoregulation der Hirngefäße gestört, Senkung des Blutdrucks kann zu einer Verstärkung der lokalen Gewebehypoxie führen.
Nach Möglichkeit Transport des Patienten in Klinik mit Stroke-unit.

Apoplexie

→ Apoplexia cerebri.

Appendizitis

Verwandte Begriffe
Wurmfortsatzentzündung; Blinddarmentzündung.

Definition
Entzündung des Wurmfortsatzes durch Eindringen von Keimen der normalen Darmflora in die Darmwand.

Klinisches Bild
Ziehende, krampfartige Schmerzen im Epigastrium, die sich in den rechten Unterbauch verlagern. Übelkeit, Erbrechen, Fieber (Temperaturdifferenz rektal/axillär 0,5–1°C), Wind- und Stuhlverhalt.

Diagnose/Befund
Typische Anamnese und klinisches Bild mit druck- und klopfschmerzhaftem rechtem Unterbauch, lokaler Abwehrspannung sowie Loslaßschmerz im linken Unterbauch.

Differentialdiagnose
Akutes Abdomen (u.a. Ileoinguinalissyndrom, entzündliche Darmerkrankungen, inkarzerierte Hernien, akute Cholezystitis, → Invagination, Volvolus, Harnleiterstein, gynäkologische Erkrankungen wie EU [→ Extrauteringraviditat]).

[!] **Therapie**
Klinikeinweisung und ggf. Appendektomie.

APSAC

→ Anistreplase.

Aqua dest

Verwandte Begriffe
Destilliertes Wasser.

Zubereitungen
Aqua ad injectabilia 10 Amp. ml.

Anwendungsgebiete
Zur Verdünnung bestimmter Pharmaka vor intravenöser Infusion bzw. Injektion, Spülung von Wunden und Verbrennungen, Anfeuchtung von Wundtamponaden, Tüchern und Verbänden.

Dosierung & Art der Anwendung
Die Flüssigkeitsmenge richtet sich nach der jeweiligen Indikation.

Unerwünschte Wirkungen
Absorption von Spülflüssigkeit, Hypervolämie im Sinne einer hypotonen Hyperhydratation (Hyponatriämie), Kopfschmerzen, Brechreiz, Unruhe, Koma.

Arbeitsunfall

Definition
Unfall, den ein Versicherter bei einer versicherten Tätigkeit (Weg zur Arbeit und nach Hause, Tätigkeit am Arbeitsplatz und während der Arbeitspausen) erleidet. Der Unfall ist definiert als ein von außen einwirkendes, zeitlich begrenztes, unfreiwilliges Ereignis, das einen Gesundheitsschaden bewirkt.

ARDS

→ Adult Respiratory Distress Syndrome.

Armaturenbrettverletzung

Verwandte Begriffe
Dash board injury.

Definition
Hüftpfannenfraktur (Azetabulumfraktur) hervorgerufen durch ein Knieanpralltrauma am Armaturenbrett bei PKW-Auffahrunfällen. Häufig kombiniert mit einer → Huftgelenksluxation (→ Luxationsfraktur).

Arsen, Vergiftung mit

Verwandte Begriffe
Arsenvergiftung.

Definition
Vergiftung mit Arsen. Arsen (farb- und geruchlos) kann Bestandteil von Farben und Insektenmitteln sein. Desweiteren ist es im Kampfgas Lewisit (Hautkampfstoff) enthalten.

Klinisches Bild
- Übelkeit und Erbrechen
- Retrosternale und abdominelle Schmerzen, Obstipation
- Wäßrige Durchfälle, brennender Durst
- Schocksymptomatik, Atemdepression
- Polyneuropathie mit Lähmungen, Schmerzen und Krämpfen (nach 3 Wochen)
- Schlaflosigkeit, Sehstörungen

Weitere Zeichen der chronischen Vergiftung: Hyperkeratosen an Hand und Fuß, Schleimhautpigmentierung, Mees'sche Nagelstreifen, fleckförmige Arsenmelanose der Haut.
Bei Hautkontakt mit Lewisit (Kampfstoff): Rötung und Blasenbildung.

Diagnose/Befund
Chemischer Nachweis in Urin, Haaren und Nägeln.

Differentialdiagnose
Vergiftung oder Bewußtseinsstörung anderer Genese (speziell Thallium).

[!] **Therapie**
→ Vergiftung, allgemeines Vorgehen bei
- Symptomatische Therapie
- Spezielles Antidot: Dimercaprol

Hinweis(e)
Arsen wird nur langsam ausgeschieden und kumuliert im Körper mit der Folge chronischer Vergiftung bei regelmäßiger Aufnahme geringer Mengen.

Arsenvergiftung

→ Arsen, Vergiftung mit.

Artefakt

Definition
Künstlich erzeugte Verfälschung eines Ergebnisses (z.B. EKG, EEG, Röntgenaufnahmen) infolge von Nebeneinflüssen oder apparativen Störgrößen (z.B. Wechselstrom, Muskelzittern usw.).

Arteria femoralis Puls

→ Femoralispuls.

arterielle Hypertension, akute

→ Krise, hypertensive.

Arterielle Punktion

Verwandte Begriffe
Punktion, arterielle; Kanülierung, arterielle.

Definition
Punktion einer Arterie zu diagnostischen Zwecken.

[i] Bevorzugte Stellen für die arterielle Punktion beim Erwachsenen sind die Arteria radialis und die Arteria femoralis.
A. radialis: Am überstreckten Handgelenk wird die Arterie getastet und mit einem kurzen Katheter im 30° Winkel zur Hautoberfläche unmittelbar proximal des Radiusköpfchens punktiert, Stichrichtung proximal. Nach Punktion der Arterie Vorschieben des Katheters in das Gefäß. Unter leichtem Sog kann nach Perforation der gegenüberliegenden Gefäßwand (Durchstichtechnik) bis zur Aspiration von Blut der Katheter zurückgezogen werden. Hiernach Vorschieben des Katheters, was ohne Widerstand gelingen muß.
A. femoralis: Tasten der Arterie distal des Leistenbandes mit zwei Fingern im Arterienverlauf. Punktion zwischen den Fingern, wobei die Arterie ca. 2 bis 4 cm unterhalb des Hautniveaus punktiert sein sollte. Häufig wird die Technik nach Seldinger mit einem Führungsdraht (Seldinger-Draht) angewandt. Hierbei wird über die Stahlkanüle ein flexibler Stahldraht vorgeschoben, über den dann der eigentliche Katheter positioniert werden kann.

Arterienverschluß, akuter

Definition
Akuter Verschluß einer Arterie, häufig im Bereich einer Extremität, mit entsprechender Ischämiesymptomatik im Versorgungsgebiet.
Ursachen:

1. Embolien, meist aus dem linken Vorhof bei Vorhofflimmern
2. Thrombosen aufgrund einer AVK
3. andere wie Arteriospasmus, Aneurysma dissecans und Phlegmasia coerulea dolens

Klinisches Bild
6 – p Regel:

1. blitzartiger, starker Schmerz (Pain)
2. Blässe (Paleness) und Kälte
3. gefühllose Extremität (Paresthesia)

4. Pulslosigkeit (Pulslessness)
5. Funktionsausfall (Paralysis)
6. Schock (Prostation) durch Hypovolämie

Diagnose/Befund
In der Klinik durch Angiographie und Doppleruntersuchung.

Differentialdiagnose
Venöser Verschluß oder Phlegmasia coerulea dolens.

[!] **Therapie**
Tieflagerung nach Polsterung einer betroffenen Extremität, Heparinisierung mit 5.000 bis 10.000 I.E. i.v., Analgesie mit Opiaten i.v., Infusion von z.B. Hydroxyethylstärke (HAES) nach Kreislaufsituation, Nahrungskarenz (Anästhesierisiko). Einweisung in (Gefäß-) Chirurgie (z.B. zur Embolektomie oder Thrombendarteriektomie) oder ggf. internistische Abteilung zur Lysetherapie einer Embolie.

Prognose
Zeitfaktor für Prognose entscheidend, definitive Therapie mit Reperfusion innerhalb max. 6 h.

Arzt im Praktikum

Verwandte Begriffe
AiP.

[i] Der AiP hat eine beschränkte Erlaubnis zur Ausübung des ärztlichen Berufes gemäß § 10 Abs. 4 der Bundesärzteordnung (BÄO). Die AiP-Phase dauert 18 Monate und endet mit der Approbation. Der AiP darf nicht alleine und eigenverantwortlich notärztliche Tätigkeiten ausüben.

Ärztliche Bereitschaftspraxis

→ Notdienst, ärztlicher.

Ärztlicher Leiter Notarztstandort

Verwandte Begriffe
ÄL-NaS.

Definition
Klinikarzt in einer leitenden Position, der als Ansprechpartner für den Träger des Rettungsdienstes und den → ärztlichen Leiter Rettungsdienst zur Verfügung steht und die fachliche Überwachung der Notärzte seines Standortes verantwortet.

[i] Der ÄL-NaS hat → Weisungsrecht gegenüber allen am jeweiligen Standort eingesetzten Notärzten.

Ärztlicher Leiter Rettungsdienst

Verwandte Begriffe
ÄLR.

Definition
Ein im Rettungsdienst tätiger Arzt, der sowohl auf regionaler und ggf. auch überregionaler Ebene die medizinische Kontrolle über den Rettungsdienst wahrnimmt. Er ist verantwortlich für die Effektivität und Effizienz der präklinischen, notfallmedizinischen Patientenversorgung und -betreuung.

Ärztlicher Notfalldienst

→ Notdienst, arztlicher.

Asphyxie

Verwandte Begriffe
Hypoxie, perinatale.

Definition
Im eigentlichen Wortsinn Pulslosigkeit. Bezeichnung für einen Zustand ausgeprägter Atem- und Kreislaufdepression bis zum Stillstand als Folge einer → Atemdepression, Verlegung der Atemwege oder eines Herz- Kreislaufversagens, der mit → Hypoxie, arterieller → Hyperkapnie, → Zyanose und → Bewußtseinsstörung einhergeht.

[i] Der Begriff wird hauptsächlich in der Pädiatrie verwendet und bezeichnet einen perinatalen Sauerstoffmangel des Säuglings. Ursächlich kommen Störungen der Mutter (z.B. Gestose, Schock, Medikamente), der Plazenta (z.B. Insuffizienz, vorzeitige Lösung), der Nabelschnur (z.B. Kompression, Verletzung) oder des Kindes (z.B. Unreife, Verletzungen, Anämie) in Betracht.

Aspiration

Verwandte Begriffe
Fremdkörperaspiration; Mendelson-Syndrom; Aspirationskrankheit.

Definition
Das Eindringen fester oder flüssiger Stoffe (insbesondere Mageninhalt) in die Atemwege infolge mangelnder Schutzreflexe. Sonderform: Mendelson-Syndrom.
Im eigentlichen Sinne bedeutet Aspiration das Anatmen fester, flüssiger oder gasförmiger Stoffe durch die Einwirkung negativen Drucks.

Klinisches Bild
Das klinische Bild ist abhängig von Substanz und Menge des Aspirats sowie vom Bewußtseinszustand des Patienten. Beim wachen Patienten imponieren vor allem eine Dyspnoe mit Fremdkörpergefühl, Husten oder auch in-

spiratorischer → Stridor bis hin zum Laryngospasmus. Beim bewußtlosen (anästhesierten) Patienten imponieren vor allem ein Bronchospasmus [→ Asthma bronchiale], → Dyspnoe, → Zyanose und bronchiale Hypersekretion. Die Symptome beim bewußtlosen Patienten können z.T. auch mit einigen Stunden Latenz eintreten.
Mendelson-Syndrom: akute Aspirationspneumonitis infolge Aspiration von mehr als 0,3 ml Mageninhalt pro kg Körpergewicht mit einem pH <2,5.

Diagnose/Befund
Beim wachen Patienten imponiert vor allem das klinische Erscheinungsbild. Fremdkörper lassen sich radiologisch z.T. in der Röntgen-Übersichtsaufnahme des Thorax oder indirekt durch Atelektasenbildung darstellen. Flüssigkeitsaspirationen, radiologisch häufig im rechten Unterfeld, zeigen sich erst später durch Infiltrationen und ggf. Atelektasen. Ein direkter Nachweis des Aspirats ist fiberbronchoskopisch möglich.

[!] **Therapie**
Fremdkörper in den oberen Atemwegen sollten präklinisch nach einem Algorithmus behandelt werden (siehe Entfernung von Fremdkörpern [→ Atemwegsverlegung]). Bei Aspiration von Mageninhalt (Nachweis mit einem pH-Teststreifen) nach Intubation erfolgt die endotracheale Absaugung unter Trendelenburg-Lagerung. Innerklinisch sollte eine fiberbronchoskopische Absaugung erfolgen. Eine Bronchiallavage und Kortikoidgabe gilt heute als kontraindiziert.

Hinweis(e)
Die Aspirationskrankheit ist eine gefährliche Erkrankung mit hoher Letalität, die intensiver klinischer Behandlung bedarf.

Prognose
Die Prognose ist abhängig von Menge und Beschaffenheit des Aspirats. Größere Fremdkörper können zum Bolustod [→ Atemwegsverlegung] führen, während die Aspiration kleiner Mengen Flüssigkeit primär unentdeckt bleiben kann (stille Aspiration).

Aspirationskrankheit

→ Aspiration.

Aspirationsprophylaxe

Definition
Manuelle und/oder medikamentöse Maßnahmen, die zu einer Risikominderung der Aspiration von Mageninhalt führen.

[i] Zur Aspirationsprophylaxe gehören die Anhebung des Magen-pH-Werts, Lagerungsmaßnahmen (z.B. Oberkörperhochlagerung) bei Narkoseeinleitung, Kompression des Kricoids gegen den Ösophagus (→ Sellick-Handgriff),

Vermeidung von Maskenbeatmung, Anwendung von Medikamenten mit schnellem Wirkungseintritt zur Narkoseeinleitung (rapid sequence induction [→ Intubationsnarkose]). In der Notfallmedizin sind situationsbedingt einige dieser Maßnahmen nicht anwendbar, sollten aber, soweit es die Situation zuläßt, Anwendung finden.

Aspirinvergiftung

→ Salicylate, Vergiftung mit.

ASS

→ Acetylsalicylsaure.

ASS-Vergiftung

→ Salicylate, Vergiftung mit.

Asthma bronchiale

- **Verwandte Begriffe**
Bronchialasthma; Atemwegserkrankung, obstruktive.

- **Definition**
Anfallsweise auftretende reversible Atemwegsobstruktion der kleinen und mittleren Atemwege aufgrund von Entzündung und Hyperreagibilität des Bronchialsystems, ausgelöst durch exogene und endogene Reize.

- **Klinisches Bild**
Atemnot mit verlängertem Exspirium und hörbarem Giemen. Im akuten Asthmaanfall [→ Asthmaanfall, akuter] Zunahme der Atemnot mit Hustenattacken und Auswurf eines zähen Sputums. Die ausgeprägteste Form des Asthma bronchiale stellt der → Status asthmaticus dar.

- **Diagnose/Befund**
Grundstörung des Asthma bronchiale ist die Obstruktion der Atemwege durch drei Mechanismen: Bronchospasmus, entzündliches Schleimhautödem und Obstruktion durch zähen Schleim. Die Diagnose basiert auf den klassischen klinischen Symptomen, dem Nachweis der Obstruktion, der Lungenfunktionsanalyse, der Anamnese und ggf. dem Nachweis einer allergischen Komponente.

- **Differentialdiagnose**
Akute Linksherzinsuffizienz (→ Lungenodem, kardiogenes; → Asthma, kardiale), Obstruktionen im Bereich der oberen Atemwege und der Trachea, → Lungenembolie, allergische Alveolitis, psychogene Dyspnoeanfälle, Mukoviszidose, Pneumonie.

[!] Therapie
Kausale Therapie: Allergenkarenz, ggf. Hyposensibilisierung, konsequente Therapie respiratorischer Infekte.
Symptomatische Therapie: 4-Stufentherapie der Langzeitbehandlung:
1. Inhalative Glucocorticoide
2. β_2-Sympathomimetika ggf. in Kombination mit Parasympatholytika und ggf. Mastzellstabilisatoren
3. Theophyllin
4. orale Glucokorticoide.

Asthma kardiale

Verwandte Begriffe
Herzasthma.

Definition
Atemnot bei Patienten mit Linksherzinsuffizienz und Lungenstauung (beginnendes Lungenödem).

Klinisches Bild
Atemnot mit feuchten Rasselgeräuschen, klassisch nachts beim liegenden Patienten auftretend.

Diagnose/Befund
Die Diagnose stellt sich aufgrund der Anamnese und des klinischen Bildes. Auskultatorisch können beim rein interstitiellen Ödem feuchte Rasselgeräusche fehlen. In der Röntgenaufnahme Thorax finden sich Zeichen der Lungenstauung.

Differentialdiagnose
→ Lungenodem (z.B. toxisch, neurogen) sowie Atemnot anderer Genese.

[!] Therapie
Applikation von Sauerstoff, Lagerung des Patienten (sitzende Position), Nitro-Präparate, Diuretika wie Furosemid (siehe → Lungenodem).

Asthmaanfall, akuter

Definition
Atemnot durch reversible Atemwegsobstruktion aufgrund von Entzündung und Hyperreagibilität des Bronchialsystems, ausgelöst durch exogene und endogene Reize.

Klinisches Bild
Atemnot mit verlängertem Exspirium und hörbarem Giemen [→ Asthma bronchiale]. Im akuten Asthmaanfall Zunahme der Atemnot mit Hustenattacken und Auswurf eines zähen Sputums. Die ausgeprägteste Form des Asthmaanfalls stellt der → Status asthmaticus dar.

Diagnose/Befund
Grundstörung des Asthma bronchiale ist die Obstruktion der Atemwege durch drei Mechanismen: Bronchospasmus [→ Asthma bronchiale], entzündliches Schleimhautödem und Obstruktion durch zähen Schleim. Die Diagnose des akuten Asthmaanfalls in der Notfallmedizin basiert auf den klassischen klinischen Symptomen.

Differentialdiagnose
V.a. → Linksherzinsuffizienz, akute (→ Asthma kardiale), Obstruktionen im Bereich der oberen Atemwege und der Trachea, → Lungenembolie, allergische Alveolitis, psychogene Dyspnoeanfälle, Mukoviszidose, Pneumonie.

[!] **Therapie**
Symptomatische Therapie von Störungen der Vitalfunktionen, Applikation von Sauerstoff, i.v.-Zugang, inhalative β_2-Sympathomimetika (z.B. Fenoterol), Theophyllin (***cave:*** Dauermedikation erfragen), Kortikosteroide (z.B. Prednisolon), i.v.-Gabe von β_2-Sympathomimetika (z.B. Reproterol), ggf. leichte Sedierung; Ketamin zur Narkoseeinleitung, Intubation und kontrollierte Ventilation mit Relaxation als Ultima ratio.

Atemdepression

Verwandte Begriffe
Atemlähmung.

Definition
Zentralnervös bedingte Verminderung des Atemantriebs mit konsekutiver Verminderung der Atemfrequenz und/oder des → Atemzugvolumens (siehe → Hypoventilation).

[i] Eine Atemdepression kann toxisch (z.B. Benzodiazepine oder Opiate), traumatisch (z.B. Schädel-Hirn-Trauma), chemisch (z.B. niedriger Kohlendioxid-Partialdruck) oder durch niedrige Körpertemperatur bedingt sein. Folgen sind arterielle → Hyperkapnie, pH-Abfall, → Hypoxamie, Bewußtseinsstörungen und Tod.

Atemfrequenz

Verwandte Begriffe
AF.

Definition
Die Atemfrequenz bezeichnet die Anzahl an Atemzügen bzw. -hüben pro Zeiteinheit, üblicherweise pro min.

[i] Die Atemfrequenz ist abhängig vom Sauerstoffbedarf, Sauerstoffangebot, Alter, Stoffwechsellage und Säure-Basen-Haushalt des Menschen. Über die Atemfrequenz und das → Atemzugvolumen kann das → Atemminutenvolumen reguliert werden. Sie unterliegt größeren individuellen Variationen.

Normwerte unter Spontanatmung:
- Erwachsene: 10-18/min.
- Kinder 20-30/min.
- Kleinkinder 30-40/min.
- Neugeborene 40-50/min.

Normwerte unter Beatmung:
- Erwachsene: 10-12/min.
- Kinder 20/min.
- Kleinkinder 30/min.
- Neugeborene 40/min.

Atemhubvolumen

→ Atemzugvolumen.

Atemlähmung

→ Atemdepression.

Atemlähmung, reflektorische

→ Ertrinken, trockenes.

Atemminutenvolumen

Verwandte Begriffe
AMV.

Definition
Volumen, das pro Minute ein- bzw. ausgeatmet wird.

[i] Das AMV ist das Produkt aus → Atemzugvolumen und → Atemfrequenz. Es ist abhängig vom Sauerstoffbedarf, Sauerstoffangebot, Alter, Stoffwechsellage und Säure-Basen-Haushalt des Menschen. Normwerte errechnen sich aus Atemfrequenz und Atemhubvolumen (siehe dort).

Atemnot

→ Dyspnoe.

Atemstillstand

→ Apnoe.

Atemtypen, pathologische

Verwandte Begriffe
Biot-Atmung; Cheyne-Stokes-Atmung; Kussmaul-Atmung; Schnappatmung.

Bezeichnung	Atmungsform	Vorkommen bei
normale Ruheatmung	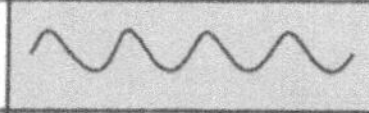	
Cheyne-Stokes-Atmung		Hypoxie im Schlaf, Vergiftungen
Biot-Atmung	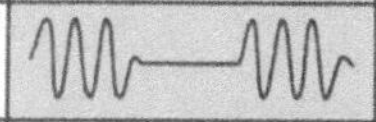	Hirnverletzungen, erhöhtem Liquordruck
Kussmaul-Atmung	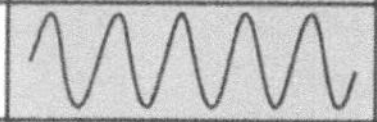	nichtrespiratorischer (metabol.) Acidose
Schnapp-Atmung	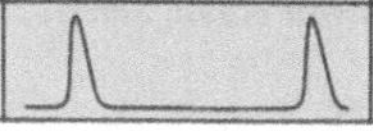	Frühgeborenen, Hirnschädigungen

Pathologische Atmungsformen im schematischen Vergleich

Definition
Von der Norm abweichende Atmungstypen als Hinweis auf metabolische oder zerebrale Schädigungen.

[i] Cheyne-Stokes-Atmung: Nach einer Apnoephase folgen Atemzüge mit initial zunehmender, dann wieder abnehmender Tiefe. Ursachen z.B. Hypoxie oder Intoxikation mit harnpflichtigen Substanzen.
Biot-Atmung: Ähnlich der Cheyne-Stokes-Atmung. Einer Apnoephase folgen mehrere tiefe Atemzüge, denen eine erneute Apnoephase folgt. Ursachen z.B. Schädel-Hirn-Trauma oder erhöhter intrakranieller Druck.
Kussmaul-Atmung: Tiefe, gleichmäßige Atemzüge. Ursachen z.B. metabolische Azidose wie bei der diabetischen Ketoazidose.
Schnappatmung: Ineffektive Atmung mit solitären tiefen, kurzen Atembewegungen, z.T. ohne jegliche Ventilation, gefolgt von Apnoephasen.

Atemwege freimachen

Verwandte Begriffe
Freimachen der Atemwege; Atemwegsfremdkörper, Entfernung von.

Definition
Reinigung der oberen Luftwege mit einfachen Maßnahmen oder unter Einsatz von technischen Hilfsmitteln.

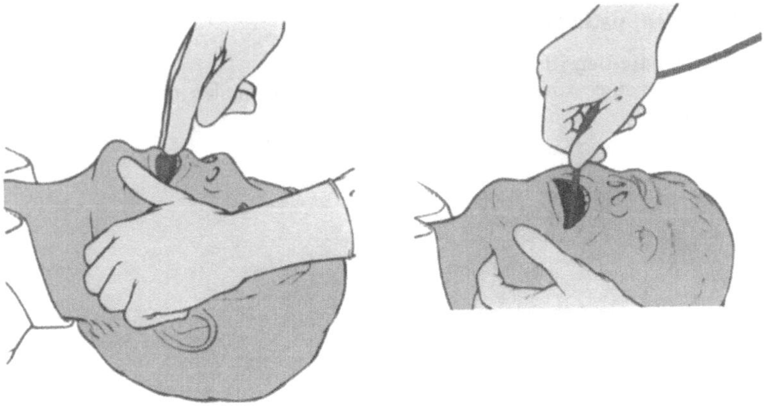

a Manuelles Reinigen der Mundhöhle **b** Absaugen von Flüssigkeiten aus der Mundhöhle

[i] Das Freimachen der Atemwege wird bei partieller oder totaler Verlegung durch feste (z.B. Nahrungsreste) oder flüssige Fremdkörper (z.B. Blut oder Regurgitat) erforderlich, um den Patienten beatmen zu können bzw. seine Spontanatmung zu erleichtern. Insbesondere vor einer → Maskenbeatmung sollten keine Flüssigkeiten im Rachen stehen, um diese nicht tiefer in die Atemwege zu befördern.
Die Atemwege werden nach einem Stufenschema freigemacht:

1. Inspektion des Mundes und Rachens, ggf. Öffnen der Kiefer mit dem → Esmarch-Heiberg-Handgriff
2. sichtbare Fremdkörper entfernen [→ Atemwegsverlegung], ggf. absaugen
3. Überstrecken des Kopfes (***cave:*** → Hals-Wirbelsäulen-Verletzung), Anheben des Kinns, Vorziehen des Kiefers
4. direkte Laryngoskopie; ggf. Entfernung fester Fremdkörper mittels → Magill-Zange
5. endotracheale Intubation (Goldstandard zur Sicherung der Atemwege beim bewußtlosen Patienten)

(→ Atemwegsverlegung)

Atemwegserkrankung, obstruktive

→ Asthma bronchiale.

Atemwegsfremdkörper, Entfernung von

→ Atemwege freimachen.

Atemwegs-Management

Verwandte Begriffe
AW-Management; Airway-Management; Management der Atemwege.

Definition
Sicherstellen einer suffizienten Ventilationsmöglichkeit bei Patienten mit der Indikation zur Beatmung (z.B. infolge → respiratorischer Insuffizienz, zur Narkoseeinleitung [→ Intubationsnarkose] oder bei → Atemwegsverlegungen).

i Das Management der Atemwege erfolgt nach einem festen Stufenschema, um diese zeitkritischen Maßnahmen innerhalb kürzester Zeit zum Erfolg – der suffizienten Oxygenierung des Patienten sowie der Sicherung der Atemwege gegen Aspiration – zu bringen.
Ausgangspunkt aller Maßnahmen ist die Einschätzung, ob erhebliche Schwierigkeiten bei der Sicherung der Atemwege zu erwarten sind. In diesem Fall dürfen weitere invasive Maßnahmen nur im Rahmen einer „sofortigen" (z.B. Patient mit Apnoe) oder „notfallmäßigen Interventionsindikation" (z.B. Patient mit schwerster Dyspnoe oder Hypopnoe) durchgeführt werden.
Falls keine sofortige oder notfallmäßige Interventionsindikation besteht, sollte dem Patienten → Sauerstoff angeboten und eine rasche Verbesserung der individuellen Situation durch den Einsatz adäquater Hilfsmittel und geschulten Personals angestrebt werden.
Kann nach einem Intubationsversuch keine → Maskenbeatmung vorgenommen werden, darf keine Zeit mit weiteren vergeblichen Intubationsversuchen verloren werden. Erfolg verspricht eher der Wechsel zu einer anderen Technik wie dem → Kombitubus®.
Falls diese Verfahren nicht zum Erfolg führen oder nicht zur Verfügung stehen, muß unverzüglich ein chirurgischer Zugang zu den Atemwegen (→ Koniotomie) geschaffen werden.
Die gesamte Dauer bis zur Sicherung der Atemwege eines Patienten mit sofortiger oder notfallmäßiger Intubationsindikation darf, auch bei Komplikationen, die individuelle Hypoxietoleranz (im allgemeinen 5 Minuten) nicht überschreiten. Hierbei ist die Hypoxiezeit vor dem Beginn notärztlicher Maßnahmen mit einzubeziehen.
Bei allen Manipulationen an traumatisierten Patienten muß mit der Möglichkeit einer Verletzung der HWS [→ Hals-Wirbelsäulen-Verletzung] gerechnet werden. Die HWS wird während der gesamten Versorgung unter manueller in-line axialer Stabilisierung (MIAS [→ Immobilisation der Halswirbelsaule]) gehalten.

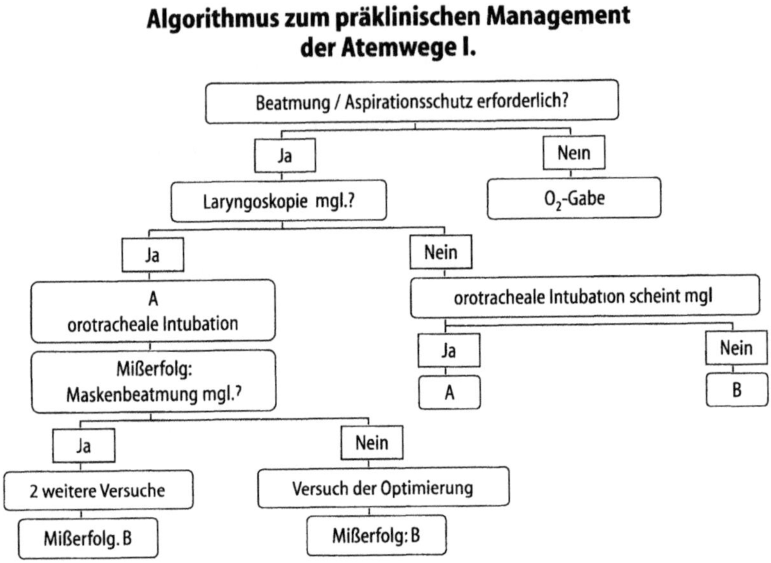

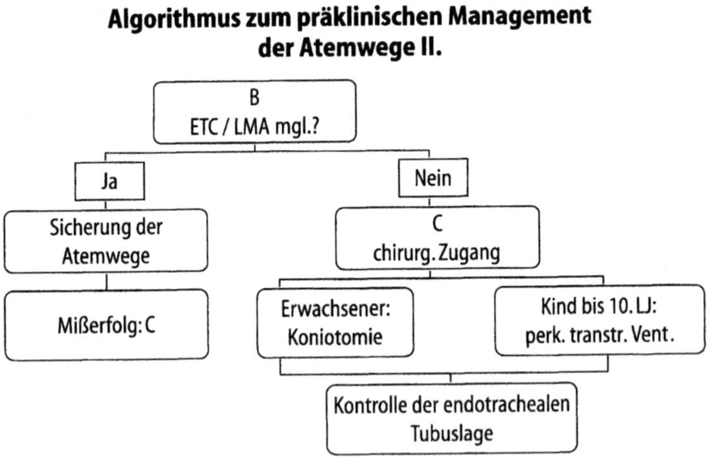

Präklinisches Management der Atemwege – Algorithmus.

Atemwegsverlegung

Verwandte Begriffe
Bolusgeschehen; Bolustod; Verlegung der Atemwege.

Definition
Verlegung der oberen Atemwege durch feste oder flüssige Fremdkörper. Von einem Bolusgeschehen im engeren Sinne spricht man bei einer Verlegung der oberen Atemwege durch feste Fremdkörper. Der Bolustod beschreibt einen reflektorischen Herz-Kreislaufstillstand infolge eines Bolusgeschehens.

A

i Eine Verlegung der Atemwege ist sowohl beim ansprechbaren als auch beim bewußtlosen Patienten unmittelbar lebensbedrohlich. Das sofortige Freimachen der Atemwege [→ Atemwege freimachen] sollte wie auch das → Atemwegs-Management nach einem festen Stufenschema erfolgen.

Algorithmus zum Freimachen der Atemwege

Ziel	Handlung		
	Erwachsener (über 8 Jahre)	Kind (1 bis 8 Jahre)	Säugling (unter 1 Jahr)
1. Untersuchung	Patient vorsichtig an der Schulter schütteln „Alles in Ordnung?"	Patient vorsichtig an der Schulter schütteln	
2. Lagerung	Atemwege tiefster Punkt z.B. Seiten- oder Bauchlage		
3. Atemwege freimachen	5 Schläge zwischen Schulterblätter		
4. Untersuchung	Atemstillstand verifizieren		
5. Suche nach Fremdkörpern	direkte Laryngoskopie		
6. Atemwege sichern	Atemwege mit → Magill-Zange freiräumen; endotracheale Intubation		
7. Obstruktion lösen	5 × abd. Kompr.	5 × Thx.-/ 5 × abd. Kompr.	5 × Thx.-Kompr.
8. Fremdkörper steckt in der Trachea	*Ultima ratio*: Vorschieben des Fremdkörpers in Hauptbronchus mit Tubus und Führungsstab		

Atemzugvolumen

Verwandte Begriffe
AZV; Atemhubvolumen; Lungenvolumina.

Definition
Volumen, das pro Atemzug ein- bzw. ausgeatmet wird.

Das Atemzugvolumen entspricht ungefähr 8-10% der totalen Lungenkapazität (TLC) [→ Normwerte, respiratorische] oder ca. 6 ml/kgKG. Beim beatmeten Patienten rechnet man ca. 10 ml/kgKG.

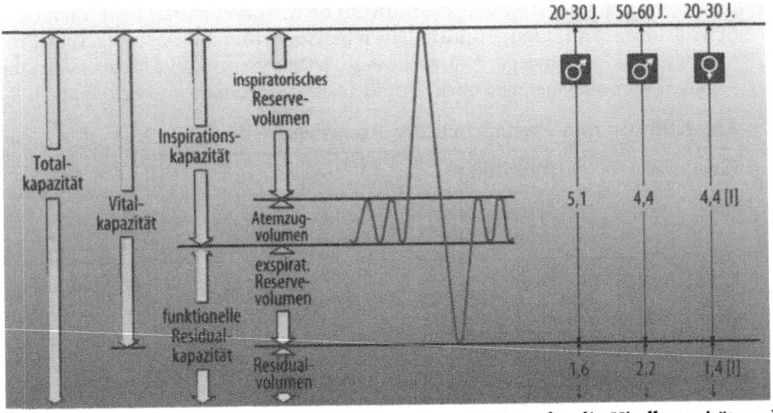

Lungenvolumina und -kapazitäten. Die angegebenen Werte für die Vitalkapazität und das Residualvolumen [*rechts*] sollen die Abhängigkeit der Größe von Alter und Geschlecht verdeutlichen.

Atmung

Verwandte Begriffe
Äußere Atmung; Lungenatmung.

Definition
Im eigentlichen Sinn bedeutet Atmung den Gaswechsel zwischen den Körperzellen und der Umgebung. Die Lungen- oder äußere Atmung bezeichnet – im Gegensatz zur inneren Atmung – den konvektiven Transport zu und von den Lungenalveolen sowie die Diffusion von den Alveolen in das Lungenkapillarblut, bzw. von den Lungenkapillaren in die Alveolen.

A

[i] Die Atmung stellt dem Organismus Sauerstoff zur aeroben Energiegewinnung zur Verfügung und dient dem Abtransport von Kohlendioxid als Stoffwechselendprodukt der zellulären Atmungskette. Über die Lungen wird Sauerstoff aus der Umgebung aufgenommen und Kohlendioxid in die Umgebung abgegeben. Während die Inspiration durch Expansion des intrathorakalen Volumens ein aktiver Vorgang ist, erfolgt die Exspiration durch passive Rückstellkräfte. Das Atemzugvolumen und die Atemfrequenz, die das Atemzeitvolumen bedingen, unterliegen Regelmechanismen, die eine dem jeweiligen Bedarf angepaßte Ventilation ermöglichen. Die Atmung ist zusätzlich an der Regulation des Säure-Basen-Haushalts beteiligt.

Atmung, inverse

Verwandte Begriffe
Schaukelatmung; Atmung, umgekehrte; inverse Atmung.

Definition
Rein diaphragmale Atemexkursionen bei kompletter Atemwegsobstruktion mit abdomineller Einziehung bei Inspiration und Vorwölbung bei Exspiration.

[i] Bei Verlegung der oberen Atemwege entsteht durch ausgeprägte Atemexkursionen des Diaphragmas ohne effektiven Luftstrom ein schaukelähnliches Atemmuster mit maximalen Atemexkursionen.

Atmung, paradoxe

Verwandte Begriffe
Brustwandflattern.

Definition
Inspiratorische Ein- und exspiratorische Auswärtsbewegung einer Thoraxseite bei Rippenserienfrakturen.

[i] Bei unilateraler → Rippenserienfraktur mit pathologischer Beweglichkeit der Thoraxwand kommt es unter Spontanatmung zu inspiratorischer Ein- und exspiratorischen Auswärtsbewegung der verletzten Thoraxseite. Hierdurch entsteht, da die betroffene Seite über atemsynchrone Mediastinalverschiebungen zur gesunden Seite verschoben wird, ein Pendeln beider Lungenflügel.

Atmung, umgekehrte

→ Atmung, inverse.

atonische Nachblutung

→ Blutung, postpartale.

atrioventrikulär

Verwandte Begriffe
av.

Definition
Die Überleitung (von Impulsen) vom Herzvorhof (Atrium) auf die Herzkammer (Ventrikel) betreffend.

Atropin

Zubereitungen
Z.B. Atropinsulfat. Braun®. 1 Amp. enth. 0,5 mg Atropinsulfat, 100 mg Amp. (bei Vergiftungen).

Wirkungen
Anticholinerge Wirkung, Parasympathikolyse.

Pharmakologische Daten
Wirkungseintritt wenige min. Wirkungsmaximum 30 min. E-HWZ 2–3 h.

Anwendungsgebiete
Bradykardie, Asystolie, Vorhofflimmern mit niedriger Kammerfrequenz, Parasympathikolyse, Antidot bei Vergiftungen mit Alkylphosphaten, Carbamaten und Parasympathomimetika.

Dosierung & Art der Anwendung
Erwachsene: 0,5–1 mg i.v., falls erforderlich Wiederholungsdosis nach ca. 4–5 min. bis zu einer Höchstdosis von 0,04 mg/kgKG, bei Asystolie einmalige Gabe von 3 mg i.v. (endobronchiale Applikation möglich).
Kinder: 0,02 mg/kgKG i.v. (mindestens 0,1 mg).
Bei Vergiftungen: 5–10 mg i.v. innerhalb 15 min., streng nach Ausmaß der bronchialen Hypersekretion.

Unerwünschte Wirkungen
Tachykardie, Hyperthermie, Hautrötung, Mundtrockenheit, Unruhe, Halluzinationen, Akkomodationsstörungen, Glaukomanfall, Miktionsbeschwerden, Delirien, motorische Unruhe, Erschöpfung.

Gegenanzeigen/Anwendungsbeschränkungen
Zur Therapie bei → Reanimation oder Intoxikation keine. Sonst Engwinkelglaukom, Tachykardie, mechanische Stenosen im Bereich des Magen-Darm-Kanals, akutes Lungenödem, schwere Zerebralsklerose, strenge Indikationsstellung in Schwangerschaft und Stillzeit. Aus iatrogener Überdosierung bei Ingestion von Alkylphosphaten resultiert ein paralytischer Ileus mit fortgesetzter Resorption der Noxe.

Wechselwirkungen
Amantadin, Chinidin, tri- und tetrazyklische Antidepressiva, Neuroleptika: Verstärkung der anticholinergen Wirkung.

Atropin, Vergiftung mit

Verwandte Begriffe
Atropinvergiftung.

Definition
Vergiftung mit Atropin (akzidentell oder suizidal) bzw. mit der Tollkirsche (Atropa belladonna; Schwarze Staudenfrucht).

Klinisches Bild
Anticholinerges Syndrom:
- Mydriasis, Mundtrockenheit, heiße und trockene Haut, Hautrötung
- Tachykardie, → Rhythmusstorungen
- Bewußtseinsstörungen, Krämpfe
- Unruhe, Sehstörungen
- Magen-Darmatonie mit Übelkeit und Erbrechen

Differentialdiagnose
Intoxikation anderer Genese (speziell andere anticholinerg wirkende Stoffe).

[!] **Therapie**
→ Vergiftung, allgemeines Vorgehen bei
- Symptomatische Therapie
- Bei bedrohlicher anticholinerger Symptomatik spezielles Antidot: → Physostigmin

Hinweis(e)
Die Ingestion geringer Mengen von Tollkirschen kann Vergiftungserscheinungen hervorrufen.

Atropinvergiftung

→ Atropin, Vergiftung mit.

Augapfelprellung

→ Contusio bulbi.

Augeninnendruckerhöhung

→ Glaukom.

Augeninnendruckerhöhung, akute

→ Glaukomanfall.

Augenverätzung

→ Veratzung des Auges.

Augenverletzung

Definition
Trauma eines oder beider Augen durch Einwirkung äußerer Gewalt.

[i] Man unterscheidet perforierende und stumpfe Traumata neben → Verätzungen der Augen und → Verblitzungen.
Perforationen führen zu Verletzungen der Hornhaut und/oder der Lederhaut. Stumpfe Traumata führen zu einer Augapfelprellung bis hin zur Bulbusruptur infolge direkten Schlags auf das Auge, unter Umständen in Kombination mit einer Orbitabodenfraktur.
Alle Traumata können zu Hornhautschädigungen, Einblutungen in die Augenkammer, Glaskörperverletzungen, Netzhautrissen, Linsenluxationen mit nachfolgender Trübung bzw. Glaukombildung, Iriseinrissen, Netzhautablösungen sowie sekundären Infektionen führen.

Klinisches Bild
Weicher Bulbus, entrundete Pupille, aufgehobene Vorderkammer, Linsen- oder Irisvorfall, Leder- und Hornhautwunden, bei geschlossenen Lidern ist das Oberlid häufig eingefallen, meist herabgesetzter Visus, zum Teil besteht lediglich ein Fremdkörpergefühl im Auge.

Diagnose/Befund
In der Regel typische Verletzungsanamnese.

[!] **Therapie**
Soforttherapie: Im Lidspaltbereich befindliche lockere Fremdkörper können vorsichtig entfernt werden; im Auge steckende Fremdkörper, insbesondere nach Pfählungsverletzungen, müssen belassen werden.
Augensalben sind kontraindiziert; steriler beidseitiger Augenverband, Einweisung in Augenklinik mit liegendem Transport.

Hinweis(e)
Augenverletzungen sollten in jedem Fall einem Facharzt zugeführt werden.

Auskultation

Definition
Abhören der im Körper entstehenden Schallerscheinungen mittels Stethoskop.

[i] Auskultatorisch beurteilt werden können das Herz (z.B. Klappen: Systolikum, Diastolikum), die Lunge (z.B. Giemen, Brummen, Pfeifen, Rasselgeräusche, abgeschwächte Atemgeräusche), das Abdomen (z.B. klingende Darmgeräusche, totenstilles Abdomen) und Gefäße (Strömungsgeräusche).

äußere Atmung

→ Atmung.

Austreibungsfraktion

→ Ejektionsfraktion.

Automatischer externer Defibrillator

Verwandte Begriffe
AED; Halbautomat; halbautomatischer Defibrillator.

Definition
Automatisches Gerät zur äußerlichen Verabreichung eines Stromimpulses (→ Defibrillation) im Rahmen der Reanimation. Dabei werden Rhythmusanalyse und Aktivierung des Aufladevorganges vom Gerät ausgeführt.

[i] Im Gegensatz zu manuellen Defibrillatoren, bei denen alle Ablaufschritte durch den Anwender ausgeführt werden, obliegt bei automatischen externen Defibrillatoren die Analyse des Herzrhythmus (bei Patienten mit → Herz-Kreislaufstillstand) und die Aktivierung des Aufladevorganges dem Gerät. Je nachdem, ob die Schockauslösung auch automatisch durch das Gerät oder durch den Anwender erfolgt, unterscheidet man halbautomatische (Schockauslösung durch den Anwender) und vollautomatische (automatische Schockauslösung durch das Gerät) → Defibrillatoren. Vollautomatische Defibrillatoren sind in Europa aus Sicherheitsgründen (Gefahr der Schockübertragung an Helfer und Dritte) nicht zugelassen. Automatische externe Defibrillatoren werden über großflächige Defibrillationsklebeelektroden mit dem Patienten verbunden (keine Paddles).
Nach den Empfehlungen der deutschen Arbeitsgemeinschaft Frühdefibrillation sollen AED's einen defibrillationswürdigen Rhythmus in mindestens 95% der Fälle als solchen erkennen (Sensitivität) und einen nicht-defibrillationswürdigen Rhythmus in 98% (Spezifität). Desweiteren sollen die Geräte mit der Möglichkeit ausgestattet sein, EKG und Umgebungsgeräusche in Echtzeit aufzunehmen und reproduzierbar wiederzugeben.

Automatischer implantierbarer Cardioverter-Defibrillator

Verwandte Begriffe
AICD.

Definition
Gerät, welches Patienten mit rezidivierendem Kammerflimmern oder rezidivierenden ventrikulären Tachykardien ähnlich einem Herzschrittmacher implantiert wird, um im Bedarfsfall über interne Elektroden eine Defibrillation zur Beendigung der Rhythmusstörung durchzuführen.

[i] AICDs sind oft mit einer Schrittmacherfunktion kombiniert.
Sollte bei Patienten mit AICD eine externe Defibrillation erforderlich werden (z.B. bei Funktionsstörung des AICD), ist die anterior-posterior Position der Defibrillationselektroden sinnvoll. Das Herz kann bei herkömmlicher Elektrodenposition durch die internen Elektroden abgeschirmt sein.

Autopsie

→ Obduktion.

av

→ atrioventrikulär.

AV-Block

Verwandte Begriffe
AV-Dissoziation; AV-Überleitungsstörung.

Definition
Verzögerte oder fehlende Kammerüberleitung von im Vorhof gebildeten Erregungen im Bereich des Atrioventrikularknotens (AV-Knoten). Bei kompletter AV-Blockierung setzt nach einer kurzen asystolen Phase (→ Adams-Stokes-Anfall) ein Kammerersatzrhythmus ein.

Klinisches Bild
Abhängig von der Herzauswurfleistung:
Keine Symptome oder evtl. kurzzeitiger → Herz-Kreislaufstillstand, → Bewußtseinsstörungen, Zeichen der → Herzinsuffizienz, Blutdruckabfall, → Dyspnoe, Stenokardien [→ Angina pectoris].

Diagnose/Befund
EKG:

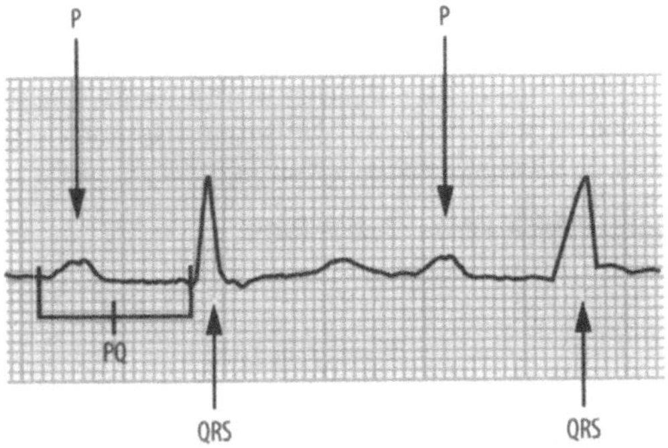

AV-Block I°: verlängerte AV-Überleitungszeit; PQ-Zeit > 0,2 ms

AV-Block II. Grades Typ I = Wenckebach-Periodik

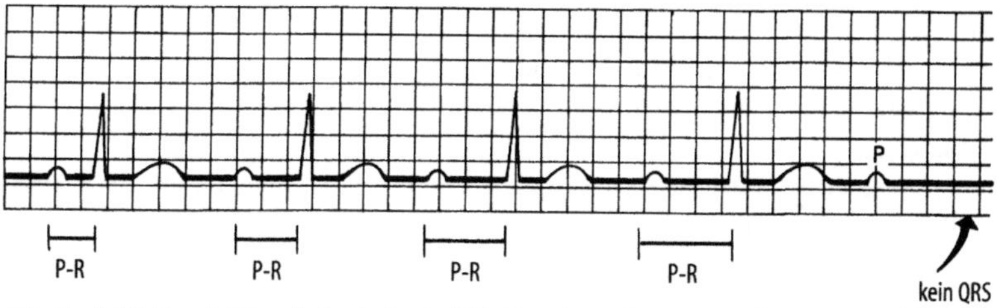

AV-Block II°-Typ I (Wenckebach-Periodik): Zunahme der PQ-Zeit bis zum Ausfall einer AV-Überleitung

AV-Block II. Grades Typ II

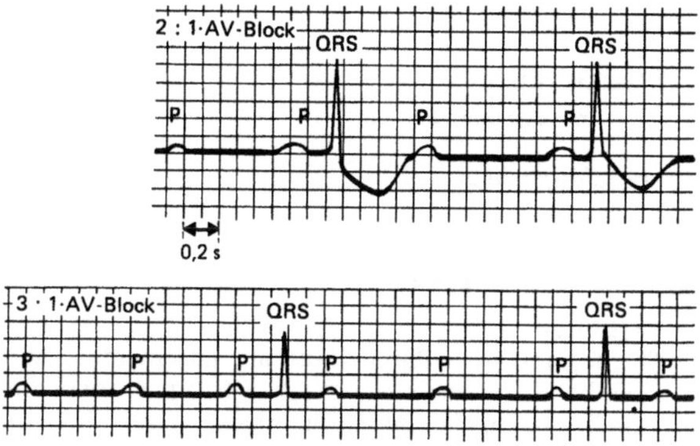

AV-Block II°-Typ II (Mobitz II): AV-Überleitung jedes 2. oder 3. Impulses (2:1-Block, 3:1-Block)

AV-Block III. Grades

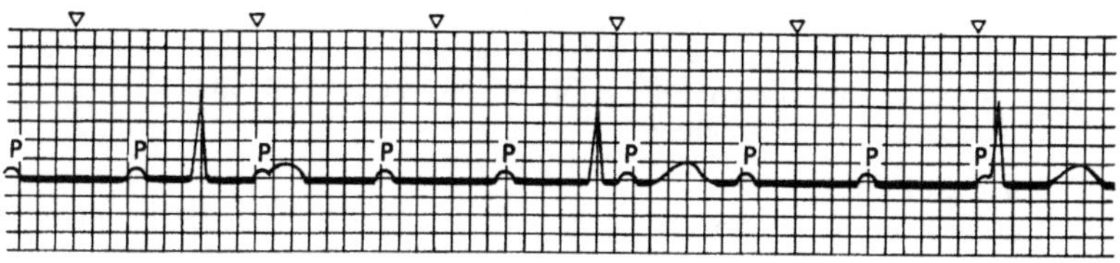

Vorhoffrequenz 100

Kammerfrequenz: 30

AV-Block III° (AV-Dissoziation / totaler AV-Block): keine AV-Überleitung; voneinander unabhängige Erregung von Vorhöfen und Kammer

Differentialdiagnose
Andere → Rhythmusstorungen, bradykarde

[!] **Therapie**
Bei Herz-Kreislaufstillstand: → Reanimation.
Sonst: siehe → Rhythmusstorungen, bradykarde.

Hinweis(e)
Höhergradige AV-Blockierungen (II° Typ II und III°) gehen mit dem Risiko der Asystolie einher.

AV-Dissoziation

→ AV-Block.

AV-Überleitungsstörung

→ AV-Block.

AW-Management

→ Atemwegs-Management.

Azetabulumfraktur

→ Beckenfraktur.

Azidose, metabolische

Definition
Störung im Säure-Basen-Haushalt mit einem Abfall des pH-Wertes unter 7,35, beruhend auf metabolischen (stoffwechselbedingten) Ursachen.
Abfall des aktuellen Bikarbonats bzw. Standardbikarbonats, negative Basenabweichung. Ausmaß der metabolischen Azidose hängt u. a. von den vorhandenen Kompensationsmechanismen ab.

[i] Ursachen einer metabolischen Azidose: vermehrte Zufuhr oder Bildung von Kohlendioxid oder Säuren (z.B. → Koma, diabetisches) mit Überforderung der Säureausscheidungskapazität der Niere, Niereninsuffizienz, Nierenversagen, Galle- oder Pankreasfisteln, Ileus, Diarrhoe, Minderversorgung des Gewebes mit Sauerstoff (z.B. → Herz-Kreislaufstillstand / → Schock, → Hyperkaliamie, → Vergiftung).

Klinisches Bild
Vertiefte Atmung (Kußmaulatmung), evtl. Krämpfe, Schwitzen, evtl. Azetongeruch in der Ausatemluft (→ Koma, diabetisches).

Azidose, respiratorische

Definition

Störung im Säure-Basenhaushalt mit einem Abfall des pH-Wertes unter 7,35, beruhend auf respiratorischen (atmungsbedingten) Ursachen.

[i] Ursachen einer respiratorischen Azidose: Ateminsuffizienz durch zentrale → Atemdepression, Behinderung der Atemarbeit (z.B. → Rippenserienfraktur) und Lungenerkrankungen mit Störung des Gasaustauschs.

AZV

→ Atemzugvolumen.

BAA

→ Aortenaneurysma.

Badetod

→ Tauchreflex.

Bandscheibenprolaps

→ Bandscheibenvorfall.

Bandscheibenvorfall

Verwandte Begriffe
Bandscheibenprolaps; Discusprolaps; Nucleus Pulposus Prolaps; NPP.

Definition
Austritt des Anulus fibrosus über die Wirbelkörper hinaus bzw. Austritt von Nukleus-pulposus-Gewebe durch Risse im Anulus fibrosus, wobei das prolabierte Gewebe Nervenwurzeln komprimiert.

Klinisches Bild
Heftige Schmerzen in einzelnen oder mehreren Segmenten, ggf. in Kombination mit sensiblen, motorischen oder trophischen Störungen.

Diagnose/Befund
Nach klinischem Bild und neurologischer Untersuchung.

Differentialdiagnose
Z.B. Lumbago, Lumboischialgie, Myokardinfarkt.

[!] **Therapie**
Lagerung in Bandscheibenlagerung (Rückenlage mit 90°-Abwinkelung in der Hüfte und den Knien) oder nach Patientenwunsch, Analgesie, Transport in neurochirurgische oder orthopädische Klinik.

Hinweis(e)
Cave: Beim Auftreten von Lähmungen in jedem Fall klinische Intervention notwendig.

Barbiturate

Definition
Substanzen, die dosisabhängig sedierend, hypnotisch und narkotisch wirken. Sie finden Anwendung als → Narkotika, Hypnotika, Schlafmittel und Antikonvulsiva.

Barbiturate, Vergiftung mit

Verwandte Begriffe
Barbituratvergiftung.

B

Definition
Akzidentelle oder suizidale Vergiftung mit Barbituraten. Diese können in Schlafmitteln und Narkosemedikamenten enthalten sein.

Klinisches Bild
- Barbituratblasen an der Haut
- Bewußtseinsstörungen bis Koma und Arreflexie, (*Cave:* → Scheintod)
- Atemdepression
- Herz- und Kreislaufdepression

Diagnose/Befund
Urin-Schnelltest.

Differentialdiagnose
Vergiftung oder Bewußtseinsstörung anderer Genese.

[!] **Therapie**
→ Vergiftung, allgemeines Vorgehen bei
- Symptomatische Therapie

Hinweis(e)
Gefahr der Rhabdomyolyse.
Cave: → Scheintod.

Barbituratvergiftung

→ Barbiturate, Vergiftung mit.

Barotrauma

Verwandte Begriffe
Überdruckverletzung; Squeeze.
siehe auch → Tauchunfall

Definition
Schädigung des Körpers bzw. seiner Organe durch einen fehlenden Ausgleich des Luftdrucks.
Ein akuter Abfall des Umgebungsdrucks führt nach dem Gesetz von Boyle-Mariotte (Druck × Volumen = konstant) zu einer Zunahme des Volumens im Körper eingeschlossener Gase. So vergrößert sich das Luftvolumen in der Lunge eines aus 10 m Wassertiefe auftauchenden Tauchers ohne einen Druckausgleich – Ausatmung – auf das Doppelte und führt zu entsprechenden Organschäden.
Beim Barotrauma des Mittelohrs hingegen wird durch fehlenden Druckausgleich unter Zunahme des Umgebungsdrucks – wie beim Abtauchen – eine Ruptur des Trommelfells provoziert.

Klinisches Bild

In Abhängigkeit von den betroffenen Organen:

1. Lunge: Ruptur, häufig mit Luftembolie
2. Mittelohr: Trommelfellruptur
3. Nasennebenhöhlen und Zähne: akute Schmerzen
4. Magen-Darmtrakt: kolikartige Schmerzen

Diagnose/Befund

Typische Anamnese (z.B. Gerätetaucher nach Notaufstieg oder Z.n. Explosion)

Nach Lungenbarotrauma:

1. Patient häufig bewußtlos, ggf. mit Flüssigkeitsaspiration
2. Hustenreiz, akute Dyspnoe und → Zyanose, → Blutsturz
3. häufig → Pneumothorax mit → Haut- und → Mediastinalemphysem
4. dadurch Stenokardien, Pneumoperikard und Recurrensparese
5. arterielle Luftembolie kann → Myokardinfarkte und
6. neurologische Störungen (wie → Apoplexia cerebri) verursachen
7. ggf. Gerinnungsstörungen durch Thrombozytenaggregate und „disseminierte intravasale Gerinnung" (Verbrauchskoagulopathie)

Bei Trommelfellruptur stechender Schmerz, akuter Hörverlust, Blutaustritt aus dem äußeren Gehörgang, Schwindel und Gleichgewichtsstörungen.

Differentialdiagnose

Vom Barotrauma bei Gerätetauchern (Symptome in der Regel sofort nach Druckveränderung) zu unterscheiden ist die Caisson- oder Dekompressionskrankheit [→ Taucherkrankheit] (Symptome häufig mit Latenz zum Ende des Überdrucks).

[!] **Therapie**

Symptomatische Therapie bei Störungen der → Vitalfunktionen. Obligat Sauerstoffgabe, häufig bereits durch qualifizierte Ersthelfer (Tauchkameraden). Transport in Klinik mit Qualifikation zur Rekompressionstherapie (Druckkammerbehandlung → Oxygenation, hyperbare) zur Verkleinerung von embolisierten Gasblasen. Bei Lufttransport Beachtung der Abnahme des Umgebungsdrucks (möglichst geringe Flughöhe).

Basic Life Support

Verwandte Begriffe

BLS.

siehe auch → Reanimation, Basismaßnahmen

Definition

Basismaßnahmen der Ersten Hilfe, die auch von Laien durchzuführen sind.

[i] Zu den Maßnahmen des Basic Life Support gehören der Notruf, das Erkennen lebensbedrohlicher Situationen und einfache Maßnahmen wie Lagerung (z.B. Seitenlage), Beatmung ohne bzw. mit einfachen Hilfsmitteln und Thoraxkompressionen.

Basischeck

Definition
Der Basischeck dient der schnellstmöglichen Erkennung von lebensbedrohlichen Krankheitsbildern, mit dem Ziel einer adäquaten Behandlung.

[i] Der Basischeck erfolgt anhand eines festgelegten Schemas und sollte maximal 2 min. dauern:

1. Überprüfung des Bewußtseins durch Ansprechen des Patienten und ggf. Setzen von Schmerzreizen.
2. Kontrolle der Atmung anhand der Atembewegungen (Heben und Senken des Thorax), Atemgeräusche und der Ausatemluft über Mund und Nase des Patienten. Zusätzlich Beurteilung der Hautfarbe (rosig oder zyanotisch).
3. Kontrolle des Herz-Kreislaufsystems durch Tasten des Pulses, Messen des Blutdrucks und Erkennen eventueller Schockzeichen.
4. Grobe Untersuchung des Patienten von Kopf bis Fuß auf eventuelle Zeichen äußerer und innerer Verletzungen.
5. Abschließende Beurteilung des Patientenzustandes und Erhebung einer → Anamnese (Unfallhergang, Grunderkrankung, Medikamente).

Basismaßnahmen

Definition
Einfache, lebensrettende Maßnahmen, die die Vitalfunktionen des Patienten bis zum Eintreffen des Notarztes unterstützen und aufrechterhalten.

[i] Ziel der Basismaßnahmen ist die Aufrechterhaltung der → Vitalfunktionen des Patienten. Dies beinhaltet folgende Maßnahmen:

1. → Atemwege freimachen/freihalten und ggf. Beatmung
2. Sauerstoffgabe
3. → Reanimation, kardiopulmonale (CPR)
4. Blutstillung
5. Adäquate Lagerung des Patienten und ggf. → Immobilisation der Halswirbelsäule und der Extremitäten
6. Wärmeerhaltung
7. Überwachung der → Vitalfunktionen (Bewußtsein, Atmung, Kreislauf)

Bathmotropie

Definition
Steigerung der Erregbarkeit des Herzmuskels.

[i] Eine bathmotrope Wirkung wird beispielsweise durch die Erregung der β1-Rezeptoren am Herzen erzielt.

Battered Child Syndrome

→ Kindesmißhandlung.

Bauchaortenaneurysma

→ Aortenaneurysma.

Bauchfellentzündung, akute

→ Peritonitis, akute.

Bauchhöhlenschwangerschaft

→ Extrauteringravidität.

Beatmung

Verwandte Begriffe
Ventilation.

Definition
Assistiertes oder kontrolliertes Einblasen von Luft oder Luft-Sauerstoff-Gemischen in die Lungen eines ateminsuffizienten Patienten.

[i] Techniken:
1. ohne Hilfsmittel, Atemspende durch Ersthelfer oder Laien.
2. mit Hilfsmitteln durch Fachpersonal (→ Beatmung, Hilfsmittel zur).

In Abhängigkeit von vorhandener Eigenatmung des Patienten unterscheidet man zwischen kontrollierter und assistierter Beatmung. Bei kontrollierter Beatmung wird die Atemfrequenz ausschließlich durch das Gerät vorgegeben, bei assistierter Beatmung wird die insuffiziente spontane Atmung unterstützt.
(→ Beatmungsformen, → Normwerte, respiratorische, → Beatmungsgerät)

Beatmung, Hilfsmittel zur

Verwandte Begriffe
Beatmungsbeutel; Beatmungsgerät, automatisches.

B

Definition

Hilfsmittel zur Beatmung dienen u.a. der optimierten Oxygenierung des Patienten (z.B. Beatmungsbeutel mit Sauerstoffreservoir oder Beatmungsgerät), der Applikation definierter Beatmungsformen (Beatmungsgerät) sowie dem Schutz vor einer Infektion (z.B. Schutzfolien bzw. -Masken).

Beatmung, Mund-zu-Mund

→ Mund-zu-Mund-Beatmung.

Beatmung, Mund-zu-Nase

Verwandte Begriffe

Mund-zu-Nase-Beatmung; Mund-zu-Mund-Beatmung; Mund-zu-Mund-und-Nase-Beatmung.

Definition

Atemspende [→ Beatmung] durch Luftinsufflation vom Mund des Ersthelfers über die Nase des Patienten.

[i] Erste-Hilfe Verfahren im Rahmen der Basismaßnahmen
Durchführung:

1. Kopf des Patienten überstrecken und Kinn anheben
2. Mit Daumen den Mund des Patienten verschließen
3. Dabei Unterkiefer nach vorne (→ Freimachen der Atemwege) ziehen
4. Einatmen und die Lippen um die Nase des Patienten plazieren

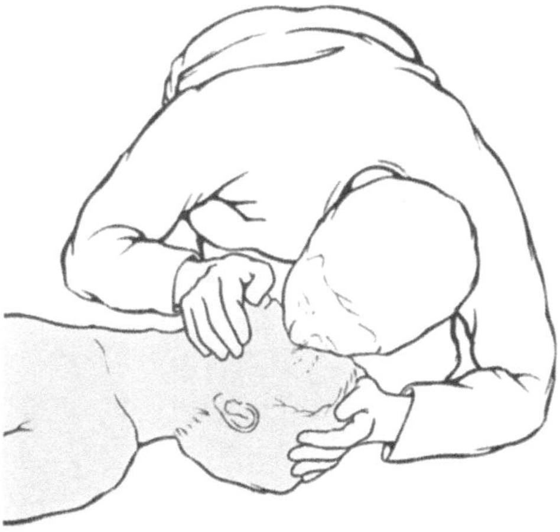

Mund-zu-Nase Beatmung

5. Gleichmäßig Ausatmen und den Patienten dadurch ventilieren
6. Mund des Patienten freigeben, um die Ausatmung zu ermöglichen und dabei die Senkung des Brustkorbs zu kontrollieren
7. Vorgang beim Erwachsenen mit ca. 10 Beatmungen pro min. wiederholen (→ Normwerte, respiratorische)

Ein ausreichendes Volumen (400–600 ml) wurde insuffliert, wenn eine – auch geringe – Bewegung des Thoraxes sichtbar ist.
Wegen der Ästhetik (z.B. Regurgitat im Mundraum) und der geringeren Beatmungsdruckspitzen wird in Europa die Mund-zu-Nase Beatmung bevorzugt.
Säuglinge werden wegen ihrer kleineren Anatomie Mund-zu-Mund-und-Nase beatmet.

Beatmungsbeutel

Verwandte Begriffe
Handbeatmungsgerät; Handbeatmungsbeutel.

Definition
Elastischer Beutel mit einem patientenseitigen Einwegventil zur kurzfristigen Ventilation von respiratorisch insuffizienten Patienten über eine → Beatmungsmaske oder einen → Endotrachealtubus. Zu einem Beatmungsbeutel gehört obligat ein Zusatz zur Applikation reinen Sauerstoffs (z.B. Sauerstoffreservoir oder Demand-Ventil).

[i]

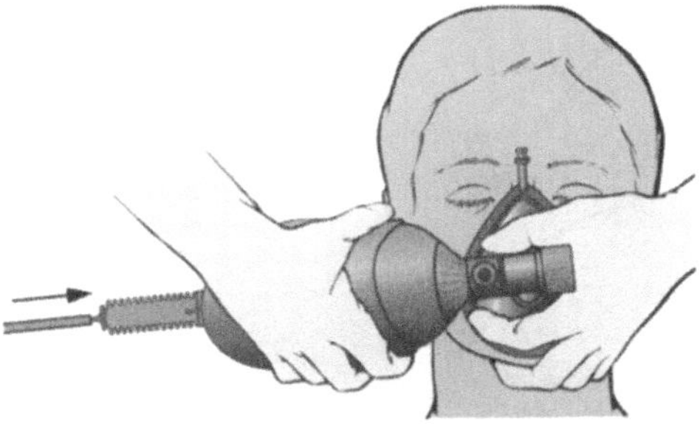

Beatmung mit Beutel und Maske

Beatmungsdruck

Definition
Der Druck, der unter künstlicher Beatmung in den Atemwegen herrscht.

i Üblicherweise unterscheidet man 4 Drücke unter Beatmung.
1. Atemwegsspitzendruck
2. inspiratorischer Plateaudruck
3. Atemwegsmitteldruck
4. endexspiratorischer Druck

Der Beatmungsdruck ist abhängig von Atemhubvolumen, Atemfrequenz, Atemwegswiderständen, Flow und PEEP. Hohe Drücke bzw. die dadurch verursachte Überdehnung des Lungengewebes können das Gewebe schädigen, weshalb der Plateaudruck und möglichst auch der Spitzendruck unter 35 mbar gehalten werden sollte.

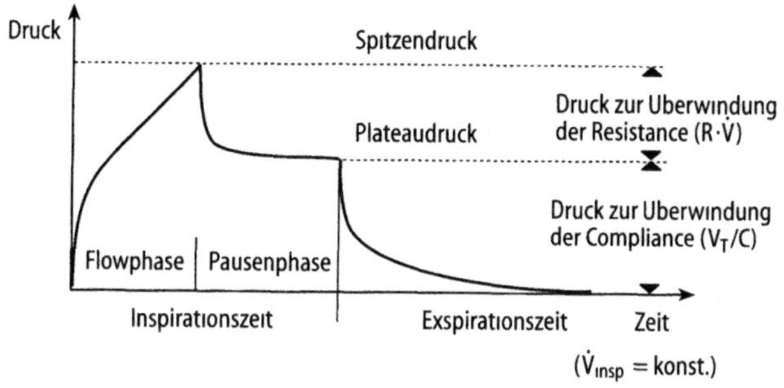

Terminologie der Phasen des Beatmungszyklus

Beatmungsformen

Verwandte Begriffe
IPPV; IMV; SIMV.

i In der Notfallmedizin sind IPPV [→ Intermittent Positive Pressure Ventilation] und SIMV [→ Synchronized Intermittent Mandatory Ventilation] die am weitesten verbreiteten Beatmungsmodi.

Beatmungsgerät, automatisches

Verwandte Begriffe
Respirator; Transportrespirator.

i Im Gegensatz zur manuellen Beatmung kann die maschinelle Beatmung in Bezug auf Frequenz und Volumen konstanter durchgeführt werden. Respiratoren für die Notfallmedizin sollten leicht und handlich, robust, einfach zu bedienen sowie von einer stationären Strom- oder Gasversorgung unabhängig sein. Moderne, mikroprozessorgesteuerte Transportrespiratoren (z.B. Weinmann Medumat®, Dräger Oxylog 2000®), benötigen eine interne Stromversorgung, während pneumatisch gesteuerte Geräte (Dräger Oxylog®) hiervon unabhängig sind. Mikroprozessorgesteuerte Geräte ermöglichen differenziertere Beatmungsformen wie SIMV sowie eine zusätzliche Überwachung der Beatmungsparameter.

Beatmungsmaske

Definition
Beatmungsmasken dichten über Mund und Nase die Atemwege ab und ermöglichen so eine Überdruckbeatmung [→ Intermittent Positive Pressure Ventilation].

[i] Beatmungsmasken dienen der temporären Beatmung. Der Vorteil ist ihre einfache und schnelle Handhabung, Nachteil ist ein mangelnder Aspirationsschutz, insbesondere im Rahmen der Reanimation.
Für die Maskenbeatmung von Kindern kommen Rendell-Baker-Masken mit geringem → Totraum, deren Größe und Form dem Gesicht von Neugeborenen, Säuglingen und Kleinkindern angepaßt ist, zur Anwendung.
- Größe 0: Frühgeborene, Totraum 2 ml
- Größe 1: Neugeborene, Totraum 4 ml
- Größe 2: 1–3 Jahre, Totraum 8 ml
- Größe 3: 4–8 Jahre Totraum 15ml (dichtet schlecht ab und sollte daher nicht benutzt werden).

Die Größe von Beatmungsmasken für Erwachsene (Gr. 3–5) muß individuell entsprechend der Gesichtsphysiognomie des Patienten gewählt werden.

Beckenendlage

→ Lageanomalien, kindliche.

Beckenfraktur

Verwandte Begriffe
Beckenringfraktur; Azetabulumfraktur; Schmetterlingsfraktur.

Definition
Die Beckenfraktur kann sowohl ein Bagatelltrauma (z.B. nicht dislozierte Schambeinfraktur) als auch eine Fraktur mit unmittelbarer Lebensgefahr (transazetabuläre Fraktur mit Verblutungsgefahr) darstellen. Alle Organe im Becken wie Blase, Urethra, Uterus, Gefäße, Plexus sacralis und Rektum können mit verletzt sein.

Klinisches Bild
Prellmarken, Fehlstellung, bei bimanueller Beckenkompression Schmerz und ggf. Instabilität bzw. Krepitation, Instabilität bzw. Schmerzverstärkung bei Druck auf Symphyse, Einschränkung der Beinmotilität, ggf. fehlende Femoralispulse.

Diagnose/Befund
Typische Traumaanamnese und klinisches Bild.

Differentialdiagnose
Femur- und Hüftgelenksfrakturen.

[!] **Therapie**
Symptomatisch, ggf. Volumentherapie (→ Schock, hypovolamischer), nach Möglichkeit Entnahme von Kreuzblut an der Unfallstelle oder Bereitstellung ungekreuzter Konserven der Blutgruppe 0 in der Klinik, schnellstmöglicher Transport in nächste geeignete Klinik.
Notfalltherapie bei starken Blutungen aus dem oder in das Becken:

1. präklinisch: äußere Kompression durch z.B. Tuch mit Knebel
2. innerklinisch: äußere Kompression durch Beckenzwinge.

Hinweis(e)
Durch möglichen Blutverlust von bis zu 5 l Gefahr des schweren Volumenmangelschocks.

Beckenringfraktur

→ Beckenfraktur.

Behandlungsverweigerung

Verwandte Begriffe
Mitfahrverweigerung.

Definition
Der Patient verweigert dem hinzugerufenen Rettungsdienstpersonal die Behandlung.

[i] Verweigert ein einsichtsfähiger, nicht vital bedrohter Patient die Behandlung, so ist dies zu akzeptieren und wenn möglich vor Zeugen zu dokumentieren (Selbstbestimmungsrecht des Patienten).
Die Anwendung körperlicher Gewalt durch das Rettungsdienstpersonal ist unzulässig (Ausnahme: Notwehr).
Polizei und ggf. Notarzt sind zu verständigen, wenn folgende Situationen vorliegen:

1. Fremdgefährdung durch den Patienten (Patient gefährdet dritte Personen, z.B. Rettungsdienstpersonal).
2. Eigengefährdung durch den Patienten (Patient gefährdet sich selbst, z.B. bei akuter Bedrohung seiner Vitalfunktionen).

In diesen Situationen muß die Einsichtsfähigkeit des Patienten überprüft werden. Bei einem geschäftsfähigen Patienten ist jedoch die Behandlungsverweigerung auch für den Notarzt bindend.

Behörden und Organisationen mit Sicherheitsaufgaben

- **Verwandte Begriffe**
  BOS.

- **Definition**
  Zu den Behörden und Organisationen mit Sicherheitsaufgaben zählen neben den Rettungsdienstorganisationen auch die Polizeibehörden des Bundes und der Länder, die Bundeszollverwaltung, die Katastrophenschutzbehörden, die Feuerwehren und das Technische Hilfswerk. Sie bedienen sich zur Erfüllung ihrer Aufgaben des nichtöffentlichen Sprechfunkverkehrs (→ BOS-Funk).

Beinaheertrinken

→ Ertrinkungsunfall.

Beißschutz

- **Definition**
  Als Beißschutz dient meist ein Guedel-Tubus, der an seiner Abschlußplatte mit einem eingearbeiteten Metallring/Kunststoffring versehen ist, oder ein Beißkeil aus Hartgummi, der zwischen die Zahnreihen plaziert wird.

[i] Hinweis: Beim → Krampfanfall gilt ein Beißschutz als obsolet.

Bellocq-Tamponade

- **Verwandte Begriffe**
  Nasentamponade, hintere.

- **Definition**
  Hintere Nasentamponade zur Stillung starker Blutungen aus dem Nasenrachenraum.

[i] Einführen zweier dünner Gummischläuche in beide Nasenlöcher, bis diese hinter dem Gaumensegel wieder zum Vorschein kommen und zum Mund herausgeführt werden können. Befestigen zweier Gazetampons mit starken Fäden am oralen Ende der Gummischläuche. Durch Herausziehen der Schläuche aus der Nase gelangen die Tampons mit Zug in den oberen Nasopharynx. Ein weiterer Faden, am Tampon fixiert und zum Mund heraus geleitet, erleichtert die spätere Entfernung.
Alternativ können zwei Blasenkatheter eingeführt und geblockt werden.

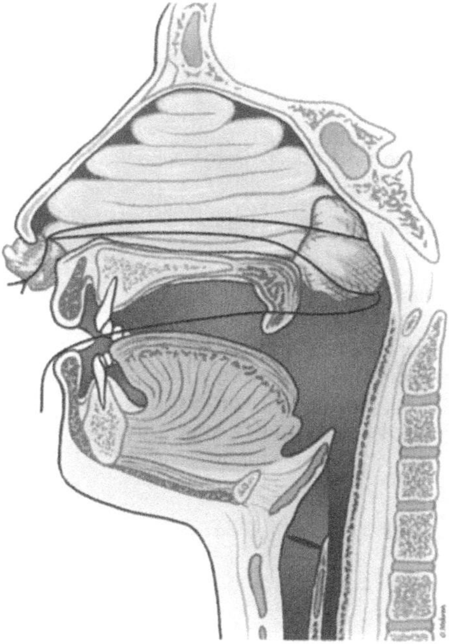

Bellocq-Tamponade

Benzodiazepine

Definition
Substanzen, die dosisabhängig sedativ-hypnotisch, anxiolytisch, amnestisch, zentral muskelrelaxierend und antikonvulsiv wirken. Sie gehören zu der Gruppe der Tranquilizer [→ Sedierung und → Psychopharmaka].

Benzodiazepine, Vergiftung mit

Verwandte Begriffe
Benzodiazepinvergiftung.

Definition
Akzidentelle oder suizidale Vergiftung mit Benzodiazepinen, z.B. Diazepam (Valium®), Midazolam (Dormicum®), Clonazepam (Tavor®) oder Oxazepam (Adumbran®).

Klinisches Bild
- Bewußtseinstrübung bis Bewußtlosigkeit
- Atemdepression möglich

- Hypotonie
- Tachykardie (auch Bradykardie möglich)
- Paradoxe Reaktion mit Agitiertheit und Unruhe möglich

Diagnose/Befund
Urin-Schnelltest.
Direkte Besserung auf die Gabe von 0,2 mg → Flumazenil i.v..

Differentialdiagnose
Vergiftung oder Bewußtseinsstörung anderer Genese.

[!] **Therapie**
→ Vergiftung, allgemeines Vorgehen bei
Symptomatische Therapie
Theoretisch spezielle Antidottherapie möglich: Flumazenil 0,2 mg i.v. mit der Möglichkeit der Wiederholungsgabe (allerdings ist die Halbwertzeit von Flumazenil im Vergleich zu der der Benzodiazepine extrem kurz. Eine diagnostische Gabe zur Diagnosesicherung ist aber sinnvoll. ***Cave:*** Entzugssymptomatik möglich)

Benzodiazepinvergiftung

→ Benzodiazepine, Vergiftung mit.

Bergungstod

→ Hypothermie.

β-Blocker, Vergiftung mit

Verwandte Begriffe
β-Blocker-Vergiftung.

Definition
Akzidentelle oder suizidale Vergiftung mit β-Blockern (z.B. Atenolol, Metoprolol).

Klinisches Bild
- Übelkeit
- Bradykardie bis Asystolie, Hypotonie
- Bronchospasmus, Atemdepression, Lungenödem
- Bewußtseinsstörungen

Differentialdiagnose
Vergiftung oder Bewußtseinsstörung anderer Genese.

[!] **Therapie**
→ Vergiftung, allgemeines Vorgehen bei
- Symptomatische Therapie
- Intensivüberwachung

β-Rezeptoren

Verwandte Begriffe
beta-Rezeptoren.

Definition
Am Zielorgan befindliche Rezeptoren des sympathischen Teils des vegetativen Nervensystems. Dabei werden α- und β-Rezeptoren unterschieden. Es existieren β_1- und β_2-Rezeptoren.

[i] Zielorgane und Wirkung: β_1-Rezeptoren sind am Herz (→ Chronotropie, → Inotropie, → Dromotropie und → Bathmotropie) zu finden. β_2-Rezeptoren treten an Arterien (Gefäßerweiterung), an den Bronchien (Erweiterung der Bronchien) im Magen-Darm-Trakt (Erschlaffung der Muskulatur) und an der Gebärmutter (Erschlaffung) auf.

β-Rezeptorenblocker

Verwandte Begriffe
β-Sympatholytika.

Definition
Substanzen, die kompetitiv die sympathomimetische Wirkung von nerval freigesetztem Noradrenalin und Adrenalin an β-Adrenozeptoren hemmen. Dadurch kommt es zur Verminderung der Herzfrequenz, der Kontraktionskraft und des Schlagvolumens und in deren Folge zu vermindertem myokardialem Sauerstoffverbrauch. Man unterscheidet β1-selektive und nichtselektive β-Rezeptorenblocker.

Betäubungsmittel

Verwandte Begriffe
BtM.

Definition
Sammelbegriff für verschiedene Wirksubstanzen mit stimmungs- und bewußtseinsverändernden Wirkungen, die psychische und physische Abhängigkeit hervorrufen können.

[i] Betäubungsmittel können sowohl sedierend (z.B. Opioide) als auch zentral erregend (z.B. Methylphenidat) wirken. Betäubungsmittel, die unter das Betäubungsmittelgesetz (BtMG) fallen, unterliegen einer Anwendungsbeschränkung. Durch das BtMG wird der ungesetzliche Gebrauch der Betäubungsmittel unter Strafe gestellt. Es regelt Einfuhr, Herstellung, Abgabe und Erwerb der Betäubungsmittel.

Bewußtseinsstörung

Verwandte Begriffe
Bewußtseinstrübung; Koma; Störung des Bewußtseins.

Definition
Sammelbegriff für Veränderungen des Bewußtseins, d.h. die Verminderung der Fähigkeit zur adäquaten Kommunikation mit der Umwelt.

[i] Für die Notfallmedizin interessant sind vor allem Vigilanz- und Orientierungsstörungen. Nach dem Grad der Vigilanzminderung unterscheidet man Somnolenz, Sopor und Koma. Eine allgemein gültige, reproduzierbare Klassifikation stellt der → Glascow Coma Scale (GCS) dar.
Somnolenz: Schläfrigkeit, Verlangsamung. Akustische Weckreaktionen werden beantwortet, bei spontaner Augenöffnung ist der Lidschlußreflex auf schnelles Heranführen der Hand an das Auge erhalten.
Sopor: Sistieren spontaner Bewegungen. Energische Ansprache löst nur verlangsamte Reaktionen aus: Zuerst Blickzuwendung des Patienten, dann Kopfwendung.
Koma: Unterscheidung in beginnendes Koma bis tiefes Koma. Bei beginnendem Koma erfolgen undifferenzierte Abwehrbewegungen auf Schmerzreize, während optische und akustische Stimuli unbeantwortet bleiben. Im tiefen Koma unterbleibt jede Schmerzantwort.

Bewußtseinstrübung

→ Bewußtseinsstorung.

BGA

→ Blutgasanalyse.

Bigeminus

Definition
Spezielles Herzrhythmusbild mit ventrikulären Extrasystolen, bei denen jedem normalen QRS-Komplex eine ventrikuläre Extrasystole (zusätzliche bzw. vorzeitig einfallende Erregung, welche aus einem Erregungsbildungszentrum im Bereich der Herzkammer stammt) folgt.

Binimed

→ Gomer.

Biot-Atmung

→ Atemtypen, pathologische.

B

Biperiden

Zubereitungen
Z.B. Akineton®. 1 Amp. à 1 ml enth. 5 mg Biperidenlaktat (entspr. 3,88 mg Biperiden).

Wirkungen
Zentral wirksames synthetisches Anticholinergikum, Wiederherstellung des Gleichgewichts zwischen Dopamin und Acetylcholin.

Pharmakologische Daten
Wirkungseintritt innerhalb weniger min. E-HWZ 18–24 h.

Anwendungsgebiete
Extrapyramidale Symptome, → Nikotinvergiftung, Vergiftung durch organische Phosphorverbindungen.

Dosierung & Art der Anwendung
Erwachsene: 2,5–5 mg langsam i.v., Kinder: 0,04 mg/kgKG langsam i.v..

Unerwünschte Wirkungen
Psychotische Bilder, Delirien, Agitiertheit, Dyskinesie, Ataxie, Benommenheit, Angst, Obstipation, Kopfschmerzen, Erregung, Schwindel, anticholinerge Symptome, Mydriasis, Blutdruckabfall.

Gegenanzeigen/Anwendungsbeschränkungen
Myasthenia gravis, Blasenentleerungsstörungen, Stenosen des Magen-Darm-Kanals.

Wechselwirkungen
Antihistaminika, Spasmolytika, Amantadin, Chinidin, Neuroleptika: Verstärkung der anticholinergen Wirkung;
Pethidin: Verstärkung der zentralnervösen Wirkung;
Antiparkinsonmittel: Verstärkung der zentralen und vegetativen Wirkung.

Bißverletzungen durch Tiere

Verwandte Begriffe
Tierbisse.

Definition
Bißverletzung (Stich- und Quetschwunde), die in der Regel mit virulenten Erregern und Toxinen kontaminiert ist.

[i] Präklinische Versorgung: sterile Wundauflage, Ruhigstellung eventuell betroffener Extremitäten, ggf. Analgesie. Abklärung von Tetanus- und Tollwutprophylaxe. Siehe auch → Schlangen, Bißverletzungen durch.

Blasensprung, vorzeitiger

Verwandte Begriffe
Vorzeitiger Blasensprung.

Definition
Vorzeitiges Zerreißen der Fruchtblase mit tröpfelndem oder schlagartigem Abfließen von Fruchtwasser aus der Vagina bei etwa 10% aller Schwangerschaften.

[!] **Therapie**
Nach dem Blasensprung erhält die Schwangere eine sterile Vorlage; es erfolgt ein liegender Transport zur Vermeidung eines Nabelschnurvorfalls.

Blaues Blinklicht

→ Sondersignal.

Blaulicht

→ Sondersignal.

Blausäurevergiftung

→ Zyanide, Vergiftung mit.

Blinddarmentzündung

→ Appendizitis.

β-Blocker-Vergiftung

→ Beta-Blocker, Vergiftung mit.

Blockermanschette

→ Cuff.

BLS

Basic Life Support; → Reanimation, Basismaßnahmen.

Blutdruck

Verwandte Begriffe
RR; Riva-Rocci.

Definition
Füllungsdruck im arteriellen System, hervorgerufen durch die rhythmischen Kontraktionen des Herzmuskels und die elastischen Wandeigenschaften der herznahen Arterien. Der Blutdruck ist abhängig von der Schlagkraft des Herzens, des zirkulierenden Blutvolumens und der Elastizität der Arterien.

Blutdruckkrise

→ Krise, hypertensive.

Blutdruckmessung

Verwandte Begriffe
RR; Blutdruckmessung nach Riva Rocci.

Definition
Messung des arteriellen Blutdrucks entweder indirekt mit einer Blutdruckmanschette nach der Riva Rocci-Methode oder direkt durch Einführen eines Katheters/Kanüle in eine Arterie.

i Die periodischen Druckschwankungen im arteriellen System sind die Basis für die Definition der Blutdruckwerte. Das Maximum der Druckpulskurve wird als systolischer Blutdruck bezeichnet (durch die Kontraktion des Herzmuskels), das Minimum als diastolischer Blutdruck (in der Entspannungsphase des Herzmuskels). Die Differenz zwischen systolischem und diastolischem Blutdruck wird als Blutdruckamplitude bezeichnet.
1. Indirekte Blutdruckmessung:
Die Blutdruckmanschette wird auf Herzhöhe, in der Regel am Oberarm, angelegt und soweit aufgepumpt, daß der Manschettendruck über dem zu erwartenden systolischen Blutdruckwert liegt (Puls nicht mehr tastbar).
Das Stethoskop wird über der Ellenbeuge plaziert. Durch langsame Reduktion des Manschettendrucks ist ein klopfendes Geräusch über der Arteria cubitalis auszukultieren (Korotkoff-Geräusch). Das erste Auftreten dieses Geräusches entspricht dem systolischen Blutdruckwert der auf dem Manometer abgelesen werden muß. Bei weiterem Druckablassen verschwindet das Geräusch wieder oder wird deutlich leiser und markiert den Moment, in dem der diastolische Blutdruckwert auf dem Manometer abzulesen ist. Der systolische Blutdruckwert kann auch palpatorisch (durch Tasten des Pulses an der Arteria radialis) bestimmt werden. Hierzu Blutdruckmanschette aufblasen, langsam Druck reduzieren, Manometer ablesen sobald Puls über der A. radialis tastbar.
2. Direkte Blutdruckmessung:
Nach arterieller Gefäßpunktion wird eine Kanüle oder Katheter mit einem Druckaufnehmer verbunden, der die Pulswelle kontinuierlich registriert. Die elektrischen Signale können auf einem Monitor in Form einer Pulswelle dargestellt werden und ermöglichen die exakte Bestimmung der systolischen und diastolischen Blutdruckwerte.

Blutdruckmessung nach Riva Rocci

→ Blutdruckmessung.

Blutdrucksenkende Medikamente

→ Antihypertensiva.

Bluterbrechen

→ Hamatemesis.

Bluterguss

→ Hamatom.

Blutgasanalyse

Verwandte Begriffe
BGA.

Definition
Bestimmung der arteriellen und venösen Gase im Blut.

i Bei der BGA werden hauptsächlich die Gaspartialdrücke von Sauerstoff und Kohlendioxid polarographisch gemessen. Die meisten Geräte analysieren auch partielle Sauerstoffsättigung, Hb-Wert, Bicarbonat, Blutglukosekonzentration und Elektrolyte. Die BGA bietet die Möglichkeit, Störungen der Ventilation, Oxygenation, des Säure-Basen-Haushaltes und des Elektrolythaushaltes zu diagnostizieren.

Bluthochdruck, arterieller

→ Hypertonie, arterielle.

blutiger Perikarderguß

→ Hamoperikard.

Blutstillung

Definition
Maßnahmen, die bei einer akuten Blutung einen lebensbedrohlichen Blutverlust verhindern oder limitieren können.

i In der präklinischen Notfallmedizin sind folgende Maßnahmen der Blutstillung möglich:

1. Hochlagern der betroffenen Extremität und Minderung der arteriellen Perfusion.
2. Abdrücken des betroffenen Gefäßes proximal der Verletzung oder direkte Kompression der Wunde.
3. → Druckverband mittels Druckpolster (Kompressen) und Mullbinde/ Dreiecktuch. Puls muß tastbar sein.
4. → Abbindung der betreffenden Extremität mit Dreiecktuch oder mittels RR-Manschette als Ultima ratio, wenn alle anderen Maßnahmen versagen.

Blutsturz

Verwandte Begriffe
Hämatorrhoe; Hämoptysis.

Definition
Starke, plötzlich auftretende Blutung, in der Regel aus den oberen Atemwegen, die lebensbedrohliche Formen annehmen kann.

Blutung

→ Hamorrhagie.

Blutung aus der Scheide

Verwandte Begriffe
Vaginale Blutung.

Definition
Pathologischer Blutabgang aus dem Vaginalbereich, der lebensbedrohliche Formen annehmen kann.

Klinisches Bild
Vaginaler Blutabgang.

Differentialdiagnose
Mensesunregelmäßigkeiten, Tumore, Verletzungen, nach gynäkologischen Eingriffen sowie als Schwangerschaftskomplikationen (z.B. → Abort). Ggf. untere gastrointestinale Blutungen [→ Blutung, gastrointestinale] oder Blutungen aus den ableitenden Harnwegen.

[!] **Therapie**
Symptomatische Therapie von Störungen der Vitalfunktionen, Hochlagerung des Beckens, Vorlage steriler Kompressen, Transport in gynäkologische Klinik zur weiteren Diagnostik und Versorgung.
Cave: Fremdkörper in der Vagina werden präklinisch nicht entfernt.

Blutung, gastrointestinale

Verwandte Begriffe
Magen-Darm-Blutung; GI-Blutung, untere; GI-Blutung, obere.

Definition
Blutungen im Bereich des oberen (Ösophagus, Magen oder Duodenum) und des unteren (restlicher Dünn- und Dickdarm) Gastrointestinaltraktes.

[i] 85-90% der Blutungen sind im oberen Magen-Darm-Trakt lokalisiert, die restlichen beschränken sich in der Regel auf das Kolon. Häufigste Ursachen sind Ulzera duodeni oder ventriculi, Gastritis oder Ösophagitis sowie Ösophagusvarizen.
Leitsymptome sind Blut- (→ Hamatemesis) oder → Kaffeesatzerbrechen sowie der Abgang von blutigem Stuhl oder → Melaena.

Blutung, intraabdominelle

Verwandte Begriffe
Abdominelle Blutung.

Definition
Blutung, in der Regel aus den intraabdominellen Organen nach stumpfer oder spitzer Gewalteinwirkung, selten nach spontanen Organperforationen.

Klinisches Bild
Schmerzen und peritoneale Abwehrspannung, häufig Schocksymptomatik, ggf. Prellmarke oder Wunde der Bauchwand.

Diagnose/Befund
Typische Traumaanamnese (→ Unfallmechanismus wie z.B. Sturz auf Fahrradlenker).
Häufig nach Ruptur von Leber oder Milz.

Differentialdiagnose
Retroperitoneale Blutung wie nach rupturiertem BAA [→ Bauchaortenaneurysma], stumpfe Leber- oder Milzkontusionen mit subkapsulärem Hämatom ohne intraabdominelle Blutung.

[!] **Therapie**
Symptomatisch, ggf. massive Volumentherapie [→ Schock, hypovolamischer], suffiziente Analgesie, nach Möglichkeit Entnahme von Kreuzblut an der Unfallstelle oder Bereitstellung ungekreuzter Konserven der Blutgruppe 0 in der Klinik, schnellstmöglicher Transport in nächste allgemeinchirurgische Klinik.

Hinweis(e)
Eine routinemäßige, orientierende Sonographie des Abdomens zur frühzeitigen Diagnose freier, intraabdomineller Flüssigkeit ist bei jedem Patienten nach adäquatem Trauma unmittelbar nach der Klinikaufnahme indiziert.

Blutung, intrakranielle

→ Epidurales Hamatom; → Subarachnoidalblutung; → Subdurales Hämatom

Blutung, intrazerebrale

Verwandte Begriffe
Gehirnblutung; Hirnblutung; intrakranielle Blutung; ICB; intrazerebrale Blutung; Encephalorrhagie.

Definition
Akute oder subakute Einblutung in Hirnsubstanz oder Liquorräume, in der Regel mit gravierenden neurologischen Ausfällen.

Klinisches Bild
Ursächlich häufig krisenhafte Anstiege des arteriellen Blutdrucks oder → Schadel-Hirn-Traumata.

Diagnose/Befund
Häufig sind Kopfschmerzen, neurologische Ausfälle sowie Zeichen einer intrakraniellen Drucksteigerung bis hin zum Koma. Die Patienten sind initial oft bewußtseinsklar, zeigen aber eine deutliche Progredienz der neurologischen Ausfälle (z.B. Abnahme der Vigilanz).

Differentialdiagnose
Epidurale, subdurale und subarachnoidale Blutungen, Tumore, Anfallsleiden, Apoplexia cerebri sowie Migräneanfälle.

[!] **Therapie**
Symptomatische Therapie, z.B. Intubation bei Bewußtseinsverlust, Transport in geeignetes Krankenhaus (CCT zur Diagnostik, ggf. Neurochirurgie). Bei V.a. Einklemmung (z.B. Mydriasis, Anisokorie) erfolgt eine moderate → Hyperventilation (paCo2 >28 mmHg) sowie die Applikation von → Mannitol. Essentiell ist die Vermeidung hypoxischer Folgeschäden. Ein arterieller Mitteldruck von 80-90 mmHg sollte zur Sicherstellung der zerebralen Durchblutung angestrebt werden. Abfälle des Blutdrucks müssen unbedingt vermieden werden; eine Senkung des Blutdrucks ist nicht indiziert.

Hinweis(e)
Arterielle Hypotonie (verminderte Durchblutung) und Hypokapnie (zerebrale Vasokonstriktion) führen zu einer Gewebshypoxie und sind prognostisch ungünstig.
Cave: Bei intrazerebralen Blutungen infolge Trauma sollte eine HWS-Beteiligung ausgeschlossen werden.

Blutung, postpartale

Verwandte Begriffe
Atonische Nachblutung; Nachblutung, atonische; Blutung, postpartale; postpartale Blutung; Plazentalösung, fehlende.

Definition
Starke Blutung nach der Geburt (> 500 ml) infolge fehlender oder ungenügender Kontraktion des Uterus nach Ausstoßung der Plazenta (atonische Nachblutung), fehlender Plazentalösung oder Verletzungen des Geburtskanals.

[!] **Therapie**
Symptomatische Therapie bei Störungen der Vitalfunktionen (Schocktherapie).
Bei atonischen Nachblutungen oder fehlender Plazentalösung:
Gabe von Oxytocin zur Uteruskontraktion, ggf. Zweifel-Handgriff (bimanuelle Kompression des Uterus von abdominal und vaginal), dringender Transport in die nächste gynäkologisch-geburtshilfliche Klinik.
Bei Verletzungen des Geburtskanals lediglich symptomatische Therapie, Tamponaden sind nicht indiziert.

Hinweis(e)
Für die Mutter besteht akute Lebensgefahr.
Der Handgriff nach Credé sollte wegen seiner Nebenwirkungen (z. B. starke Blutung, unvollständige Lösung) nicht mehr angewandt werden.

Blutzuckerbestimmung

Verwandte Begriffe
BZ-Stix; Messung der Blutglukosekonzentration.

Definition
Bestimmung der Glukosekonzentration im Blut mit Hilfe von Teststreifen und geeigneten Meßgeräten.

[i] Blut aus dem Stahlmandrin der Venenpunktionskanüle bzw. Kapillarblut aus Fingerbeere oder Ohrläppchen wird auf den Teststreifen aufgetragen. Nach einer Minute Vergleich der Teststreifenverfärbung mit genormter Farbskala und Ablesen des ungefähren BZ-Wertes in mg/dl.
Spezielle Meßgeräte können den BZ-Wert auch anhand der Teststreifen polarographisch genauer bestimmen.
Normwerte Blutzuckerkonzentration:

Erwachsene (nüchtern):	70–100 (max. 120) mg/dl
Säuglinge:	44–76 mg/dl
Neugeborene:	38–64 mg/dl

Blutzuckerspiegel

Verwandte Begriffe
BZ-Spiegel.

Definition
Glukosekonzentration im Blutplasma. Normalwert: 70–120mg/dl.

[i] Der Blutzuckerspiegel wird durch ein hormonelles Regelsystem in Abhängigkeit von der Nahrung und den Stoffwechselbedürfnissen relativ konstant gehalten. Die wichtigsten Hormone sind:

1. Insulin: Senkt die Glukosekonzentration im Blut durch Förderung der Glukoseaufnahme in die Zellen.
2. Glukagon und Adrenalin: Erhöhen die Glukosekonzentration im Blut durch Freisetzung von Glukose aus den Depots.
3. Somatotropin: Erhöht die Glukosekonzentration im Blut durch Hemmung der Glukoseaufnahme in die Zellen.

Boerhaave-Syndrom

Verwandte Begriffe
Oesophagusruptur.

Definition
Längsruptur der Ösophaguswand infolge heftigen Erbrechens, meistens nach Alkoholabusus.

Klinisches Bild
Starke retrosternale, in den gesamten Thorax und das Abdomen ausstrahlende Schmerzen. Massives Bluterbrechen, häufig Volumenmangelschock.

Diagnose/Befund
Typische Anamnese mit Alkoholabusus, heftigem Erbrechen, akutem Beginn der Symptomatik.

Differentialdiagnose
Z.B. Fremdkörper im Ösophagus, → Mallory-Weiss-Syndrom.

[!] **Therapie**
Symptomatische Therapie von Störungen der Vitalfunktionen (z.B. Schocktherapie) und suffiziente Analgesie. Transport in chirurgische Klinik zur weiteren Diagnostik und Therapie.

Prognose
Das Boerhaave-Syndrom führt häufig zu einer akuten Mediastinitis mit einer Letalität von 20-40%.

Bolusgeschehen

→ Atemwegsverlegung.

Bolustod

→ Atemwegsverlegung.

BOS

→ Behorden und Organisationen mit Sicherheitsaufgaben.

BOS-Funk

Definition
Nichtöffentlicher Sprechfunkverkehr der → Behorden und Organisationen mit Sicherheitsaufgaben.

[i] Dem BOS-Sprechfunk sind bestimmte Sprechfunkfrequenzen zugewiesen (im MHz-Bereich), die in Frequenzbändern zusammengefaßt werden. Bei den Frequenzbändern unterscheidet man ein → Unterband und ein → Oberband. Die Standardfrequenzen des Unter- und Oberbandes werden paarweise zusammengefaßt (je eine Frequenz aus dem Unterband und eine aus dem Oberband) und einem Sprechfunkkanal zugeordnet.
Ortsfeste Leitstellen und Relaisstationen senden auf den Frequenzen des Oberbandes, mobile Stationen (Fahrzeuge) auf den Frequenzen des Unterbandes.

Bradykardie

Definition
Eine Herzfrequenz unter 60/min wird beim erwachsenen Patienten als Bradykardie bzw. bradykarde → Rhythmusstorung bezeichnet.

Bradykardie, bei Säuglingen

Definition
Herzfrequenz langsamer als der für Säuglinge typische Richtwert.

[i] Säuglinge (28. Lebenstag bis vollendetes 1.Lebensjahr) haben eine physiologische Herzfrequenz >120/min. Ein Unterschreiten dieses Richtwertes wird als Bradykardie bezeichnet. Herzfrequenzen unter 60/min sind die Indikation zur kardiopulmonalen Reanimation [→ Reanimation, bei Kindern]. Bradykardien sind bei Säuglingen meist nicht kardial bedingt, sondern in der Regel Zeichen für eine Atemstörung (z.B. Hypoxie).

B

Braun-Schiene

→ Extensionsschiene.

Brillenhämatom

→ Schadelbasısfraktur.

Bronchialasthma

→ Asthma bronchiale.

Bronzehautkrankheit

→ Addison-Krise.

Brustkorbprellung

→ Thoraxprellung.

Brustkorbquetschung

→ Thoraxquetschung.

Brustwandflattern

→ Atmung, paradoxe.

BSeuchenG

→ Bundesseuchengesetz.

BtM

→ Betaubungsmittel.

Buchstabiertafel

Definition
Hilfsmittel zum Buchstabieren von Eigennamen bzw. Worten innerhalb des Sprechfunkverkehrs.

[i] Es werden drei Buchstabiertafeln verwendet:
1. Inland (für den Rettungsdienst maßgebend)
2. Ausland
3. International

Buchstabiertafel national/international

Buchstabe	national	international
	buchstabiert als	
A	Anton	Alfa
Ä	Ärger	–
B	Berta	Bravo
C	Cäsar	Charlie
CH	Charlotte	–
D	Dora	Delta
E	Emil	Echo
F	Friedrich	Foxtrott
G	Gustav	Golf
H	Heinrich	Hotel
I	Ida	India
J	Julius	Juliet
K	Kaufmann	Kilo
L	Ludwig	Lima
M	Martha	Mike
N	Nordpol	November
O	Otto	Oscar
Ö	Ökonom	–
P	Paula	Papa
Q	Quelle	Quebec
R	Richard	Romeo
S	Samuel	Sierra
SCH	Schule	–
T	Theodor	Tango
U	Ulrich	Uniform
Ü	Übermut	–
V	Viktor	Victor
W	Wilhelm	Whisky
X	Xanthippe	X-Ray
Y	Ypsilon	Yankee
Z	Zacharias	Zulu

Budesonid

Zubereitungen
Z.B. Pulmicort®. 1 Sprühstoß enth. 0,2 mg Budesonid.

Wirkungen
Wirkt antiexsudativ, immunsuppressiv, antiproliferativ und antiinflammatorisch.

Pharmakologische Daten
E-HWZ 1–2 h.

Anwendungsgebiete
1. akute Obstruktion der oberen Atemwege (COPD, → Asthma bronchiale)
2. allergische Reaktion
3. Prophylaxe eines toxischen Lungenödems (Wirkung nicht nachgewiesen)

Dosierung & Art der Anwendung
Initial 5 Hübe, weitere 5 Hübe nach 10 min. Bei Lungenreizsymptomen 5 Hübe alle 10 min. bis zum Abklingen der Beschwerden.

Unerwünschte Wirkungen
Im Notfall keine.

Gegenanzeigen/Anwendungsbeschränkungen
Im Notfall keine.

Bundesseuchengesetz

Verwandte Begriffe
BSeuchenG.

Definition
Gesetz zur Erkennung, Verhütung und Bekämpfung von Seuchen.

[i] § 3 regelt die Meldepflicht von Infektionskrankheiten bei Krankheitsverdacht, Erkrankung und Tod siehe [→ Krankheiten nach § 3 BSeuchenG]. Meldepflichtige Infektionskrankheiten sind z.B. Meningokokken-Meningitis, Diphtherie, Malaria, Tuberkulose, Hepatitis, Gasbrand und Tetanus.
§ 4 legt fest, daß u.a. der behandelnde Arzt und auch andere Personen zur Meldung verpflichtet sind.
§ 10 regelt die durchzuführenden Desinfektionsmaßnahmen bei meldepflichtigen und übertragbaren Infektionskrankheiten.

Buprenorphin

Zubereitungen
Z.B. Temgesic®. 1 Amp. à 1 ml enth. 0,324 mg Buprenorphin-HCl (entspr. 0,3 mg Buprenorphin).

Wirkungen
Partialagonist am Opiatrezeptor [→ Analgetika] mit analgetischer und sedierender Wirkung.

Pharmakologische Daten
Wirkungseintritt nach 5 min. Maximale Wirkung nach ca. 60 min. Wirkdauer 6–8 h. E-HWZ 2–5 h.

Anwendungsgebiete
Akute und chronische starke Schmerzen.

Dosierung & Art der Anwendung
0,002–0,004 mg/kgKG Buprenorphin i.v. Maximale Tagesdosis 1,2 mg.

Unerwünschte Wirkungen
Blutdruckabfall, Bradykardie, Atemdepression, Sedierung, Übelkeit, Erbrechen, Schweißausbruch, Hitzegefühl, Euphorie, Halluzinationen, Miosis, Dämpfung des Hustenreflexes, Kreislaufkollaps, Atemlähmung, bei Kindern evtl. Krämpfe.

Gegenanzeigen/Anwendungsbeschränkungen
Strenge Indikationsstellung in Schwangerschaft und Stillzeit, Säuglinge, Entzugsbehandlung von Opiatabhängigen, Kombination mit MAO-Hemmern.

Wechselwirkungen
Zentraldämpfende Pharmaka und Alkohol: Wirkungs- und Nebenwirkungsverstärkung (insbesondere der Atemdepression);
Opiatagonisten: Wirkung gegenseitig abgeschwächt;
alle Substanzen, die die Leberdurchblutung verringern: Wirkungsverlängerung von Buprenorphin.

Hinweis(e)
Kann nicht mit Naloxon antagonisiert werden.

Butylscopolaminiumbromid

Zubereitungen
Z.B. Buscopan®. 1 Amp. à 1ml enth. 20 mg, 1 Amp. à 10 ml enth. 200 mg.

Wirkungen
Spasmolyse der glatten Muskulatur durch anticholinerge Wirkung.

Pharmakologische Daten
Wirkungseintritt in wenigen min. Wirkungsmaximum nach 30 min. Wirkungsdauer 6–8 h. HW 2–3 h.

Anwendungsgebiete
Spasmen und Dyskinesien des Magen-Darm-Kanals, der Gallenwege und des Urogenitaltraktes.

Dosierung & Art der Anwendung
Erwachsene: 10–20 mg langsam i.v., Maximaldosis 100 mg/24 h;
Kinder: 0,3–0,6 mg langsam i.v., Maximaldosis 1,5 mg/kgKG.

Unerwünschte Wirkungen
Überempfindlichkeitsreaktion, Blutdruckabfall, Mundtrockenheit, Schwindel, Hautrötung, Akkomodationsstörung, Tachyarrhythmie, Hyperthermie, Harnverhalt.

Gegenanzeigen/Anwendungsbeschränkungen
Tachyarrhythmie, Myasthenia gravis, Hypotonie, Stenosen im Bereich des Magen-Darm-Kanals, strenge Indikationsstellung in Schwangerschaft und Stillzeit.

Wechselwirkungen
Antihistaminika, Disopyramid, Amantadin, Chinidin: Verstärkung der anticholinergen Wirkung;
β-Sympathomimetika: Verstärkung der tachykarden Wirkung.

Toxikologische Angaben
Harnsperre, Delirien, motorische Unruhe, Hyperpyrexie, Erschöpfung.

BZ-Spiegel

→ Blutzuckerspiegel.

BZ-Stix

→ Blutzuckerbestimmung.

Caissonkrankheit

→ Taucherkrankheit.

Cannabis, Vergiftung mit

Verwandte Begriffe
Cannabisvergiftung; Cannabisintoxikation; Haschischvergiftung; Haschischintoxikation; Marihuanavergiftung; Marihuana, Vergiftung mit; Marihuanaintoxikation.

Definition
Vergiftung mit Cannabisprodukten. Die Droge Cannabis wird aus den weiblichen Pflanzen des indischen Hanfs gewonnen. Als zermahlene Blüten und Blätter wird es unter dem Namen Marihuana (Gras) und als Harzbrocken unter dem Namen Haschisch (Joint) konsumiert.

Klinisches Bild
- Euphorie und Glücksgefühl (aber auch Depressionen möglich)
- Sinnestäuschung und Realitätsverkennung
- Mydriasis, Mundtrockenheit
- Koordinationsstörungen, Zuckungen, Zittern
- Reizhusten
- Tachykardie und arterielle Hypertonie
- auch Schocksymptomatik und Atemdepression möglich

Diagnose/Befund
Urin-Schnelltest.

Differentialdiagnose
Vergiftung oder Bewußtseinsstörung anderer Genese.

[!] **Therapie**
→ Vergiftung, allgemeines Vorgehen bei
- Symptomatische Therapie
- Bei stabilem Zustand sollte der Verzicht auf einen venösen Zugang erwogen werden, da über die Verbindung von Glücksgefühl und venösem Zugang die Induktion einer Spritzensucht (Heroin) diskutiert wird.

Hinweis(e)
Lebensbedrohliche Komplikationen werden bei normalem Konsum nur selten beobachtet.

Cannabisintoxikation

→ Cannabis, Vergiftung mit.

Cannabisvergiftung

→ Cannabis, Vergiftung mit.

Carbo medicinalis

→ Kohle, medizinische.

Cardiac Output

→ Herz-Zeit-Volumen.

Cardiopulmonale Reanimation

→ Reanimation, kardiopulmonale.

Carotis-Sinus-Syndrom

→ Karotissinus-Syndrom.

Cavakatheter

→ Venenkatheter, zentraler.

Cephalgie

Verwandte Begriffe
Kopfschmerzen.

Definition
Schmerzen im Bereich des Kopfes unterschiedlicher Ausprägung und Genese.

[i] Die Ursache von Kopfschmerzen läßt sich in 5 Gruppen einteilen:

1. Selbständige Kopfschmerzformen (z.B. Migräne, vasomotorischer Kopfschmerz)
2. Kopfschmerzen bei Organerkrankungen (z.B. bei Erkrankungen des Mittelohres, der Nasennebenhöhlen, des Gehirns, der Augen sowie infolge Skelett- und Muskelaffektionen)
3. Kopfschmerzen bei Allgemeinerkrankungen (Intoxikationen, Infektionskrankheiten)
4. Kopfschmerzen infolge psychischer Belastung oder Erkrankungen
5. Kopfschmerzen nach Traumata

Cheyne-Stokes-Atmung

→ Atemtypen, pathologische.

Chloralhydrat

Zubereitungen
Z.B. Chloralhydrat-Rectiole®. 1 Miniklistier à 3 g enth. 0,6 g.

Wirkungen
Krampflösende und sedierende Wirkung durch zentrale Dämpfung.

Pharmakologische Daten
Wirkungseintritt 30 min. E-HWZ 4–12 h. 30 h bei Überdosierung.

Anwendungsgebiete
Krampfanfälle bei Kindern, Sedierung vor kleinen chirurgischen Eingriffen, Verbandswechsel oder Narkoseeinleitung.

Dosierung & Art der Anwendung
Säuglinge ab 6 kg: 1/2 Rektiole; Kleinkinder ab 12 kg: 1 Rektiole; Kinder ab 24 kg: max. 2 Rektiolen.

Unerwünschte Wirkungen
Schleimhautreizung, Überempfindlichkeitsreaktion.

Gegenanzeigen/Anwendungsbeschränkungen
Schwere Leberfunktionsstörungen, Niereninsuffizienz, Herzinsuffizienz.

Wechselwirkungen
Zentraldämpfende Pharmaka und Alkohol: gegenseitige Wirkungsverstärkung;
orale Antikoagulantien: verstärkte Wirkung der Antikoagulantien;
adrenalinartige Kreislaufmittel: Gefahr des Kammerflimmerns [→ Reanimation, EKG bei].

Cholecystolithiasis

→ Gallenkolik.

Chronisch obstruktive Bronchitis

→ Chronisch obstruktive Lungenerkrankung.

Chronisch obstruktive Lungenerkrankung

Verwandte Begriffe
COPD; COLD; chronisch obstruktive Bronchitis.

Definition
Spätform der chronischen Bronchitis als obstruktive Bronchitis und/oder obstruktives Lungenemphysem.

Klinisches Bild
Je nach Schweregrad besteht zunächst eine Belastungsdyspnoe auf dem Boden einer chronischen Atemwegsobstruktion mit anfallsweise auftretenden spastischen Atemnotanfällen. Später auch Ruhedyspnoe und Ausbildung eines Cor pulmonale mit pulmonaler Hypertonie. Die exazerbierte COPD (chronic obstructive pulmonary disease) bietet das ausgeprägteste Erscheinungsbild.

Diagnose/Befund
Die Diagnose ergibt sich aus der Anamnese und dem klinischem Befund: Ausgeprägte Dyspnoe mit Orthopnoe, verlängertes Exspirium, auskultatorisch „buntes Bild" mit dominierend spastischen Rasselgeräuschen. Bei bestehendem Lungenemphysem können leise Atemgeräusche imponieren. Innerklinisch erfolgt die Sicherung der Diagnose mittels Röntgenaufnahme des Thorax.

Differentialdiagnose
Akute Linksherzinsuffizienz (Asthma kardiale), Obstruktionen im Bereich der oberen Atemwege, Lungenembolie, allergische Alveolitis, psychogene Dyspnoeanfälle, Mukoviszidose, Pneumonie.

[!] **Therapie**
Applikation von Sauerstoff, β_2-Sympathomimetika als Dosieraerosol (z.B. Fenoterol) und ggf. i.v. (z.B. Reproterol), Bronchodilatantien (Euphyllin), Kortikoide, Ketamin zur Narkoseeinleitung, ggf. Suprarenin, ggf. Intubation und Beatmung als Ultima ratio.

Hinweis(e)
Die Therapie der exazerbierten COPD im Anfall ist schwierig. Dem Notarzt verbleiben zur Durchbrechung des Anfalls nur wenige Medikamente, da die Patienten meist mit entsprechenden Substanzen therapiert werden. Die Intubation muß – wegen der schwierigen Entwöhnung vom Respirator – als Ultima ratio gewertet werden.

Chronotropie

Definition
Steigerung der Herzfrequenz

[i] Eine chronotrope Wirkung wird beispielsweise durch die Erregung der β_1-Rezeptoren am Herzen erzielt.

Cimetidin

Zubereitungen
Z.B. Tagamet®. 1 Amp. à 2 ml enth. 229 mg Cimetidin-HCl (entspr. 200 mg Cimetidin), Amp. à 4 ml/10 ml mit 400 mg/1000 mg.

Wirkungen
Blockiert an → H2-Rezeptoren die Wirkung von Histamin und reduziert die Säureproduktion des Magens.

Pharmakologische Daten
Wirkeintritt nach 5–10 min. E-HWZ 2,5 h.

Anwendungsgebiete
In Kombination mit H1-Rezeptoren-Blockern zur Prophylaxe und Akuttherapie allergischer Reaktionen, Therapie und Prophylaxe von Magen-Darm-Ulzera, Prophylaxe des Säureaspirationssyndroms [→ Aspiration] (Mendelson-Syndrom).

Dosierung & Art der Anwendung
Erwachsene: 5 mg/kgKG i.v.

Unerwünschte Wirkungen
Kopfschmerzen, Schwindel, Fieber, Parästhesien, Halluzinationen, Ödeme, Blutdruckabfall, → Rhythmusstörungen, gastrointestinale Beschwerden.

Gegenanzeigen/Anwendungsbeschränkungen
Eingeschränkte Nierenfunktion, Kinder, strenge Indikationsstellung in Schwangerschaft und Stillzeit.

Wechselwirkungen
Benzodiazepine, Muskelrelaxantien, Antiepileptika, Antiarrhythmika, Theophyllin, → Betarezeptorenblocker, Kalziumantagonisten: Wirkungsverlängerung;
Nifedipin: Verstärkte Blutdrucksenkung.

CISD

→ Critical Incident Stress Debriefing.

Clemastin

Zubereitungen
Z.B. Tavegil®. 1 Amp. à 5 ml enth. 2,68 mg Clemastinhydrogenfumarat (entspr. 2 mg Clemastin).

Wirkungen
Blockiert die Histaminwirkung an den → H1-Rezeptoren.

Pharmakologische Daten
Wirkmaximum nach 3–5 h. E-HWZ 8 h.

Anwendungsgebiete
Allergische Reaktionen bis anaphylaktischer Schock, Quinke-Ödem, Prophylaxe histaminbedingter Komplikationen (in Kombination mit H2-Rezeptorantagonisten).

Dosierung & Art der Anwendung
Erwachsene: 0,015–0,03 mg/kgKG langsam i.v.;
Kinder: 0,02 mg/kgKG langsam i.v.

Unerwünschte Wirkungen
Exanthem, Sedierung, Mundtrockenheit, gastrointestinale Störungen, allergische Reaktionen, Tachykardie. Mydriasis mit Sehstörungen, Delirien, Halluzinationen, Muskelzuckungen, Rigidität (vor allem bei Kindern), Athetosen, klonisch tonische Krämpfe, Erbrechen, Hyperthermie und Kollaps.

Gegenanzeigen/Anwendungsbeschränkungen
Engwinkelglaukom, strenge Indikationsstellung in Schwangerschaft und Stillzeit.

Wechselwirkungen
MAO-Hemmer: verlängern die anticholinerge Wirkung;
Alkohol und zentraldämpfende Pharmaka: Verstärkung der zentral sedierenden Komponente.

Clonazepam

Zubereitungen
Z.B. Rivotril®. 1 Amp à 1 ml enth. 1 mg (muß mit 1 ml Aqua dest. verdünnt werden).

Wirkungen
Clonazepam wirkt über Benzodiazepinrezeptoren im ZNS antikonvulsiv, sedierend-hypnotisch, muskelrelaxierend und anxiolytisch.

Pharmakologische Daten
Wirkungseintritt innerhalb von sec. Wirkmaximum 1–3 h. E-HWZ 30–40 min.

Anwendungsgebiete
Status epilepticus.

Dosierung & Art der Anwendung
Erwachsene: 0,5–1 mg langsam i.v., Kinder: 0,25–0,5 mg langsam i.v.

Unerwünschte Wirkungen
Schwindel, Müdigkeit, Ataxie, allergische Reaktionen, anterograde Amnesie, Atem- und Herz-Kreislaufdepression.

Gegenanzeigen/Anwendungsbeschränkungen
Myasthenia gravis, Benzodiazepinunverträglichkeit, Drogen- und Alkoholabhängigkeit, strenge Indikationsstellung in Schwangerschaft und Stillzeit.

Wechselwirkungen
Alkohol, zentral dämpfende Pharmaka: Wirkungsverstärkung;
Valporinsäure: Gefahr der Auslösung eines Grand-mal-Anfalls;
Muskelrelaxantien, Lachgas: Wirkungsverstärkung durch Einnahme von Clonazepam.

Clonidin

Zubereitungen
Z.B. Catapresan®. 1 Amp à 1 ml enth. 0,15 mg Clonidin-HCL.

Wirkungen
Wirkt zentral α-sympathomimetisch. Es kommt zu einer Erniedrigung des peripheren Sympathikotonus und zu einer Senkung des Blutdrucks sowie leichter Sedierung. Clonidin schwächt die Symptomatik bei Opiat- und Alkoholentzug ab.

Pharmakologische Daten
Wirkungseintritt 10–15 min., E-HWZ 9–15 h.

Anwendungsgebiete
Arterielle Hypertonie, Entzug von Medikamenten, Drogen und Alkohol.

Dosierung & Art der Anwendung
Erwachsene: 0,075–0,15 mg langsam i.v. (Verdünnung 1:10 mit NaCl 0.9%). Zur Entzugsbehandlung können evtl. höhere Dosen nötig sein (Gabe über Spritzenpumpe), kontinuierliche Kreislaufüberwachung notwendig.

Unerwünschte Wirkungen
Mundtrockenheit, Abgeschlagenheit, Müdigkeit, orthostatische Probleme wie Schwindel oder Kollapsneigung, Kopfschmerzen, Bradykardie, Halluzinationen, Parästhesien; initial kann es zu einem kurzfristigen Blutdruckanstieg kommen.

Gegenanzeigen/Anwendungsbeschränkungen
AV-Block II° und III°, arterielle Hypotonie, Bradykardie, Sinusknotensyndrom, strenge Indikationsstellung in Schwangerschaft und Stillzeit, Raynaud-Syndrom, zerebrovaskuläre Insuffizienz, Phäochromozytom.

Wechselwirkungen
Alkohol und zentraldämpfende Medikamente: Wirkungsverstärkung;
Blutdrucksenkende Pharmaka: ausgeprägte Hypertonie;
α-Rezeptorenblocker: Wirkungsverminderung;
Trizyklische Antidepressiva und Neuroleptika: Wirkungsabschwächung;
β-Rezeptorenblocker, Herzglykoside: ausgeprägte Bradykardie, AV-Blokkierung, SA-Blockierung.

Club of Mainz

→ World Association of Disaster and Emergency Medicine.

CMV

→ Intermittent Positive Pressure Ventilation.

CO

Cardiac Output [→ Herz-Zeit-Volumen]; Kohlenmonoxid.

CO_2

→ Kohlendioxid.

CO_2-Vergiftung

→ Kohlendioxid, Vergiftung mit.

Cocain, Vergiftung mit

→ Kokain, Vergiftung mit.

Cocainvergiftung

→ Kokain, Vergiftung mit.

Codeinvergiftung

→ Opiate, Vergiftung mit.

COLD

→ Chronisch obstruktive Lungenerkrankung.

Coma diabeticum

→ Koma, diabetisches.

Combitube, Esophago Tracheal

→ Kombitubus®, oesophagotrachealer.

Commotio cerebri

- **Verwandte Begriffe**
  Gehirnerschütterung; SHT 1°.

- **Definition**
  Traumatisch ausgelöste reversible Gehirnschädigung ohne anatomischen Substratnachweis.

[i] Kennzeichen der Gehirnerschütterung sind Übelkeit, Erbrechen, kurzzeitige Bewußtlosigkeit (SHT 1° $<$ 15 min) mit einer retrograden Amnesie, ggf. auch Kopfschmerzen und Kreislauflabilität. Die Symptome klingen immer vollständig ab.

Compressio cerebri

Verwandte Begriffe
Hirnquetschung; Gehirnkompression; SHT III°.

Definition
Schwere Hirnverletzung mit Quetschung des Gewebes und konsekutiver Hirnschädigung.

ℹ Die Compressio cerebri entspricht einem Druckschaden der Hirnsubstanz. Dieser erfolgt in der Regel durch äußere Gewalteinwirkung, kann jedoch auch von innen nach einer Hirndrucksteigerung entstehen. Die Leitsymptome sind eine Bewußtlosigkeit >24 h sowie eine zerebrale Symptomatik, die länger als 3 Wochen anhält. Häufig bleibende neurologische Schäden.

continous mandatory ventilation

→ Intermittent Positive Pressure Ventilation.

continous mechanical ventilation

→ Intermittent Positive Pressure Ventilation.

Continuous Positive Airway Pressure

Verwandte Begriffe
CPAP.

Definition
Aufrechterhaltung eines positiven intraalveolären Druckes während des gesamten Atemzyklus unter Spontanatmung.

ℹ Dieses Verfahren dient zur respiratorischen Unterstützung eines Patienten und wird häufig zur Entwöhnung vom Respirator oder beim Schlafapnoesyndrom eingesetzt.

Contre-Coup

Definition
Hirnverletzung, die auf der gegenüberliegenden Seite der ursprünglichen Anprallrichtung liegt.

ℹ Eine äußere Gewalteinwirkung auf den Kopf führt häufig zu einer Traumatisierung im Bereich der Anprallstelle, zu einer Beschleunigung des Gehirns in Stoßrichtung und zu einem zweiten Anprall im Bereich der gegenüberliegenden Schädelkalotte.

C

Contusio bulbi

Verwandte Begriffe
Augapfelprellung.

Definition
Schädigung des Augapfels durch direkte, in der Regel stumpfe, Gewalteinwirkung.

[i] Nach einer Augenprellung kommt es in der Regel zu einer Zellvermehrung in der Vorderkammer. Es besteht Lichtscheuheit, Augentränen und Blepharospasmus. Als Komplikationen können Einblutungen in die Vorderkammer, Sphinktereinrisse, Iridodialyse sowie Verlagerung und Trübung der Linse mit anschließendem Sekundärglaukom durch Luxation bzw. Subluxation auftreten.

Contusio cerebri

Verwandte Begriffe
Hirnprellung; Gehirnkontusion; Hirnkontusion; SHT II°.

Definition
Traumatisch ausgelöste Gehirnschädigung mit anatomischem Substrat.

[i] Die Contusio cerebri entspricht einer umschriebenen oder diffusen Prellung der Hirnsubstanz mit Schädigung des Gewebes. Die Leitsymptome sind eine Bewußtlosigkeit <24 h sowie eine zerebrale Symptomatik, die bis zu 3 Wochen anhält.

Contusio cordis

Verwandte Begriffe
Herzkontusion.

Definition
Verletzung des Herzens nach stumpfen Thoraxtrauma.

[i] Meist nach direktem ventralem Thoraxtrauma. Substanzverluste mit z.B. Herzklappeneinriß, Herzwandruptur, Thrombenbildung und Einreißen der Koronararterien. Die Symptome entsprechen denen eines Myokardinfarkts (Stenokardie [→ Angina pectoris], → Dyspnoe, retrosternaler Schmerz, kardiale Arrhythmien [→ Rhythmusstorungen]), Hinweise auf die Ätiologie liefert der Unfallmechanismus.

COPD

→ Chronisch obstruktive Lungenerkrankung.

Cor pulmonale, akutes

Definition
Folge einer akuten Rechtsherzbelastung durch Erhöhung des Druckes im kleinen Kreislauf, z.B. im Rahmen einer Lungenembolie.

CO-Vergiftung

→ Kohlenmonoxid, Vergiftung mit.

CPAP

→ Continuous Positive Airway Pressure.

CPR

→ Reanimation, kardiopulmonale.

Crack, Vergiftung mit

Verwandte Begriffe
Crackvergiftung.

Definition
Vergiftung mit der Kokainbase Crack. Crack wird meist geraucht oder inhaliert. Die besondere Gefahr von Crack liegt in seinem hohen Abhängigkeitspotential (körperlich und psychisch), sowie dem – im Vergleich zu Kokain – höheren Gefährdungspotentials durch das verstärkte Auftreten von Komplikationen. Gleichzeitig ist die Substanz einfach zu konsumieren.

Klinisches Bild
- Euphorie, Aufputschung, Halluzinationen, später Depression
- Unruhe, Zittern,
- Tachykarde Rhythmusstörungen, arterielle Hypertonie
- Hyperthermie und Schwitzen
- Bewußtseinsstörungen bis Koma, Krämpfe
- Kreislaufversagen mit Schocksymptomatik, Atemdepression
- Evtl. Anaphylaxie
- Evtl. Myokardinfarkt

Diagnose/Befund
Klinische Verdachtsdiagnose, Substanznachweis im Blut (Labor).

Differentialdiagnose
Vergiftung oder Bewußtseinsstörung anderer Genese.

[!] Therapie
→ Vergiftung, Allgemeines Vorgehen bei
Symptomatische Therapie
(Die oft empfohlene Therapie mit β-Blockern wird derzeit wegen der Gefahr der Verstärkung eines möglichen Koronarspasmus kontrovers diskutiert.)

Hinweis(e)
Die toxische Blutkonzentration liegt bei Werten >0,5 mg/l.
Eine mögliche Folge des Kokainkonsums sind kokaininduzierte Koronarspasmen. Diese können auch bei jungen Patienten einen Myokardinfarkt hervorrufen. Teilweise tritt dies erst Tage und Wochen nach Kokaineinnahme auf.

Crackvergiftung

→ Crack, Vergiftung mit.

Critical Incident Stress Debriefing

Verwandte Begriffe
CISD; strukturierte Einsatznachbesprechung.

Definition
Strukturierte Einsatznachbesprechung unter fachlicher Betreuung nach kritischen Einsatzereignissen. Ziel ist die Reduktion akuter psychischer Belastung und die Gefahr psychischer Folgeschäden (z.B. posttraumatische Belastungsstörung) zu vermindern.

i Die strukturierte Einsatznachbesprechung entspricht dem Konzept der Bundesvereinigung für Streßverarbeitung nach belastenden Einsätzen e.V. Kritische Einsatzereignisse mit der Gefahr einer psychischen Traumatisierung sind u.a. ein Massenanfall von Verletzten, Zerstückelungen, schwere Verbrennungen, Kindernotfälle, Gewalt gegen Einsatzkräfte sowie Verletzung und Tod von Einsatzkräften.

Croup Syndrom

→ Krupp-Syndrom.

Crush-Syndrom

Definition
Lokale und systemische Komplikationen durch ausgeprägte Muskelzerstörungen nach schweren Traumata, insbesondere nach Verschüttungen (z.B. Erdbeben oder Grubenunglücken).

i Lokal bilden Muskelschädigungen das dominante Bild des Crush-Syndroms. Nach Rettung des Verletzten folgen systemische Komplikationen durch Freisetzung intrazellulärer Bestandteile in die Zirkulation. Die Ödembildung in dem verletzten Areal führt neben der Blutung zur Hypovolämie. Freigesetztes Myoglobin verlegt die Nierentubuli und Nierenhauptstücke und führt zu akuter und chronischer Niereninsuffizienz.

Cuff

Verwandte Begriffe
Blockermanschette; Tubuscuff.

Definition
Eine am Tubusende integrierte, aufblasbare Kunststoff- oder Gummimanschette (Volumen ca. 10–20ml), die beim intubierten Patienten die Trachea abdichtet und einen Aspirationsschutz gewährleistet.

Cushing Response

→ Cushing-Reflex.

Cushing-Reaktion

→ Cushing-Reflex.

Cushing-Reflex

Verwandte Begriffe
Cushing Response; Cushing-Reaktion.

Definition
Reflektorischer Blutdruckanstieg und → Bradykardie bei → Hirndrucksteigerung.

Dammriß

- **Definition**
  Zerreißung der Weichteile des Dammes beim Durchschneiden des Kindskopfes unter der Geburt.

[i] Zur Prophylaxe eines Dammrisses führt man einen manuellen Dammschutz [→ Geburt, unkomplizierte] und ggf. eine → Episiotomie durch.

[!] **Therapie**

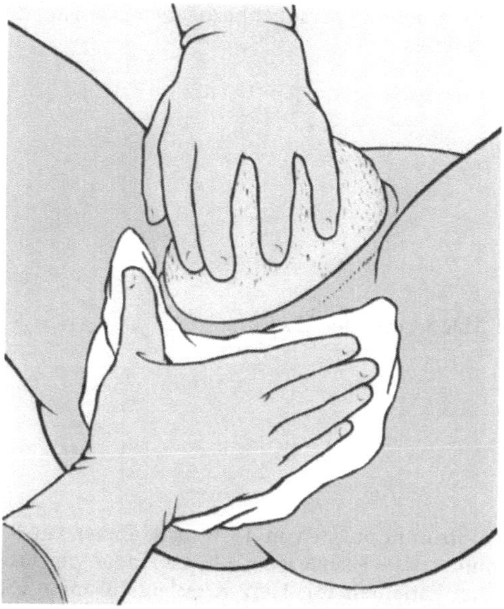

Dammschutz

Dammschnitt

→ Episiotomie.

DA-Rezeptoren

→ dopaminerge Rezeptoren.

Darmverschlingung

→ Invagination.

Darmverschluß

→ Ileus.

Dash board injury

→ Armaturenbrettverletzung.

Datenschutz

Definition
Regelt die Speicherung und Verarbeitung personenbezogener Daten auf der Grundlage des Datenschutzgesetzes.

DD

→ Differentialdiagnose.

Décollement

Verwandte Begriffe
Ablederung.

Definition
Flächenhafte traumatische Ablederung der Haut.

Defi

→ Defibrillator.

Defibrillation

Definition
Abgabe eines kontrollierten Stromimpulses von 4–20 msec Dauer zur Beendigung von Kammerflimmern [→ Reanimation, EKG bei] oder pulsloser ventrikulärer Tachykardie bei Patienten mit Herz-Kreislaufstillstand. Ziel ist es dabei, möglichst viele Herzmuskelzellen gleichzeitig zu erregen (depolarisieren), um danach in der Repolarisationsphase (Ruhephase) übergeordneten Erregungszentren (z.B. Sinusknoten) wieder die Möglichkeit zur geregelten Impulsbildung mit kontrollierten Erregungsabläufen zu geben.

i Die externe Defibrillation erfolgt nach den aktuellen Richtlinien mit 200–360 Joule für die monophasische Defibrillation. Bei Anwendung geeigneter biphasischer Stromimpulse (→ Defibrillation, biphasische) ist die benötigte Energie geringer.

Defibrillation, bei Patienten mit künstlichem Herzschrittmacher

Definition
Kontrollierte Abgabe eines Stromimpulses zum Beenden von Herzkammerflimmern oder pulsloser ventrikulärer Tachykardie bei Patienten mit einem implantierten Herzschrittmacher.

i Bei der Defibrillation von Patienten mit Herzschrittmacher sollten die Defibrillationselektroden einen Abstand von 10 cm zum Schrittmacheraggregat haben, um eine Schädigung des Schrittmachers bzw. eine Myokardschädigung durch über die Schrittmachersonde geleitete elektrische Energie zu verhindern.

Defibrillation, biphasische

Definition
Für die → Defibrillation werden nicht nur monophasische Stromimpulse benutzt, bei denen der Strom einmal in einer Richtung durch den Thorax fließt. In den letzten Jahren wurden biphasische Entladungskurven entwickelt, wobei der Stromfluß nach einem vorbestimmten Zeitintervall die Richtung wechselt und in entgegengesetzter Richtung durch den Brustkorb fließt.

i Biphasische Kurven wurden bereits Ende der 60er Jahre in der ehemaligen Sowjetunion verwendet. In der westlichen Welt wurden sie erst seit Beginn der 80er Jahre untersucht. Geräte für die äußerliche Anwendung stehen erst seit 1996 zur Verfügung. Untersuchungen zur biphasischen Defibrillation haben gezeigt, daß man mit biphasischen Stromkurven im Vergleich zu monophasischen Kurven die Herzmuskelzellen weniger schädigt, höhere Erfolgsraten bei der Defibrillation erzielt (effektivere Defibrillation) und weniger Energie benötigt. Die höhere Effektivität bei der präklinischen Anwendung wurde für eine niedrigenergetische trapezoidale, biphasische Kurve von 150 Joule in einer Multicenterstudie bewiesen. Allerdings ist nicht jede biphasische Defibrillationskurve gleichermaßen effektiv. Wie bei den monophasischen Defibrillationskurven können Veränderungen der Kurvenform die Effektivität und das Potential eines Herzmuskelschadens beeinflussen.

Defibrillator

Verwandte Begriffe
Defi; EKG-Defibrillator-Einheit.

Definition
Gerät zur kontrollierten Abgabe eines elektrischen Impulses (→ Defibrillation).

[i] Gemäß ihrer Fähigkeiten werden manuelle und automatische (AED [→ Automatischer externer Defibrillator]) Defibrillatoren unterschieden. Bei manuellen Defibrillatoren obliegen Rhythmusdiagnose, Aktivieren des Aufladevorgangs und Schockauslösung dem Anwender. Bei automatischen Defibrillatoren werden diese Aufgaben ganz oder teilweise vom Gerät übernommen.

Dehydratation

Verwandte Begriffe
Exsikkose.

Definition
Abnahme des Gesamtkörperwassers durch ungenügenden Ersatz der Verluste, ggf. mit Elektrolytverschiebungen. Man unterscheidet eine isotone, hypotone und hypertone Dehydratation.

Dehydratation, hypertone

Verwandte Begriffe
Exsikkose.

Definition
Verlust freien Körperwassers mit konsekutivem Anstieg des Plasmanatriumgehalts.

Klinisches Bild
Trockene Schleimhäute und erniedrigter Hautturgor mit stehenden Hautfalten, Oligurie und Durstgefühl, erniedrigter zentralvenöser Druck, sowie Unruhe und ggf. Bewußtseinsstörungen.

[i] Ursächlich liegen v.a. Fieber und Stoffwechselerkrankungen, z.B. Diabetes mellitus oder insipidus, zugrunde.

Diagnose/Befund
Klinisches Bild und Kontrolle der Blutglukosekonzentration (Hyperglykämie).

Differentialdiagnose
Dehydratation anderer Genese.

[!] **Therapie**
Vorsichtige Rehydratation mit Vollelektrolytlösungen (*cave:* Lungenödem), nach Möglichkeit kausale Therapie.

Hinweis(e)
Eine klinische Diagnostik und Therapie ist in der Regel notwendig.

Dehydratation, hypotone

Verwandte Begriffe
Exsikkose.

Definition
Verlust elektrolythaltiger Körperflüssigkeit bei gestörter Osmoregulation mit konsekutivem Abfall des Plasmanatriumgehalts.

Klinisches Bild
Trockene Schleimhäute und erniedrigter Hautturgor mit stehenden Hautfalten, Oligurie und Durstgefühl, erniedrigter zentralvenöser Druck, sowie Unruhe und ggf. Bewußtseinsstörungen.
Ursächlich liegen v.a. Fieber und übermäßiger Schweißverlust, Nebennierenrindeninsuffizienz, zerebrales Salzverlustsyndrom, Verbrennungen oder Laxantienabusus zugrunde.

Diagnose/Befund
Nach klinischem Bild.

Differentialdiagnose
Dehydratation anderer Genese.

[!] **Therapie**
Vorsichtige Rehydratation mit Vollelektrolytlösungen (*cave:* Lungenödem).

Hinweis(e)
Eine klinische Diagnostik und Therapie ist in der Regel notwendig.

Dehydratation, im Kindesalter

Verwandte Begriffe
Exsikkose.

Definition
Abnahme des Gesamtkörperwassers durch ungenügenden Ersatz der Verluste, ggf. mit Elektrolytverschiebungen.

[i] *Cave:* Bei Säuglingen und Kleinkindern kann eine Dehydratation bei hohem Fieber oder/und Brechdurchfällen innerhalb kurzer Zeit auftreten. Glukosehaltige Infusionslösungen (z.B. sogenannte Drittellösungen) zur Rehydratation können ein Hirnödem auslösen und sind kontraindiziert (→ Sauglingstoxikose).

Dehydratation, isotone

Verwandte Begriffe
Exsikkose.

Definition
Flüssigkeits- und Elektrolytverluste (v.a. Natrium), die dem Verhältnis im Extrazellulärraum entsprechen.

Klinisches Bild
Trockene Schleimhäute und erniedrigter Hautturgor mit stehenden Hautfalten, Oligurie und Durstgefühl, erniedrigter zentralvenöser Druck, sowie Unruhe und ggf. Bewußtseinsstörungen.

[i] Ursächlich liegen v.a. Erbrechen, forcierte Diurese und Durchfall zugrunde.

Diagnose/Befund
Nach klinischem Bild.

Differentialdiagnose
Dehydratation anderer Genese.

[!] **Therapie**
Vorsichtige Rehydratation mit Vollelektrolytlösungen (*cave:* Lungenödem).

Dekompressionskrankheit

→ Taucherkrankheit.

Dekompressionstrauma

→ Taucherkrankheit.

Delegation an nicht ärztliches Personal

Definition
Übertragung ärztlicher Aufgaben auf ärztliches Assistenzpersonal (Rettungssanitäter/assistenten, Krankenschwester/pfleger, Arzthelfer/innen).

[i] Bei einer Delegation muß der Arzt persönlich anwesend sein. Vor einer Delegation muß der Arzt die richtige Indikation stellen, sich vergewissern, ob die betreffende Person die nötige Qualifikation zur Durchführung besitzt und ob sich die Maßnahme zur Delegation eignet.
Die Durchführung der Maßnahme liegt in der Verantwortung des Assistenzpersonals.
Diagnosefindung und Therapieentscheidung sind generell nicht delegationsfähig.

Delir

Verwandte Begriffe
Delirium tremens.

Definition
Pathologisch veränderte Bewußtseinslage mit Amnesie, die v.a. durch den Entzug von Suchtmitteln entsteht.

Klinisches Bild
Desorientiertheit mit Halluzinationen (v.a. optisch taktile Mißempfindungen), ängstlich unruhige bzw. erregte Grundstimmung, schwere vegetative Symptome wie Schwitzen, Tremor, Fieber, arterielle Hypertonie bis zum Kreislaufversagen.

Diagnose/Befund
Suchtanamnese.

Differentialdiagnose
Internistische (z.B. Hypoglykämie), psychiatrische (z.B. akute Psychose) und neurochirurgische Erkrankungen (z.B. Tumore).

[!] **Therapie**
Bei ausgeprägten Symptomen Sedierung mit Neuroleptika (v.a. Haloperidol) oder Benzodiazepinen (z.B. Diazepam). Klinische Therapie in der Regel erforderlich.

Hinweis(e)
Cave: Verschiedene Pharmaka (z.B. Atropin, Scopolamin, Salicylate) können in hohen Dosen Delirien auslösen.

Delirium tremens

→ Delır.

Dens axis Fraktur

→ Genickbruch.

Depression

Definition
Unspezifische psychiatrische Störung mit Veränderung der Affektivität.

Klinisches Bild
Die Patienten wirken zutiefst traurig, zeigen einen Antriebs- und Interessensverlust und können sich nicht konzentrieren. Ein auslösendes Ereignis (reaktive Depression) muß nicht vorausgegangen sein (endogene Depression).

Diagnose/Befund
Klinisches Bild zum Teil erst nach psychiatrisch explorativem Gespräch eindeutig.

Differentialdiagnose
Störungen des hirnorganischen und/oder psychiatrischen Formenkreises.

[!] Therapie
Bei → Suizidgefahr Einweisung in Fachklinik, sonst auch ambulante Fachtherapie.

Desinfektion

Definition
Maßnahmen zur Reduktion (Abtötung/Inaktivierung) der Keimzahl auf einem Objekt, so daß von diesem Objekt keine Infektion mehr ausgehen kann.

Destilliertes Wasser

→ aqua dest.

Deutsche Industrie Norm

Verwandte Begriffe
DIN.

Definition
Normen, die vom Deutschen Institut für Normung erarbeitet werden und der Qualitätssicherung bzw. Rationalisierung dienen.

[i] Die wichtigsten DIN-Normen für den Rettungsdienst beinhalten die medizinisch-technische Ausstattung der Rettungsmittel und der Notfallkoffer:

1. DIN 75080 für den Krankenkraftwagen (KTW [→ Krankentransportwagen]) und Rettungswagen (RTW [→ Rettungswagen])
2. DIN 75079 für das Notarzteinsatzfahrzeug (NEF [→ Notarzteinsatzfahrzeug])
3. DIN 13730 für den Rettungshubschrauber (RTH [→ Rettungshubschrauber])
4. DIN 13232 für den → Notfallkoffer bzw. DIN 13233 für den Notfallarztkoffer Säuglinge und Kleinkinder.

Ein Antrag des Deutschen Instituts für Normung sieht eine Änderung in eine europäische Normung vor, die auch für den Rettungsdienst in der Bundesrepublik Deutschland bestimmend sein soll.

Dexamethason

Zubereitungen
Z.B. Fortecortin Mono®: 1 Amp. à 1 ml/ 2 ml/ 5 ml/ 10 ml enth. Dinatriumsalz 4,37 mg/8,74 mg/43,72 mg/ 109,3 mg (entspr. 4 mg/8 mg/40 mg/100 mg Dexamethason-21-dihydrogenphosphat).
Z.B. Auxiloson-Dosier-Aerosol® 1 Hub entspr. 0,125 mg Dexamethason-21-isonicotinat.

Wirkungen
Wirkt antiexsudativ, immunsuppressiv, antiproliferativ und antiinflammatorisch.

Pharmakologische Daten
E-HWZ 3–5 h.

Anwendungsgebiete
1. akute Obstruktion der oberen Atemwege (COPD, Asthma bronchiale)
2. allergische Reaktion
3. Prophylaxe eines toxischen Lungenödems (Wirkung nicht nachgewiesen)

Dosierung & Art der Anwendung
1. Erwachsene 40–100 mg langsam i.v.
2. Erwachsene 100 mg langsam i.v., Kinder 40 mg langsam i.v.
3. initial 5 Hübe, weitere 5 Hübe nach 10 min. Bei Lungenreizsymptomen 5 Hübe alle 10 min. bis zum Abklingen der Beschwerden

Unerwünschte Wirkungen
Blutzuckeranstieg. Bei zu schneller Injektion kann vorübergehend akuter inguinaler Juckreiz und Brennen auftreten.

Gegenanzeigen/Anwendungsbeschränkungen
In der akuten Notfallsituation keine absoluten Kontraindikationen. Relative Gegenanzeigen: strenge Indikationsstellung in Schwangerschaft und Stillzeit, Magen-Darm-Ulcera.

Dextrane, Nebenwirkung von

Definition
Verzweigte Polysacharide aus D-Glucose, die wegen ihrer volumensubstituierenden Wirkung gerne als körperfremde → Plasmaersatzstoffe eingesetzt werden.

[i] Im Handel finden sich 6 und 10%ige Lösungen hochgereinigter Dextrane. Ihre Verwendung finden sie als Plasmaersatzstoffe bei Volumenmangel oder zur Verbesserung der Rheologie. Sie fördern die Mikrozirkulation und erniedrigen die Blutviskosität. Bei höheren Dextrangaben (>1,5g/kg) besteht die Gefahr von Blutgerinnungsstörungen infolge von Thrombozytenaggregationshemmung und zusätzlicher Hemmung der Gerinnungsfaktoren V und VIII. → Allergische Reaktionen werden in einer Häufigkeit von 0,03% beobachtet (zur Prophylaxe ggf. Vorgabe von Dextran 1 [Promit]). In der Praxis finden Dextrane kaum noch Verwendung und werden meistens durch HAES [→ Hydroxyethylstarke] ersetzt.

Dezelerationstrauma

Definition
Schwere Verletzungen innerer Organe, insbesondere Organein- und -abrisse aufgrund plötzlicher negativer oder positiver Beschleunigung. Typisch sind Stürze aus großen Höhen oder Verkehrsunfälle mit hoher Geschwindigkeit.

[i] Während des abrupten Abbremsens der Körperschale führen die inneren Organe aufgrund ihrer Trägheit die Bewegung fort, wodurch sie hohen Scherkräften ausgesetzt sind. Bei unverletzt erscheinender Körperhülle können so trotzdem schwere innere Verletzungen vorliegen.

Dezerebration

→ Apallisches Syndrom.

Dezerebrationssyndrom

→ Hirnstammkontusion.

Diabetes insipidus

Verwandte Begriffe
Wasserharnruhr.

Definition
Polyurie mit Ausscheidung von hypotonem Urin infolge Mangel bzw. Resistenz gegen antidiuretisches Hormon (ADH).

[i] Beim Diabetes insipidus unterscheidet man
1. Diabetes insipidus zentralis (Mangel an hypophysärem ADH) und
2. Diabetes insipidus renalis (mangelnde Ansprechbarkeit des distalen Tubulus und der Sammelrohre auf ADH).

- Klinische Zeichen sind starker Durst und eine lebensbedrohliche → Exsikkose (hypertone → Dehydratation).

Diabetes mellitus Typ I

Verwandte Begriffe
Zuckerkrankheit, juvenile; Diabetes, insulinabhängiger.

Definition
Glukosestoffwechselstörung mit absolutem Insulinmangel.

[i] Insulinmangel durch Zerstörung der Inselzellen des Pankreas, der im Kindesalter nach viralen Infektionen oder im frühen Erwachsenenalter bei Vorliegen von Autoantikörpern auftritt.
Klinisch oft akute Hyperglykämie, Glukos- und Polyurie, dadurch vermehrter Durst. Neigung zu ketoazidotischem → Koma diabeticum.

Diabetes mellitus Typ II

Verwandte Begriffe
Zuckerkrankheit, adulte; Alterszucker; Diabetes, insulinunabhängiger.

Definition
Glukosestoffwechselstörung mit relativem Insulinmangel.

i Beim Diabetes mellitus Typ II besteht entweder eine Erschöpfung der Inselzellen mit gestörter Insulinsekretion oder eine herabgesetzte Wirkung des Insulins (Insulinresistenz) durch einen Defekt der Rezeptoren. Beide Pathomechanismen sind in der Regel mit deutlichem Übergewicht kombiniert.

Diabetes, insulinabhängiger

→ Diabetes mellitus Typ I.

Diabetes, insulinunabhängiger

→ Diabetes mellitus Typ II.

diabetisches Koma

→ Koma, diabetisches.

Diastole

Definition
Erschlaffung des Herzens zwischen zwei Systolen, in der sich die jeweilige Herzhöhle mit Blut füllt.

i Der diastolische Blutdruckwert wird bei intakter Aortenklappe durch die Windkesselfunktion der großen Gefäße definiert. Während der Diastole erfolgt die Durchblutung der Koronargefäße. Die Diastolendauer ist im Gegensatz zu der Systolendauer frequenzabhängig.

Diazepam

Zubereitungen
Z.B. Diazepam® 1 Amp. à 2 ml enth. 10 mg.
Z.B. Diazepam Desitin rectal tube® 1 Mikroklistier à 2,5 ml enth. 5 mg/10 mg.

Wirkungen
Diazepam wirkt über Benzodiazepinrezeptoren im ZNS antikonvulsiv, sedierend-hypnotisch, muskelrelaxierend und anxiolytisch.

Pharmakologische Daten
Wirkungseintritt 2–3 min. Wirkdauer 0,7–3 h. E-HWZ 24–48 h.

Anwendungsgebiete

1. Unruhe und Angstzustände
2. Durchbrechung von Krampfanfällen
3. akute Schmerzzustände (z.B. Herzinfarkt) in Kombination mit Analgetika

Dosierung & Art der Anwendung

Entsprechend den o.g. Anwendungsgebieten ergeben sich folgende Dosierungen:

1. Erwachsene 5–10 mg langsam i.v.; Kinder 0,1–0,2 mg/kgKG langsam i.v.
2. Erwachsene 10–20 mg i.v., Maximaldosis 40 mg; Kinder 0,1–0,2 mg/kgKG oder rectal: <5 kg: 2,5 mg, 5–15 kg: 5 mg, >15 kg: 10 mg
3. Erwachsene 5–10 mg langsam i.v.

Unerwünschte Wirkungen

Blutdruckabfall, Atemdepression, paradoxe Wirkung, Bradykardie, Halluzinationen, Injektionsschmerz mit Venenreizung, Bewusstseinsstörungen, bei Neugeborenen „Floppy-infant-Syndrom" nach mütterlicher Therapie mit Diazepam.

Gegenanzeigen/Anwendungsbeschränkungen

Alkoholintoxikation, Myasthenia gravis, Schlaf-Apnoe-Syndrom, COPD, Atemdepression, strenge Indikationsstellung in Schwangerschaft und Stillzeit, Früh- und Neugeborene.

Wechselwirkungen

Alkohol und zentraldämpfende Pharmaka, Cimetidin: Wirkungsverstärkung; Lachgas, Muskelrelaxantien, Analgetika: Wirkungsverstärkung dieser Substanzen.

Didymitis

→ Orchitis.

Differentialdiagnose

Verwandte Begriffe

DD.

Definition

Diagnosen, die zur Abgrenzung und Identifizierung ähnlicher Krankheitsbilder und Symptome beachtet werden müssen.

Digitalisglykoside

Verwandte Begriffe

Herzglykoside.

Definition
Medikament auf pflanzlicher Basis zur Erhöhung der Kontraktionskraft des Herzmuskels (siehe → Digoxin, Digitoxin).

Digitalisglykoside, Vergiftung mit

Verwandte Begriffe
Digitalisvergiftung; Digitalisintoxikation.

Definition
Vergiftung, z.B. infolge Überdosierung von Digitalispräparaten.

Klinisches Bild
- Unruhe, Übelkeit, Erbrechen, Sehstörungen
- Bradykardie, Tachykardie, Arrhythmien
- arterielle Hypotonie

Diagnose/Befund
Häufige EKG-Zeichen: muldenförmige ST-Senkung, AV-Block I° bis III°, ventrikuläre Extrasystolen, ventrikuläre Tachykardie.
Serum-Digitalisspiegel im Labor

Differentialdiagnose
Vergiftungen, Herzrhythmusstörungen anderer Genese.

[!] **Therapie**
→ Allgemeines Vorgehen bei Vergiftungen
Symptomatische Therapie
Falls symptomatische Therapie nicht ausreichend ist: Digitalis-Antidot BM®

Hinweis(e)
Gefährliche Dosis:
Digitoxin: 0,07 mg / kgKG
Digoxin: 0,05 mg / kgKG

Digitalisintoxikation

→ Digitalisglykoside, Vergiftung mit.

Digitalisvergiftung

→ Digitalisglykoside, Vergiftung mit.

Digoxin

Zubereitungen
Z.B. Novodigal® 1 Amp. à 1 ml/2 ml enth. 0,2 mg/0,4 mg.
Z.B. Lanitop® 1 Amp. à 2 ml enth. 0,2 mg Methildigoxin.

Wirkungen
Hemmung der Na-K-ATPase: positiv ionotrop, bathmotrop, negativ chronotrop, dromotrop.

Pharmakologische Daten
Wirkungseintritt 10–30 min. Wirkmaximum 1–3 h. Wirkdauer 3–6 h.

Anwendungsgebiete
Supraventrikuläre Tachyarrythmien (chronische Herzinsuffizienz).

Dosierung & Art der Anwendung
0,25–0,375 mg Digoxin langsam i.v., 0,2–0,3 mg Methildigoxin langsam i.v. (*Cave:* vorherige Digitalisierung, Spiegelbestimmung sinnvoll).

Unerwünschte Wirkungen
→ Herzrhythmusstorungen, gastrointestinale Beschwerden, zentralnervöse Störungen, EKG-Veränderungen (→ Digitalisintoxikation), Sehstörungen, Bradykardie, bei Hypokaliämie Gefahr des Kammerflimmerns.

Gegenanzeigen/Anwendungsbeschränkungen
Ausreichender Serumspiegel, → bradykarde Herzrhythmusstorungen, Hypokaliämie, hypertrophe obstruktive Kardiomyopathie, akuter → Myokardinfarkt, WPW-Syndrom, ventrikuläre Tachykardie, strenge Indikationsstellung in Schwangerschaft und Stillzeit.

Wechselwirkungen
Kalzium: Asystolie; Chinidin, Diuretika, Kalziumantagonisten, Kortikoide, Salicylate, Penicillin: Wirkungsverstärkung; Antiarrhythmika (besonders → Betarezeptorenblocker): Bradykardie, AV-Block; Succinylcholin, Sympathomimetika, Phosphodiesterasehemmer: → Herzrhythmusstörungen.

Hinweis(e)
Geringe therapeutische Breite, ggf. Kontrolle des Serumspiegels erforderlich.

Dihydralazin

Zubereitungen
Z.B. Nepresol® 1 Amp. Trockensubstanz enth. 25 mg mit 2 ml Aqua dest. für Injektionszwecke.

Wirkungen
Blutdrucksenkung durch direkte Relaxation der Gefäßmuskulatur.

Pharmakologische Daten
Wirkungseintritt 5–10 min. E-HWZ 4–5 h.

Anwendungsgebiete
Arterielle Hypertonie, hypertensive Gestosen (Präeklampsie, Eklampsie).

Dosierung & Art der Anwendung
6,25–12,5 mg langsam über 2 min. i.v., Wiederholung nach 20–30 min. über Spritzenpumpe: 4–12,5 mg/h i.v.

Unerwünschte Wirkungen
Art. Hypotonie, Tachykardie, pektanginöse Beschwerden, Flush, Agranulozytose, allergische Reaktionen, Parästhesien, Tremor, Muskelkrämpfe, gastrointestinale Beschwerden.

D

Gegenanzeigen/Anwendungsbeschränkungen
Art. Hypotonie, Apoplexia cerebri, → Rhythmusstorungen, tachykarde, KHK, Aortenstenose, Aortenaneurysmata, Herzmuskelerkrankungen, Schwangerschaft.

Wechselwirkungen
Hypnotika, Sedativa, Diuretika, Narkotika, Antidepressiva, Vasodilatatoren, negativ inotrope Antiarrhythmika: Wirkungsverstärkung.

4-Dimethylaminophenol

Verwandte Begriffe
4-DMAP.

Zubereitungen
1 Amp. bzw. Fertigspritze à 5 ml enth. 250 mg Dimethylaminophenol-HCl.

Wirkungen
4-DMAP greift am Hämoglobinmolekül der Erythrozyten an. Es kommt zur Bildung von Methämoglobin (Met-Hb), welches Zyanidionen bindet. Da diese Reaktion nur zu einer Entlastung der Zytochromoxidase führt, muß gleichzeitig der Metabolismus von Zyanid durch Schwefeldonatoren beschleunigt werden. Als Schwefeldonator dient → Na-Thiosulfat.

Pharmakologische Daten
Die E-HWZ beträgt 3 h. 1 mg/kgKG 4-DMAP führt zur Bildung von 10% Met-Hb. In therapeutischer Dosierung werden nach 10 min. 30–40% des CO-Hbs in Met-Hb umgewandelt.

Anwendungsgebiete
Vergiftung mit Blausäure, Zyanid, Nitrilen und Schwefelwasserstoff.

Dosierung & Art der Anwendung
3–4 mg/kgKG 4-DMAP i.v. (nach 4–6 h. kann die Hälfte der Initialdosis wiederholt werden), danach direkt 50–100 mg/kgKG Natriumthiosulfat. Natriumthiosulfat muß langsam i.v. injiziert werden. Natriumthiosulfat ist bei Vergiftungen mit Schwefelwasserstoff kontraindiziert.

Unerwünschte Wirkungen
Zyanose, Blutdruckabfall, Schock, Überempfindlichkeitsreaktion, Bewußtseinsstörungen, → Asthmaanfall, Erbrechen.

Gegenanzeigen/Anwendungsbeschränkungen
Bei akuter Vergiftung gibt es keine Kontraindikationen.

Toxikologische Angaben
Bei Überdosierung kann es zu einer sauerstoffresistenten → Zyanose kommen. Therapie: 2–4 mg/kgKG Toloniumchlorid (Tolidinblau®) führen innerhalb einer halben Stunde zur Senkung des Met-Hb auf bis zu 10%. Zusätzlich kann eine Bluttransfusion indiziert sein.

Dimetindenmaleat

Zubereitungen
Z.B. Fenistil® 1 Amp. à 4 ml enth. 4 mg.

Wirkungen
Blockiert über → H1-Rezeptoren die Wirkung von Histamin.

Pharmakologische Daten
Wirkungseintritt 15–20 min. E-HWZ 5–7 h.

Anwendungsgebiete
Prophylaxe und Akuttherapie allergischer Reaktionen.

Dosierung & Art der Anwendung
0,1 mg/kgKG langsam i.v.

Unerwünschte Wirkungen
Übelkeit, Schwindel, Sedierung, Kopfschmerzen, Akkomodationsstörungen.

Gegenanzeigen/Anwendungsbeschränkungen
Strenge Indikationsstellung in Schwangerschaft und Stillzeit, Säuglinge und Kleinkinder.

Wechselwirkungen
Alkohol und zentraldämpfende Pharmaka: Wirkungsverstärkung; Trizyklische Antidepressiva: Gefahr der Auslösung eines Glaukomanfalls.

Hinweis(e)
Zur Therapie und Prophylaxe allergischer Reaktionen ist eine Kombination mit einem H2-Antagonisten sinnvoll.

DIN

→ Deutsche Industrie Norm.

Discusprolaps

→ Bandscheibenvorfall.

Distorsion

Verwandte Begriffe
Verrenkung; Verstauchung.

Definition
Verrenkung eines Gelenks mit oder ohne kombinierter Schädigung des Bandapparates.

[i] Bei der Distorsion eines Gelenks muß immer mit einer Schädigung des Bandapparates gerechnet werden.
Die Prüfung von Motorik, Sensibilität und Pulsen ist bei Frakturen und Distorsionen obligat. Eine Analgesie ist – wie bei Frakturen – häufig erforderlich.
Nach Ruhigstellung erfolgt der Transport zur unfallchirurgisch-radiologischen Diagnostik.

Diuretika

Verwandte Begriffe
Saluretika.

Definition
Sammelbegriff für Medikamente, die durch unterschiedliche Wirkmechanismen an der Niere die Ausscheidung von Chlorid, Natrium und Wasser erhöhen.

4-DMAP

→ 4-Dimethylaminophenol.

Dobutamin

Zubereitungen
Z.B. Dobutrex®. 1 Stechampulle à 530 mg Trockensubstanz enth. 20 mg Dobutamin-HCl (entspr. 250 mg Dobutamin).

Wirkungen
Synthetisches Sympathomimetikum, Hauptwirkort die → β-Rezeptoren (Zunahme von Herzkraft und Koronardurchblutung), geringe β2- und α-Rezeptorstimulation bedingt eine milde periphere Vasodilatation.

Pharmakologische Daten
Wirkungseintritt 1–2 min. Wirkungsmaximum 10 min. E-HWZ 2–3 min.

Anwendungsgebiete
Therapieresistente Herzinsuffizienz, kardiogener Schock, Low-output-Syndrom nach herzchirurgischen Eingriffen oder nach → Reanimation.

- **Dosierung & Art der Anwendung**
  2,5–10 μg/kgKG/min. i.v. über Spritzenpumpe appliziert (Dosisanpassung nach Wirkung, kontinuierliche Kontrolle der Kreislaufparameter).

- **Unerwünschte Wirkungen**
  Tachykardie, arterielle Hypertonie bis zur hypertonen Krise, ventrikuläre Tachykardien oder Kammerflimmern, Übelkeit, Kopfschmerzen, pektanginöse Beschwerden.

- **Gegenanzeigen/Anwendungsbeschränkungen**
  Tachyarrhythmie, Hypovolämie, Sulfitüberempfindlichkeit, mechanische Behinderung von Ventrikelfüllung und Auswurf.

- **Wechselwirkungen**
  Dopamin: Verstärkung der blutdrucksteigernden Wirkung;
  β-Rezeptorenblocker: Verminderung der positiven Inotropie und der peripheren Vasodilatation;
  α-Rezeptorenblocker: Tachykardie und periphere Vasodilatation;
  MAO-Hemmer: ausgeprägter Blutdruckanstieg mit Gefahr einer hypertensiven Krise, → Rhythmusstorungen;
  ACE-Hemmer: Anstieg des HMV, → Rhythmusstorungen, erhöhter Sauerstoffverbrauch des Myokards;
  alkalische Lösungen, Diazepam, Heparin, Furosemid: chemische Inkompatibilität.

Dokumentation

- **Verwandte Begriffe**
  Einsatzprotokoll; Einsatzdatenerfassung.

- **Definition**
  Erfassung von personenbezogenen, medizinischen und einsatztaktischen Daten auf einem Dokumentationsbogen bzw. Einsatzprotokoll.

[i] Für die Dokumentation gelten die bundeseinheitlichen DIVI-Protokolle (= Deutsche Interdisziplinäre Vereingung für Intensiv- und Notfallmedizin) für Rettungs-, Notarztdienst sowie Intensivtransport.
Anhand dieser Protokolle wird die Einsatzlogistik, sowie der Verlauf des Patientenzustandes und die getroffenen Maßnahmen dokumentiert.
Die Dokumentation dient sowohl der medizinisch-wissenschaftlichen Bewertung als auch der juristischen Absicherung gegenüber Dritten.

Dokumentationspflicht

Definition
Verpflichtung des Arztes und des medizinischen Assistenzpersonals, die gesamte Behandlung eines Patienten – von der Anamnese bis zur Therapie – zu dokumentieren.

[i] Die Dokumentationspflicht beinhaltet Anamnese, Symptome, Diagnostik, Therapie und Therapieerfolg. Ebenso müssen Röntgenbilder, EKG und andere Befunde dokumentiert werden.

Dopamin

Zubereitungen
Z.B. Cardiosteril®. 1 Amp. à 5ml/10 ml enth. 200 mg.
Z.B. Dopamin Fresenius®. 1 Amp. à 50 ml enth. 250 mg/500 mg.

Wirkungen
Endogenes Katecholamin; wirkt über Stimulation der Dopaminrezeptoren und in höherer Dosierung auch der β- und α-Rezeptoren. Es kommt so zu einer Verbesserung der Nierendurchblutung, einer Herzkraftsteigerung und zu einer Erhöhung des peripheren Widerstands.

Pharmakologische Daten
Wirkeintritt: sofort. E-HWZ 5–10 min.

Anwendungsgebiete
Schwere Hypotension, Schock trotz adäquater Volumentherapie, Low-output-Syndrom nach herzchirurgischen Eingriffen oder nach → Reanimation.

Dosierung & Art der Anwendung
2–10 μg/kgKG/min. i.v. über eine Spritzenpumpe (kontinuierliche Kontrolle der Kreislaufparameter).

Unerwünschte Wirkungen
Erhöhung des myokardialen Sauerstoffverbrauchs, arterielle Hypertonie, → Rhythmusstorungen, pektanginöse Beschwerden.

Gegenanzeigen/Anwendungsbeschränkungen
Strenge Indikationsstellung in Schwangerschaft und Stillzeit, Tachykardie, → Rhythmusstörungen, Phäochromozytom, Sulfitallergie.

Wechselwirkungen
Phenytoin: Blutdruckabfall, Bradykardie;
trizyklische Antidepressiva: vermehrt → Rhythmusstörungen;
Sympathomimetika, Antihistaminika, MAO-Hemmer, Reserpin, Guanethidin, Schilddrüsenhormone: Wirkungsverstärkung.

dopaminerge Rezeptoren

Verwandte Begriffe
Dopaminrezeptoren; DA-Rezeptoren.

[i] Man unterscheidet zwischen DA_1- und DA_2-Rezeptoren. DA_1-Rezeptoren finden sich postsynaptisch im glatten Gefäßmuskel. Sie vermitteln eine renale, hepatische, mesenteriale, koronare und zerebrale Vasodilatation. DA_2-Rezeptoren inhibieren präsynaptisch die Noradrenalinfreisetzung und bewirken so eine Abnahme des Gefäßtonus.

Dopaminrezeptoren

→ dopaminerge Rezeptoren.

Drogen, Vergiftung mit

Verwandte Begriffe
Drogenintoxikation.

Definition
Überdosierung, bzw. Vergiftung mit Rauschmitteln. Bei vielen Drogen ist die Einnahme mit einem Suchtpotential verbunden. Dabei kann es sich um eine psychische oder um eine physische Abhängigkeit handeln. Wird im Falle einer Sucht die Droge nicht konsumiert, entwickeln sich Entzugssymptome (v.a. Kopfschmerzen, Zittern, Schweißausbrüche, Delir, Psychosen, Blutduckkrisen, tachykarde Herzrhythmusstörungen, Kreislaufversagen).

[i] Beispiele für Drogen:
- Cannabis (Haschisch, Joint, Marihuana, Gras)
- Kokain (Koks, Schnee, Crack)
- Opiate (Heroin)
- Amphetamine und andere Aufputschmittel (Speed, Extasy)
- PCP (Angeldust, Elefantenkiller)
- LSD (Acid, Trip, Ticket)
- Weitere Mittel mit Abhängigkeits- und Rauschpotential stellen z.B. Alkohol, Nikotin, Coffein dar.

Drogenintoxikation

→ Drogen, Vergiftung mit.

Dromotropie

Definition
Steigerung der → atrioventrikulären Überleitungsgeschwindigkeit am Herzen.

[i] Eine dromotrope Wirkung wird beispielsweise durch die Erregung der β_1-Rezeptoren am Herzen erzielt.

Droperidol

Zubereitungen
Z.B. Dehydrobenzperidol®. (DHB) 1 Amp. à 1 ml enth. 2,5 mg.

Wirkungen
Blockade zentraler Dopamin-Rezeptoren, sedierende, antiemetische, antipsychotische Wirkung.

Pharmakologische Daten
Wirkungseintritt 5–7 min. Wirkdauer 4–24 h. E-HWZ 2 h.

Anwendungsgebiete
Schwere Erregungszustände, Prophylaxe und Therapie des Erbrechens.

Dosierung & Art der Anwendung
0,05–0,15 mg/kgKG i.v.

Unerwünschte Wirkungen
Blutdrucksenkung, paradoxe Wirkung, Senkung der Krampfschwelle, Frühdyskinesien, Tachykardie, Sedierung, Hautrötung, Exanthem, Ruhelosigkeit, Angst, Halluzinationen, Hyperkinetisches-dystones-Syndrom.

Gegenanzeigen/Anwendungsbeschränkungen
Herzrhythmusstörungen (→ Rhythmusstörungen, kardiale), Hypotonie, Früh- und Spätdyskinesien, Parkinsonsyndrom, Disposition für Krampfleiden, Schwindel, Einnahme hoher Dosen zentraldämpfender Pharmaka.

Wechselwirkungen
Alkohol, zentralwirksame Pharmaka: Wirkungsverstärkung;
Dopaminantagonisten: Wirkungsabschwächung der Dopaminagonisten.

Drowning

→ Ertrinkungsunfall.

Druck, intrakranieller

→ Hirndruck.

Druckfallkrankheit

→ Taucherkrankheit.

Druckinfusion

Verwandte Begriffe
Schnellinfusion.

Definition
Äußere Kompression von Infusionsbehältern aus Kunststoff mit dem Ziel einer erhöhten Durchlaufgeschwindigkeit und schnelleren Volumensubstitution bei ausgeprägtem Flüssigkeits- oder Volumenmangel (→ Schock, hypovolamischer).

Druckkammer

Verwandte Begriffe
Überdruckkammer.

Definition
Eine Druckkammer dient der Durchführung einer Sauerstoffüberdrucktherapie [→ Oxygenation, hyperbare].

[i] Man unterscheidet:
1. transportable Dekompressionsrettungskammern
2. mit Sauerstoff befüllbare Monokammern
3. mit Luft befüllbare Mehrpersonenkammern mit der Möglichkeit zur Anreicherung der Inspirationsluft mit Sauerstoff (z.B. über Maske)

Druckkammerbehandlung

→ Oxygenation, hyperbare.

Druckverband

Definition
Verband, der durch starken Druck auf die Wunde eine effektive Blutstillung hervorruft.

[i] Der Druckverband besteht aus:
1. steriler Wundauflage
2. Druckpolster (Kompressen oder Verbandpäckchen)
3. Mullbinde oder Dreiecktuch zum Fixieren

Cave: Druck nur soweit ausüben, daß Pulse an betroffener Extremität noch tastbar sind.

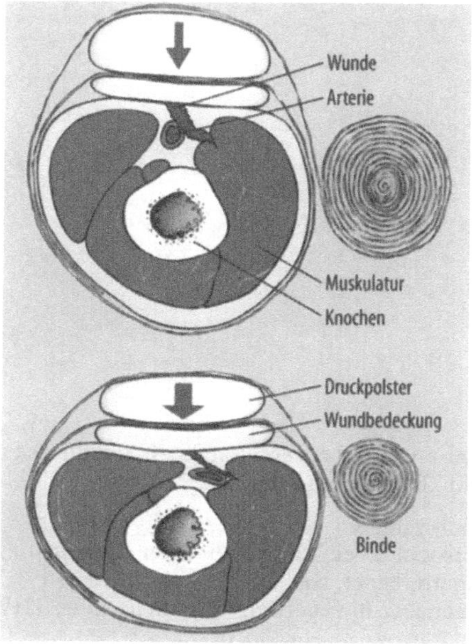

Druckverband (schematisch)

D

Dyspnoe

Verwandte Begriffe
Atemnot; Lufthunger.

Definition
Erschwerte Atemarbeit, die mit einem subjektiven Gefühl der Atemnot einhergeht.

[i] Eine Dyspnoe ist häufig mit einer → Tachypnoe und → Zyanose vergesellschaftet.

E 605-Vergiftung

→ Insektizide, Vergiftung mit.

Early Defibrillation

→ Frühdefibrillation.

EDH

→ Epidurales Hämatom.

EF

→ Ejektionsfraktion.

Eigenschutz

Definition
Maßnahmen, die getroffen oder unterlassen werden müssen, um die eigene Person an der Einsatzstelle vor Gefahren zu schützen.

[i] Zu den Eigenschutzmaßnahmen zählen:

1. Ausreichende Sicherheitsabstände einhalten bei allen Unfällen mit Strom, Strahlen, Gefahrgütern, Feuer, Gas und Gewalttätigkeiten
2. Hinzuziehen von Fachpersonal (z.B. Feuerwehr, Strahlenschutz, THW, Stadtwerke)
3. Tragen von Warnkleidung nach der UVV [→ Unfallverhutungsvorschriften]
4. Anlegen persönlicher Schutzausrüstung (Helm, Handschuhe, Schutzbrille)

Eileiterschwangerschaft

→ Extrauteringravidität.

Einfache lebensrettende Sofortmaßnahmen

→ Reanimation, Basismaßnahmen.

Einsatzdatenerfassung

→ Dokumentation.

Einsatzhorn

→ Sondersignal.

Einsatzprotokoll

→ Dokumentation.

Einsatzstelle, Strukturierung der

Definition
Festlegen einer bestimmten Raumordnung an der Einsatzstelle mit dem Ziel einer Konzentration von Personal und Material zur Effizienzsteigerung der medizinischen Versorgung.

[i] Bei der Ordnung des Einsatzraumes wird unterschieden in:
1. Schadensraum
   Rettung, Erstversorgung und Registrierung von Verletzten noch an der eigentlichen Unfallstelle.
2. Versorgungsraum
   Zentrum aller ärztlich-medizinischen Maßnahmen mit Verbandplatz oder → Verletztensammelstelle.
   Versorgungsraum kann in mehrere Behandlungsorte aufgeteilt werden.
3. Transportraum
   Patientenverladestelle für boden- und luftgebundene → Rettungsmittel (Krankenwagenhalteplatz, Hubschrauberlandeplatz).
4. Hospitalisationsraum
   Patiententransport in die weiterversorgenden Kliniken.

Einsatztaktik

Definition
Effektive Koordination der zu treffenden Maßnahmen an der Einsatzstelle und Kooperation der unterschiedlichen Einsatzteams.

[i] Bei der Koordination an der Einsatzstelle sind folgende Punkte zu beachten:
1. Übersicht verschaffen (Anzahl der Verletzten und deren Verletzungsmuster = Sichtung [→ Triage]
2. Hinzuziehen von weiterem Fachpersonal
3. Absichern der Einsatzstelle
4. → Rettung und Bergen von Personen unter Beachtung des → Eigenschutzes
5. Rückmeldung an Rettungsleitstelle (so früh wie möglich)
6. Zuschauern sinnvolle Aufgaben zuweisen; fernhalten von der Einsatzstelle
7. Diskussionen im Team vermeiden; eindeutige Anweisungen geben bzw. befolgen
8. In eine vorgegebene Kommandostruktur einordnen

Ejektionsfraktion

Verwandte Begriffe
Austreibungsfraktion; EF.

Definition
Der prozentuale Anteil des Ventrikelvolumens, der während einer Systole ausgeworfen wird.

[i] Die Ejektionsfraktion errechnet sich aus Schlagvolumen (SV), dividiert durch das enddiastolische Volumen (EDV). Normwert: 66% ± 6%. Niedrige Werte bedeuten eine systolische Funktionseinschränkung:
- leichtgradig: 40-60%
- mittelgradig: 30-40%
- schwergradig: unter 30%

EKG

→ Elektrokardiogramm.

EKG-Ableitung

→ Elektrokardiogramm, Ableitungen.

EKG-Defibrillator-Einheit

→ Defibrillator.

Eklampsie

→ EPH-Gestose.

Elektrokardiogramm

Verwandte Begriffe
EKG.

Definition
Messung der elektrischen Spannung (Potentialdifferenz) am Herzen. Dadurch wird der Stromfluß am Herzen (Erregung) sichtbar. Durch die Wahl unterschiedlicher → EKG-Ableitungen können verschiedene Ebenen des Herzens beurteilt werden.

[i] Das normale EKG-Bild einer Erregung des Herzmuskels besteht aus P-Welle, QRS-Komplex, ST-Strecke und T-Welle:

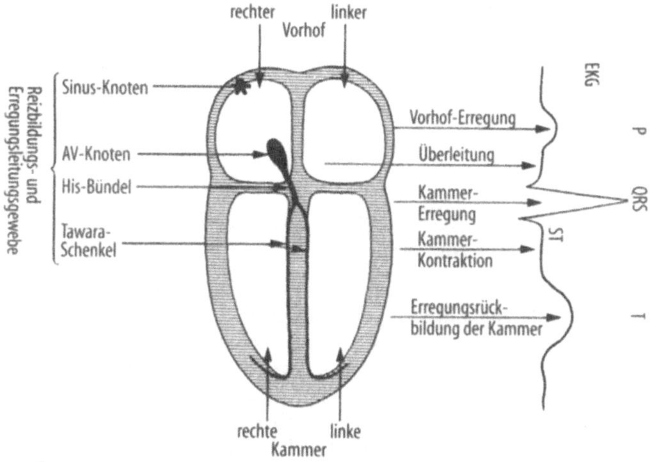

Zuordnung der EKG-Kurve zu den Erregungsabläufen am Herzmuskel

Das EKG-Bild gibt lediglich die elektrischen Erregungsabläufe am Herzen wieder. Es läßt keinen Rückschluß auf die Auswurfleistung des Herzens, bzw. das Vorhandensein eines Pulses zu (*cave:* EMD [→ Reanimation, EKG bei]). Daher gilt grundsätzlich: „Behandle den Patienten – nicht den Monitor". Auftretende EKG-Veränderungen müssen immer anhand des Patientenzustands hinterfragt werden. Eine Niedervoltage im EKG (nur geringe Höhe der QRS-Komplexe) kann z.B. ein Zeichen für eine Herzbeuteltamponade, bzw. einen -erguß sein. Eine falsche Ableitungs- oder Amplitudenwahl kann allerdings auch ein solches EKG-Bild bedingen.
Im Rettungsdienst werden EKG-Geräte vor allem zur Diagnose von Herzrhythmusstörungen, der Rhythmusanalyse bei Herz-Kreislaufstillstand, der Überwachung der Herzfrequenz, sowie zur Unterstützung bei der Myokardinfarktdiagnostik eingesetzt. EKG-Geräte für den Rettungsdienst sollten die folgenden Kriterien erfüllen: geringes Gewicht, einfache Bedienung, Akkubetrieb mit ausreichender Kapazität und aussagekräftiger Monitor. Um Artefakte (durch Muskelzittern, Vibrationen oder Wechselstromüberlagerungen) zu minimieren, sind viele Geräte mit Filtern ausgestattet. Manche Filter verändern jedoch die ST-Strecke. Bei diesen Geräten ist eine Interpretation von ST-Streckenveränderungen (EKG bei Myokardinfarkt [→ Herzinfarkt, EKG bei]) nicht zulässig (Bedienungsanleitung beachten), es sei denn, daß die Filter in einem sogenannten diagnostischen Modus ausgeschaltet werden können.

E

Elektrokardiogramm bei Pulslosigkeit

→ Reanimation, EKG bei.

Elektrokardiogramm, Ableitungen

- **Verwandte Begriffe**
  EKG-Ableitung.

- **Definition**
  Durch die Wahl unterschiedlicher EKG-Ableitungen können verschiedene Ebenen des Herzens beurteilt werden.

[i] Die übliche Mindestanforderung im Rettungsdienst ist eine 3-Pol-Ableitung mit der Möglichkeit, die Ableitungen I, II und III darzustellen (Extremitätenableitungen). Standardableitung ist die Ableitung II, da sie beim Gesunden der Herzachse entspricht. Dazu wird die rote Elektrode (rechter Arm) an der rechten Schulter, die gelbe Elektrode (linker Arm) an der linken Schulter und die grüne Elektrode (linkes Bein) an der linken Flanke angebracht. Diese 3 Ableitungen werden im Einthovendreieck zusammengefaßt:

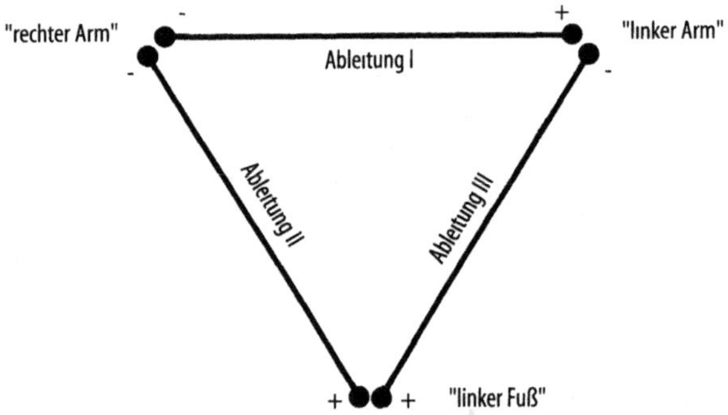

Einthovendreieck

Mit Hilfe der 4-Pol-Ableitung nach Goldberger können zusätzlich die Extremitätenableitungen aVR (rechter Arm gegen die übrigen Elektroden), aVL (linker Arm gegen die übrigen Elektroden) und aVF (linker Fuß gegen die übrigen Elektroden) aufgezeichnet werden (aV=augmented Voltage). Die 4. Elektrode (schwarz) wird gegenüber der grünen Elektrode an der rechten Flanke positioniert.
Für die 12-Kanal-Ableitung werden diese Extremitätenableitungen durch die 6 Brustwandableitungen V1 bis V6 ergänzt (insgesamt dann 10-Pol-Ableitung):

V1: 4. Intercostalraum (ICR) parasternal rechts
V2: gegenüber V1 auf der linken Seite
V3: zwischen V2 und V4
V4: 5. ICR medioclavicular links
V5: zwischen V4 und V6 in der vorderen Axillarlinie
V6: 5. ICR mittlere Axillarlinie links

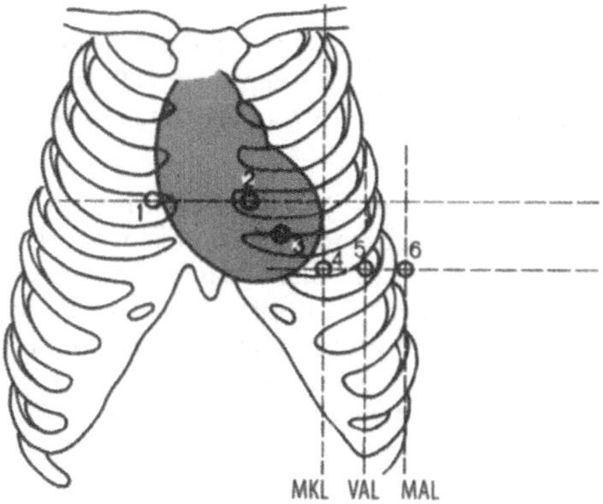

Position der Brustwandableitungen

Elektrolytstörungen

Definition
Störungen des Elektrolythaushaltes.

i Für den geregelten Ablauf vitaler Vorgänge im Organismus ist ein definierter Elektrolytbestand Voraussetzung. In engem Zusammenhang dazu steht die Regulation des Wasserhaushalts. Der menschliche Organismus besteht zu 60% des Gesamtkörpergewichts aus Wasser. 2/3 davon entfallen auf das intrazelluläre (IZV), 1/3 auf das extrazelluläre Volumen (EZV). Das EZV setzt sich aus Intravasalvolumen (IVV) und interstitiellem Volumen (ISV) zusammen. Die Ionenzusammensetzung der Flüssigkeitsräume muß konstant bleiben. Da die Flüssigkeiten elektrisch neutral reagieren, sind die Summen der Kationen und der Anionen gleich groß (Elektrolytneutralität). Kommt es nun zu einer Änderung der Elektrolytzusammensetzung, verschieben sich die anderen Elektrolyte so, daß Gesamtkationen- und Gesamtanionenkonzentration gleich bleiben. Eine gewisse Schwankung ist noch mit dem Leben vereinbar. Sie führt stets zu einer pH-Änderung, die innerhalb gewisser Grenzen durch Pufferung aufgefangen wird. Normalerweise ist das Elektrolytgleichgewicht so eingestellt, daß im Blut ein pH von 7,35–7,45 herrscht. Durch Ursachen wie Erbrechen, Durchfall, Blutverluste, → Verbrennungen, forcierte Diurese, Niereninsuffizienz, Diabetes insipidus,

- Hyperglykämie, → Ertrinken in Salz- und Süßwasser, Trinken von destilliertem Wasser, → Magenspulung, Infektionskrankheiten kann es zu einem starken Verlust oder zu Verschiebungen von Elektrolyten kommen und eine lebensbedrohliche Situationen entstehen (→ Hyperkaliamie).

Elektrotherapie im Rettungsdienst

- **Definition**
  Anwendung elektrischer Energie zur Therapie von Notfallpatienten (Herz-Kreislaufstillstand, Rhythmusstörungen [→ Reanimation, EKG bei]), z.B. → Defibrillation, externer → Herzschrittmacher, → Kardioversion, transösophagealer Herzschrittmacher.

[i] Eine Elektrotherapie wird im Rettungsdienst bei Patienten mit Herz-Kreislaufstillstand (Defibrillation von Kammerflimmern und pulsloser ventrikulärer → Tachykardie, Erwägung des Schrittmachereinsatzes bei Asystolie), mit tachykarden Herzrhythmusstörungen (→ Kardioversion von Patienten mit tachykarden Herzrhythmusstörungen und Zeichen der Instabilität), sowie mit bradykarden Herzrhythmusstörungen (externer Herzschrittmacher bei → Bradykardien mit dem Risiko der Asystolie) vorgenommen.

Elektrounfall

- **Definition**
  Unfälle, die durch Einwirkung elektrischen Stroms zu lebensbedrohlichen Störungen des Herz-Kreislaufsystems und des Nervensystems führen, sowie Haut- und Gewebeschäden hervorrufen (→ Hochspannungs- und → Niederspannungsunfall).

Encephalorrhagie

→ Blutung, intrazerebrale.

Endobronchiale Medikamentenapplikation

- **Verwandte Begriffe**
  Medikamentenapplikation, endobronchiale.

- **Definition**
  Gabe spezieller Medikamente über einen liegenden → Endotrachealtubus.

[i] Wenn in Notfällen wie einer → Reanimation eine sofortige intravenöse Medikamentenapplikation nicht möglich ist, können Substanzen wie → Adrenalin, → Lidocain, → Atropin und → Naloxon über den → Endotrachealtubus appliziert werden. Man verwendet jeweils die 2–3fache Dosierung verdünnt auf 10 ml 0,9%ige NaCl-Lösung. Die Wirkung setzt schnell ein (1,5–3 min.). Die Wirkdauer kann auf das 2–5fache verlängert sein.

Endotoxinschock

→ Schock, septisch-toxischer.

Endotrachealtubus

Definition

Kunststoffschlauch zur Sicherung der oberen Atemwege, der oro- oder nasotracheal eingeführt werden kann.

[i] Endotrachealtuben dienen der definitiven Sicherung der Atemwege. Am häufigsten kommen in der Notfallmedizin Magill-Tuben, mit oder ohne → Cuff, zur Anwendung. Kinder bis zum 6. Lebensjahr sollten mit Tubus ohne Cuff intubiert werden.

Kinder	Tubusgröße [→ Intubation, endotracheale]: Mittelglied des kindlichen Kleinfingers oder (16 + Lebensalter) : 4 = Innendurchmesser in mm, 18 + Lebensalter = Außenumfang in mm (Charière). Intubationstiefe orotracheal: 12 + Lebensalter/2.
Erwachsene	Frauen 7,5 mm, Männer 8,0 mm Innendurchmesser, wobei für große Patienten 0,5 mm mehr, für kleine Patienten 0,5 mm weniger gewählt werden. Intubationstiefe orotracheal: Frauen maximal 22 cm, Männer maximal 24 cm.

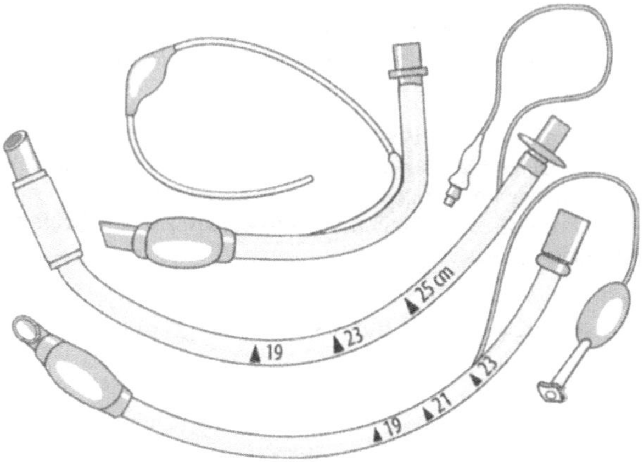

Endotrachealtuben

Endotrachealtubus nach Magill

→ Magill-Tubus.

Endotrachealtubus, Lagekontrolle des

→ Tubus, Lagekontrolle des.

Endstrombahn

→ Mikrozirkulation.

Engwinkelglaukom

→ Glaukomanfall.

Enthirnungsstarre

→ Apallisches Syndrom.

Enzephalödem

→ Hirnodem.

Enzephaloenteritis

→ Säuglingstoxikose.

EPH-Gestose

Verwandte Begriffe
Eklampsie; Präeklampsie.

Definition
In der Spätschwangerschaft auftretende arterielle Hypertonie, Proteinurie und Ödembildung mit potentieller Lebensbedrohung für Mutter und Kind.

Klinisches Bild
Eine EPH-Gestose kann zu einer Präeklampsie bzw. Eklampsie führen.
Bei der Präeklampsie treten v.a. starke Kopfschmerzen, Übelkeit und Erbrechen sowie Flimmern vor den Augen und Doppelbilder auf.
Bei der Eklampsie kommt es zusätzlich zu tonisch-klonischen Krämpfen, häufig mit Bewußtseinsverlust.

Diagnose/Befund
Typische Anamnese und klinisches Bild.

Differentialdiagnose
→ HELLP-Syndrom.

[!] **Therapie**
Symptomatische Therapie bei Störungen der → Vitalfunktionen. Präklinisch weiterhin Abschirmung von optischen und akustischen Reizen (→ Sondersignal), Magnesiumsulfat, Benzodiazepine als Antikonvulsiva, bei exzessiv erhöhten Blutdruckwerten Antihypertensiva wie Urapidil oder Dihydralazin.

Hinweis(e)
Bei einer Eklampsie besteht akute Lebensgefahr für Mutter und Kind.

Epididymitis

Verwandte Begriffe
Nebenhodenentzündung.

Definition
Entzündliche Erkrankung eines oder beider Nebenhoden.

[i] Eine Abklärung der Ursache (z.B. Veränderungen der Harnröhre, Prostataerkrankungen) muß in der Klinik erfolgen.
Cave: Abgrenzung zur → Hodentorsion oft schwierig.

Epidurales Hämatom

Verwandte Begriffe
Hämatom, epidurales; EDH; Blutung, intrakranielle.

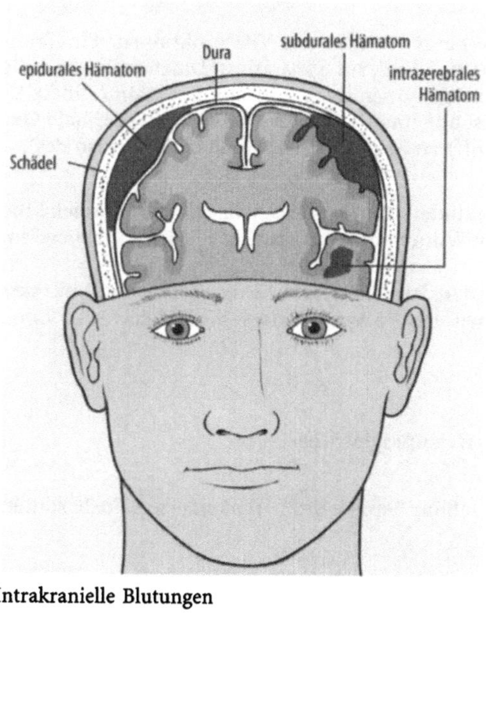

Intrakranielle Blutungen

Definition
Traumatisch bedingte, in der Regel arterielle Einblutung zwischen Dura mater und Schädelkalotte. Ein EDH tritt häufig auf, wenn die Linie einer Schädelfraktur eine Meningealarterie (z.B. Arteria meningea media) kreuzt.

Klinisches Bild
Häufig primär Bewußtlosigkeit, Kopfschmerzen, Schwindel, Unruhe und Wesensveränderungen, neurologische Symptome wie Halbseitensymptomatik [→ Apoplexia cerebri], progrediente → Bewußtseinsstorung bis zur Bewußtlosigkeit, Atemstörungen im Rahmen einer → Hirndrucksteigerung, Veränderungen der Pupillomotorik und Pupillengröße.

Diagnose/Befund
Typische Traumaanamnese und klinisches Bild. Die Diagnose kann nur durch ein Computertomogramm des Schädels gesichert werden.

Differentialdiagnose
Andere intrakranielle Blutungen nach Trauma (z.B. SDH [→ Subdurales Hamatom], → Subarachnoidalblutung).

[!] **Therapie**
Symptomatische Therapie bei Störungen der Vitalfunktionen. Ein Transport in eine neurochirurgische Klinik zur apparativen Diagnostik (cranielles Computertomogramm) und ggf. operativen Entlastung ist immer indiziert. Bei beatmeten Patienten ist auf eine → Normoventilation und optimale Oxygenierung (100 % Sauerstoff) zu achten (s. → Hirndruck, Steigerung des).

Hinweis(e)
Cave: Säuglinge und Kleinkinder können durch isolierte intrakranielle Blutungen in einen schweren Volumenmangelschock (→ Schock, hypovolämischer) kommen.
Besonders bei alkoholisierten Patienten besteht die Gefahr eine intrakranielle Blutung zu übersehen, da die Symptomatik verschleiert sein kann.

Epiglottitis

Verwandte Begriffe
Laryngitis, akute obstruktive supraglottische.

Definition
Akuter entzündlicher Prozeß im Bereich des Larynxeingangs, insbesondere der Epiglottis.

Klinisches Bild
Anamnestisch in der Regel bakterieller – meist durch Haemophilus influencae Typ B – Infekt der oberen Luftwege; eine kurze Krankheitsdauer von sechs bis acht Stunden ist typisch. Hohes Fieber von 39 – 40°C besteht regelmäßig mit Halsschmerzen, Schluckbeschwerden, starkem Speichelfluß und einer kloßigen Sprache. Bei den Patienten imponieren der schwerkranke Ge-

samteindruck, die sitzende Körperhaltung mit vorgeschobenem Unterkiefer sowie parasternale Einziehungen. Die Dyspnoe entwickelt sich – insbesondere bei Kleinkindern – häufig foudroyant zusammen mit v.a. inspiratorischem → Stridor und → Zyanose.

Diagnose/Befund
Das typische Prädilektionsalter entspricht dem Kleinkind- bis Schulkindalter (2 – 6 Jahre); zum Teil sind auch Erwachsene betroffen.

Differentialdiagnose
Pseudokrupp (→ Krupp-Syndrom), → Glottisodem.

[!] Therapie
Schon bei Verdacht Antibiose (z.B. Ampicillin). Bei Dyspnoe Sauerstoffgabe (über vorgehaltene Maske / Beatmungsbeutel mit Reservoir) mit hohem O_2-Flow; vorsichtige Sedierung mit z.B. Diazepam, für pädiatrische Patienten auch rektal. Steroide wie Dexamethason als Antiphlogistika wegen Herabsetzung der Immunanwort umstritten, ggf. Adrenalin als Dosieraerosol zur Vasokonstriktion und Ödemprophylaxe. Bei anhaltender → Hypoxie assistierte Maskenbeatmung ohne Oro- oder Nasotrachealtuben [→ Endotrachealtubus].

Hinweis(e)
Jegliche Manipulationen im Rachenbereich (z.B. Untersuchung mit Zungenspatel) sind kontraindiziert. Eine endotracheale Intubation ist häufig zu vermeiden und darf nur vom sehr Erfahrenen unter optimalen Voraussetzungen (z.B. fiberoptische Intubation am spontan atmenden Patienten in Sedierung mit Lokalanästhesie) vorgenommen werden. Notfallmäßige Intubationsversuche nur bei Apnoe und nicht durchführbarer Maskenbeatmung. Als Ultima ratio → Koniotomie oder (v.a. bei Kindern) perkutane transtracheale Kanülierung (→ Koniotomie). Ein venöser Zugang kann durch Aufregung und Schreien des Patienten zu einer klinischen Verschlechterung führen. Die Indikation ist deswegen streng zu stellen.

Prognose
Die Mortalität einer unbehandelten Epiglottitis beträgt bis zu 50%.

Epilepsie

→ Krampfanfall, generalisierter.

Epinephrin

→ Adrenalin.

Episiotomie

Verwandte Begriffe
Dammschnitt; Scheidendammschnitt.

Definition
Chirurgischer Einschnitt am weichen Geburtskanal zur Vermeidung eines → Dammrisses.

i

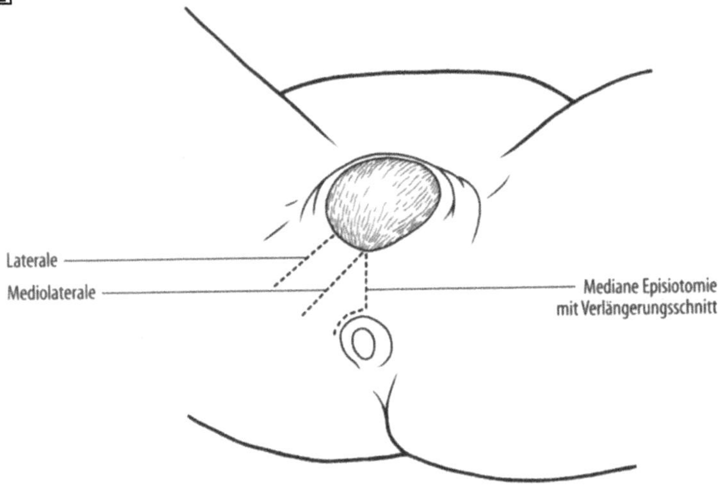

Schnittführung beim Anlegen der medianen, mediolateralen und lateralen Episiotomie. Die mediane Episiotomie ist vorzuziehen.

Epistaxis

Verwandte Begriffe
Nasenbluten.

Definition
Meist harmlose, durch lokale Schädigung oder als Begleiterscheinung einer Allgemeinerkrankung auftretende Blutung aus der Nase.

Klinisches Bild
Akut einsetzende, in der Regel einseitige Blutung aus der Nase. Schwere und lang anhaltende Blutungen können zu einem Volumenmangelschock (→ Schock, hypovolamischer) führen. Als Ursache können habituelle Blutungen bei Erweiterung des Locus Kiesselbachii, Nasenseptumfrakturen, Schädelbasisfrakturen, Polypen, maligne Tumoren, Kreislauferkrankungen wie arterielle → Hypertonie sowie hämorrhagische Diathese zugrunde liegen.

Diagnose/Befund
Typische Anamnese und klinisches Bild.

[!] **Therapie**
Nach Möglichkeit kausale Therapie wie Senkung arterieller Hypertonie. Körperliche Ruhe und sitzende Körperhaltung mit kalten Umschlägen oder Eiskrawatte im Nacken, sofern Patient nicht im Schock. Äußere Kompression des Locus Kiesselbachii über 10 min, Einlegen eines mit Adrenalin (Lösung 1:10) getränkten Tupfers zur Vasokonstriktion, bei Erfolglosigkeit → Bellocq-Tamponade oder Einlage zweier geblockter Blasenkatheter.

Erbrechen, induziertes

Definition
Auslösen von Erbrechen zur primären Giftelimination bei oral aufgenommenen Giften.

[i] Im Vordergrund der Therapie von Intoxikationen steht die enterale Verabreichung von medizinischer Kohle. Das Auslösen von Erbrechen ist bei bewußtseinsklaren Patienten dann indiziert, wenn die Gabe von Kohle nicht möglich ist oder mit schweren bzw. lebensbedrohlichen Intoxikationen gerechnet werden muß. Hierzu sollte man mit der zuständigen → Giftinformationszentrale Kontakt aufnehmen. Zum Auslösen von Erbrechen kann Ipecacuanhasirup verwendet werden. Auch eine mechanische Reizung der Rachenhinterwand ist möglich. Apomorphin gilt als obsolet, ebenso die Verwendung von Kochsalzlösungen (speziell bei Kindern).
Bei Säuglingen und Kleinkindern, bewußtseinsgestörten Patienten, Verätzungen, Vergiftungen mit schäumenden Substanzen, Lampenöl und organischen Lösungsmitteln ist das Auslösen von Erbrechen kontraindiziert.

ERC

→ European Resuscitation Council.

Erfrierungen

Definition
Lokale Gewebeschädigung (meist an den Akren) durch direkte Kälteeinwirkung.

Klinisches Bild
Differenzierung zwischen drei Schweregraden:
1. Grad I: Blässe, Rötung, Schwellung, Schmerz
2. Grad II: Blasenbildung, starker Schmerz
3. Grad III: Hautnekrosen, Mumifikation oder Blutblasen, keine Schmerzen

Diagnose/Befund
Nach klinischem Bild.

Differentialdiagnose
Meist eindeutige Anamnese.

[!] **Therapie**
Akut: steriler Verband, Polsterung der betroffenen Extremität, Analgetika, wärmeerhaltende Maßnahmen.

Hinweis(e)
Bei lokalen Erfrierungen immer auch an Unterkühlung [→ Hypothermie] des Patienten denken.

Prognose
Grad I und II heilen meist spontan ab.
Grad III häufig Amputation oder Nekrotomie mit Defektheilung.

Erfüllungsgehilfe

Definition
Der → Rettungsassistent/→ Rettungssanitäter erfüllt den Behandlungsauftrag, den die jeweilige Rettungsorganisation vertraglich mit dem Patienten geschlossen hat.

Ergebnisqualität

Definition
Beurteilungskriterium für die Qualität einer Therapie unter Berücksichtigung der Therapieergebnisse (Effektivität). Das Ergebnis wird auch in Relation zum Aufwand bewertet (Effizienz).
Ergebnisqualität steht in direktem Zusammenhang mit → Struktur- und → Prozeßqualitat.

Erkrankungen, meldepflichtige

Definition
Erkrankungen, die nach dem → Bundesseuchengesetz meldepflichtig sind.

[i] § 3 des Bundesseuchengesetzes regelt die Meldepflicht von Infektionskrankheiten. Sowohl der Krankheitsverdacht bzw. die Erkrankung, als auch der Tod können je nach Art der Erkrankung meldepflichtig sein. Hierzu zählen u.a. Geschlechtskrankheiten, Cholera, Salmonellosen, Typhus, Tollwut und Poliomyelitis.

Erregung, kreisende

Verwandte Begriffe
Re-entry-Mechanismus.

Definition
Auslösung lebensbedrohlicher → tachykarder Herzrhythmusstorungen durch Wiedereintritt von Impulsen in bereits erregte, aufgrund verkürzter Refraktärzeit jedoch wieder erregbare Herzmuskelzellen.

[i] Infolge chronischer oder akuter Schädigungen des Herzmuskelgewebes kann es im betroffenen Areal zu verkürzten Refraktärzeiten mit der Gefahr des Wiedereintritts von Erregungen kommen. Dieser Mechanismus wird als kreisende Erregung bzw. Re-entry-Mechanismus bezeichnet. Er gilt als Auslöser für lebensbedrohliche Tachykardien, wie z.B. Kammerflimmern [→ Reanimation, EKG bei] und ventrikuläre Tachykardien [→ Rhythmusstorungen, ventrikulare].

Erregungsbildungsstörungen

Definition
Beeinträchtigung der Impulsbildung in den kardialen Erregungsbildungszentren (Sinusknoten [→ Reizleitungssystem des Herzens] und Ersatzzentren).

Erregungsleitungsstörungen

Definition
Beeinträchtigung der Weiterleitung von Impulsen im elektrischen Leitungssystem des Herzens (His-Bündel [→ Reizleitungssystem des Herzens], Tawaraschenkel [→ Reizleitungssystem des Herzens], Purkinjefasern [→ Reizleitungssystem des Herzens]).

Erregungsleitungssystem des Herzens

→ Reizleitungssystem des Herzens.

Erregungszustand, akuter

Verwandte Begriffe
Agitation; Aggressivität.

Definition
Willentlich nicht mehr kontrollierbare psychomotorische Hyperaktivität, die eine Eigen- sowie Fremdgefährdung [→ Zwangseinweisung] nicht ausschließt.

Klinisches Bild
Die Patienten wirken gereizt, angriffslustig und zeigen häufig eine herabgesetze Temperatur- und Schmerzempfindung. Zum Teil leiden sie unter Wahnvorstellungen.

Diagnose/Befund
Häufig liegt eine psychiatrische Erkrankung oder ein Alkohol-, Drogen- bzw. Medikamentenmißbrauch vor.

Differentialdiagnose
Entzugssyndrome, → Hypoglykamie.

[!] **Therapie**
Versuch der verbalen Beruhigung des Patienten, bei Erfolglosigkeit Versuch der Venenpunktion und pharmakologischen Ruhigstellung (Benzodiazepine bei angsthafter Färbung, Neuroleptika wie Haloperidol bei agitierten Patienten).

Hinweis(e)
Cave: Körperliche Gewalt – außer in Notwehr – darf nur durch die Exekutive angewendet werden (Freiheitsberaubung, → Zwangseinweisung).

Erstdefibrillation

→ Fruhdefibrillation.

Erste Hilfe

Definition
Durchführung lebensrettender → Sofortmaßnahmen durch einen Laien/Ersthelfer mit dem Ziel, eine verletzte Person vor zusätzlichen Schädigungen und Gefahren zu bewahren.

[i] Erste Hilfe wird im Rahmen der → Rettungskette geleistet und beinhaltet neben den Sofortmaßnahmen das frühzeitige Absetzen des Notrufes, die Schmerzlinderung durch sachgerechte → Lagerung und die Betreuung des Patienten bis zum Eintreffen des Rettungsdienstes und/oder → Notarztes.
Nach § 323c Strafgesetzbuch (unterlassene Hilfeleistung) ist jeder Mensch, nach § 34 Straßenverkehrsordnung jeder Unfallbeteiligte zur Hilfeleistung verpflichtet.

Erstickung

Verwandte Begriffe
Suffocatio.

Definition
Tod infolge Sauerstoffmangel (→ Hypoxie).

[i] Man unterscheidet:
1. äußere Erstickung (→ Verlegung der Atemwege, z.B. durch Fremdkörper)
2. innere Erstickung (Unfähigkeit der Erythrozyten, Sauerstoff aufzunehmen, zu transportieren oder an die Gewebe abzugeben, z.B. infolge → Kohlenmonoxidintoxikation)

Erstversorgung des Neugeborenen

→ Neugeborenen-Erstversorgung.

Ertrinken

→ Ertrinkungsunfall.

Ertrinken in Salzwasser

Verwandte Begriffe
Salzwasserertrinken.

Definition
Tod infolge → Hypoxie nach Submersion in salzhaltigen (>0,9% Salzgehalt) Flüssigkeiten.

[i] Salzwasser hat im Vergleich zu Blut einen höheren osmotischen Druck. Dieser führt nach der → Aspiration von Salzwasser zur Diffusion von Flüssigkeit aus dem pulmonalen Kreislauf in die Alveolen. Die Patienten zeigen typischerweise ein Lungenödem, eine Hypovolämie mit Hämokonzentation und Hypotension. Diese Veränderungen des Blutvolumens und seiner Elektrolytkonzentration sind jedoch in der präklinischen Therapie ohne praktische Relevanz.

Ertrinken in Süßwasser

Verwandte Begriffe
Süßwasserertrinken.

Definition
Tod infolge → Hypoxie nach Submersion in Süßwasser.

[i] Süßwasser hat im Vergleich zu Blut einen niedrigeren osmotischen Druck. Dieser führt nach der → Aspiration von Süßwasser zu einer Diffusion von Flüssigkeit aus den Alveolen in den pulmonalen Kreislauf. Die Patienten zeigen typischerweise eine Hypervolämie mit Hämolyse (*cave:* Hyperkaliämie und Kammerflimmern).
Diese Veränderungen des Blutvolumens und seiner Elektrolytkonzentration sind jedoch in der präklinischen Therapie ohne praktische Relevanz.

Ertrinken, feuchtes

Verwandte Begriffe
Ertrinken, nasses; nasses Ertrinken; feuchtes Ertrinken.

Definition
Tod infolge → Hypoxie nach Submersion in Flüssigkeiten mit → Aspiration.

Beim feuchten Ertrinken bleibt ein Laryngospasmus aus bzw. löst sich und es kommt zur → Aspiration von Flüssigkeit. Infolge der Durchmischung des Aspirats mit Luft in den Atemwegen kommt es zu einer Schaumbildung, die den Gasaustausch weiter behindert.

Ertrinken, nasses

→ Ertrinken, feuchtes.

Ertrinken, sekundäres

Verwandte Begriffe
Sekundäres Ertrinken.

Definition
Tod infolge → Hypoxie nach Submersion in Flüssigkeiten aufgrund eines damit nicht in Zusammenhang stehenden Ereignisses wie Intoxikation [→ Vergiftung], Ohnmacht [→ Kollaps], → Krampfanfall oder → Myokardinfarkt.

Im allgemeinen Sprachgebrauch werden fälschlich auch Probleme der Atemfunktion, wie ein Lungenödem oder ein ARDS nach erfolgreicher Wiederbelebung eines beinahe Ertrunkenen als „sekundäres Ertrinken“ bezeichnet.

Ertrinken, trockenes

Verwandte Begriffe
Atemlähmung, reflektorische; Trockenes Ertrinken.

Definition
Tod infolge → Hypoxie nach Submersion in Flüssigkeiten, ohne diese jedoch zu aspirieren.

Das Eindringen von Flüssigkeit in den Oro- und Nasopharynx führt zu einem Laryngospasmus, sodaß diese Patienten keine Flüssigkeit aspirieren.

Ertrinkungsunfall

Verwandte Begriffe
Beinaheertrinken; Ertrinken; Near Drowning; Drowning.

Definition
Ein Beinaheertrinken liegt dann vor, wenn der Patient gerettet und primär erfolgreich wiederbelebt werden kann. Im Gegensatz dazu versteht man unter Ertrinken den Tod infolge Submersion in Flüssigkeiten.

Klinisches Bild
Typische Anamnese, häufig nach Rettung durch Laien aus Gewässern.

Diagnose/Befund

1. → Ertrinken in Sußwasser
2. → Ertrinken in Salzwasser

Differentialdiagnose

In der Regel eindeutige Diagnose.
Bei Ertrinkungsunfällen nach Sprung in Gewässer ist auf Begleitverletzungen, insbesondere der HWS, zu achten.
Bei Kindern bis zum Schulkindalter liegt in der Regel ein reiner Ertrinkungsunfall vor, bei erwachsenen Patienten (Schwimmer) hingegen häufig ein → sekundares Ertrinken. Hier ist auf begleitende internistische oder neurologische Erkrankungen zu achten.

E

[!] **Therapie**

Symptomatische Therapie von Störungen der → Vitalfunktionen. Obligat Sauerstoffgabe und großzügige Indikation zur → Intubation und kontrollierten Ventilation (IPPV = → Intermittent Positive Pressure Ventilation) mit PEEP (= → Positiv endexspiratorischer Druck), anschließend endobronchiales Absaugen und Einführen einer Magensonde. Der Versuch des Entfernens der Flüssigkeit aus den oberen Atemwegen durch Lagerungsmaßnahmen oder Thoraxkompressionen gilt als obsolet.
Ab einer Körperkerntemperatur von unter 30°C besteht die Gefahr des Kammerflimmerns [→ Reanimation, EKG bei], bei dem eine Defibrillation häufig wirkungslos bleibt. Bei diesen stark hypothermen Patienten ist besonders auf eine vorsichtige Rettung zu achten, um nicht noch kaltes Körperschalenblut in Richtung Körperkern zu befördern (Bergungstod, → Hypothermie).

Prognose

Cave: Bei einem Patienten, bei dem keine sicheren Todeszeichen vorliegen, dürfen Reanimationsmaßnahmen nicht abgebrochen werden, so lange dieser nicht eine normale Körperkerntemperatur aufweist. Hypotherme Patienten weisen eine erheblich größere Toleranz in Bezug auf hypoxische Hirnschäden auf. Zur raschen Wiedererwärmung ist ein Transport unter Reanimation in eine qualifizierte Klinik, n. Mgl. mit Kardiochirurgie zur Wiedererwärmung unter extrakorporaler Zirkulation, zu erwägen.

Esmarch-Heiberg-Handgriff

Verwandte Begriffe

Heiberg-Esmarch-Handgriff, Esmarch-Handgriff..

Definition

Handgriff zum Öffnen des Mundes und Freimachen/Freihalten der → Atemwege.

[i] Vom Kopf kommend Unterkiefer rechts und links umfassen und nach oben vorne ziehen (Daumen am Kinn, Zeigefinger unter dem Kieferwinkel). Untere Zahnreihe wird dabei vor die obere geschoben und die zurückgefallene Zunge wird angehoben.

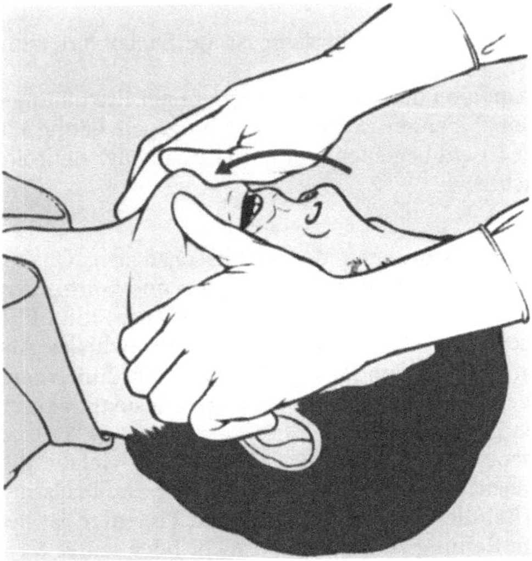

Esmarch-Heiberg-Handgriff

Esmolol

- **Zubereitungen**
  Z.B. Brevibloc®. 10 ml enth. 100 mg bzw. 2,5 g (Konzentrat).

- **Wirkungen**
  β-Rezeptorenblocker mit vorwiegender β1-Rezeptorenwirkung: negativ inotrop, bathmotrop, chronotrop und dromotrop.

- **Pharmakologische Daten**
  Wirkungseintritt sofort. Wirkdauer kurz. E-HWZ 20 min.

- **Anwendungsgebiete**
  Supraventrikuläre Tachykardie, Sinustachykardie.

- **Dosierung & Art der Anwendung**
  Bolus von 0,5 mg/kgKG i.v., ggf. Wiederholung bis max. 50–100 mg Gesamtmenge, danach als Erhaltungsdosis 0,05–0,2 mg/kgKG/min. über Spritzenpumpe.

- **Unerwünschte Wirkungen**
  Bronchospasmus, Blutdruckabfall, Bradykardie, Synkope, Lungenödem.
- **Gegenanzeigen/Anwendungsbeschränkungen**
  AV-Block II° oder III°, Bradykardie, Schock, → Asthma bronchiale, Diabetes, Herzinsuffizienz, Therapie mit MAO-Hemmern.
- **Wechselwirkungen**
  Kalziumantagonisten: Verstärkung der kardiodepressiven Wirkung;
  Antihypertensiva, Narkotika, Sedativa: Verstärkung der blutdrucksenkenden Wirkung;
  Clonidin, Fentanyl, Herzglykoside: Gefahr der Bradykardie.

Esophago Tracheal Combitube

→ Kombitubus®, oesophagotrachealer.

ETC

→ Kombitubus®, oesophagotrachealer.

Ethanol, Vergiftung mit

→ Alkohol, Vergiftung mit.

Ethanolintoxikation

→ Alkohol, Vergiftung mit.

Ethanolvergiftung

→ Alkohol, Vergiftung mit.

Etilefrin

- **Zubereitungen**
  Z.B. Effortil®. 1 Amp. à 1 ml enth. 10 mg.
- **Wirkungen**
  Überwiegend $\beta 1$-Rezeptorenstimulation, aber auch Stimulation von α- und β_2-Rezeptoren.
- **Pharmakologische Daten**
  Wirkungseintritt 30–60 sec. Wirkungsdauer 30–60 min. E-HWZ 2–3 min.
- **Anwendungsgebiete**
  Hypotonie, orthostatische Dysregulation.
- **Dosierung & Art der Anwendung**
  2–10 mg i.v. (1:10 mit NaCl 0.9% verdünnen), langsam auftitrieren.

Unerwünschte Wirkungen
Tachykardie, pektanginöse Beschwerden, ventrikuläre → Rhythmusstorungen, Unruhe, Schwitzen, Tremor.

Gegenanzeigen/Anwendungsbeschränkungen
Klappenstenosen, hypertroph-obstruktive Kardiomyopathie, KHK, Herzinfarkt, Hypertonie, strenge Indikationsstellung in Schwangerschaft und Stillzeit, Engwinkelglaukom.

Wechselwirkungen
Herzglykoside: Herzrhythmusstörungen (→ Rhythmusstorungen); α- oder β-Rezeptorenblocker: Hypertonie/Hypotonie, Bradykardie;
MAO-Hemmer, Reserpin, trizyklische Antidepressiva, Antihistaminika, Sympathomimetika, Schilddrüsenhormone, Guanethidin: Verstärkung der sympathomimetischen Wirkung.

Etomidate

Zubereitungen
Z.B. Hypnomidate®. 1 Amp. à 10 ml enth. 20 mg.

Wirkungen
Wirkt dämpfend auf die Formatio reticularis durch GABA-mimetischen Effekt. Schlafinduktion, Bewußtlosigkeit.

Pharmakologische Daten
Wirkungseintritt 30–60 sec. Wirkungsdauer 3–5 min. E-HWZ 45–75 min.

Anwendungsgebiete
Kurz wirksames Narkotikum zur Narkoseeinleitung und Kardioversion (nicht als Monoanästhetikum zu verwenden).

Dosierung & Art der Anwendung
0,1–0,3 mg/kgKG i.v.; Wiederholungsdosis: 0,1 mg/kgKG i.v.

Unerwünschte Wirkungen
Venenreizung, Myoklonien besonders am M. Masseter, dosisabhängige Atemdepression.

Gegenanzeigen/Anwendungsbeschränkungen
Allergie gegen Etomidate, Überempfindlichkeit gegen Fettemulsion (z.B. Etomidat Lipuro®), strenge Indikationsstellung in Schwangerschaft und Stillzeit, sowie bei Säuglingen und Kindern <6 Monaten.

Wechselwirkungen
Sedativa, Opiate, Neuroleptika: Wirkungsverstärkung.

Hinweis(e)
Bei Anwendung muß immer die Möglichkeit einer künstlichen Beatmung gegeben sein. Etomidate hat keine analgetische Wirkung, es muß ggf. mit einem Analgetikum kombiniert werden. Durch Venenreizung kann es zu einem Injektionsschmerz kommen. Im Vergleich mit anderen zur Verfügung stehenden Hypnotika zeichnet sich Etomidate durch eine geringere kardiodepressive Wirkung aus.

EtpCO$_2$

→ Kohlendioxidpartialdruck, endexspiratorischer.

EU

→ Extrauteringraviditat.

European Resuscitation Council

Verwandte Begriffe
ERC.

Definition
Europäische interdisziplinäre Vereinigung für Notfall- und Rettungsmedizin.

Exsikkose

Verwandte Begriffe
Dehydratation.

Definition
Austrocknung des Körpers durch Verlust von Gesamtkörperwasser (→ Dehydratation).

Exspiratorischer Stridor

→ Stridor, exspiratorischer.

Extasy

→ Amphetamine, Vergiftung mit.

Extensionsschiene

Verwandte Begriffe
Braun-Schiene; Kirschner-Schiene; Krapp-Schiene.

Definition
Bein- oder Armlagerungsschiene zur Extensionsbehandlung von → Frakturen.

[i] Die betroffene Extremität wird unter Dauerzug (Extension) in Richtung der Längsachse auf eine Schiene gelagert, um eine Schmerzlinderung nach Frakturen bzw. → Repositionen zu erzielen. Die Extension erfolgt im Notfall manuell, oder in der Klinik mittels Bohrdrahtfixation und Gewichten.

Extrasystolen

Definition
Zusätzliche im EKG einfallende Erregungen, ausgelöst durch ektope Reizbildungszentren.

[i] Man unterscheidet nach dem Entstehungsort supraventrikuläre Extrasystolen (sVES; Entstehungsort Sinusknoten, Vorhof oder AV-Knoten) und ventrikuläre Extrasystolen (VES; Entstehungsort Ventrikel).
Bei sVES handelt es sich meist um frühzeitig einfallende Impulse mit nachfolgender kompensatorischer Pause. Die sVES sind durch schmale QRS-Komplexe gekennzeichnet (<0,1 sec). VES zeigen sich als verbreiterte Kammerkomplexe. Sie werden nach der → Lown-Klassifikation (monotop, polytop, → Bigeminus, Couplets, Salven, R-auf-T-Phänomen) eingeteilt.
Von besonderer Bedeutung ist das R-auf-T-Phänomen. Hier besteht die Gefahr der Auslösung von lebensbedrohlichem Kammerflimmern oder ventrikulärer Tachykardie:

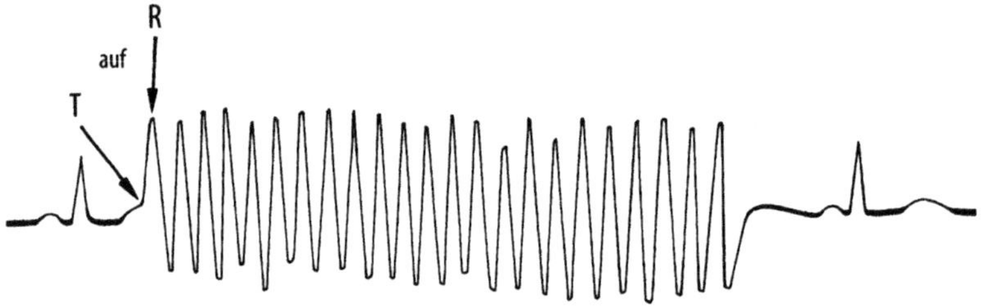

R-auf-T-Phänomen mit nachfolgender lebensbedrohlicher Tachykardie

Extrauteringravidität

Verwandte Begriffe
EU; Bauchhöhlenschwangerschaft; Eileiterschwangerschaft; Ovarialgravidität; Tubargravidität; Schwangerschaft, ektope; Graviditatis extrauterinum.

Definition
Schwangerschaft mit Nidation des Eies außerhalb der Gebärmutter.

Klinisches Bild
Die Notfallsituation ergibt sich aus einer intraabdominellen Blutung [→ Blutung, intraabdominell], z.B. in Folge einer Tubarruptur oder eines Tubarabortes mit Ausstoßung des Eies in die Bauchhöhle.
Akut einsetzende starken Schmerzen im Mittel- bis Unterbauch, akuter schwerster Rupturschmerz, diffuse → Abwehrspannung mit Druckschmerzhaftigkeit, Volumenmangelschock [→ Schock, hypovolämischer].

Diagnose/Befund
Typische Anamnese (Ausbleiben der Regel oder verspätet einsetzender Blutung) bei meist jungen Frauen.

Differentialdiagnose
Akutes Abdomen, Frühabort.

[!] **Therapie**
Symptomatische Therapie bei Störungen der Vitalfunktionen, gynäkologische Diagnostik und Therapie in Frauenklinik.

Extremitätentrauma

Verwandte Begriffe
Extremitätenverletzung.

Definition
Isolierte Verletzung von Armen oder Beinen oder Begleitverletzung der Extremitäten im Rahmen eines Polytraumas.

[i] Bei Extremitätenverletzungen können Schäden an Haut- und Weichteilen, Nerven, Gefäßen, Knochen (z.B. → Frakturen) sowie Gelenken (→ Distorsionen, → Luxationen) auftreten.

Extremitätenverletzung

→ Extremitätentrauma.

Extubation, akzidentielle

Verwandte Begriffe
Akzidentielle Extubation.

Definition
Die versehentliche Entfernung des → Endotrachealtubus aus der Trachea.

[i] Zur Vermeidung einer akzidentiellen Extubation muß der Tubus sicher in seiner Position durch Mullbinde, Pflaster oder spezielle Tubusfixierung [→ Intubation, endotracheale] gehalten werden. Ein geblockter Cuff ist – entgegen häufiger Meinung – keine Fixierung.

Fachkunde Rettungsdienst

Verwandte Begriffe
Fachkundenachweis Rettungsdienst; FKN, Zusatzbezeichnung Notfallmedizin.

Definition
Qualifikationsvoraussetzung für Ärzte, die eine notärztliche Tätigkeit im Rettungsdienst ausüben.

[i] Voraussetzungen für den Fachkundenachweis Rettungsdienst sind in den Bundesländern nicht einheitlich geregelt. Nachzuweisen sind in der Regel:

1. 1,5–2 Jahre klinische Tätigkeit.
2. Intubationen, periphere und zentrale Venenpunktionen, → Thoraxdrainagen und → Reanimationen.
3. 80 Stunden Kurs über allgemeine und spezielle Notfallbehandlung.

Fachkundenachweis Rettungsdienst

→ Fachkunde Rettungsdienst.

Fahrzeugbesetzung im RD

Definition
Personelle Besetzung der unterschiedlichen Rettungsmittel.

[i] Die Qualifikation der Fahrzeugbesatzung (Fahrer/Beifahrer) ist in den Bundesländern nicht einheitlich geregelt und in den jeweiligen Rettungsdienstgesetzen der Länder verankert.

- Beispiel Rheinland-Pfalz (Fahrer/Beifahrer):
- KTW: Rettungshelfer/Rettungssanitäter
- RTW: Rettungssanitäter/Rettungsassistent
- NAW: Rettungsassistent/Rettungsassistent
- NEF: Rettungssanitäter
- RTH: Rettungsassistent

Fallsucht

→ Krampfanfall, generalisierter.

Fehlgeburt

→ Abort.

Femoralispuls

Verwandte Begriffe
Leistenpuls; Arteria femoralis Puls.

Definition
Der distal des Leistenbandes tastbare Puls der Arteria femoralis.

[i] Die Arteria femoralis ist die Fortsetzung der Arteria iliaca externa und befindet sich distal des Leistenbandes, etwa in der Mitte der Verbindungslinie zwischen Crista iliaca anterior superior und Symphyse. Da es sich um ein zentrales Gefäß handelt, ist der Femoralispuls auch im Schock noch tastbar.

Fenoterol

Zubereitungen
Z.B. 1. Partusisten®. 1 Amp. à 10 ml enth. 0,5 mg.
Z.B. 2. Berotec®. 200 Inhalationslösung, Einzeldosis à 0,2 mg.

Wirkungen
→ β-Rezeptor Stimulation an Bronchien und Uterus.

Pharmakologische Daten
E-HWZ 3 h.

Anwendungsgebiete
1. Tokolyse, z.B. bei Geburtskomplikationen (durch i.v. Präparat)
2. akute Obstruktion der oberen Atemwege

Dosierung & Art der Anwendung
1. 10 μg als Einzeldosis i.v.; 0,5–3,0 μg/min kontinuierlich über Spritzenpumpe.
2. 1–2 Hübe zu je 0,2 mg, je nach Wirkung nach 5 min ein weiterer Hub möglich, Tageshöchstdosis: 12 Hübe.

Unerwünschte Wirkungen
Tachykardie, Unruhe und Tremor, Hypotonie, Herzrhythmusstörungen, Angina pectoris.

Gegenanzeigen/Anwendungsbeschränkungen
Frischer Herzinfarkt, Tachykardie, Arrhythmien, schwere Leber- und Nierenerkrankung.

Wechselwirkungen
Sympathomimetika: Wirkungsverstärkung;
β-Rezeptorenblocker: Wirkungsverlust;
Fentanyl, Droperidol: Verstärkung der peripheren Vasodilatation;
Xanthinderivate, trizyklische Antidepressiva, Sympathomimetika: Verstärkung der kardialen Nebenwirkungen.

Fentanyl

Zubereitungen
Z.B. Fentanyl-Janssen®. 1 Amp. à 2/10 ml enth. 0,1/0,5 mg.

Wirkungen
Zentral wirkendes Narkotikum, Opioid, reiner μ-Agonist.

Pharmakologische Daten
Wirkungsdauer hypnotisch 10 min., analgetisch 20–30 min., Atemdepression über 60–90 min. Wirkungsmaximum: 5–10 min. E-HWZ 2–4 h.

Anwendungsgebiete
Kombinationsanästhesie und schwere Schmerzzustände (Btm-pflichtig).

Dosierung & Art der Anwendung
Narkoseeinleitung: 5–8 μg/kgKG i.v.; Repetitionsdosis: 1–3 μg/kgKG i.v.; Analgesie: max. 1,5 μg/kgKG i.v..

Unerwünschte Wirkungen
Atemdepression bis Atemstillstand, Muskelrigidität, Histaminausschüttung, Blutdruckabfall, Bronchokonstriktion, Bradykardie, Miosis, Übelkeit, Erbrechen, Kopfschmerzen.

Gegenanzeigen/Anwendungsbeschränkungen
Fehlende Intubations- und Beatmungsmöglichkeit, → Asthma bronchiale, Koliken.

Wechselwirkungen
Alkohol, zentraldämpfende Pharmaka: Wirkungsverstärkung;
Midazolam: Blutdruckabfälle.

Fettembolie

Definition
Einschwemmung von Fetttröpfchen in die Blutbahn bzw. Aggregatbildung aus Blutfetten; häufig einige Tage nach Frakturen der großen Röhrenknochen oder des Beckens.

Feuchtes Ertrinken

→ Ertrinken, feuchtes.

Fibrinolyse

Verwandte Begriffe
Lysetherapie.

Definition
Medikamentös induzierter Abbau von im Körper zur Blutgerinnung gebildetem Fibrin, um Blutgerinsel aufzulösen.

[i] Die Lysetherapie wird hauptsächlich beim akuten → Myokardinfarkt und in Einzelfällen auch bei einer → Lungenembolie eingesetzt (Rescue-Lyse). Der Beginn sollte in den ersten 4–6 h nach dem Ereignis erfolgen. Relative und

absolute Kontraindikationen für eine Lysetherapie sind Allergie auf Fibrinolytika, Blutungsneigung, schlecht eingestellter Hypertonus, lange (>10 min.) oder traumatische CPR, intrakranielle Aneurysmata, Schwangerschaft, Dialysepflichtigkeit, traumatisierte Patienten, Operation innerhalb der letzten 6 Wochen, Ulcusleiden innerhalb der letzten 6 Monate, → Apoplexia cerebri innerhalb der letzten 6 Monate, i.m. Injektion in den letzten 10 Tagen.

Fibrinolytika

Definition
Medikamente, die den Abbau von Fibrin im Organismus aktivieren (siehe → Streptokinase, → Urokinase, → Fibrinolyse).

F

Fieberkrampf

Definition
In der Regel generalisierter, tonisch-klonischer Krampfanfall im Säuglings- und Kleinkindalter (meist 1. bis 4. Lebensjahr), der durch hohes Fieber verursacht wird.

Klinisches Bild
Krampfanfall mit einer Dauer von 10–15 min; die Körpertemperatur ist meist deutlich über 39°C erhöht.

Diagnose/Befund
Typische Infektanamnese und klinisches Bild.

Differentialdiagnose
SHT (z.B. EDH [→ Epidurales Hamatom]), Hirntumore, Krampfleiden (z.B. Epilepsie), Stoffwechselerkrankungen (z.B. → Hypoglykämie).

[!] **Therapie**
Fiebersenkung durch physikalische (Wadenwickel) und pharmakologische Maßnahmen (Paracetamol), Antikonvulsiva (z.B. Diazepam Rektiole). Bei Kindern, bei denen anamnestisch Fieberkrämpfe bekannt sind, wird die Therapie häufig bereits durch die Eltern vorgenommen.

FKN

→ Fachkunde Rettungsdienst.

Flecainid

Zubereitungen
Z.B. Tambocor®. 1 Amp. à 5 ml enth. 50 mg.

Wirkungen
Antiarrhythmisch mit Wirkung auf Vorhöfe, Ventrikel und AV-Knoten.

Pharmakologische Daten
E-HWZ 20 h.

Anwendungsgebiete
Ventrikuläre und supraventrikuläre tachykarde → Rhythmusstorungen.

Dosierung & Art der Anwendung
1 mg/kgKG langsam (mindestens 5 min.) i.v. Wenn keine Kontraindikationen, dann Wiederholungsdosis nach 20 min. mit 0,5 mg/kgKG langsam i.v. möglich.

Unerwünschte Wirkungen
QRS-Verbreiterung, Entstehung von Blockbildern: AV-Block, Schenkelblock, Bradykardie, Blutdruckabfall, gastrointestinale Störungen, Muskelschmerzen, Fieber, Schwindel, Verstärkung einer Herzinsuffizienz.

Gegenanzeigen/Anwendungsbeschränkungen
Herzinsuffizienz, Herzinfarkt, Bradykardie, Blockbilder, Sinusknotensyndrom, Torsade-de-pointes, Hypotonie, strenge Indikationsstellung in Schwangerschaft und Stillzeit; für Wiederholungsdosen: Herzschrittmacher, Krankheitsbilder mit Veränderung der endokardialen Reizschwelle.

Wechselwirkungen
Cimetidin, Amiodaron: Wirkungsverstärkung;
→ β-Rezeptorenblocker, Calciumantagonisten vom Verapamil-Typ: Verstärkung der negativinotropen Wirkung.

Toxikologische Angaben
Erhebliche Blutdruckabfälle bei zu schnellem Spritzen, Verstärkung von → Herzrhythmusstorungen, Bradykardie.

Hinweis(e)
Verdünnung nur mit Glucose 5%.

Fliegenpilzvergiftung

→ Pilze, Vergiftung mit.

Flumazenil

Zubereitungen
Z.B. Anexate®. 1 Amp. à 5/10 ml enth. 0,5/1 mg.

Wirkungen
Kompetetiver Benzodiazepinantagonist am GABA-Rezeptor im ZNS.

Pharmakologische Daten
Wirkungsdauer 45–90 min. in Abhängigkeit von der Benzodiazepinplasmakonzentration. E-HWZ 55 min.

Anwendungsgebiete
Intoxikation mit Benzodiazepinen.

Dosierung & Art der Anwendung
In repetitiven Dosen von 0,2–0,3 mg/min. bis insgesamt 1–2 mg (Höchstdosis).

Unerwünschte Wirkungen
Gastrointestinale Beschwerden, Entzugssyndrom, Blutdruckschwankungen, Schwankungen der Herzfrequenz.

Gegenanzeigen/Anwendungsbeschränkungen
Mit Benzodiazepinen therapierte Epilepsie, Intoxikation mit trizyklischen Antidepressiva.

Flush

Definition
Hautrötung und Hitzegefühl v.a. im Bereich der oberen Körperhälfte. Häufig im Zusammenhang mit anaphylaktischen Reaktionen, als Nebenwirkung vasodilatierender Medikamente und bei Tumorerkrankungen (z.B. Karzinoid).

Flußsäure, Vergiftung mit

Verwandte Begriffe
Flußsäurevergiftung.

Definition
Verätzung mit Flußsäure (äußerlich, intestinal, bronchial), einer farblosen, stechend riechenden Säure.

Klinisches Bild
- Lokal: Rötung, Schwellung, Ulcerationen
- Intestinal: Übelkeit, Erbrechen, Magenkrämpfe, → Blutung, gastrointestinale
- Bronchial: Bronchospasmus, Lungenödem
- Arrhythmien

Diagnose/Befund
Hinweis zur Gifterkennung: Flußsäure ätzt Glas.

Differentialdiagnose
Verätzung anderer Genese
→ Verbrennung, Verbrühung, Inhalationstrauma

[!] Therapie

→ Vergiftung, Allgemeines Vorgehen bei
- Symptomatische Therapie
- Antidot: Kalziumglukonat (je nach Lokalisation: Augenspülung, Unterspritzen betroffener Hautareale, intraarterielle Injektion)
- Lungenödemprophylaxe mit Kortison

Prognose

Nekrosenbildung mit Dauerschäden möglich.

Flußsäurevergiftung

→ Flußsàure, Vergiftung mit.

FMS

→ Funkmeldesystem.

Foetor alcoholicus

Verwandte Begriffe

Alkoholfahne.

Definition

Geruch der Ausatemluft nach Alkohol.

Foetor hepaticus

Definition

Geruch nach Leber (wie frische Erde) in der Ausatemluft bei Leberzerfall.

fokaler Krampfanfall

→ Krampfanfall, generalisierter.

Fraktur

Verwandte Begriffe

Knochenbruch.

Definition

Knochenbruch nach einmaligen Traumata, längerer Beanspruchung (z.B. Marschfraktur) oder herabgesetzter Belastungsfähigkeit (z.B. ossäre Metastasen).

Man unterscheidet zwischen offenen und geschlossenen Frakturen, dabei können Weichteile, Muskeln, Nerven und Gefäße gleichzeitig mitverletzt werden (→ Extremitätentrauma).

Klinisches Bild
Unsichere Frakturzeichen
1. Weichteilschwellung
2. Schmerz
3. mangelhafte Gebrauchsfähigkeit
4. Hämatombildung

Sichere Frakturzeichen
1. Abnorme Beweglichkeit (Fehlgelenkbildung)
2. Krepitation (Knochenreiben)
3. deutliche Fehlstellung (Achsenabweichung)
4. sichtbare Knochenenden bei offenen Frakturen

Diagnose/Befund
Typische Traumaanamnese und klinisches Bild. Prüfung von Sensibilität, Motorik und Durchblutung distal der Fraktur.

Differentialdiagnose
Prellungen, → Distorsionen, → Luxationen.

[!] **Therapie**
Bei V.a. Nerven- oder Gefäßläsionen nach Möglichkeit Reposition unter vorsichtigem, achsengerechtem Zug nach Analgesie. Ruhigstellung der Fraktur mittels pneumatischer Schiene, Vakuumschiene oder -matratze. Hierbei müssen die beiden angrenzenden Gelenke einbezogen werden. Bei offener Fraktur steriler Verband.

Fraktur, offene Grad I

Definition
Offener Knochenbruch mit einer Durchspießung der Haut von innen nach außen und kleiner Wunde.

Fraktur, offene Grad II

Definition
Offener Knochenbruch nach direkter Gewalteinwirkung von außen und mäßigem Weichteilschaden.

Fraktur, offene Grad III

Definition
Offener Knochenbruch nach direkter Gewalteinwirkung von außen und ausgeprägten lokalen Begleitschäden. Neben langstreckig freiliegenden Knochenfragmenten ist eine großflächige Zerstörung der umgebenden Muskulatur sichtbar, Gefäße und Nerven sind in der Regel mitverletzt.

Freimachen der Atemwege

→ Atemwege freimachen.

Fremdkörperaspiration

→ Aspiration.

Frühdefibrillation

Verwandte Begriffe
Early Defibrillation; Erstdefibrillation.

Definition
Frühzeitige Defibrillation von Patienten mit plötzlichem Herztod (Herz-Kreislaufstillstand) und Kammerflimmern oder pulsloser ventrikulärer Tachykardie als initialer Rhythmusdiagnose. Gemäß den Empfehlungen internationaler Organisationen (ERC, ILCOR, AHA) kann diese hierzulande eigentlich ärztliche Aufgabe in ärztlich überwachten Frühdefibrillationsprogrammen von Rettungsassistenten und -sanitätern mit halbautomatischen Defibrillatoren durchgeführt werden.

[i] Gemäß nationalen und internationalen Empfehlungen sowie den Ergebnissen verschiedener Frühdefibrillationsprogramme lassen sich die folgenden Punkte zur Frühdefibrillation zusammenfassen:
Logistische Voraussetzungen (z.B. gestaffeltes Rettungsdienstsystem, Zeit von Kollaps bis Basismaßnahmen < 8 min, Zeit von Kollaps bis kompletter Advanced Cardiac Life Support [→ Reanimation, erweiterte Maßnahmen] < 14 min), ärztliche Koordination und Kontrolle der Frühdefibrillationsprogramme, regelmäßige Aus- und Fortbildung sowie technische Voraussetzungen der Geräte (AED [→ Automatischer externer Defibrillator], EKG- und Tondokumentation).
Auch Frühdefibrillationsprogramme mit qualifizierten Laien (z.B. Polizei) sind gemäß internationaler Empfehlungen möglich.

Frühgeburt

Verwandte Begriffe
Partus praematurus.

Definition
Unter einer Frühgeburt versteht man zum einen die vorzeitige Beendigung der Schwangerschaft zwischen der 29. und 38. Schwangerschaftswoche und zum anderen alle Neugeborenen mit einem Geburtsgewicht unter 2.500 g.

[i] Frühgeburten stellen einen Anteil von 50 bis 60% an allen perinatal verstorbenen Neugeborenen. Deswegen sollte die Geburt am berechneten Termin (→ Mutterpaß) nach Möglichkeit angestrebt werden. Wenn bei einer Schwangeren vorzeitige Wehen auftreten, ist eine unmittelbare Klinikein-

weisung in eine entsprechende gynäkologisch-geburtshilfliche Klinik indiziert. Eine → Tokolyse kann bereits präklinisch indiziert sein.

Führungsstab

Definition
Hilfsmittel für die → Intubation; dient als „innere" Führungsschiene des Tubus [→ Endotrachealtubus] und erleichtert besonders bei schwierigen anatomischen Verhältnissen die orotracheale Intubation.

Funkdisziplin

F

Definition
Regeln, die bei Benutzung von → BOS-Funk einzuhalten sind, um eine einheitliche Sprache, Vermittlung maximaler Informationsmenge und Verständigung auf überregionaler Ebene zu gewährleisten.

Funkmeldesystem

Verwandte Begriffe
FMS.

Definition
Funkgerätetechnische Einrichtung, die es erlaubt, digital die → Funkrufnamen sowie Kurznachrichten mittels Zahlencodes zu übermitteln.

[i] Mit jedem Funkruf wird automatisch ein Identifikationscode (z.B. Hilfsorganisation, Art des Rettungsmittels, Heimatstandort) an die EDV-Rechner der Leitstelle übermittelt. Mit Hilfe von Zahlencodes und Buchstaben auf dem Display des Funkgerätes können Kurznachrichten vom Fahrzeug an die Leitstelle und von der Leitstelle an das Fahrzeug gesendet werden.

Funkrufnamen

Definition
Kennworte und Zahlencodes zur Differenzierung der Funkgeräte von Leitstellen und Fahrzeugen.

[i] Der Funkrufname setzt sich folgendermaßen zusammen:
1. Kennwort der jeweiligen Hilfsorganisationen bzw. Feuerwehren
2. Name des Einsatzbereiches
3. Stationierungsort des Rettungsmittels oder der Leitstelle
4. Zahlencode für die Art des Fahrzeugs und ggf. die laufende Nummer für mehrere Fahrzeuge

funktionelle kardiovaskuläre Störungen

→ Herzbeschwerden, funktionelle.

funktioneller Totraum

→ Totraum, funktioneller.

Furosemid

- **Zubereitungen**
  Z.B. Lasix®. 1 Amp. à 2 ml enth. 20 mg.

- **Wirkungen**
  Steigerung der Diurese durch Hemmung der Reabsorption von Natrium in der Henleschen-Schleife der Niere.

- **Pharmakologische Daten**
  Wirkungseintritt 2–5 min. Wirkmaximum 60–90 min. Wirkdauer 4 h. E-HWZ 60 min.

- **Anwendungsgebiete**
  Herzinsuffizienz, Lungenödem v.a. kardiales, Hyperhydratation (z.B. bei Süßwasserertrinken).

- **Dosierung & Art der Anwendung**
  20–40 mg i.v., Repetitionsdosen möglich; max. Dosis 1,5 g/24 h.

- **Unerwünschte Wirkungen**
  Hypokaliämie, arterielle Hypotonie, Elektrolytverluste, Hypovolämie, Hyperurikämie, Gichtanfälle, Anstieg des Hämatokrits (Thrombosegefahr).

- **Gegenanzeigen/Anwendungsbeschränkungen**
  Hypokaliämie und Hyponatriämie, prärenale und postrenale Anurie, Hypovolämie, strenge Indikationsstellung in Schwangerschaft und Stillzeit.

- **Wechselwirkungen**
  Salicylate, Lithium: Verstärkung der Nebenwirkungen eben genannter Medikamente;
  Herzglykoside, Theophyllin, curareartige Muskelrelaxantien: Wirkungsverstärkung dieser Medikamente;
  ACE-Hemmer: Blutdruckabfall.

Fußlage

→ Lageanomalien, kindliche.

Gallenkolik

Verwandte Begriffe
Cholecystolithiasis.

Definition
Typisches Schmerzsyndrom infolge Tonuserhöhung in der Gallenblase oder den ableitenden Gallenwegen bei Abflußbehinderung, in der Regel durch Konkremente.

Garantenstellung im Rettungsdienst

Definition
Die Garantenstellung verpflichtet nach § 13 Abs. 1 StGB → Notarzt und Rettungsdienstpersonal zur Durchführung erforderlicher und geeigneter Maßnahmen, um lebensbedrohliche Situationen abzuwenden.

Gasping

→ Schnappatmung.

Gastrointestinale Blutung, obere

Verwandte Begriffe
obere gastrointestinale Blutung; GI-Blutung, obere.

Definition
Bei oberen gastrointestinalen Blutungen werden zum einen Sickerblutungen mit länger bestehender sekundärer Anämie und zum anderen massive Blutungen mit lebensbedrohlichem Verlauf infolge eines Volumenmangelschocks unterschieden.

Klinisches Bild
→ Hämatemesis: Bei Blutungsquellen oberhalb des Pylorus hellrotes, nach Magenpassage dunkelrotes, teilweise kaffeesatzartig verändertes Blut (→ Kaffeesatzerbrechen). Melaena findet sich sowohl bei oberen als auch unteren GI-Blutungen; Schocksymptomatik kann durch entsprechende Volumenverluste ausgelöst werden. Der Patient ist oft ängstlich, erschöpft, apathisch oder unruhig, zeigt kalte, blasse, zyanotisch gefleckte, schweißbedeckte Haut, eingesunkene Augen und blasse Schleimhäute.

Diagnose/Befund
Typische Anamnese der Grunderkrankung wie z.B.

1. rezidivierende Ulkuserkrankung
2. Medikamentenabusus (z.B. Azetylsalizylsäure, Phenylbutazon, Steroide, Antikoagulanzien)
3. Alkoholabusus (z.B. Ösophagusvarizenblutung bei portaler Hypertension)

Differentialdiagnose
Untere GI-Blutung.

[!] Therapie
Symptomatische Therapie bei Störungen der Vitalfunktionen. Freihalten der Atemwege (erhöhte Aspirationsgefahr) und Legen einer Magensonde zur Entlastung.
Ggf. Ballontamponade mit der Sengstaken-Blakemore-Sonde bei Blutung aus dem terminalen Ösophagus und der Kardiaregion oder Linton-Nachlass-Sonde zur Kompression einer Fundusvarizenblutung
Bei Ösophagus- bzw. Fundusvarizenblutung ist eine medikamentöse Unterdrückung des Brechreizes indiziert, die Indikation zur medikamentösen Senkung des Blutdrucks und der Vorlast (z.B. Gabe von Nitraten) ist nur bei hypertonen Blutdruckwerten gegeben. Magensonden sind hier wegen der Gefahr, Erbrechen auszulösen oder weitere Blutungen zu verursachen, kontraindiziert.
Transport in geeignete Klinik zur weiteren Therapie (endoskopische Sklerosierung oder Laserkoagulation bzw. operative Versorgung).

Hinweis(e)
90% aller Blutungen entstehen im oberen Verdauungstrakt (in absteigender Häufigkeit peptische Gefäßarosionen von Magen- und Duodenalulcera, erosive Gastritiden und Duodenitiden sowie Blutungen aus Ösophagus oder Magenfundusvarizen).

Gastrointestinale Blutung, untere

Verwandte Begriffe
Untere gastrointestinale Blutung; GI-Blutung, untere.

Definition
Sickerblutung bzw. massive Blutung im Bereich des unteren Gastrointestinaltrakts.

Klinisches Bild
Roter Blutstuhl tritt v.a. bei Blutungen aus Dünndarm und weiter aboral gelegenen Darmabschnitten auf.
Melaena findet sich sowohl bei oberen als auch unteren GI-Blutungen; Schocksymptomatik kann durch entsprechende Volumenverluste ausgelöst werden. Der Patient ist oft ängstlich, erschöpft, apathisch oder unruhig, zeigt kalte, blasse, zyanotisch gefleckte, schweißbedeckte Haut, eingesunkene Augen und blasse Schleimhäute.

Diagnose/Befund
Typische Anamnese der Grunderkrankung wie z.B.

1. Hämorrhoiden
2. Colitis ulcerosa

3. Morbus Crohn
4. bekannte Dünndarmtumore.

Differentialdiagnose
Obere GI-Blutung.

[!] **Therapie**
Symptomatische Therapie bei Störungen der Vitalfunktionen.
Transport in geeignete Klinik zur weiteren Therapie (endoskopische Sklerosierung oder Laserkoagulation bzw. operative Versorgung).

Hinweis(e)
10% aller Blutungen entstehen im unteren Verdauungstrakt (z.B. Blutung aus Hämorrhoiden oder Polypen bzw. infolge einer Divertikulitis oder Karzinomen).

GCS

→ Glasgow Coma Scale.

Geburt, komplizierte

Definition
Von einer komplizierten Geburt spricht man, wenn der Geburtsverlauf entweder protrahiert oder regelwidrig verläuft. Ursachen hierfür können Lageveränderungen des Kindes (Beckenendlage, Querlage [→ Lageanomalien, kindliche]), Abnormitäten im Bereich der Nabelschnur (→ Nabelschnurvorfall und -kompression), Veränderungen der Plazenta (→ Plazenta praevia, → Plazentalosung, vorzeitige), → vorzeitiger Blasensprung sowie postpartale Nachblutungen [→ Blutung, postpartale] sein.

Geburt, unkomplizierte

Definition
Ausstoßung des Kindes aus dem Mutterleib.

[i] Eröffnungsperiode: Eröffnung des Muttermundes bei Erstgebärenden über 5–24 h, bei Mehrgebärenden über 2–6 h. Es besteht eine regelmäßige Wehentätigkeit.
Austreibungsperiode: Muttermund vollständig eröffnet, Verstärkung der Wehentätigkeit, Übergang in Preßwehen mit vollständigem Austritt des Kindes aus dem Geburtskanal. Hierbei muß beim Durchschneiden des Kindskopfs durch den Damm auf einen ausreichenden Dammschutz geachtet werden. Im Anschluß erfolgt die Abnabelung des Kindes (aseptische Abtrennung der Nabelschnur ca. 10–20 cm vom kindlichen Nabel entfernt nach vorheriger beidseitiger Abbindung (mit Nabelklemmen) an der Schnittstelle).
Nachgeburtsperiode: Ausstoßung der Plazenta (Vollständigkeit wird in der Klinik kontrolliert).

Gedächtnisverlust

→ Amnesie.

Gefahren am Einsatzort

Definition
Alle Gefahren, die während eines Einsatzes im Rettungsdienst auftreten können.

[i] Zu den wichtigsten Gefahren am Einsatzort zählen:

1. Gefahren durch den fließenden Straßenverkehr, besonders auf Autobahnen
2. Feuer und Erstickungsgase (CO, CO_2, Kohlenwasserstoffe, Schwefelwasserstoffe)
3. Airbags, die nach einem Kfz-Unfall nicht ausgelöst wurden
4. Hoch- und Niederspannung
5. Stoffe, die als Gefahrgut deklariert werden müssen
6. Ionisierende Strahlen

Gefahrgutkennzeichnung

Definition
Gefahrzettel bzw. Warntafeln, die ein Gefahrgut hinsichtlich seines Gefahrenpotentials spezifizieren.

[i] Gefahrenzettel (Aufkleber/Schild)
Ein auf der Spitze stehendes Quadrat mit folgenden Angaben: Gefahrensymbol, Gefahrenklasse und beschreibender Text.

feuergefährlich (entzündbare flüssige Stoffe)

selbstentzündlich

feuergefährlich (entzündbare feste Stoffe)

giftig

ätzend

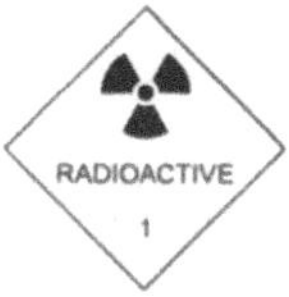

radioaktiv (Versandstücke der Kategorie I-weiß)

Rechteckige orangene Warntafel
Besteht aus zwei Kennzeichnungsnummern: Die obere Nummer (→ Kemmler-Zahl) benennt die Gefahr (z.B. giftig, radioaktiv, ätzend, leicht entzündlich). Die untere Nummer benennt den Gefahrenstoff nach einer speziellen UN-Code-Liste (z.B. 1203 für Benzin).

Beispiel für eine Warntafel

Gefahrgutunfall

- **Definition**
  Unfälle mit Gütern, bestehend aus festen, flüssigen, gasförmigen oder radioaktiven Stoffen, von denen eine potentielle Gefahr für Menschen oder Umwelt ausgeht.

Gefahrnummer

→ Kemmler-Zahl.

Gegengifte

→ Antidota.

Gegensprechen

- **Definition**
  Sprechmodus im → BOS-Funk, bei dem die sendende Person und die empfangende Person gleichzeitig sprechen können (vergleichbar einem Telefongespräch).

Gehirnblutung

→ Blutung, intrazerebrale.

Gehirnerschütterung

→ Commotio cerebri.

Gehirnkompression

→ Compressio cerebri.

Gehirnkontusion

→ Contusio cerebri.

Gehirnödem

→ Hirnödem.

Gehirnschlag

→ Apoplexia cerebri.

Gelatine

- **Zubereitungen**
  Z.B. Gelifundol®. 1 Inf.Fl. à 1000 ml enth. 55 g Oxypolygelatine.

Wirkungen
Substanzen aus vernetzten Gelatinebruchstücken mit einem mittleren Molekulargewicht von 30.000–35.000 Dalton. Volumenersatzmittel mit einem Volumeneffekt von 0,8.

Pharmakologische Daten
Wirkdauer 2–4 h.

Anwendungsgebiete
Intravasaler Volumenmangel.

Dosierung & Art der Anwendung
Höchstdosis 2.500 ml/24 h. Bei vitaler Indikation präklinisch keine Dosisbegrenzung.

Unerwünschte Wirkungen
Allergische Reaktionen, Störung der Blutgerinnung.

Gegenanzeigen/Anwendungsbeschränkungen
Gelatineallergie, dekompensierte Herzinsuffizienz, strenge Indikationsstellung bei schweren Gerinnungsstörungen.

Wechselwirkungen
Nicht mit anderen Arzneimitteln mischen (Inkompatibilität).

Hinweis(e)
Frühzeitige Abnahme von Kreuzblut (sonst Kreuzprobe nicht möglich).

Genickbruch

Verwandte Begriffe
Dens axis Fraktur.

Definition
Fraktur des Dens axis (zum Teil auch für Luxation zwischen Atlas und Axis verwendet) mit der potentiellen Folge einer Kompression des verlängerten Rückenmarks.

Gesetze/Verordnungen im Rettungsdienst

Definition
Gesetze, die im Rahmen des Rettungsdienstes zur Anwendung kommen.

[i] Die wichtigsten Gesetze im Rettungsdienst sind:

1. → Rettungsassistentengesetz (RettAssG): Regelt u.a. die Berufsausbildung zum Rettungsassistenten
2. Bundesärzteordnung: Regelt die Grundsätze des ärztlichen Berufes
3. Rettungsdienstgesetze der Bundesländer: Regeln u.a. die Logistik und Aufgaben des Rettungsdienstes
4. Fernmeldeanlagengesetz (FAG): Regelt die Benutzung von Funkanlagen

5. → Medizinproduktegesetz (MPG): Regelt u.a. die Inbetriebnahme und den Betrieb von medizinischen Geräten
6. Arzneimittelgesetz (AMG) und Betäubungsmittelgesetz (BtMG): Regeln den Verkehr mit Arzneimitteln und Betäubungsmitteln
7. → Bundesseuchengesetz (BSeuchenG): Regelt die Maßnahmen zur Erkennung, Verhütung und Bekämpfung von Seuchen
8. Straßenverkehrsordnung (StVO) und Straßenverkehrsgesetz (StVG): Regeln u.a. Sondersignalfahrten und Kraftfahrzeugführung im Rettungsdienst
9. Personenbeförderungsgesetz (PBefG): Regelt die Voraussetzungen zur Beförderung mehrerer Personen in einem Kraftfahrzeug
10. Strafgesetzbuch (StGB), Strafprozeßordnung (StPO) und Bürgerliches Gesetzbuch (BGB): Regeln u.a. den Sachverhalt der Schweigepflicht, Erste Hilfe-Leistung, Türöffnung (Unverletzlichkeit der Wohnung) und Zwangseinweisung

GI-Blutung, obere

→ Blutung, gastrointestinale; → Gastrointestinale Blutung, obere.

GI-Blutung, untere

→ Blutung, gastrointestinale; → Gastrointestinale Blutung, untere

Giftelimination

Definition

Verfahren zur Entfernung aufgenommener Gifte aus dem bzw. vom Körper.

[i] Es werden Verfahren der primären Giftelimination (vor Aufnahme in den Blutkreislauf) und der sekundären Giftelimination (nach Aufnahme in den Blutkreislauf) unterschieden:
Primäre Giftelimination: Entfernen von Giften von der Hautoberfläche, induziertes Erbrechen, Magenspülung.
Sekundäre Giftelimination: Hämoperfusion, Hämofiltration, Hämodialyse, forcierte Diurese.

Giftinformationszentrale

Verwandte Begriffe

Giftnotruf; Vergiftungszentrale; Informationszentrale bei Vergiftungen.

Definition

Überregional arbeitende Informationszentrale mit durchgehender telefonischer Erreichbarkeit. Durch Rückgriff auf entsprechende Datenbanken und Spezialisten ist rund um die Uhr eine gezielte – meist telefonische -Beratung im Vergiftungsfall möglich.

ℹ Es empfiehlt sich für Rettungsdienstpersonal und Notärzte jeweils die Rufnummer der zuständigen Giftinformationszentrale griffbereit zu haben. Ggf. sind auch Anfragen über die koordinierende Leitstelle möglich.

Giftnotruf

→ Giftinformationszentrale.

Glasgow Coma Scale

Verwandte Begriffe
GCS.

Definition
Score zur Beurteilung der Bewußtseinslage eines Patienten.

ℹ Die Bewußtseinslage des Patienten wird anhand von 3 Qualitäten geprüft: Augen öffnen, verbale Antwort und beste motorische Reaktion. Es können Punktwerte zwischen 3 und 15 erreicht werden, wobei 15 einem wachen Patienten und 3 einem komatösen Patienten entsprechen.

Augen öffnen	spontan	4
	nach Aufforderung	3
	nach Schmerzreiz	2
	nicht	1
Verbale Antwort	orientiert	5
	desorientiert	4
	inadäquat	3
	unverständliche Laute	2
	keine	1
Beste motorische Reaktion	gezielt nach Aufforderung	6
	gezielt nach Schmerzreiz	5
	ungezielt nach Schmerzreiz	4
	Beugesynergismen	3
	Strecksynergismen	2
	keine	1

G

Für pädiatrische Patienten muß die Einteilung der besten verbalen Antwort modifiziert werden:

Verbale Antwort (Säuglinge/Kleinkinder)	Plappern, Lachen, fixiert mit den Augen	5
	schrilles Schreien	4
	Schreien auf Schmerzreiz	3
	Ächzen, Stöhnen	2
	Keine	1

Glaukom

Verwandte Begriffe
Augeninnendruckerhöhung; Grüner Star.

Definition
Sammelbegriff für verschiedene Krankheiten des Auges, bei denen es zu einem erhöhten intraokulären Druck kommt.

Glaukomanfall

Verwandte Begriffe
Augeninnendruckerhöhung, akute; Engwinkelglaukom; Winkelblockglaukom.

Definition
Akute Erhöhung des Augeninnendrucks durch eine Verlegung der Abflußwege bei engem Kammerwinkel.

Klinisches Bild
Häufig Patienten höheren Lebensalters; Glaukom meist in der Anamnese bekannt. Starke Aufregung und längerer Aufenthalt im Dunkeln können über eine Mydriasis einen Glaukomanfall begünstigen.
Einseitige, heftige, dumpfe Kopfschmerzen mit Ausstrahlung in Schläfe, Ober- und Unterkiefer, zum Teil auch ins Abdomen, begleitet von Übelkeit und Erbrechen.

Diagnose/Befund
Inspektorisch Rötung eines Auges, matte Hornhaut, die Pupille ist erweitert und lichtstarr, es besteht eine Stauungshyperthermie der Bindehaut. Der Augapfel ist palpatorisch sehr hart (im Vergleich zur Gegenseite oder dem eigenen Auge), das Sehvermögen eingeschränkt.

Differentialdiagnose
Keratitis und Iritis.

[!] Therapie
Analgesie mit Opiaten (Miosis günstig), Gabe von Acetazolamid oder 20 ml hochprozentigem Alkohol p. os., nach Möglichkeit Pilocarpin-Augentropfen sowie sofortige Vorstellung bei einem Augenarzt.

globale Herzinsuffizienz

→ Herzinsuffizienz.

Globalinsuffizienz

Verwandte Begriffe
Respiratorische Globalinsuffizienz.

Definition
Ausgeprägte Form der respiratorischen Insuffizienz bei ventilatorischem Versagen.

[i] Die respiratorische Globalinsuffizienz ist gekennzeichnet durch eine → Hypoxamie, arterielle → Hyperkapnie und → Azidose, respiratorische. Ursache ist eine alveoläre → Hypoventilation. Sie stellt eine Verschlimmerung der respiratorischen Partialinsuffizienz dar.

G

Glottisödem

Verwandte Begriffe
Kehlkopfödem.

Definition
Ödematöse Schwellung der Epiglottis und/oder der aryepiglottischen Falte.

Klinisches Bild
Perakutes Krankheitsbild mit Symptomen an den oberen Atemwegen ähnlich der → Epiglottitis. Häufig als Teil einer allergischen-toxischen Reaktion (z.B. nach Insektenstichen).

Diagnose/Befund
→ Stridor, v.a. inspiratorisch, Halsschmerzen, Schluckbeschwerden, ggf. Speichelfluß und kloßige Sprache.

Differentialdiagnose
Epiglottitis, Pseudokrupp

[!] Therapie
→ Antihistaminika, lokale Kühlung von außen (z.B. Eiskrawatte). Bei Dyspnoe Sauerstoffgabe (über vorgehaltene Maske / Beatmungsbeutel mit Reservoir) mit hohem O_2-Flow; vorsichtige Sedierung mit z.B. Diazepam, für pädiatrische Patienten auch rektal. Steroide wie Dexamethason als Antiphlogistika, ggf. Adrenalin als Dosieraerosol zur Vasokonstriktion und

Ödemprophylaxe. Bei anhaltender → Hypoxie assistierte Maskenbeatmung ohne Oro- oder Nasotrachealtuben [→ Endotrachealtubus].

Hinweis(e)
Invasives Atemwegsmanagement sollte unbedingt vermieden werden (→ Epiglottitis).

Glukose 40%

Zubereitungen
Z.B. Glucose 40% Fresenius® à 10 ml enth. 4 g Glucose.

Wirkungen
Anhebung des Blutzuckerspiegels.

Anwendungsgebiete
Hypoglykämie.

Dosierung & Art der Anwendung
Je nach aktuellem Blutzuckerwert 20–40 ml (bzw. 0,1–0,2 g/kgKG langsam i.v.). Faustregel: 10 g Glucose heben den Blutzuckerspiegel um 100 mg/dl.

Unerwünschte Wirkungen
Venenreizung, deswegen Injektion unter laufender Infusion zur Verdünnung.

Gegenanzeigen/Anwendungsbeschränkungen
Im Notfall keine.

Glyceroltrinitrat

Verwandte Begriffe
Nitroglycerin.

Zubereitungen
Z.B. Trinitrosan® Amp. à 1/10 ml enth. 5/50 mg.
Z.B. Nitrolingual®-Pumpspray (DA). 1 Hub enth. 0,4 mg.
Z.B. Nitrolingual®. 1 Kapsel enth. 0,8 mg.

Wirkungen
Venöse Vasodilatation (in höherer Dosierung auch arteriell), Senkung der Vorlast, Abnahme des Gefäßwiderstandes und des Kapillardrucks in der Lungenstrombahn, Verminderung des Sauerstoffverbrauchs des Herzens, Erhöhung des Wirkungsgrads der Herzarbeit.

Pharmakologische Daten
Wirkungseintritt i.v. sofort.
Wirkungseintritt s.l. und als DA 2–5 min.
Wirkungsdauer 20–45 min.
E-HWZ 1–2,5 min.

Anwendungsgebiete
Angina pectoris, Herzinfarkt, kardiales Lungenödem, hypertensive Krise, akute Linksherzinsuffizienz, Nieren- und Gallenkolik.

Dosierung & Art der Anwendung
1–5 mg/h i.v. über Spritzenpumpe. S.l.: als DA 1–2 Hübe nach Wirkung oder 1 Kapsel zu 0,8 mg zerkauen lassen.

Unerwünschte Wirkungen
Hypotension, Synkope, Flush, Reflextachykardie, gastrointestinale Beschwerden, Kopfschmerzen.

Gegenanzeigen/Anwendungsbeschränkungen
Allergie auf Nitratverbindungen, Schock, Hypotonie, Mitral- und Aortenklappenstenose, Volumenmangel, AV-Block, strenge Indikationsstellung in Schwangerschaft und Stillzeit.

Wechselwirkungen
Trizyklische Antidepressiva, Neuroleptika, Alkohol, andere blutdrucksenkende Pharmaka: Wirkungsverstärkung.

Gomer

Verwandte Begriffe
Binimed.

Definition
Stoßgebet des Mediziners, daß dieser Kelch an ihm vorübergehen möge. Akronyme für „Bitte nicht in meinem Dienst“ oder nach Samuel Shem (House of God): „Get out of my Emergency Room“.

Grand-mal-Anfall

→ Krampfanfall, generalisierter.

Graviditatis extrauterina

→ Extrauteringravidität.

Großschadensereignis

→ Massenanfall von Verletzten.

Großschadensfall

→ Massenanfall von Verletzten.

Großunfall

→ Massenanfall von Verletzten.

Grüner Star

→ Glaukom.

Grünholzfraktur

Definition
Frakturen, überwiegend im Kindesalter, bei denen das Periost wegen der höheren Biegsamkeit des Knochens erhalten bleibt. Grünholzfrakturen zeigen regelmäßig keine oder lediglich eine geringe Dislokation.

[i] Extremitätenverletzungen im Kindesalter sollten bei länger bestehender Druckschmerzhaftigkeit radiologisch zum Ausschluß einer Grünholzfraktur abgeklärt werden. Die Ruhigstellung der betroffenen Extremität erfolgt analog der Therapie von → Frakturen.

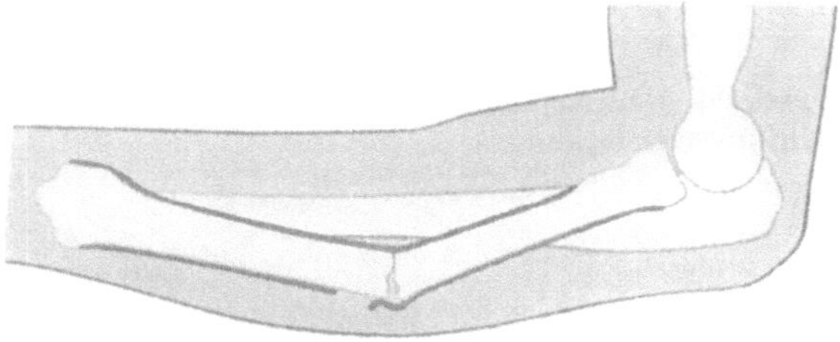

Grünholzfraktur [nach Weber et al.].

Guedel-Tubus

Verwandte Begriffe
Oropharyngealtubus.

Definition
Hilfsmittel zum Freihalten der Atemwege.

[i] Der Guedel-Tubus verhindert beim bewußtlosen Patienten ein Zurückfallen der Zunge und somit eine Verlegung der Atemwege. Zusätzlich erleichtert er die → Maskenbeatmung.
Der Tubus wird mit seiner vorgegebenen Krümmung gegen den Gaumen oral eingeführt, auf Höhe des weichen Gaumens um 180 Grad gedreht und der Zungenkrümmung folgend vorgeschoben, bis die Abschlußplatte den Lippen anliegt; Größenbestimmung nach der Distanz vom Mundwinkel bis zum Ohrläppchen des Patienten.
Cave: Ein Guedel-Tubus stellt keinen Aspirationsschutz dar.

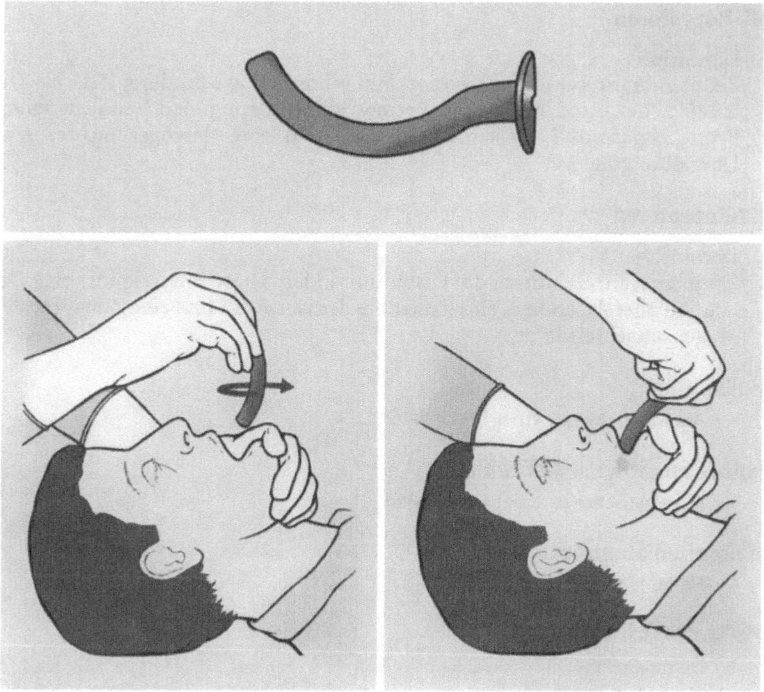

Einlegen eines Guedel-Tubus

H1-Rezeptoren

Definition
Zellmembranrezeptoren, die Histamin binden. Diese Bindung löst eine Dilatation der Arteriolen, eine Permeabilitätsstörung der Venolen, einen Bronchospasmus [→ Asthma bronchiale] und eine Verzögerung der AV-Überleitung aus.

H2-Rezeptoren

Definition
Zellmembranrezeptoren, die Histamin binden. Diese Bindung löst eine Dilatation aller Arteriolen, eine Zunahme der Herzkraft und eine Zunahme der Magensaftsekretion aus.

Halbautomat

→ Automatischer externer Defibrillator.

halbautomatischer Defibrillator

→ Automatischer externer Defibrillator.

Halbseitenlähmung

→ Hemiplegie.

Halbseitenschwäche

→ Hemiparese.

Halluzinogene, Vergiftung mit

Verwandte Begriffe
LSD-Vergiftung.

Definition
Intoxikation mit Stoffen, die Halluzinationen auslösen. Hauptvertreter: LSD (Szenebezeichnung: Acid, Trip, Ticket). Verwandte Stoffe sind Mescalin, „Magic-Mushroms" und Stechapfelextrakt (in sogenannten k.o.-Tropfen).

Klinisches Bild
- Halluzinationen, Wahnvorstellungen, Psychosen, Realitätsverfremdung
- Glückstrip, Horrortrip
- Unruhe, Zittern
- Tachykardie, arterielle Hypertonie
- Mydriasis, Hyperthermie, Tränenfluß
- Kreislaufdepression mit Hypotonie und Bradykardie
- Atemdepression, Bewußtseinsstörung

Differentialdiagnose
Vergiftung oder Bewußtseinsstörung anderer Genese.

[!] **Therapie**
→ Vergiftungen, allgemeines Vorgehen bei
Symptomatische Therapie
„Talk Down" (Wahnvorstellungen entkräften, beruhigen, abschirmen)

Hinweis(e)
Mögliche Rückkehr des Rauschzustands nach Monaten („Flashback").

Haloperidol

Zubereitungen
Z.B. Haldol-Janssen®. 1 Amp. à 1 ml enth. 5/10 mg.

Wirkungen
Neuroleptisch und zentral sedierend durch Hemmung von Dopaminrezeptoren im ZNS.

Pharmakologische Daten
Wirkungseintritt 1–3 min. Wirkdauer 2–6 h. E-HWZ 10–30 h. Metaboliten verweilen bis zu 3 Wochen im Körper.

Anwendungsgebiete
Sedierung bei alten, agitierten oder alkoholisierten Patienten sowie Patienten mit akuten Psychosen und Schizophrenie.

Dosierung & Art der Anwendung
5–10 mg i.v.

Unerwünschte Wirkungen
Blutdruckabfall, Tachykardie, Früh- und Spätdyskinesien, Parkinsonsyndrom, Auslösung von Krampfanfällen, Obstruktion der oberen Atemwege und Engwinkelglaukom.

Gegenanzeigen/Anwendungsbeschränkungen
Morbus Parkinson, Vergiftung mit zentral sedierenden Medikamenten, Kinder, strenge Indikationsstellung in Schwangerschaft und Stillzeit.

Wechselwirkungen
Zentral sedierende Pharmaka, Alkohol: Wirkungsverstärkung;
Pentetrazol: Krampfanfälle;
Anticholinergika: Wirkungsverstärkung;
Adrenalin: Adrenalinumkehr mit Blutdruckabfall;
Dopaminantagonisten: Verstärkung der extrapyramidalen Nebenwirkungen.

Halsverletzung

Klinisches Bild
Aufgrund der anatomischen Nähe lebenswichtiger Strukturen bergen Verletzungen in diesem Bereich ein hohes Risiko. Man unterscheidet zwischen stumpfen und perforierenden Halsverletzungen, zwischen Verletzungen der Weichteile und der knöchernen Strukturen sowie Verletzungen der blut- und luftleitenden Strukturen. In der Regel liegt eine Kombination mehrerer Verletzungstypen vor. In 50 % aller stumpfen Verletzungen der Atemwege besteht eine zusätzliche Verletzung der Wirbelsäule. Stumpfe Verletzungen des Halses imponieren häufig durch eine intakte äußere Anatomie bei ausgeprägten Veränderungen der oberen Atemwege, z.B. durch Hämatome.

[!] **Therapie**
Bei dem Verdacht auf eine Verletzung der Atemwege ist wegen der Gefahr der rapiden Situationsverschlechterung, eine frühzeitige Sicherung der Atemwege mittels endotrachealer Intubation anzustreben. Bei Verdacht auf eine Beteiligung der HWS ist diese zu immobilisieren (MIAS, → Immobilisation der Halswirbelsàule).

Hinweis(e)
Aufgrund der Beteiligung lebenswichtiger Strukturen und der Gefahr der Unterschätzung des Ausmaßes der Schädigung stellt diese Verletzungen eine große Gefährdung für den Patienten dar.

Halswirbelsäule, Immobilisation

→ Immobilisation der Halswirbelsaule.

Hals-Wirbelsäulen-Verletzung

Verwandte Begriffe
HWS Trauma; Whiplash-Injury [→ Schleudertrauma der Halswirbelsaule].

Definition
Verletzung der Halswirbelsäule, typisch als Schleudertrauma nach Auffahrunfällen (Whiplash-Injury [→ Schleudertrauma, der Halswirbelsäule]).

Klinisches Bild
Schmerzen im Bereich des Nackens und der Halsmuskulatur, meist ohne neurologische Ausfälle.

Diagnose/Befund
Jeder Verdacht auf eine HWS-Verletzung, entweder vom Unfallhergang, durch klinische Symptomatik oder Begleitverletzungen ist bis zum Beweis des Gegenteils als knöcherne HWS-Verletzung zu werten.

Differentialdiagnose
Distorsion oder Prellung der HWS

[!] **Therapie**
Bei Verdacht auf eine HWS-Verletzung ist diese – noch vor Beginn der Rettungsmaßnahmen – zu immobilisieren. Dies geschieht durch Anlage einer Halskrause (z.B. Stiffneck®). Diese ist von ventral nach dorsal anzulegen, um eine eventuelle Fraktur des Dens axis nicht durch eine Ventralflexion zu dislozieren. Intubationspflichtigen Patienten wird zur Laryngoskopie die HWS mittels in-line-Immobilisation manuell ruhiggestellt (MIAS [→ Immobilisation der Halswirbelsaule]). Bei Verdacht auf eine Rückenmarksbeteiligung aufgrund von neurologischen Ausfällen sollte Methylprednisolon 30 mg/kgKG über 15 min. appliziert werden. Der endgültige Transport erfolgt auf einem Spine-Board [→ Wirbelsaulentrauma] oder einer → Vakuummatratze, da die Anlage einer Halskrause allein keine ausreichende Immobilisierung bewirkt.

Hinweis(e)
Bei neurologischen Ausfällen, bzw. dem hinreichenden Verdacht hierauf, ist ein schonender Transport in eine Spezialklinik anzustreben.

Prognose
Die Prognose einer HWS-Verletzung ist abhängig vom Ausmaß der Schädigung. Gesicherte Studien bzgl. einer Korrelation zwischen Outcome und der Zeit bis zur endgültigen operativen Versorgung stehen aus.

Halswirbelsäulenschleudertrauma

→ Schleudertrauma, der Halswirbelsaule.

Hämatemesis

Verwandte Begriffe
Bluterbrechen.

Definition
Erbrechen von frischem, meist hellrotem Blut.

[i] Eine Hämatemesis tritt vor allem auf bei Blutungen aus
1. Ösophagusvarizen [→ Gastrointestinale Blutung, obere]
2. Ulcera ventriculi
3. Oro- und Nasopharynx

Hämatom

Verwandte Begriffe
Bluterguss.

Definition
Blutung in die Muskulatur, Weichteile bzw. Zwischengewebsräume.

ℹ Die klinische Relevanz eines Hämatoms ist abhängig von seiner Lage, seiner Größe und seinem Volumen. Kleinere Hämatome können vom Körper resorbiert werden. Größere Hämatome erfordern eine chirurgische Entlastung.

Hämatom, epidurales

→ Epidurales Hamatom.

Hämatom, subdurales

→ Subdurales Hamatom.

Hämatopneumothorax

Definition
Kombination aus → Hamatothorax und → Pneumothorax.

ℹ Ein Hämatopneumothorax tritt häufig nach Thoraxtraumen mit großer stumpfer oder spitzer Gewalteinwirkung auf. Ein isolierter Hämato- oder Pneumothorax nach Trauma ist selten.

Hämatorrhoe

→ Blutsturz.

Hämatothorax

Definition
Ansammlung von Blut im Pleuraspalt, d.h. zwischen der Pleura parietalis und visceralis.

ℹ Ursache sind Blutungen aus den Interkostalgefäßen nach Rippenfrakturen, aus intrathorakalen, pulmonalen Gefäßen und Wirbelsäulengefäßen.

Hämoperikard

Verwandte Begriffe
Blutiger Perikarderguß; Herzbeuteltamponade.

Definition
Blutung in die Perikardhöhle zwischen Perikard und Epikard.

ℹ Ursache sind Blutungen aus dem Myokard oder den Herzhöhlen, aus Koronargefäßen oder intraperikardial gelegenen großen Gefäßen (→ Perikardpunktion).

Hämoptysis

→ Blutsturz.

Hämorrhagie

Verwandte Begriffe
Blutung.

Definition
Blutung, die in der Regel durch Arrosion oder Zerreißung von Gefäßen verursacht ist.

Hämorrhagischer Schock

→ Schock, hypovolamischer.

Handbeatmungsbeutel

→ Beatmungsbeutel.

Handbeatmungsgerät

→ Beatmungsbeutel.

Händedesinfektion

Definition
Verfahren zur Reduktion der transienten und residenten Hautflora.

[i] Man unterscheidet die hygienische von der chirurgischen Händedesinfektion:

1. Hygienische Händedesinfektion: Nur die transienten Keime (Keime, die nur vorübergehend auf der Haut vorkommen) werden reduziert. Durchführung: Einreiben der Hände mit 5 ml eines alkoholischen Desinfektionsmittels für 30 sec.
2. Chirurgische Händedesinfektion: Zusätzliche Beseitigung der residenten Keime (Keime, die ständig auf der Haut vorkommen). Durchführung: Waschen der Hände mit Seife für 2 min und anschließende Desinfektion für 3–5 min.

Harnleiterkolik

→ Nierenkolik; Urologische Notfälle.

Harnröhrenverletzung

Verwandte Begriffe
Urethralverletzung.

H

Definition
Offene oder geschlossene Verletzung der Urethra infolge äußerer (z.B. bei Beckenfrakturen) oder innerer Gewalteinwirkung (z.B. durch transurethral eingeführte Fremdkörper).

Klinisches Bild
Starke Unterbauchschmerzen, spontane Urethrablutung bzw. Harnfluß aus einer Wunde. Urinieren bei Harnröhrenabriß [→ Beckenfraktur] nicht mehr möglich.

Diagnose/Befund
Typische Traumaanamnese.

Differentialdiagnose
Fremdkörper, Divertikel sowie Tumore in den ableitenden Harnwegen; hämorrhagische Urethritis oder Zystitis.

[!] **Therapie**
Symptomatische Therapie, Einweisung in urologische Klinik.

Harnverhalt, akuter

→ Urologische Notfalle.

Haschischintoxikation

→ Cannabis, Vergiftung mit.

Haschischvergiftung

→ Cannabis, Vergiftung mit.

Hauptverwaltungsbeamter

Verwandte Begriffe
HVB.

Definition
Person, die ein außergewöhnliches, schwerwiegendes Schadensereignis zu einer Katastrophe erklären kann und die Gesamtverantwortung hierfür übernimmt. Sowohl die technische, als auch medizinische Gefahrenabwehr überträgt der HVB den jeweiligen Einsatzleitern.
In Großstädten ist der HVB z.B. der Oberbürgermeister.

Hautdesinfektion

Definition
Verfahren zur Reduktion der transienten Hautflora eines Patienten vor der Durchführung von invasiven Maßnahmen.

[i] Vor Punktionen und Inzisionen wird das betreffende Hautareal mit Desinfektionsmittel benetzt. Die Einwirkzeit sollte mindestens 30 sec. betragen. Einmaliges Trockenwischen mit sterilem Tupfer. Punktion ohne erneute Kontamination des Hautareals mit den Fingern (Ausnahme: sterile Handschuhe).

Hautemphysem

Definition
Gasansammlung, meist Luft, im Subkutangewebe.

[i] Ein Hautemphysem entsteht in der Regel traumatisch durch eine unphysiologische Verbindung zwischen lufthaltigen Organen und dem Subkutangewebe, v.a. nach Verletzungen von Trachea, Bronchien oder Ösophagus. Klinisch imponiert eine lokale bis generalisierte weich-elastische Schwellung mit charakteristischem Hautknistern (Schneeballknistern [→ Mediastinalemphysem]) unter den palpierenden Fingern.
Eine Entstehung durch gasbildende Bakterien (z.B. Clostridium perfringens) ist möglich. (siehe → Mediastinalemphysem.)

HBO

→ Oxygenation, hyperbare.

Heiberg-Esmarch-Handgriff

→ Esmarch-Heiberg-Handgriff.

Heimlich-Handgriff

Definition
Notfallmaßnahme bei akuter, kompletter Verlegung der oberen Atemwege.

[i] Indikation: Komplette Verlegung der oberen Atemwege beim nicht bewußtlosen Patienten durch feste Nahrungsbestandteile, die durch andere Maßnahmen nicht beseitigt werden können.
Durchführung: Patient von hinten umfassen, beide Hände zwischen Nabel und Rippenbogen übereinander legen und bis zu 5 kräftige Druckstöße durchführen. Am liegenden Patienten kniet der Helfer über dem Betroffenen und appliziert die Druckstöße in Richtung Zwerchfell.
Cave: Verletzungen innerer Organe und Magensaftaspiration sind möglich. Der Heimlich-Handgriff ist bei Kleinkindern und Säuglingen kontraindiziert (→ Atemwege freimachen).

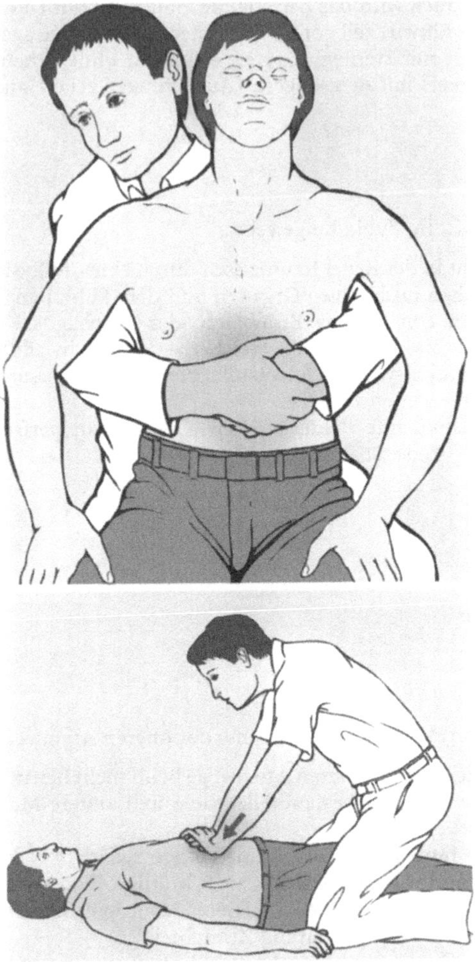

Heimlich-Handgriff am sitzenden und liegenden Patienten

Heimlich-Ventil

Definition

Das Heimlich-Ventil dient dem unidirektionalen Abdichten einer Pleuradrainage.

ℹ Ventilmechanismus, z.B. ein eingeschnittener Fingerling, der sich bei intrapleuraler Druckerhöhung über den atmosphärischen Druck öffnet, wodurch Gas und Sekret austreten können. Umgekehrt verschließt sich dieses Ventil bei einer Erniedrigung des Binnendrucks, wodurch ein äußeres Eindringen von Luft in die Pleurahöhle verhindert wird.

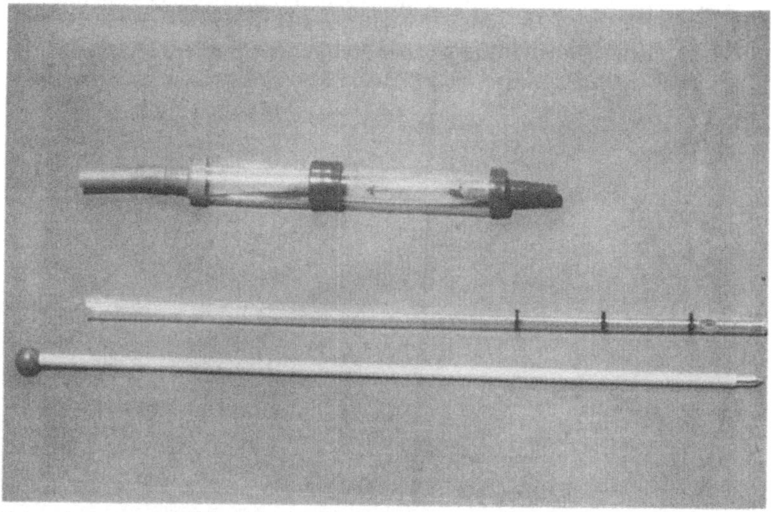

Thoraxdrainage und Heimlich-Ventil. Ein Heimlich-Ventil ist nur ausnahmsweise bei spontan atmenden Patienten notwendig. Bei Beatmung ist es überflüssig und wegen der möglichen Obstruktion durch eingedrungenes Blut sogar gefährlich.

HELLP-Syndrom

ℹ In der Spätschwangerschaft auftretender Symptomenkomplex mit Hämolyse, Transaminasenanstieg und Thrombozytopenie (hemolysis, elevated liver encymes, low platelets). Präklinisch symptomatische Therapie (→ EPH-Gestose). Die kausale Therapie besteht in der Entbindung des Kindes.
Es besteht akute Lebensgefahr für Mutter und Kind.

Helmabnahme

Definition
Entfernung des Schutzhelms bei unfallverletzten Verkehrsteilnehmern.

Indikation: Der Schutzhelm sollte grundsätzlich entfernt werden. Ausnahme: Verweigerung durch einsichtsfähigen Patienten.
Durchführung: Der Helm wird generell durch zwei Helfer entfernt. Der 1. Helfer hält den Kopf und immobilisiert die HWS (MIAS [→ Immobilisation der Halswirbelsaule]) während der 2. Helfer den Kinnriemen löst. Der 2. Helfer übernimmt anschließend die Immobilisation (umfaßt dabei Kinn und Nacken) und der 1. Helfer entfernt vorsichtig den Helm.
Die Immobilisation des Kopfes und der HWS wird solange fortgeführt, bis ein HWS-Stützkragen [→ Immobilisation der Halswirbelsaule] angelegt ist.

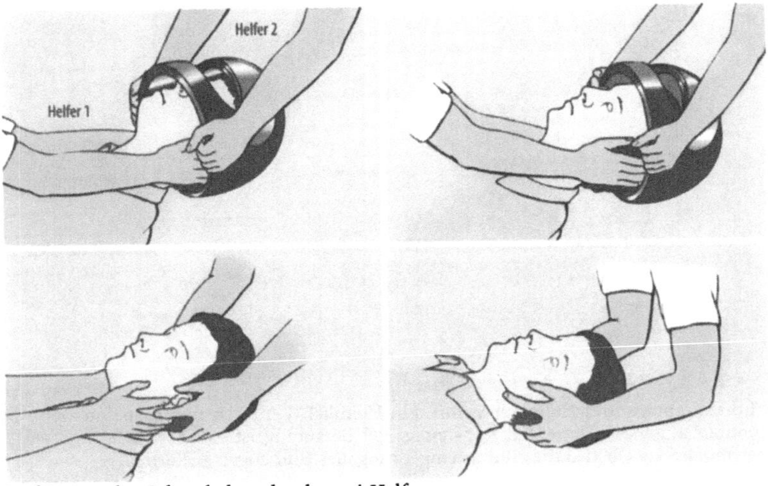

Entfernung des Schutzhelms durch zwei Helfer

Hemiparese

- **Verwandte Begriffe**
  Halbseitenschwäche.
- **Definition**
  Inkomplette sensible und/oder motorische Lähmung einer Körperhälfte.

Hemiplegie

- **Verwandte Begriffe**
  Halbseitenlähmung.
- **Definition**
  Komplette sensible und/oder motorische Lähmung einer Körperhälfte.

Heparin

- **Zubereitungen**
  Z.B. Liquemin® N Amp. à 0,375 / 0,5 / 1 / 5 ml enth. 2.500 / 5.000 / 7.500 / 10.000 / 20.000 / 25.000 I.E.
- **Wirkungen**
  Hemmung der Thrombinbildung.
- **Pharmakologische Daten**
  Wirkungseintritt: 1 min. E-HWZ 1–2,5 h.
- **Anwendungsgebiete**
  Lungenembolie, arterielle Embolie, venöse Thrombosen, Herzinfarkt, Verbrauchskoagulopathie.
- **Dosierung & Art der Anwendung**
  Initial 5.000–10.000 I.E. i.v.
- **Unerwünschte Wirkungen**
  Hemmung der Blutgerinnung.
- **Gegenanzeigen/Anwendungsbeschränkungen**
  Bestehende Blutung, hämorrhagische Diathese, Magen-Darm-Geschwüre, Nieren- und Harnleitersteine, Heparinallergie, Abortus imminens.
- **Wechselwirkungen**
  Blutgerinnungshemmende Substanzen, nichtsteroidale Antiphlogistika: verstärkte Blutungsneigung;
  Propranolol: Wirkungsverstärkung der Substanz;
  Nitroglycerin i.v.: Wirkungsverminderung.
- **Hinweis(e)**
  Heparin sollte man nicht mit anderen Parenteralia mischen, da physikalisch-chemische Inkompatibilitäten bestehen.

Hepatisches Koma

→ Koma, hepatisches.

Herbizide, Vergiftung mit

- **Verwandte Begriffe**
  Unkrautvernichtungsmittel, Vergiftung mit; Paraquatvergiftung.
- **Definition**
  Akzidentelle oder suizidale Vergiftung mit Unkrautvernichtungsmitteln, z.B. Paraquat.

Klinisches Bild
Beispiel Paraquat:
- Verätzung lokal (*cave:* verzögerte Symptomatik)
- Übelkeit, Erbrechen
- Lungenödem, Herz-Kreislaufdepression, Herzrhythmusstörungen
- Atemdepression, Bewußtseinsstörungen, Krämpfe

Diagnose/Befund
Schnelltest im Urin.

Differentialdiagnose
Vergiftung / Verätzung anderer Genese.

[!] **Therapie**
Beispiel Paraquat:
→ Vergiftung, allgemeines Vorgehen bei
Symptomatische Therapie (*cave:* Sauerstoffgabe vermeiden, da hohe Sauerstoffpartialdrücke die toxische Wirkung im Lungengewebe verstärken)
In der Klinik: Hämoperfusion

Hinweis(e)
Beispiel Paraquat:
Viele Symptome und Vergiftungsfolgen treten erst nach Tagen auf: Lungenfibrose nach 3 bis 14 Tagen, akutes Nierenversagen nach 1 bis 4 Tagen.

Prognose
Gefährliche orale Dosis: 30 mg / kgKG.

Herniation, zerebrale

→ Hirndruck, Steigerung des.

Heroinintoxikation

→ Opiate, Vergiftung mit.

Heroinvergiftung

→ Opiate, Vergiftung mit.

Herzasthma

→ Asthma kardiale.

Herzbeschwerden, funktionelle

Verwandte Begriffe
Funktionelle kardiovaskuläre Störungen; Soldiers Heart; Da-Costa-Syndrom; irritables Herz; neurozirkulatorische Asthenie.

Definition
Anfallsweise auftretende Herzbeschwerden ohne pathophysiologisches Korrelat.

Klinisches Bild
Die Patienten, meist in der 2.–5. Lebensdekade, klagen über anfallsartig auftretende retrosternale Schmerzen mit Stenokardie [→ Angina pectoris], → Rhythmusstorungen, Tachykardie und Angst. Eine hämodynamische Instabilität oder Dekompensation besteht jedoch nicht. Häufig gehen die Beschwerden mit emotionalen oder seelischen Störungen einher.

Diagnose/Befund
Die Diagnose ist - wenn überhaupt - am Notfallort nur sehr schwer zu stellen. Anamnese und Habitus geben oft nur einen geringen Anhalt. Die Beschwerden entsprechen denen einer Myokardischämie [→ Angina pectoris], ohne jedoch ein elektrisches (EKG) oder hämodynamisches Korrelat zu bieten.

H

Differentialdiagnose
Andere Ursachen von Thoraxschmerzen, z.B. AP [→ Angina pectoris].

[!] **Therapie**
In der Notfallmedizin gelten bis zum Beweis des Gegenteils funktionelle Herzbeschwerden als Myokardischämie [→ Angina pectoris] und sind wie eine solche zu behandeln (→ Myokardinfarkt).

Herzbeuteltamponade

→ Hamoperikard; Perikardtamponade.

Herzfrequenz

Definition
Anzahl der Herzaktionen, in der Regel pro Minute angegeben.

Herzglykoside

→ Digitalisglykoside.

Herzinfarkt

→ Myokardinfarkt.

Herzinfarkt, EKG bei

Verwandte Begriffe
Herzinfarkt-EKG; Myokardinfarkt, EKG bei.

Definition
Im Rahmen eines Myokardinfarktes treten im EKG typische Veränderungen auf. Diese sind jedoch meist nicht in den im Rettungsdienst standardmäßigen Ableitungen I, II und III zu sehen.

Die EKG-Veränderungen beim Myokardinfarkt werden in das Frühstadium (Erstickungs-T), Stadium I (Akutstadium mit ST-Hebung), Stadium II (Folgestadium nach 2–3 Wochen) und Stadium IV (Endstadium nach 3–5 Monaten) eingeteilt:

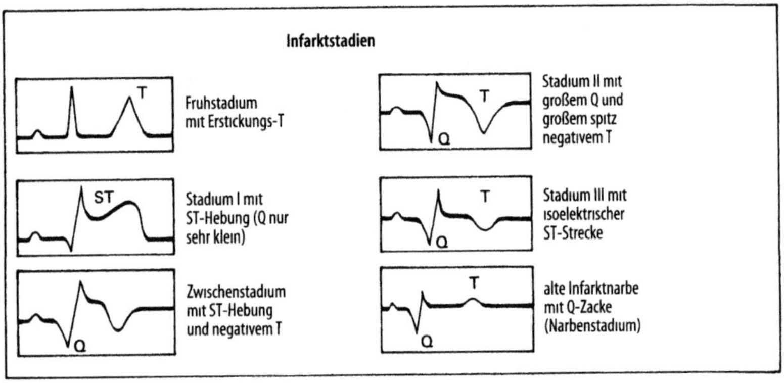

EKG-Stadien des Myokardinfarktes

Hinweis: Bei einigen EKG-Monitoren im Rettungsdienst werden die ST-Strecken durch Filter verändert. ST-Streckenveränderungen dürfen in diesem Fall nicht interpretiert werden.
Das Auftreten der Infarktzeichen in den Ableitungen des EKG ist von der Lokalisation des Infarktes abhängig. Je nachdem, in welchen Ableitungen diese Zeichen auftreten, kann so die Herzmuskelschädigung lokalisiert werden:

Lokalisation	Ableitung
anteroseptaler Infarkt (Vorderwandinfarkt)	V_2, V_3, (V_4)
anterolateraler Infarkt (großer Vorderwandinfarkt)	V_2–V_5, (V_6), I, aVL
lateraler Infarkt (Seitenwandinfarkt)	V_4–V_6, I–aVL
inferiorer Infarkt (Hinterwandinfarkt)	II, III, aVF
posterolateraler Infarkt (Hinterseitenwandinfarkt)	II, III, aVF, V_4–V_6
posteriorer Infarkt („eigentlicher" Hinterwandinfarkt)	nur indirekte („spiegelbildliche") Infarktzeichen: hohes R in V_1, V_2, mit hohen spitzpositiven T-Wellen (Ausschluß eines Rechtsschenkelblocks bzw. einer rechtsventrikulären Hypertrophie), initial ST-Senkung

Herzinfarkt-EKG

→ Herzinfarkt, EKG bei.

Herzinsuffizienz

Verwandte Begriffe
Low-Output-failure; High-Output-failure; Linksherzinsuffizienz; Rechtsherzinsuffizienz; globale Herzinsuffizienz; Lungenödem; Asthma kardiale.

Definition
Ventrikuläre Funktionsstörung mit verminderter körperlicher Belastbarkeit.

Klinisches Bild
Das klinische Bild der Herzinsuffizienz ist abhängig vom Ausmaß der ventrikulären Schädigung. Nach der New York Heart Association (NYHA) erfolgt die klinische Einteilung der Herzinsuffizienz in 4 Stadien:

- Stadium I: Beschwerdefreiheit, normale körperliche Belastbarkeit (Diagnose z.B. durch Echokardiographie)
- Stadium II: Beschwerden bei stärkerer körperlicher Belastung
- Stadium III: Beschwerden bei leichter körperlicher Belastung
- Stadium IV: Beschwerden in Ruhe

Eine Herzinsuffizienz wird differenziert in:

1. chronische und akute Herzinsuffizienz
2. Rechts-, Links- oder Globalherzinsuffizienz

In der Notfallmedizin ist vor allem die akute Herzinsuffizienz und die Dekompensation einer chronischen Herzinsuffizienz von Bedeutung.
Die akute Herzinsuffizienz tritt z.B. als Folge eines akuten Myokardinfarktes, einer → hypertensiven Krise, von → Herzrhythmusstorungen oder einer → Perikardtamponade auf. Klinische Zeichen sind eine arterielle → Hypotonie bis zum Schock, eine Einflußstauung [→ Spannungspneumothorax], ggf. Dyspnoe und Zyanose bei → Lungenodem sowie ggf. periphere Ödeme.

Differentialdiagnose
Toxisches Lungenödem, Ödeme anderer Ursache (z.B. nach Thrombosen) sowie → Schock nicht-kardialer Ursache (siehe dort).

[!] **Therapie**
I.v.-Zugang, Applikation von Sauerstoff, Therapie der zugrundeliegenden Störung (z.B. mit Antihypertensiva oder Antiarrhythmika), Vorlastsenkung (z.B. mit Nitraten), Diuretika (z.B. Furosemid), bei massiver myokardialer Insuffizienz wie kardiogenem Schock Katecholamine (z.B. Adrenalin), ggf. Intubation und Beatmung.

Prognose
Die Prognose ist abhängig von Ursache und Ausprägung der chronischer Herzinsuffizienz. Patienten im Stadium NYHA III und IV weisen eine Letalität von 20 bis 40% pro Jahr auf.

Herzkontusion

→ Contusio cordis.

Herz-Kreislaufstillstand

Verwandte Begriffe
Herzstillstand; HKS; Kreislaufstillstand.

Definition
Aussetzen der Herz- und Kreislauffunktion.

[i] Häufigste Ursache eines Herz-Kreislaufstillstands beim Erwachsenen sind kardiale Erkrankungen. Symptom des Aussetzens der Herz-Kreislauffunktion ist die Pulslosigkeit, gefolgt von Bewußtseinsverlust und Atemstillstand. Bei Kindern dominieren Atemstörungen mit konsekutiver Hypoxie als Ursache.

Herz-Lungen-Wiederbelebung

→ Reanimation, kardiopulmonale.

Herz-Minuten-Volumen

→ Herz-Zeit-Volumen.

Herzrhythmusstörungen

→ Rhythmusstorungen, kardiale.

Herzschrittmacher

Verwandte Begriffe
Pacemaker.

Definition
Anwendung elektrischer Impulse zur Stimulation der Herztätigkeit. In der Notfallmedizin sind externe, transkutane Herzschrittmacher (elektrische Impulse über anterior-posterior über dem Herz fixierten externen Klebeelektroden), Ösophagusschrittmacher und transvenöse Schrittmacher zu finden.

[i] Die Indikation zur präklinischen Schrittmachertherapie besteht bei bradykarden Herzrhythmusstörungen mit Zeichen der Instabilität (z.B. Bewußtseinsstörungen, Stenokardien, Dyspnoe, Blutdruckabfall) oder dem Risiko der Asystolie (AV-Block II° Typ II, AV-Block III°, Asystolie in der Vorgeschichte, Pausen > 3 sec).
Die Klebeelektroden des transkutanen Herzschrittmachers werden in der anterior-posterior Position über dem Herzen angebracht. Nach Wahl der Betriebsart (kontinuierliche Stimulation oder Demand-Modus = Stimulation, wenn die Herzfrequenz unter eine vorgewählte Schwelle abfällt) wird die Stimulationsfrequenz eingestellt. Anschließend wird die Stromstärke der Stimulation langsam von 0 mA ausgehend gesteigert, bis eine Reaktion (Antwort) des Herzmuskels festgestellt werden kann.
Die äußerliche Schrittmacheranwendung kann für den Patienten, z.B. durch Mitstimulation der pectoralen Muskulatur, unangenehm und schmerzhaft sein. Daher ist ggf. eine entsprechende Analgesie und Sedierung erforderlich.

Herzschrittmacher-Code

Verwandte Begriffe
Schrittmacher-Code; Pacemakercode.

Definition
Dreistelliger Code, der Auskunft über Stimulationsort, Wahrnehmungsort und Funktionsmodus des Herzschrittmachers gibt.

[i] Der Schrittmacher-Code besteht aus drei Buchstaben:
1. Buchstabe: Stimulationsort (Pacing)
    V=Ventrikel

A=Atrium (Vorhof)
D=Double (sequentielle Stimulation von Vorhof und Ventrikel)
2. Buchstabe: Wahrnehmungsort (Sensing)
V=Ventrikel
A=Atrium
D=Double
O=keine Funktion
3. Buchstabe: Funktionsmodus (Verhalten des Schrittmachers bei Anstieg der Herzeigenfrequenz über die Schrittmacherfrequenz)
I=Inhibierung (keine Impulsabgabe)
T=Triggerung (Impulsabgabe während QRS)
O=starrfrequenter Schrittmacher
D=doppelt (Inhibierung und Triggerung)

Herzstillstand

→ Herz-Kreislaufstillstand.

Herztod, plötzlicher

Definition
Plötzliches Auftreten von Herzkammerflimmern [→ Reanimation, EKG bei; → Herz-Kreislaufstillstand] als Frühkomplikation bei Patienten mit akutem → Myokardinfarkt.

Herzwandaneurysma

Definition
Umschriebene Aussackung der Herzwand.

Diagnose/Befund
Die klinischen Befunde eines Herzwandaneurysmas sind unspezifisch und lassen keine sichere Diagnose zu. Eine Linksherzinsuffizienz nach Myokardinfarkt oder Arrhythmien können ein Herzwandaneurysma als Ursache haben. In dem Aneurysma mit seinen regionalen Wandbewegungsstörungen bilden sich häufig Thromben, die arterielle Embolien hervorrufen können. In seltenen Fällen kann ein Herzwandaneurysma rupturieren. Die Diagnose wird durch Echokardiographie und ggf. Ventrikulographie gesichert.

[!] Therapie
In der Notfallmedizin ist lediglich eine symptomatische Therapie der Komplikationen durchführbar. Die definitive Therapie muß ggf. durch einen Kardiochirurgen erfolgen.

Herz-Zeit-Volumen

Verwandte Begriffe
HZV; Herz-Minuten-Volumen; HMV; Cardiac Output; CO.

Definition
Blutmenge, die von einer Herzkammer pro Minute ausgeworfen wird.

[i] Das HZV ist vor allem von körperlicher Belastung abhängig. In Ruhe beträgt es normalerweise 5-6 l/min. und kann bei starker Muskelarbeit auf 30 l/min. ansteigen. Eine Abnahme des HZV kann z.B. durch einen kardiogenen oder Volumenmangelschock verursacht werden.

Hexenschuß

→ Lumbago.

HI

→ Myokardinfarkt.

Hibler-Packung

Definition
Wärmepackung für den Rumpf zur Therapie bei Unterkühlung (→ Hypothermie).

[i] Indikation: mäßige bis schwere Unterkühlung (Körperkerntemperatur < 35°C).
Durchführung: Leinentücher werden mit heißem Wasser angefeuchtet und auf die Unterwäsche (nicht auf die nackte Haut) von Brust und Bauch gelegt (→ Hypothermie). Die Extremitäten werden ausgespart (Gefahr des Bergungstodes/Wiedererwärmungsschocks).

High-Output-failure

→ Herzinsuffizienz.

Hilfeleistung, unterlassene

Definition
Unterlassen der gesetzlichen Pflicht zur Hilfeleistung bei Unglücksfällen, gemeiner Gefahr oder Not.

[i] Straftatbestand nach § 323c des Strafgesetzbuches: Wer der Pflicht zur Hilfeleistung nicht nachkommt, obwohl die Hilfeleistung erforderlich und zumutbar ist, dem droht eine Freiheitsstrafe bis zu einem Jahr oder Geldstrafe.

Hirnblutung

→ Blutung, intrazerebrale.

Hirndruck

Verwandte Begriffe
ICP; Intracranial pressure; intrakranieller Druck; Druck, intrakranieller.

H

Definition
Druck im Inneren des Schädels. Der ICP wird im geschlossenen Raum des Schädels durch das Volumen der Hirnmasse, des intrakraniellen Blutes und des Liquors bedingt.

[i] Der normale ICP beträgt beim liegenden Menschen 10–15 mmHg.

Hirndruck, Steigerung des

Verwandte Begriffe
ICP-Steigerung; intrakranieller Druck, Steigerung des; Herniation, zerebrale.

Definition
Pathologisch gesteigerter Druck im Schädelinneren infolge raumfordernder intrakranieller Prozesse.

Klinisches Bild
Kopfschmerzen, Brechreiz und Erbrechen, Stauungspapille, Störungen des Bewußtseins bis zum Koma, Cheyne-Stokes-Atmung und Hirnnervenausfälle (z.B. Mydriasis), bei zerebraler Herniation Apnoe und Tod.

Diagnose/Befund
Typische Verletzungen (SHT) und Erkrankungen (z.B. intrakranielle Blutungen, Abszesse oder Tumore, Hydrozephalus), die zu einer Hirndrucksteigerung führen können.

Differentialdiagnose
Störungen des Bewußtseins ohne Steigerung des Hirndrucks (z.B. Apoplexia cerebri).

[!] **Therapie**
Symptomatische Therapie bei Störungen der Vitalfunktionen. Eine Intubationsnarkose ist bei Patienten mit gesteigertem ICP regelmäßig indiziert. Dies erfordert eine suffiziente Sedierung und Analgesie (*cave:* Blutdruckabfall) sowie Relaxierung, um einen weiteren Anstieg des Hirndrucks durch Husten oder Pressen sicher zu verhindern. Oberkörperhochlagerung um 10–30° (nach Abhängigkeit vom MAP) und Normoventilation (arterieller Kohlendioxidpartialdruck von 35–38 mmHg).
Bei konkretem Verdacht auf eine mechanische Einklemmung (z.B. Strecksynergismen, arterielle Hypertonie bei Bradykardie, Anisokorie) Einsatz von kontrollierter Hyperventilation auf arteriellen Kohlendioxidpartialdruck von 28–30 mmHg und Applikation von Mannitol. Schnellstmöglicher Transport in Klinik zur kraniellen Computertomographie (CCT).

Hinweis(e)
Eine Steigerung des Hirndrucks (ICP) führt über eine Verminderung des zerebralen Perfusionsdrucks (CPP) zu einer konsekutiven Ischämie. Der CPP ist außerdem vom mittleren arteriellen Blutdruck (MAP) abhängig: CPP = MAP - ICP.
Cave: Ein Abfall des CPP auf Werte < 60 mmHg bedingt eine zerebrale Ischämie. Deswegen ist bei allen Patienten mit der Möglichkeit einer Hirndrucksteigerung ein MAP von mindestens 80 mmHg anzustreben. Blutdruckabfälle sind unbedingt zu vermeiden.

Hirnhautentzündung

→ Meningitis.

Hirninfarkt

→ Apoplexia cerebri.

H

Hirnkontusion

→ Contusio cerebri.

Hirnödem

Verwandte Begriffe
Gehirnödem; Enzephalödem.

Definition
Unter einem Hirnödem versteht man eine Vermehrung des Hirnvolumens durch gesteigerten zerebralen Flüssigkeitsgehalt.

Klinisches Bild
Unterschieden werden beim diffusen Hirnödem das vasogene (durch Permeabilitätsstörung der Blut-Hirn-Schranke), das zytotoxische (durch Zusammenbruch der Natriumpumpe infolge Hypoxie) und das interstitielle Ödem (durch Liquoraufstau). Außerdem können fokale Hirnödeme um Kontusionsherde und ischämische Bezirke entstehen.
Ausgeprägte diffuse Hirnödeme können eine → Hirndrucksteigerung bewirken.

Hirnprellung

→ Contusio cerebri.

Hirnquetschung

→ Compressio cerebri.

Hirnschlag

→ Apoplexia cerebri.

Hirnstammkontusion

Verwandte Begriffe
Truncus cerebri contusio; Dezerebrationssyndrom; apallisches Syndrom.

Definition
Quetschung des Hirnstammes nach Einwirkung stumpfer Gewalt.

[i] Je nach der Lage der Hirnstammschädigung kann es zur Ausbildung unterschiedlicher Syndrome wie Hemiplegia alterans (Ausfälle einzelner Hirnnerven sowie Störung im Bereich der Hirnbahnen), Dezerebrationssyndrome (Bewußtseinsstörungen, motorische Symptome, okulomotorische Symptome, vegetative Symptome, akutes Bulbärhirnsyndrom, Koma vigile) kommen.

Hirntod

Definition
Absterben der Hirnzellen mit irreversiblem Erlöschen der Hirnfunktion.

[i] Der Hirntod gilt als endgültiger Tod des Patienten (im Gegensatz zum klinischen → Tod). Die gesamte Hirnfunktion ist endgültig erloschen, bedingt durch ein Absterben der Hirnzellen (z.B. durch Sauerstoffmangel oder Perfusionsstillstand im Gehirn). Der Hirntod ist charakterisiert durch Vorliegen eines Nullinien-EEG's, dem Fehlen sämtlicher Hirnstammreflexe und evozierter Potentiale. Auch der Nachweis eines Perfusionsstillstandes kann im Rahmen der klinischen Hirntoddiagnostik durchgeführt werden. Der Hirntod muß nach einem bundesweit festgelegten Hirntodprotokoll durch 2 unabhängige Untersucher festgestellt werden.

Hirnverletzung

→ Schadel-Hirn-Trauma.

Hirnwasserträufeln

→ Liquorrhoe.

Histamin

Definition
Histamin ist ein biogenes Amin, das durch Decarboxylierung aus Histidin gebildet wird. Zur Freisetzung aus den Speichergranula kann es durch Antigen-Antikörperreaktion oder durch eine direkte Wirkung von Antigenen (z.B. basischen Arzneimitteln, Fremdeiweißen) auf die Zellmembran kommen. Histamin wirkt über die Stimulation von H1- und → H2-Rezeptoren.

Histaminantagonisten

→ Antihistaminika.

Hitzeerschöpfung

Definition
Erschöpfungszustand, der durch erhebliche Wasser- und Salzverluste bei längerem Schwitzen (hypotone → Dehydratation) verursacht wird.

Klinisches Bild
1. Schocksymptomatik: Tachykardie, Hypotonie, kalter Schweiß
2. Übelkeit, Erbrechen, Kopfschmerzen
3. Bewußtseinsstörungen bis Bewußtlosigkeit
4. Körpertemperatur meist noch normal, feuchtwarme Haut

Differentialdiagnose
1. → Hitzekollaps
2. → Hitzschlag

Diagnose/Befund
Nach klinischem Bild.

[!] **Therapie**
1. Patient in kühlere Umgebung bringen, Kleidung öffnen und ggf. kalte Umschläge
2. Flachlagerung, ggf. Anheben der Beine
3. Flüssigkeitssubstitution: oral (z.B. Elektrolytgetränke); bei anhaltender Schocksymptomatik oder Bewußtseinsstörung Infusion von → Vollelektrolytlosungen

Hinweis(e)
Relativ häufiges Krankheitsbild; besonders bei älteren Personen in den Sommermonaten.

Prognose
In der Regel guter Therapieeffekt nach ausreichender Elektrolytsubstitution.

Hitzekollaps

Verwandte Begriffe
Hitzeohnmacht; Hitzesynkope.

Definition
Kurzzeitiger Bewußtseinsverlust aufgrund eines relativen Volumenmangels (periphere Vasodilatation).

Klinisches Bild
1. Schocksymtomatik: Tachykardie, Hypotonie, kalter Schweiß
2. Übelkeit, Erbrechen, Kopfschmerzen
3. "Schwarzwerden vor den Augen", kurzzeitige Bewußtlosigkeit bzw. Ohnmacht
4. Körpertemperatur normal, feuchtwarme Haut

Differentialdiagnose
1. → Hitzeerschöpfung
2. → Hitzschlag

Diagnose/Befund
Nach klinischem Befund.

[!] **Therapie**
1. Patient in kühlere Umgebung bringen, Kleidung öffnen und ggf. kalte Umschläge
2. Flachlagerung, ggf. Anheben der Beine
3. Flüssigkeitssubstitution: oral (z.B. Elektrolytgetränke oder gesalzene Getränke); bei anhaltender Schocksymptomatik oder Bewußtseinsstörung Infusion von → Vollelektrolytlösungen

Hinweis(e)
Im Gegensatz zur Hitzeerschöpfung ist die Ursache kein absoluter Volumenmangel (→ Dehydratation), sondern eine orthostatische Dysregulation mit relativem Volumenmangel. Sie entsteht meist nach längerem Stehen in warmen Räumen.

Prognose
Gute Prognose, aber auch andere Ursachen einer Synkope ausschließen (z.B. → Hypoglykämie, kardiale → Synkope).
Cave: An mögliche sturzbedingte Begleitverletzungen denken.

Hitzekrämpfe

Definition
Muskelzuckungen und Muskelkrämpfe aufgrund starker → Dehydratation und Elektrolytverluste.

Klinisches Bild
1. Muskelzuckungen und schmerzhafte Muskelkrämpfe
2. Starke Schweißproduktion
3. Übelkeit, Erbrechen, Kopfschmerzen
4. Normale Körpertemperatur

Differentialdiagnose
1. → Hitzeerschöpfung
2. → Hitzschlag
3. → Krampfanfall, generalisierter

Diagnose/Befund
Nach klinischem Befund.

[!] **Therapie**
1. Patient in kühlere Umgebung bringen, Kleidung öffnen und ggf. kalte Umschläge applizieren

2. Flachlagerung, ggf. Anheben der Beine
3. Flüssigkeitssubstitution: oral (z.B. Elektrolytgetränke oder gesalzene Getränke); bei anhaltender Schocksymptomatik oder Bewußtseinsstörung Infusion von → Vollelektrolytlosungen

Hinweis(e)
Tritt häufig im Rahmen eines Hitzschlages auf.

Prognose
Bei persistierenden Krämpfen Gefahr irreversibler ZNS-Schäden; Krampfanfälle anderer Genese ausschließen.

Hitzeohnmacht

→ Hitzekollaps.

Hitzesynkope

→ Hitzekollaps.

Hitzschlag

Definition
Störung der körpereigenen Wärmeregulation mit Versagen der Temperaturregulationsmechanismen durch Einwirkung hoher Umgebungstemperaturen.

Klinisches Bild
1. Haut anfangs rot, trocken und heiß (Schweißabsonderung eingestellt), später grau und zyanotisch
2. Körpertemperatur stark erhöht (> 40°C)
3. Übelkeit, Erbrechen, Kopfschmerzen
4. Atmung beschleunigt (Tachypnoe)
5. Schocksymptomatik: Tachykardie, Hypotonie
6. Bewußtseinsstörungen, Krämpfe, Herz-Kreislaufstillstand

Diagnose/Befund
Nach klinischem Bild.

Differentialdiagnose
Symptome der → Hitzeerschopfung gehen dem Hitzschlag häufig voraus.

[!] **Therapie**
1. Patient in kühle Umgebung bringen, Kleidung öffnen, Senkung der Körpertemperatur durch kalte Umschläge oder kaltes Wasser auf den Körperstamm
2. Flachlagerung, ggf. Schocklagerung
3. Flüssigkeitssubstitution: venöser Zugang und Infusion von → Vollelektrolytlosungen

H

Hinweis(e)
Der Hitzschlag tritt meist bei hoher Umgebungstemperatur, hoher Luftfeuchtigkeit, starker körperlicher Belastung mit starkem Schwitzen und unzureichender Flüssigkeitszufuhr auf (z.B. sportliche Belastung, Schwerarbeit).

Prognose
Schweres Krankheitsbild mit akuter Lebensbedrohung; Gefahr des → Hirnödems, irreversibler ZNS-Schäden sowie Multiorganversagens.

HIV

→ Acquired Immuno Deficiency Syndrome.

HKS

→ Herz-Kreislaufstillstand.

HLW

→ Reanimation, kardiopulmonale.

HMV

→ Herz-Zeit-Volumen.

Hochspannungsunfall

Verwandte Begriffe
Starkstromverletzung; Elektrounfall; Stromunfall.

Definition
Stromunfälle mit einer Wechselspannung von über 1000 oder Gleichstrom über 1500 Volt.

Klinisches Bild
1. Patient "klebt" durch Muskelkontraktionen an der Stromquelle
2. Bewußtseinsstörungen, Atemstillstand, Herz-Kreislaufstillstand
3. Herzrhythmusstörungen (bei Wechselstrom häufig Kammerflimmern)
4. Verbrennungen II.-III. Grades an den Stromeintritts- und austrittsstellen (Strommarken)
5. Frakturen und Luxationen durch Muskelkontraktionen bei Stromeinwirkung

Diagnose/Befund
Nach klinischem Bild.

Differentialdiagnose
Meist eindeutiger Unfallmechanismus.

[!] Therapie

1. Eigensicherung, Mindestabstand von 5 m zur Stromquelle einhalten, Rettung nur durch Feuerwehr oder Fachpersonal
2. Basischeck, Basismaßnahmen, erweiterte lebensrettende Maßnahmen (ALS [→ Reanimation, erweiterte Maßnahmen])
3. Versorgung von Verbrennungen und Frakturen

Hinweis(e)

Folgen der Stromeinwirkung auf den Menschen sind abhängig von:

1. Stromart (Gleichstrom, Wechselstrom)
2. Stromspannung
3. Stromstärke (abhängig von Spannung und Widerstand)
4. Stromfrequenz
5. Stromweg durch den Körper
6. Widerstand an der Stromeintrittstelle (z.B. Hautwiderstand)
7. Dauer der Stromeinwirkung

Prognose

Hochspannungsunfälle verlaufen zu 30% tödlich.

Hodenentzündung

→ Orchitis.

Hodentorsion

Verwandte Begriffe

Hodenverdrehung.

Definition

Verdrehung des Hodens inklusive des Samenstranges und des versorgenden Gefäßstiles infolge abnormer Beweglichkeit.

Klinisches Bild

Akuter Schmerz sowie Rötung und Schwellung des Skrotums mit Ödembildung.

Diagnose/Befund

Typische Erkrankung im Kindes- und Jugendalter.

Differentialdiagnose

Didymitis, Epididymitis, Inguinalhernien und Varikozele.

[!] Therapie

Bei Verdacht sofortige Einweisung in urologische Klinik, da nach zwei bis sechs Stunden die Keimzellen irreversibel geschädigt sind.

Hodenverdrehung

→ Hodentorsion.

Höhenkrankheit

Definition
Symptomenkomplex, der aufgrund verminderten atmosphärischen Drucks in großer Höhe (erniedrigte Gaspartialdrücke) mit resultierender Hypoxämie auftritt.

Klinisches Bild
In Abhängigkeit vom Luftdruck und dem Ausmaß der Hypoxie ändert sich die Erscheinungsform der Höhenkrankheit.
Akute Höhenkrankheit: Kopfschmerzen, Erbrechen, Anorexie, Euphorie (Höhenrausch) bis Willensschwäche und Lethargie, Gangunsicherheit, Dyspnoe.
Höhensynkope: Synkope in größeren Höhen.
Höhenlungenödem (engl. HAPE): Kopfschmerzen, Schwäche, Dyspnoe, Husten mit blutig-schaumigem Auswurf.
Höhenhirnödem (engl. HACE): starke Kopfschmerzen, Halluzinationen, Ataxie, Sopor, Koma.

Diagnose/Befund
Bei allen Formen der Höhenerkrankung liegt eine Erniedrigung des arteriellen Sauerstoffpartialdrucks vor.

[!] **Therapie**
Symptomatische Therapie von Störungen der Vitalfunktionen mit Sauerstoff-Gabe und schnellstmöglicher Transport in tieferliegende Regionen.

Hornhautverätzung

→ Veratzung des Auges.

Hörsturz

Definition
Akut auftretender Hörverlust infolge von Durchblutungsstörungen des Innenohres.

Klinisches Bild
Akuter Hörverlust, häufig aus vollem Wohlbefinden heraus auftretend. Gelegentlich gehen Ohrensausen oder Drehschwindel voraus, es kann ein Fremdkörpergefühl im Ohr bestehen.

Differentialdiagnose
Morbus Ménière, Akustikusneurinom.

[!] **Therapie**
Einweisung in Hals-Nasen-Ohren Klinik.

Hüftgelenksluxation

Verwandte Begriffe
Luxatio coxae.

Definition
Ausrenkung des Hüftgelenks, wobei der Hüftkopf aus der Hüftpfanne springt.

[i] Eine Hüftgelenksluxation kann angeboren sein (Hüftgelenksdysplasie) oder durch starke Gewalt von außen hervorgerufen werden.
Klinisch fällt die Asymmetrie der Inguinalregion und Glutealfalten sowie die Bewegungsarmut und die Stellung der Beine in Außenrotation und Adduktion auf. Es besteht eine relative Beinverkürzung, kombiniert mit einer Behinderung der Abduktion.
Symptomatische Therapie (Analgesie) und Ruhigstellung des Beines. Innerhalb von 6 h muß eine Reposition, wegen des Muskeltonus, in der Regel in Narkose, durchgeführt werden. Mit zunehmender Luxationsdauer wächst die Gefahr einer Hüftkopfnekrose.

Human Immunodeficiency Virus

→ Acquired Immuno Deficiency Syndrome.

HVB

→ Hauptverwaltungsbeamter.

HWS Trauma

→ Hals-Wirbelsaulen-Verletzung.
→ Wirbelsaulentrauma.

HWS-Schleudertrauma

→ Schleudertrauma der Halswirbelsaule.

HWS-Verletzung

→ Wirbelsäulentrauma.
→ Hals-Wirbelsaulen-Verletzung.

Hydroxyethylstärke

Zubereitungen
Z.B. Expafusin®. Fl. à 500 ml enth. 6% Poly(*O*-2-hydroxyethyl)stärke. Mittleres Molekulargewicht 40.000 Dalton.
Z.B. Plasmasteril®. 1 Fl. à 500 ml enth. 6% Poly(*O*-2-hydroxyethyl)stärke. Molekulargewicht 45.0000 Dalton.

- **Wirkungen**
  Volumeneffekt je nach Konzentration und Molekulargewicht, Thrombozytenaggregationshemmung, Verbesserung der rheologischen Eigenschaften durch Dilution (nur durch niedermolekulare Lösungen).

- **Pharmakologische Daten**
  Wirkdauer 3–4 h. E-HWZ 3–6 h.

- **Anwendungsgebiete**
  Hypovolämie, Volumenmangel, Störung der Mikrozirkulation.

- **Dosierung & Art der Anwendung**
  Dosierung nach Wirkung, Höchstdosis: 2 g/kgKG/24h, entspr. 33 ml/kgKG/24 h. Diese Höchstdosis sollte nur bei vitaler Indikation überschritten werden.

- **Unerwünschte Wirkungen**
  Gerinnungsstörungen, Überempfindlichkeitsreaktionen, Juckreiz der Haut, Verschlechterung der Nierenfunktion bei schon vorgeschädigter Niere.

- **Gegenanzeigen/Anwendungsbeschränkungen**
  Allergische Reaktionen, dekompensierte Herzinsuffizienz.

- **Wechselwirkungen**
  Aminoglykoside: Steigerung der Nephrotoxizität.

Hygiene

- **Verwandte Begriffe**
  Hygienevorschriften.

- **Definition**
  Maßnahmen, die der Verhütung von Krankheiten und der Erhaltung der Gesundheit dienen, sowohl im physischen, psychischen (Psychohygiene) und sozialen (Sozialhygiene) Bereich.

[i] Die Hygienevorschriften regeln die Belange und Erfordernisse bezüglich der routine- und außerplanmäßigen Desinfektion, sowie alle hygienischen Belange einer bestimmten Rettungswache.

1. Persönliche Hygiene
   Waschen und → Handedesinfektion, regelmäßiger Wechsel der Dienstkleidung, Schutzkleidung
2. Hygiene bei der Versorgung von Patienten
   → Hautdesinfektion, Schutzhandschuhe, Mundschutz; steriles, keimarmes Arbeiten
3. Hygiene in den Fahrzeugen des Rettungsdienstes
   Regelmäßige Desinfektion und Reinigung des gesamten Fahrzeugs und aller Geräte. Kontaminierte, verschmutzte Flächen sofort reinigen und desinfizieren.

Nach dem Transport eines Infektionskranken spezielle Hygienevorschriften beachten und Desinfektor informieren. Sachgerechte Müllentsorgung.

Hygienevorschriften

→ Hygiene.

hyperbare Oxygenation

→ Oxygenation, hyperbare.

Hyperextensionsverletzung der HWS

→ Schleudertrauma der Halswirbelsaule.

Hyperflexionsverletzung der HWS

→ Schleudertrauma der Halswirbelsaule.

hyperglykämisches Koma

→ Koma, diabetisches.

Hyperhydratation

Verwandte Begriffe
Überwässerung.

Definition
Überschuß an Gesamtkörperwasser. Man unterscheidet eine isotone, hypotone und hypertone Hyperhydratation in Abhängigkeit von der Osmolarität des Blutes.

Hyperkaliämie

Definition
Anstieg des Kaliumwertes auf Werte >5,5 mmol/l.

Klinisches Bild
Die Symptome einer Hyperkaliämie sind uncharakteristisch, häufig wird deshalb die Hyperkaliämie zu spät erkannt. Auftreten können Koma, Adynamie, Parästhesien, Muskelzuckungen, → Herzstillstand,
EKG-Veränderungen wie → Bradykardie, → Rhythmusstorungen, → Extrasystolen, flaches P, → AV-Block, Kammerkomplexverbreiterung (Bild des Schenkelblocks), überhöhte T-Welle, QT-Zeitverlängerung.

Diagnose/Befund
Bestimmung des Serumkaliums, Nachweis der EKG-Veränderungen.

Therapie
Eine gezielte Therapie setzt die Kenntnis des Serumkaliumspiegels voraus. In der Notfallmedizin beschränkt man sich deshalb primär auf symptomatische Maßnahmen (Sicherung der Vitalfunktionen, venöser Zugang). Die klinische Notfalltherapie beinhaltet die Gabe von Glucose-Insulin-Infusion, Natriumbikarbonat 8,4%ig, Kalziumchlorid 10%ig oder Kalziumglukonatlösung, Kationenaustauscher.

Hinweis(e)
Störung des Kaliumhaushaltes sind außerhalb der Klinik nur aufgrund der Anamnese zu vermuten.

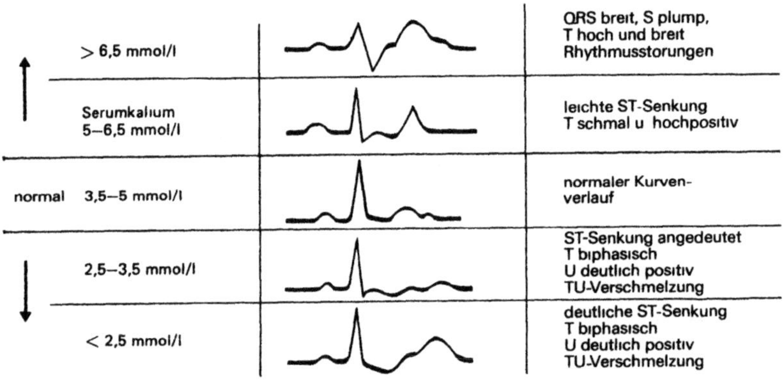

EKG bei verschiedenen Kaliumspiegeln.

Hyperkapnie

Definition
Vermehrter Anfall von Kohlendioxid im Blut (pCO_2 art.>45mmHg).

Hypersensibler Karotissinus

→ Karotissinus, hypersensitiver; Karotissinus-Syndrom.

Hypersensitiver Karotissinus

→ Karotissinus, hypersensitiver; Karotissinus-Syndrom.

Hypertension, arterielle

→ Hypertonie, arterielle.

hypertensive Krise

→ Krise, hypertensive.

Hyperthyreote Krise

→ Krise, thyreotoxische.

hypertone Krise

→ Krise, hypertensive.

Hypertonie, arterielle

Verwandte Begriffe
Bluthochdruck, arterieller; Hypertension, arterielle.

Definition
Eine arterielle Hypertonie liegt vor, wenn zu unterschiedlichen Zeiten mehrfach überhöhte Blutdruckwerte gemessen wurden. Man teilt die arterielle Hypertonie in 3 Stadien ein:
- Stadium 1: systolische Werte 140–159 mmHg, diastolische Werte 90–99 mmHg.
- Stadium 2: systolische Werte 160–179 mmHg, diastolische Werte 100–109 mmHg.
- Stadium 3: jeder Wert über Stadium 2.

In der Notfallmedizin ist die → hypertensive Krise von Bedeutung.

Hyperventilation, kontrollierte

Definition
Erhöhung des → Atemminutenvolumens unter kontrollierter Beatmung zur Senkung des arteriellen Kohlendioxidpartialdrucks.

[i] Eine Senkung des arteriellen Kohlendioxidpartialdrucks auf Werte bis zu 28 mmHg kann kurzfristig, unter Kontrolle des endtidalen Kohlendioxids bzw. des arteriellen Kohlendioxidpartialdrucks zur Senkung des Hirndrucks bei Zeichen der Einklemmung [→ Hirndruck, Steigerung des] durchgeführt werden.

Hyperventilationssyndrom

Definition
Erhöhung des Atemminutenvolumens, v.a. durch Erhöhung der Atemfrequenz, meist aufgrund psycho-vegetativer Störungen. Bei der Hyperventilation besteht immer eine arterielle Hypokapnie.

Klinisches Bild
In der Regel jüngere Patienten, meist Frauen in psychischen Erregungszuständen, Angst oder Streß. Typische Kribbelparästhesien perioral (Karpfenmund), in den Fingern, ggf. auch Muskelkrämpfe und Karpopedalspasmen (Pfötchenstellung [→ Neurologische Untersuchung]) sowie Synkopen und ggf. funktionelle Herzbeschwerden.

Diagnose/Befund
Die Diagnose kann aufgrund der klinischen Symptomatik gestellt werden. Objektive kardiopulmonale Befunde fehlen.

Differentialdiagnose
Hyperventilation aufgrund somatischer Ursachen: z.B. Lungenarterienembolie, metabolische Azidose, → Hypoxie, → Vergiftungen, Intoxikationen, hohes Fieber, Enzephalitis und SHT [→ Schadel-Hirn-Trauma].

[!] **Therapie**
Initiale Therapieversuche bestehen in der Rückatmung (Anreicherung der Inspirationsluft mit Kohlendioxid) und Beruhigung des Patienten. Zum Teil führt jedoch erst eine → Sedierung mit z.B. Benzodiazepinen zum Erfolg.

Hinweis(e)
Bis zum Beweis des Gegenteils ist von einer somatischen Ursache auszugehen. Eine Indikation zur Klinikeinweisung kann sich durch die Sedierung oder – bei ausgeprägtem Krankheitsbild – die notwendige Lösung des Patienten aus seinem Umfeld ergeben.

Hypoglykämie, akute

Verwandte Begriffe
Unterzuckerung, akute; Schock, hypoglykämischer; Zuckerschock.

Definition
Verminderung des Blutzuckers beim Erwachsenen auf Werte unter 60 mg/dl. Neugeborene gelten bei Werten unter 25 mg/dl als hypoglykämisch.

Klinisches Bild
Ursachen sind starke physische Belastungen, relative oder absolute Überdosierung von Insulin (zu geringe Nahrungsaufnahme, → Suizidversuch) oder Sulfonylharnstoffen, Alkoholintoxikationen, in seltenen Fällen insulinproduzierende Tumore oder Funktionsstörungen der Leber.

Diagnose/Befund
Heißhunger, akute Erregungszustände, Somnolenz bis zur Bewußtlosigkeit, Unruhe, Schwitzen. Bestimmung der Blutglukosekonzentration beweisend.

Differentialdiagnose
Entzugssyndrome, akuter Erregungszustand.

[!] **Therapie**
Sofortige orale (bei wachen Patienten) oder intravenöse Zufuhr von Glukose bis zur Normalisierung der Blutglukosekonzentration.

Hinweis(e)
Eine Hypoglykämie stellt eine akute Lebensbedrohung dar. Bei jedem komatösen – auch traumatisierten – Patienten ist die Bestimmung der Blutglukosekonzentration obligat.

Hypotension, arterielle

Verwandte Begriffe
Hypotonie, arterielle; niedriger Blutdruck, arterieller.

Definition
Systolische arterielle Blutdruckwerte unter 100 mmHg beim Erwachsenen. Ein Krankheitswert besteht erst beim Auftreten von Symptomen.

Hypothermie

Verwandte Begriffe
Bergungstod; Hibler-Packung; Körpertemperatur, niedrige; Unterkühlung; Wiedererwärmung.

Definition
Die Hypothermie bezeichnet ein Absinken der Körpertemperatur auf unter 35°C.

Klinisches Bild
- 35,0-32,2°C: Muskelzittern, Apathie, vermindertes Urteilsvermögen, anfangs Tachy-, dann Bradykardie und Bradypnoe.
- 32.2-28.0°C: vermindertes Muskelzittern, zunehmende Bewußtseinstrübung, Bradykardie mit ggf. Arrhythmie bis zum Kammerflimmern, Hypoventilation.
- <28.0°C: Koma, Arreflexie, Bradykardie bis zur Asystolie.

Diagnose/Befund
Die Diagnose kann aufgrund der typischen Anamnese und klinischen Symptomatik gestellt werden. Häufig sind alkoholisierte oder traumatisierte Patienten betroffen, die über längere Zeit einer niedrigen Umgebungstemperatur ausgesetzt waren.

[!] **Therapie**
Symptomatische Therapie von Störungen der Vitalfunktionen. Bei der Rettung ist der Patient, soweit technisch möglich, zu immobilisieren, um den Austausch von kaltem Körperschalenblut mit warmem zentralem Blut zu vermeiden. Ein Einstrom von kaltem Blut in das Herz führt zu einem Herz-Kreislaufstillstand, meist durch therapieresistentes Herzkammerflimmern, dem Bergungstod. Bei Patienten mit einer Körperkerntemperatur von < 30°C sollten maximal 3 Defibrillationsversuche unternommen werden. Weitere Defibrillationsversuche sind erst nach adäquater Wiedererwärmung sinnvoll. Hierbei ist ein Transport unter Reanimation in die nächste qualifizierte Klinik indiziert.
Eine präklinische Wiedererwärmung des Patienten ist kaum möglich. In der Bergrettung findet die sogenannte → Hibler-Packung Anwendung, bei der der Körperstamm in warme Tücher eingepackt wird. Das schnellste und effektivste Verfahren zur Wiedererwärmung ist der Einsatz der extrakorporalen

Zirkulation in entsprechenden Zentren, außerdem kommen warme Lösungen zur Infusion oder zur Peritoneallavage, angewärmte Inspirationsluft und Warmluftgebläse zum Einsatz.

Hinweis(e)
Von einer generalisierten Hypothermie sind lokale Kälteschäden (→ Erfrierungen) zu unterscheiden.

Prognose
Cave: Reanimationsmaßnahmen dürfen erst abgebrochen werden, wenn der Patient nicht mehr hypotherm ist (nobody ist dead until he is warm and dead).

Hypotonie, arterielle

→ Hypotension, arterielle.

Hypoventilation

Definition
Aktive oder passive Ventilation mit unzureichendem Atemminutenvolumen.

[i] Die Folge einer Hypoventilation ist eine arterielle → Hyperkapnie, häufig auch eine → Hypoxamie. Die Hypoventilation unter Spontanatmung kann toxisch (z.B. durch Überdosierung von Benzodiazepinen oder Opiaten), traumatisch (z.B. nach → Schädel-Hirn-Trauma) oder durch eine ausgeprägte Hypothermie bedingt sein. Eine Hypoventilation des beatmeten Patienten ist durch die Kontrolle des arteriellen (Blutgasanalyse), orientierend auch des endexspiratorischen → Kohlendioxidpartialdrucks zu vermeiden.

Hypovolämischer Schock

→ Schock, hypovolamischer.

Hypoxämie

Definition
Verminderte Sauerstoffkonzentration im arteriellen Blut.

[i] Eine Hypoxämie tritt auf bei
1. Sauerstoffmangel (z.B. verminderter inspiratorischer Sauerstoffanteil)
2. zirkulatorischem Versagen (z.B. kardiogener Schock)
3. ausgeprägter Anämie oder
4. Intoxikationen (z.B. mit Met-Hb-Bildnern)

Hypoxie

Definition
Verminderter → Sauerstoffpartialdruck im Blut (unter 70–75 mmHg) bzw. bestimmten Geweben.

[i] Eine Hypoxie tritt als arterielle, venöse, anämische oder ischämische Hypoxie auf.

Hypoxie, perinatale

→ Asphyxie.

HZV

→ Herz-Zeit-Volumen.

ICB

→ Blutung, intrazerebrale.

ICP

→ Hirndruck.

ICP-Steigerung

→ Hirndruck, Steigerung des.

ILCOR

→ International Liaison Committee on Resuscitation.

Ileus

Verwandte Begriffe
Darmverschluß.

Definition
Man unterscheidet den mechanischen Ileus, bei dem der Darm entweder von innen oder von außen verlegt wird, vom paralytischen Ileus, bei dem es zu einer Lähmung des Darms kommt.

Klinisches Bild
Kolikartige Schmerzen, geblähter Leib, Obstipation bis zu Stuhl- und Windverhalt, ggf. Miserere.
Bei mechanischem Ileus metallisch klingende Darmgeräusche; bei paralytischem Ileus Totenstille im Abdomen.

Differentialdiagnose
→ akutes Abdomen.

[!] **Therapie**
Symptomatische Therapie von Störungen der Vitalfunktionen. Eine parenterale Flüssigkeitsapplikation ist wegen der allgemeinen Dehydratation in der Regel angezeigt.

Immobilisation der Halswirbelsäule

Verwandte Begriffe
In-Line-Immobilisation der Halswirbelsäule; MIAS; Manuelle-Inline-Axiale-Stabilisation; Halswirbelsäule, Immobilisation.

Definition
Manuelle Ruhigstellung der Halswirbelsäule durch einen Helfer oder mittels HWS-Stützkragen.

1. Manuelle Ruhigstellung: Der Helfer umfaßt den Kopf seitlich mit beiden Händen am Übergang Unterkiefer-Hals und stabilisiert den Kopf und die HWS in axialer Richtung
2. Ruhigstellung mittels HWS-Stützkragen (z.B. Stifneck®, NecLoc®, Schanz-Krawatte)

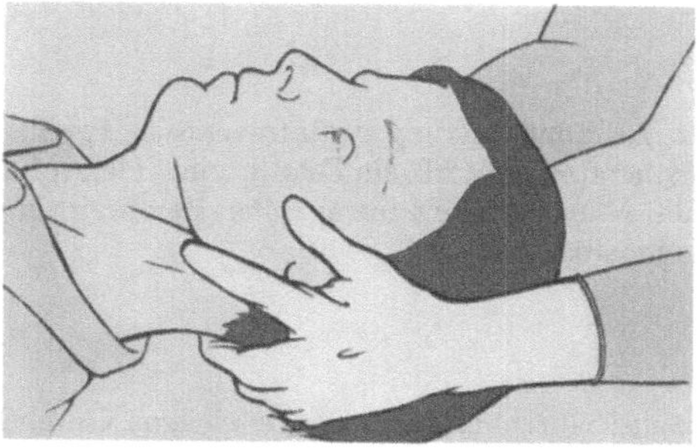

Manuelle Ruhigstellung der Halswirbelsäule in axialer Richtung

Impressionsfraktur

Definition
Unvollständiger Biegungsbruch des Schädeldaches, häufig mit Schädigung der darunterliegenden Gefäße und Hirnstrukturen.

IMV

→ Beatmungsformen.

Infektionstransport

Definition
Transport eines Patienten mit Verdacht auf oder gesicherter Infektionserkrankung.

Durchführung eines Infektionstransportes:
1. Informationen einholen und Hygieneplan beachten
2. Schutzkleidung anlegen
3. Vor dem Transport Schutzmaßnahmen koordinieren und Patienten informieren
4. Kontakt mit Dritten vermeiden
5. Aufnehmendes Krankenhaus informieren
6. Nach dem Transport Fahrzeugdesinfektion und persönliche Hygienemaßnahmen durchführen

Infektkrupp

→ Krupp-Syndrom.

Informationszentrale bei Vergiftungen

→ Giftinformationszentrale.

Infusion

Definition
Flüssigkeit unterschiedlicher Zusammensetzung zur intravenösen Applikation. Indikation zur Infusionstherapie stellt z.B. ein Flüssigkeits-, Elektrolyt- und Substratmangel oder die Notwendigkeit intravasaler Verabreichung von Medikamenten und Diagnostika dar.

Ingestionsverätzung

Verwandte Begriffe
Laugenverätzung des Ösophagus; Säurenverätzung des Ösophagus; Ösophagusverätzung.

Definition
Verätzungen, die durch die Aufnahme von Säuren oder Laugen in den oberen Gastrointestinaltrakt entstehen. Daraus resultiert eine Koagulationsnekrose durch Einwirkung von Säuren oder eine Kolliquationsnekrose durch Einwirkung von Laugen.

Klinisches Bild
Lokal imponieren weißliche Ätzbeläge auf der Schleimhaut sowie Ätzflecken im Mund und perioral. Bei Säuren vor allem oberflächliche, trockene Verschorfung; bei Laugen häufig tiefreichender, glasig-schmieriger Schorf. Stärkste Schmerzen in den oberen Speisewegen und hinter dem Sternum, ggf. auch im Oberbauch. Würgereiz, Erbrechen und vermehrter Speichelfluß sowie Glottisödem und ggf. Atemnot.
Es besteht eine progrediente Schocksymptomatik.

Diagnose/Befund
Typische Anamnese (Unfall, Suizidversuch), typischer Lokalbefund.

[!] **Therapie**
Symptomatische Therapie von Störungen der Vitalfunktionen, suffiziente Analgesie sowie die Gabe von Kortison (z.B. Methylprednisolon) zur Unterdrückung der Schleimhautschwellung. Unter Beachtung des Eigenschutzes Entfernung fester Partikel, anschießend ausgiebige Spülung mit Wasser oder Vollelektrolytlösungen. Die Provokation von Erbrechen, eine Magenspülung und die Einlage von Magensonden ohne direkte endoskopische Sicht sind kontraindiziert.
Transport in klinische Intensivtherapie (internistisch oder pädiatrisch) zur weiteren Versorgung.

Injury Severity Score

Verwandte Begriffe
ISS.

Definition
Scoresystem zur Klassifizierung schwer traumatisierter Patienten.

[i] Der ISS orientiert sich an den 3 am schwersten verletzten AIS [→ Abbreviated Injury Scale]-Körperregionen (A, B, C). Die → AIS-Schweregrade dieser Körperregionen werden jeweils zum Quadrat genommen und addiert: $ISS = AIS_A^2 + AIS_B^2 + AIS_C^2$

Inkubator

→ Transportinkubator.

In-Line-Immobilisation der Halswirbelsäule

→ Immobilisation der Halswirbelsäule.

Inotropie

Definition
Steigerung der Herzkraft.

[i] Eine inotrope Wirkung wird beispielsweise durch die Erregung der β_1-Rezeptoren am Herzen erzielt.

Insektizide, Vergiftung mit

Verwandte Begriffe
Parathionvergiftung; Alkylphosphatvergiftung; E 605-Vergiftung; Organophosphatvergiftung.

Definition
Akzidentelle oder suizidale Vergiftung mit Mitteln zur Insektenvernichtung, z.B. Alkylphosphate (E 605 u.a.). Organophosphate zur Schädlingsbekämpfung sind blau-violett gefärbt und besitzen einen typischen, stechenden Geruch nach Knoblauch. Sie werden über die Haut (Kontaktgift, *cave:* Eigenschutz), Schleimhäute, Lunge sowie den Magen-Darm-Trakt aufgenommen.

Klinisches Bild
Beispiel Parathion:
- Übelkeit, Erbrechen
- Miosis, Sehstörungen, Tränenfluß, Hypersalivation
- Dyspnoe, Bronchospasmus, Atemdepression
- Bewußtseinsstörungen, Krämpfe

- Kreislaufdepression (Bradykardie, Hypotonie)
- Speichel und Erbrochenes blauviolett gefärbt, evtl. bläulicher Schaum vor dem Mund

Diagnose/Befund
Nach klinischem Bild und laborchemisch (Aktivität der Acetylcholinesterase).

Differentialdiagnose
Vergiftung oder Bewußtseinsstörung anderer Genese.

[!] **Therapie**
Beispiel Parathion:
→ Vergiftung, allgemeines Vorgehen bei.
Symptomatische Therapie.
Antidot: → Atropin (Gabe orientiert an Bronchialsekretion), → Obidoxim.
In der Klinik: Hämoperfusion.

Prognose
Beispiel Parathion: gefährliche Dosis 1 mg / kgKG.

Insolation

→ Sonnenstich.

Inspirationsdruck

Definition
Druck in den Atemwegen während der Inspiration unter maschineller Beatmung [→ Intermittent Positive Pressure Ventilation = IPPV].

[i] Der Inspirationsdruck ist abhängig von der Compliance und der Resistance der Lunge. Er sollte wegen der Gefahr eines Barotraumas 35 mbar nicht überschreiten (→ Beatmungsdruck)

Inspiratorischer Stridor

→ Stridor, inspiratorischer.

Instabile AP

→ Angina pectoris, instabile.

Insufflationsgerät für Sauerstoff

Verwandte Begriffe
Sauerstoffgerät; Sauerstoffflasche; Sauerstoffinsufflation.

Definition
Medizinisches Gerät zur Applikation eines Sauerstoff-Luft-Gemisches oder reinen Sauerstoffs.

[i] Gerätefunktion: Nach dem Öffnen des Flaschenventils strömt Sauerstoff über den Flaschendruckminderer zum Druckmesser (max. 200 bar). Durch Öffnen des Handrads am Druckminderer kann die Sauerstoffflußrate (l/min) eingestellt und am Flowmeter abgelesen werden.
Möglichkeiten der Sauerstoffapplikation:
1. Dem spontan atmenden Patienten wird Sauerstoff über eine Nasensonde, Sauerstoffbrille oder Maske angeboten. Die Inspirationsluft wird mit Sauerstoff angereichert (inspiratorische Sauerstoffkonzentration ca. 30–40 Vol.%).
2. Beim assistiert oder kontrolliert beatmeten Patienten wird Sauerstoff über den Handbeatmungsbeutel obligat mit Reservoir angeboten. Eine inspiratorische Sauerstoffkonzentration von über 40% kann nur mit einem Sauerstoffreservoir oder über ein Demand-Ventil erzielt werden.

Intermittent Positive Pressure Ventilation

Verwandte Begriffe
IPPV; kontrollierte Beatmung; continous mandatory ventilation; continous mechanical ventilation; CMV.

Definition
Beatmungsform, bei der der gesamte Atemzyklus vom Respirator übernommen wird, ohne daß eine eigene Atmung des Patienten möglich ist.

[i] Die IPPV ist der häufigste Beatmungstyp in der Notfallmedizin. Ein Sistieren der Eigenatmung des Patienten ist hierfür Voraussetzung, da jede Eigenaktion zu nachteiligen Druckänderungen im Beatmungszyklus führt. Bei erhaltenem Atmungsantrieb ist eine tiefe Sedierung und ggf. Muskelrelaxierung notwendig.

International Liaison Committee on Resuscitation

Verwandte Begriffe
ILCOR.

Definition
Zusammenschluß internationaler Fachgesellschaften, die sich mit der Bekämpfung der koronaren Herzkrankheit, v.a. dem akuten Herztod, und dem Schlaganfall befassen.
Dem Zusammenschluß gehören die → American Heart Association (AHA), das Australien Resuscitation Council (ARC), das → European Resuscitation Council (ERC), die Heart and Stroke Foundation of Canada (HSFC), die Inter-American Heart Foundation (CLAR), das New Zealand Resuscitation Council (NZRC) und das Resuscitation Council of Southern Africa (RCSA) an.

International Trauma Anesthesia and Critical Care Society

Verwandte Begriffe
ITACCS; Internationale Gesellschaft für Anästhesie und Intensivmedizin im Trauma.

Definition
Internationale Gesellschaft mit dem Ziel, die Versorgung traumatisierter Patienten von der Prähospitalphase über die erste klinische Phase bis zur Intensivtherapie und Rehabilitation zu verbessern.
Die Gesellschaft gliedert sich in verschiedene Kommitees – u.a. Ausbildung und Training, Forschung, Katastrophen und Massenanfall von Verletzten, Trauma in der Pädiatrie, Trauma in der Geriatrie, Schmerztherapie und Regionalanästhesie – und veranstaltet regelmäßig Kongresse und Fortbildungsveranstaltungen.

Intoxikation

→ Vergiftung.

Intracranial pressure

→ Hirndruck.

intrakranielle Blutung

→ Blutung, intrakranielle.

intrakranieller Druck

→ Hirndruck.

intrakranieller Druck, Steigerung des

→ Hirndruck, Steigerung des.

intraossärer Zugang

Verwandte Begriffe
Zugang, intraossärer; Kanüle, intraossäre.

Definition
Zugang in die Markhöhle der Tibia bei pädiatrischen Notfällen zur Flüssigkeits- und Medikamentenapplikation.

i Wenn im Rahmen eines pädiatrischen Notfalls innerhalb von 5 min. kein Venenzugang geschaffen werden kann, wird mit einer speziellen Kanüle die Punktion der Tibiamarkhöhle vorgenommen.
Bis zum 5. Lebensjahr:

Punktion 4 bis 8 cm distal des Kniegelenks medial der Tuberositas tibiae, Stichrichtung distal (*cave:* Verletzung der Epiphysenfuge).
5. bis 10. Lebensjahr:
Punktion 4 bis 6 cm proximal des Innenknöchels; oberhalb des Malleolus medialis, Stichrichtung proximal.
Über einen intraossären Zugang können alle gängigen Notfallmedikamente und Infusionslösungen verabreicht werden.

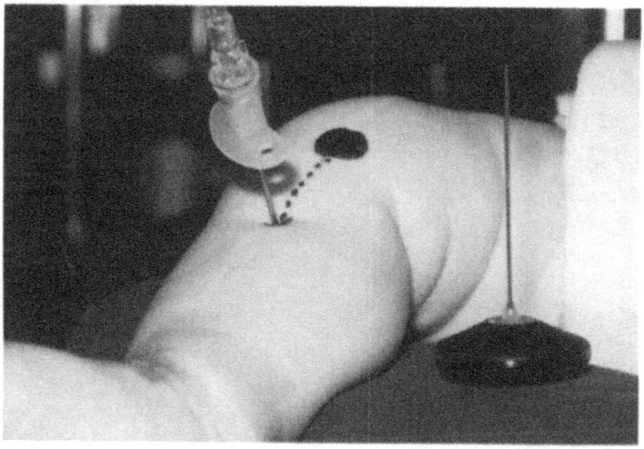

Intraossärer Zugang (i.o.-Zugang). Lage der Intraossärkanüle beim Kind bis zum vollendeten 5. Lebensjahr.

intrazerebrale Blutung

→ Blutung, intrazerebrale.

Intubation, endotracheale

Definition
Sicherung der Atemwege mittels eines Endotrachealtubus.

[i] Die endotracheale Intubation stellt den Goldstandard bei der Sicherung der Atemwege dar. Sie bietet einen weitgehenden Schutz vor Aspiration mit optimierten Möglichkeiten der Beatmung. Die häufigste Form der Intubation ist das orotracheale Einführen des Tubus unter direkter Laryngoskopie streichen. Am Ende jedes Intubationsvorganges steht die Überprüfung und Verifikation der korrekten endotrachealen Tubuslage (→ Tubus, Lagekontrolle des).

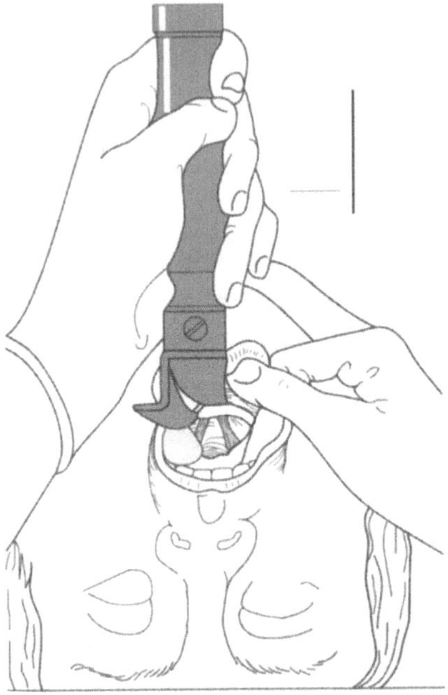

a

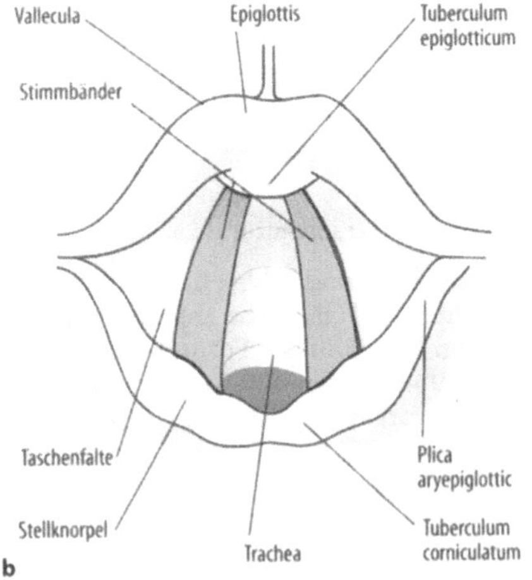

b

Endotracheale Intubation:
a Öffnung des Mundes mit der rechten Hand und Einführung des Laryngoskops mit der linken Hand unter Verschiebung der Zunge nach links. Der gebogene Spatel wird vor die Epiglottis geführt, die Epiglottis anschließend durch Zug des Laryngoskops in Griffrichtung angehoben, sodass der Blick auf die Stimmbänder freigegeben wird;
b Laryngoskopische Ansicht des Kehlkopfes.

Intubationsnarkose

Verwandte Begriffe
ITN.

Definition
→ Allgemeinanasthesie mit meist kontrollierter Ventilation, bei der die Sicherung der Atemwege mittels eines Endotrachealtubus vorgenommen wird.

Invagination

Verwandte Begriffe
Darmverschlingung; Volvolus intestini.

Definition
Spontanes Einstülpen einer Darmschlinge, meist des terminalen Ileums, in eine andere, in der Regel Zäkum oder Kolon, mit der Gefahr der Darmnekrose und der Ausbildung einer Passagebehinderung. Meist bei Kindern im Alter zwischen 3 und 18 Monaten.

I

Klinisches Bild
Akut auftretende heftigste abdominelle Schmerzen, kombiniert mit Erbrechen, Obstipation und ggf. Miserere. Ggf. walzenförmige Verdickung im Abdomen tastbar, bei längerem Bestehen folgt dem ersten Schmerz ein symptomarmes Intervall, während dessen die Patienten krank und verfallen wirken.

Diagnose/Befund
Typische Altersgruppe C und klinisches Bild.

Differentialdiagnose
Andere Formen des mechanischen Ileus, paralytischer Ileus.

[!] **Therapie**
Präklinisch symptomatische Therapie, die Einweisung in eine (kinder-) chirurgische Klinik ist immer indiziert.

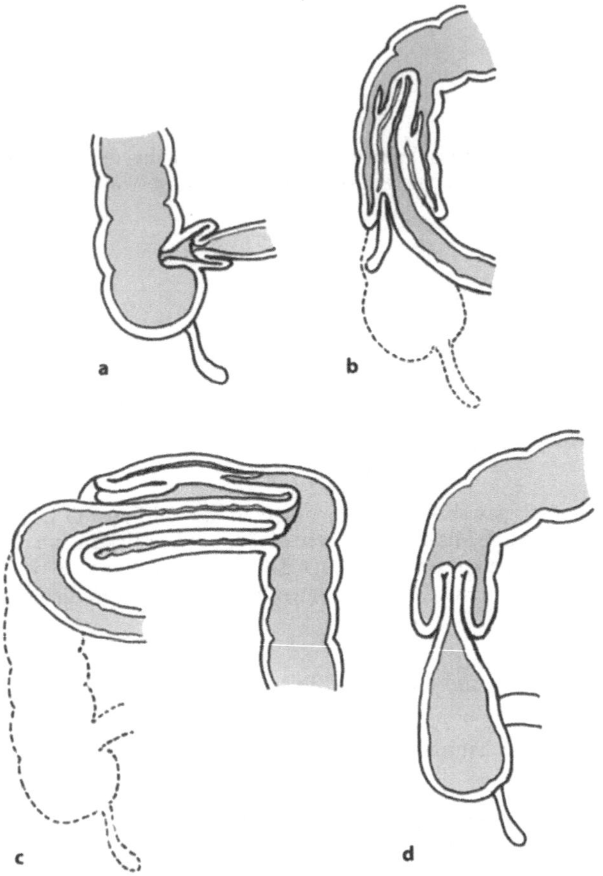

Invagination. *a* ileoileale Invagination, *b* ileokolische Invagination ohne Beteiligung der Appendix, *c* ileozäkale Invagination mit Beteiligung der Appendix und des Zäkums, *d* kolokolische Invagination.

Inverse Atmung

→ Atmung, inverse.

Ipecacuañha

Zubereitungen
Z.B. Orpec®.

Wirkungen
Auslösen von Erbrechen.

Pharmakologische Daten
Wirkungseintritt 5–20 min. E-HWZ 1–2 die.

Anwendungsgebiete
Orale Intoxikation mit z.B. Medikamenten und Nahrungsmitteln.

Dosierung & Art der Anwendung
- Kinder 9–12 Monate: 10 ml p. os. verdünnt mit Tee
- Kinder bis 5 Jahre: 15 ml verdünnt mit Tee
- Kinder >6 Jahre und Erwachsene: 30 ml

Anschließend reichlich Flüssigkeit trinken lassen.

Unerwünschte Wirkungen
Eine therapeutische Einzeldosis hat keine Nebenwirkungen. Bei zweimaliger Gabe (Überdosierung) kann es zu kardialen Problemen (Arrhythmien) kommen.

Gegenanzeigen/Anwendungsbeschränkungen
Intoxikation durch Laugen, Säuren, Lösungsmittel; Bewußtseinsstörungen, fehlende Schutzreflexe.

Wechselwirkungen
Ipecacuanha wird von Kohle gut absorbiert.

Hinweis(e)
Nach der Gabe von Ipecacuanha besteht die Gefahr rezidivierenden Erbrechens. Deshalb müssen die Patienten über 4 h nach der Einnahme unter Aufsicht bleiben.
Substanz muß kühl gelagert werden.

IPPV

→ Intermittent Positive Pressure Ventilation; Beatmungsformen.

irritables Herz

→ Herzbeschwerden, funktionelle.

Ischämie

Definition
Deutlich verminderte arterielle Durchblutung (bis zum Perfusionsstop) von Geweben mit der Folge eines Gewebeschadens/Zelluntergangs.

Ischämische Herzerkrankung

→ Koronare Herzkrankheit.

Ischias

→ Lumbago.

ISS

→ Injury Severity Score.

ITACCS

→ International Trauma Anesthesia and Critical Care Society.

ITN

→ Intubationsnarkose.

Jackson-Position, verbesserte

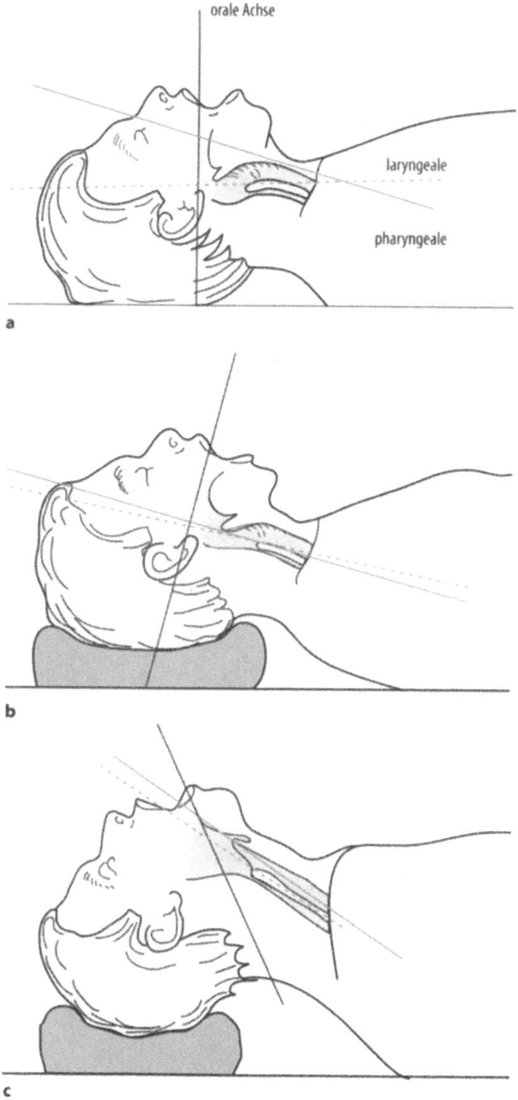

Verlauf der Intubationsachsen bei verschiedenen Lagerungen.

Verwandte Begriffe
Schnüffelstellung.

Definition
Lagerung des Kopfes auf einem 10 cm hohen Kissen zur Erleichterung der direkten Laryngoskopie [→ Laryngoskop].

[i] Durch die Jackson-Position wird eine gerade Achse zwischen dem Auge des Intubateurs, der Mundhöhle und der Glottis geschaffen.

Kaffeesatzerbrechen

Definition
Erbrechen von braunem, kaffeesatzartigem Blut.

[i] Kaffeesatzerbrechen tritt vor allem bei oberen GI-Blutungen [→ Gastrointestinale Blutung, obere] nach längerem Kontakt des Blutes mit dem sauren Magensaft auf.

Kalzium

Zubereitungen
Z.B. Kalziumchlorid 10% Braun®.

Wirkungen
Verbesserung der elektromechanischen Kopplung, wirkt positiv inotrop, wichtiger Faktor der Blutgerinnung.

Pharmakologische Daten
Wirkungseintritt 1–2 min. Wirkdauer (Inotropie) 10–20 min.

Anwendungsgebiete
Hyperkaliämie, Intoxikation mit Kalziumantagonisten, absolute Kalziummangelzustände, allergische Reaktionen.

Dosierung & Art der Anwendung
2–4 mg/kgKG i.v.; Repetitionsdosen entsprechend der Initialdosis frühestens nach 10 min.

Unerwünschte Wirkungen
Hyperkalzämie, Digitalisintoxikation, schwere Niereninsuffizienz.

Wechselwirkungen
Natriumbikarbonat: Gefahr der Ausfällung.

Hinweis(e)
Die Applikation von Kalziumsalzen bei der kardiopulmonalen → Reanimation ist eine Klasse III-Empfehlung (kontraindiziert). Lediglich bei Hyperkaliamie, Hypokalzämie und Vergiftungen mit Kalziumantagonisten wird die Gabe von Kalzium diskutiert (IIb-Empfehlung).

Kalziumantagonisten

Verwandte Begriffe
Kalziumkanalblocker.

Definition
Substanzen, die den Kalziumeinstrom durch die Kalziumkanäle vermindern. Man unterscheidet 3 Klassen von Kalziumantagonisten. Sie gehören zu den → Antiarrhythmika der Klasse IV.

Kalziumkanalblocker

→ Kalziumantagonisten.

Kammereigenrhythmus

Definition
Bei Aussetzen übergeordneter Erregungsbildungszentren des Herzens wird in der Kammermuskulatur ein Ersatzrhythmus gebildet, der Kammereigenrhythmus.

[i] Der Kammereigenrhythmus ist durch verbreiterte ventrikuläre Komplexe mit einer Frequenz von 30–40/min (→ Bradykardie) charakterisiert.

Kanüle, intraossäre

→ intraossärer Zugang.

Kanülierung, arterielle

→ Arterielle Punktion.

Kapnometer

Definition
Gerät zur kontinuierlichen Messung der Kohlendioxidkonzentration in Gasgemischen (→ Kapnometrie), insbesondere im Atemgasgemisch.

[i] In Abhängigkeit vom Ort der Detektion des Kohlendioxids unterscheidet man Hauptstrom- und Nebenstromverfahren.

Kapnometrie

Definition
Quantitative oder qualitative Messung von Kohlendioxid.

[i] Die Kapnometrie dient der Messung der Kohlendioxidkonzentration im Atemgasgemisch. Die quantitative Messung des Kohlendioxidpartialdrucks wird mittels Absorptionsmessung von Infrarotstrahlung gemessen. Indikation sind die Überprüfung der korrekten Einstellung des Atemzeitvolumens (Vermeidung von Hyper- oder → Hypoventilation) sowie die Kontrolle der korrekten endotrachealen Lage des Trachealtubus in den oberen Atemwegen. Die Kontrolle der endotrachealen Tubuslage ist – besonders in einer Notsituation – auch durch eine qualitative Kohlendioxidbestimmung möglich.

Kardiale Synkope

→ Synkope, kardiale.

kardiales Lungenödem

→ Lungenodem, kardiogenes.

Kardiogener Schock

→ Schock, kardiogener.

Kardiopulmonale Reanimation

→ Reanimation, kardiopulmonale.

Kardioversion

Verwandte Begriffe
Synchronisierte Kardioversion.

Definition
Synchronisierte Abgabe eines Stromimpulses mit dem Ziel, tachykarde Rhythmusstörungen [→ Rhythmusstorungen, tachykarde] zu beenden und den körpereigenen Schrittmacherzentren die Möglichkeit zu geben, nach der Repolarisationsphase ihre normale Funktion wieder aufzunehmen.

[i] Die Abgabe des Stromimpulses sollte synchronisiert erfolgen (R-Zacken-getriggert), damit sie nicht in die vulnerable Phase (T-Welle) mit der Gefahr der Auslösung von Kammerflimmern fällt.
Die Durchführung der Kardioversion wird in dem folgenden Schema wiedergegeben:

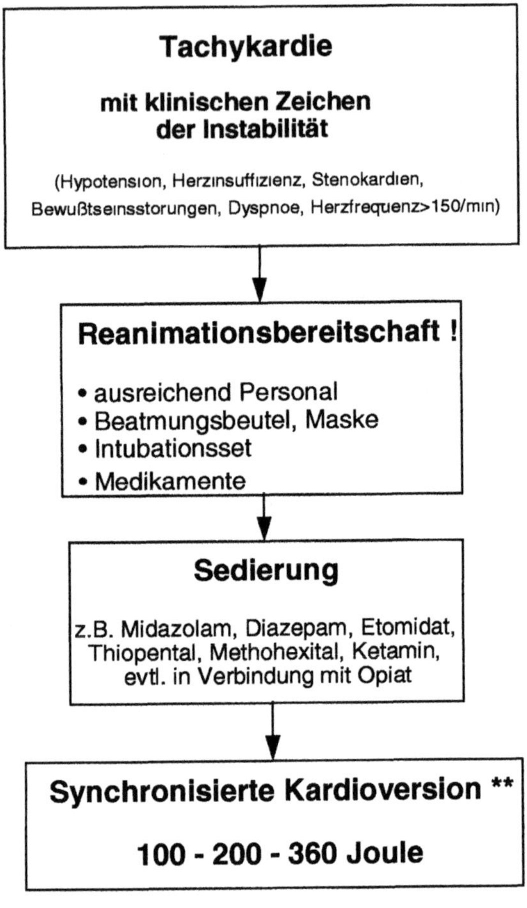

** Falls Verzögerungen bei der Synchronisation auftreten oder der Zustand des Patienten sich verschlechtert: sofortiger unsynchronisierter Schock

Durchführung der Kardioversion

Karotismassage

→ Karotissinusmassage.

Karotispuls

Definition
Meist gut tastbarer Puls beidseits ventrolateral am Hals zwischen Kehlkopf und M. sternocleidomastoideus.

[i]

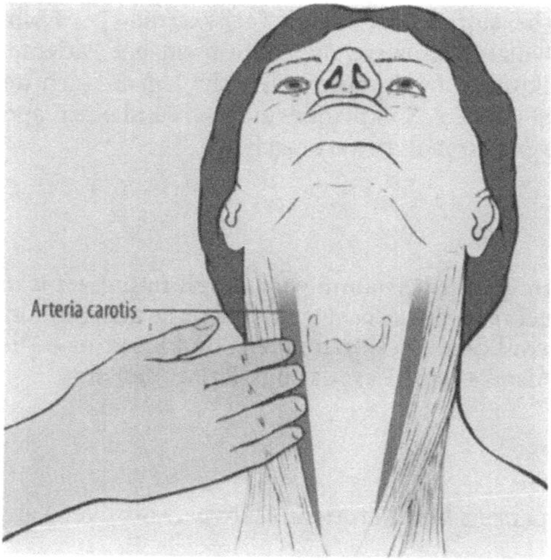

Tasten des Karotispulses

Karotissinus, hypersensitiver

Verwandte Begriffe
Karotissinussyndrom; Carotissinussyndrom; hypersensibler Karotissinus; hypersensitiver Karotissinus.

Definition
Überempfindlichkeit der Druckrezeptoren im Karotissinus.

[i] Bei überempfindlichem Karotissinus können kleinste Reizungen der Druckrezeptoren (z.B. durch Druck auf die Karotisgabel oder Drehen des Kopfes) zu → Bradykardie bis hin zur kurzzeitigen Asystolie [→ Reanimation, EKG bei] führen.

Karotissinusmassage

Verwandte Begriffe
Karotismassage.

Definition
Reizung der im Bereich der Aufgabelung der Arteria carotis (Karotissinus) gelegene Druckrezeptoren (z.B. durch äußerlichen Druck auf die entsprechende Halsregion) mit dem Ziel, eine reflektorische Abnahme der Herzfrequenz zu bewirken.

[i] Die Karotissinusmassage ist bei supraventrikulären Tachykardien [→ Rhythmusstörungen, supraventrikuläre] indiziert. Sie sollte nicht bei Patienten mit vorbestehenden Verkalkungen (Strömungsgeräusche) im Bereich der A. carotis angewandt werden (Gefahr, Kalkplaques zu lösen und einen apoplektischen Insult [→ Apaplexia cerebri] zu verursachen.

Karotissinus-Reflex

Definition
Die zentrale Kreislaufsteuerung im Hirnstamm wird durch Impulse aus im Karotissinus gelegenen Druckrezeptoren beeinflußt. Eine Druckerhöhung im Karotissinus führt zur Reduktion von Herzfrequenz und Blutdruck. Dieser Rückkoppelungsmechanismus wird Karotissinus-Reflex genannt.

Karotissinus-Syndrom

Verwandte Begriffe
Carotis-Sinus-Syndrom; hypersensibler Karotissinus; hypersensitiver Karotissinus.

Definition
Überempfindlichkeit der Rezeptoren im Bereich der Aufgabelung der Arteria carotis. In der Folge kann es durch Druckanstieg (Hypertonus, Druck von außen, Bewegung des Kopfes mit Komprimierung der A. carotis) reflektorisch zu Bradykardie und kurzzeitigem Aussetzen der Herzfunktion (Asystolie) kommen.

Klinisches Bild
Schwindel, Synkope, Bewußtseinstörungen, evtl. Herz-Kreislaufstillstand, bradykarder Puls.

Diagnose/Befund
EKG: Bradykardie bis Asystolie (meist abhängig vom Druck auf das Karotisstromgebiet, sowie von Kopfbewegungen).

Differentialdiagnose
→ Rhythmusstorungen, bradykarde anderer Genese.

Therapie
In der präklinischen Akutphase:
Symptomatische Therapie (bei Herz-Kreislaufstillstand Reanimation).
Vermeiden von Druck auf das Karotisstromgebiet sowie Seitwärtsbewegungen des Kopfes

Katastrophe

Definition
Schweres Unglück bzw. Schadensereignis, bei dem Gesundheit und Leben einer nicht einschätzbaren Anzahl von Menschen, erhebliche Sachwerte oder die lebensnotwendige Versorgung der Bevölkerung geschädigt oder gefährdet sind, sodaß die regional verfügbaren Mittel zur Bewältigung des Schadensereignisses nicht ausreichen und zusätzliche organisierte Hilfe überregional, national oder international angefordert werden muß.

Katastrophenmedizin

Definition
Alle medizinischen Maßnahmen, die im Rahmen des → Katastrophenschutzes mit dem Ziel durchgeführt werden, das Leben einer möglichst großen Zahl von Opfern zu erhalten.

Katastrophenschutz

Verwandte Begriffe
KatS.

Definition
Alle Maßnahmen, die zur Abwendung von Gefahren und Schäden an Personen und Sachwerten in einem Katastrophenfall vorgenommen werden.

Katechinamine

→ Katecholamine.

Katecholamine

Verwandte Begriffe
Katechinamine.

Definition
Katecholamine sind biogene Amine, die im Organismus vorkommen (→ Noradrenalin, → Adrenalin und → Dopamin). Unter den Begriff Katecholamine fallen auch synthetische Amine wie Isoprenalin.

KatS

→ Katastrophenschutz.

Kavakatheter

→ Venenkatheter, zentraler.

Kehlkopfmaske

→ Larynxmaske.

Kehlkopfödem

→ Glottisodem.

Kemmler-Zahl

Verwandte Begriffe
Gefahrnummer.

Definition
Obere Zahlenreihe auf einer Gefahrgutwarntafel [→ Gefahrgutkennzeichnung], die die Gefährlichkeit eines Stoffes definiert.

i Den Zahlen 2–9 sind Gefahren zugeordnet, die in ihrer Kombination einen bestimmten Stoff nach seiner Gefährlichkeit klassifizieren. Die Verdoppelung einer Zahl weist auf die Zunahme der entsprechenden Gefahr hin. Ein „X" vor dem Zahlencode warnt vor der Reaktion des Stoffes mit Wasser, eine „0" wird angefügt, wenn von dem Stoff keine zusätzliche Gefahr ausgeht.

Ketamin

Zubereitungen
Z.B. Ketanest®. 1 Amp. à 2 / 5 ml enth. 50 / 100 mg.

Wirkungen
Dissoziative Anästhesie, Analgesie durch Wirkung an den Opiatrezeptoren [→ Analgetika], Amnesie, mäßige hypnotische Wirkung, Kreislaufstimulation und Bronchodilatation durch zentrale und periphere Sympathikusaktivierung. Die laryngealen und pharyngealen Reflexe bleiben dosisabhängig erhalten.

Pharmakologische Daten
Wirkungseintritt i.v. sofort, i.m. in Abhängigkeit von der Durchblutung 5 min. Anästhesie: Wirkungsmaximum 5–10 min., Wirkdauer 10–25 min. Analgesie: Wirkdauer 40 min., Amnesie: 1–2 h, E-HWZ 2–4 h.

Anwendungsgebiete
Narkoseeinleitung [→ Intubationsnarkose] und Narkoseführung, Intubation bei schwerem → Asthmaanfall und Patienten, bei denen die Schutzreflexe nicht beeinträchtigt werden sollen (z.B. eingeklemmter Patient, Polytrauma), besonders geeignet bei Volumenmangel.

Dosierung & Art der Anwendung
Analgesie: 0,25–0,5 mg/kgKG i.v., 2–4 mg/kgKG i.m.;
Narkoseeinleitung: 0,5–2 mg/kgKG i.v., 4–8 mg/kgKG i.m.

Unerwünschte Wirkungen
Anstieg von Blutdruck und Herzfrequenz, Steigerung des intrakraniellen Drucks (bei Patienten mit Spontanatmung), Steigerung des zerebralen Blutflusses und Stoffwechsels, Halluzinationen, Alpträume, Übelkeit, Erbrechen, erhöhte bronchiale Sekretion, Salivation, Erhöhung des Uterus- und des Muskeltonus, Hyperreflexie und Laryngospasmus, dosisabhängig Atemdepression.

Gegenanzeigen/Anwendungsbeschränkungen
KHK, akuter → Myokardinfarkt, manifeste Herzinsuffizienz, arterielle Hypertonie, erhöhter Hirndruck, Thyreotoxikose, Eklampsie.

Wechselwirkungen
Nichtdepolarisierende Muskelrelaxantien: Wirkungsverstärkung der Muskelrelaxantien;
Hypnotika: Verlängerung der Wirkdauer, Abschwächung der Halluzinationen und Alpträume.

Hinweis(e)
Gabe von Atropin wegen Hypersalivation empfohlen.

KHK

→ Koronare Herzkrankheit.

Kieferluxation

Verwandte Begriffe
Luxation des Kiefergelenks.

Definition
Aufgrund der Luxation eines oder beider Mandibulaköpfchen kann der Mund nicht mehr geschlossen werden (Maulsperre).

Klinisches Bild
Schmerzhafte Kiefersperre nach Trauma, Gähnen oder forciertem Abbeißen. Eine habituelle Luxation ist möglich.

Diagnose/Befund
Bei einseitiger → Luxation weicht die Unterkiefermitte zur nicht-luxierten Seite. Beim Führen des Unterkiefers durch den Untersucher läßt sich der Mund nicht schließen.

Differentialdiagnose
Frakturen im Bereich des Kiefergelenks.

Therapie
Nur eine habituelle Kiefergelenksluxation kann ggf. präklinisch reponiert werden. Erstmalig aufgetretene Luxationen müssen in einer Spezialklinik für Mund-, Kiefer- und Gesichtschirurgie versorgt werden.

Hinweis(e)
Eine Kiefergelenksluxation kann wegen der eingeschränkten Mundöffnung bei intubationspflichtigen Patienten große Probleme bereiten. Vor Narkoseeinleitung dieser Patienten sind mögliche Alternativen der Atemwegsicherung zu planen (z.B. präklinisch oesophagotrachealer Kombitubus®, → Kombitubus, oesophagotrachealer, → Koniotomie klinisch nasotracheale fiberbronchoskopische Intubation).

Kinderreanimation

→ Reanimation, bei Kindern.

Kindesmißhandlung

Verwandte Begriffe
Battered Child Syndrome.

Definition
Unter dem Überbegriff Kindesmißhandlung faßt man sowohl körperliche Gewalt, Vernachlässigung, sexuelle Mißhandlungen als auch seelische Mißhandlungen gegenüber Kindern zusammen.

An körperliche Gewalt gegen Kinder muß immer gedacht werden, wenn ein Kind mehrere unterschiedlich alte Hämatome, Weichteilverletzungen oder Hautmarkierungen (z.B. Brand- oder Schnittverletzungen) aufweist. Unterstützt wird dieser Verdacht in der Klinik, wenn die radiologische Untersuchung multiple Frakturen verschiedenen Alters ergibt. Auffällig ist ebenso, wenn der anamnestisch geschilderte Unfallmechanismus nicht in Einklang mit der Schwere der Verletzung bzw. die Verletzungsart nicht in Einklang mit dem Alter des Kindes zu bringen ist.
Ein Verdacht muß dem in der Klinik aufnehmenden Kollegen gegenüber geäußert werden, damit dieser während des Klinikaufenthaltes die Möglichkeiten einer weiteren diagnostischen und psychischen Exploration nutzen kann.

kindlicher Krampfanfall

→ Krampfanfall, im Kindesalter.

Kindsmißhandlung

→ Shaken-Baby-Syndrome.

→ Kindesmißhandlung.

Kindstod, plötzlicher

Verwandte Begriffe
Krippentod; plötzlicher Kindstod; plötzlicher Säuglingstod; SID; SIDS; Sudden Infant Death Syndrome; Sudden Death in Infancy; plötzlicher Tod im Kindesalter.

Definition
Meist im Schlaf auftretender plötzlicher Tod eines bis dahin normal und gesund erscheinenden Kleinkindes/Säuglings. Bei frühzeitigem Entdecken und Erkennen der Situation (vor Herz-Kreislaufstillstand) können Erstsymptome im Sinne eines ALTE (Apparently Life Threatening Event) bzw. ALE (Anscheinend Lebensbedrohliches Ereignis) festgestellt werden (früher Near-SID genannt).

Klinisches Bild
Herz-Kreislaufstillstand: Bewußtlosigkeit, Apnoe, kein Puls (bzw. bei Säuglingen auch Puls <60/min).
Bei ALTE: Apnoe, schlaffe Muskulatur, Zyanose oder Blässe, Bradykardie.

Diagnose/Befund
Herz-Kreislaufstillstand.
Die endgültige Diagnose des SID ist nur durch eine Obduktion möglich.

Differentialdiagnose
Herz-Kreislaufstillstand anderer Genese (z.B. Fremdkörperaspiration, Fremdeinwirkung).

[!] **Therapie**
Reanimation (siehe → Reanimation bei Kindern)
Keine Maßnahmen beim Vorliegen → sicherer Todeszeichen.

Hinweis(e)
Das Häufigkeitsmaximum für SID liegt im 2. bis 4. Lebensmonat. Ätiologie und Pathogenese sind nicht geklärt. Nachgewiesene Risikofaktoren sind Frühgeborene (vor 33. SSW, bzw. Geburtsgewicht unter 2000 g), Rauchen oder Drogenabhängigkeit der Mutter während der Schwangerschaft, Rauchen in der Umgebung des Kindes, Schlafen in Bauchlage und Zustand nach ALTE. Des weiteren tragen Geschwisterkinder eines am plötzlichen Kindstod verstorbenen Kindes ebenfalls ein erhöhtes Risiko.
Betroffene Eltern sollten Kontakt zur Elternselbsthilfeorganisation GEPS (Gesellschaft zur Erforschung des plötzlichen Säuglingstodes, Postfach 1126, 31501 Wunstorf, Tel.: 05031/912727) aufnehmen.
Anhand von Untersuchungsergebnissen über die psychische Belastung von Eltern nach SID wurden unter anderem folgende Leitsätze für den Umgang mit den Eltern zusammengestellt:

1. Eltern nicht ausgrenzen (z.B. bei Reanimationsmaßnahmen).
2. Für die Todesmitteilung eindeutige Worte wählen.

3. Über plötzlichen Säuglingstod informieren.
4. Über die entlastende Seite einer Obduktion aufklären (Prävention späterer Schuldvorwürfe).
5. Todesart „ungeklärt" und Polizeieinsatz erklären.
6. Den Eltern Möglichkeit zum Abschiednehmen anbieten.
7. Unpassende Worte vermeiden (z.B. „Zum Glück habe sie ja noch andere Kinder", „Ich weiß, wie Sie sich jetzt fühlen").
8. Eigene Betroffenheit nicht verbergen.

(Weitere ausführliche Informationen sind über oben genannte Kontaktadresse zu erhalten.)

Prognose
Häufigste Todesursache im Säuglingsalter mit einer Inzidenz von 1 auf 1000 Lebendgeborene.

Kirschner-Schiene

→ Extensionsschiene.

KIT

→ Kriseninterventionsteam.

Kleiderschere

Definition
Schere, die u.a. zum Aufschneiden der Kleidung bei einer verletzten Person verwendet wird.

Knielage

→ Lageanomalien, kindliche.

Knochenbruch

→ Fraktur.

Knollenblätterpilzvergiftung

→ Pilze, Vergiftung mit.

Knotenbradykardie

Definition
Bei Aussetzen des übergeordneten Erregungsbildungszentrums (Sinusknoten) wird im AV-Knoten ein Ersatzrhythmus mit einer Frequenz von 40-60/min (→ Bradykardie) gebildet. Dieser Ersatzrhythmus wird Knotenbradykardie genannt.

[i] Die Knotenbradykardie ist durch schmale QRS-Komplexe mit retrograder Erregung der Vorhöfe (P-Welle direkt vor, im oder hinter dem QRS-Komplex) charakterisiert.

Knotenrhythmus

Definition
Vorwiegend bradykarder Herzrhythmus mit Reizursprung in der Region des AV-Knotens.

[i] Die von der Knotenregion ausgehenden Erregungen werden auch retrograd auf die Vorhöfe übergeleitet, wodurch die P-Wellen negativ werden. Diese können kurz vor, im (nicht sichtbar) oder kurz nach dem QRS-Komplex auftreten:

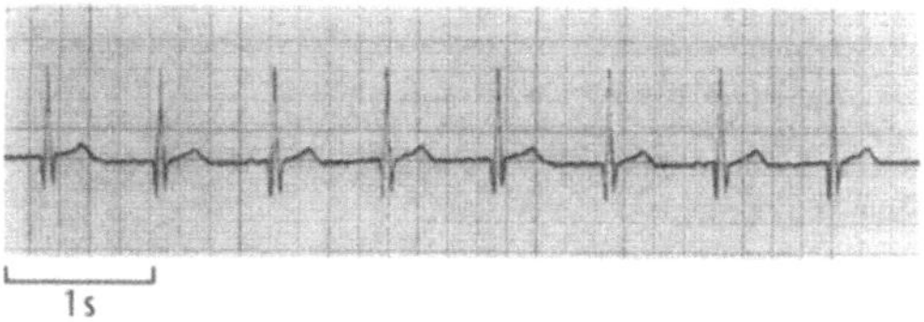

Knotenrhythmus mit im QRS-Komplex verborgener P-Welle

Kochsalzlösung, physiologische

Zubereitungen
Natriumchlorid-Infusionslösung 0,9%: 1L enth. 9 g Natriumchlorid in "Wasser für Injektionszwecke".

Anwendungsgebiete
Hypotone Dehydratation, isotone Dehydratation, plasmaisotoner Flüssigkeitsersatz bei Verlust extrazellulärer Flüssigkeiten, Trägerlösung für Arzneimittel.

Dosierung & Art der Anwendung
Dosierung nach Wirkung und bestehenden Verlusten.

Kohle, medizinische

Verwandte Begriffe
Carbo medicinalis.

Zubereitungen
Z.B. Ultracarbon® Granulat 50 g.

Wirkungen
Giftadsorption und Verhinderung der weiteren Resorption während der Magen-Darm-Passage.

Anwendungsgebiete
Orale Vergiftung mit wasserlöslichen Substanzen, z.B. Nahrungsmittel, Schwermetalle, Arzneimittel.

Dosierung & Art der Anwendung
1 g/kgKG in wässriger Lösung p. os zuführen.

Unerwünschte Wirkungen
Im Notfall keine.

Gegenanzeigen/Anwendungsbeschränkungen
Bewußtseinsstörungen, Säuren- und Laugenverätzungen.

Wechselwirkungen
Wirkungsverminderung aller Pharmaka, die einem enterohepatischen Kreislauf unterliegen.

Hinweis(e)
In der Notfallmedizin wird die Applikation von gelöster Kohle (z.B. Ultracarbon®) aus praktischen Gründen gegenüber der Gabe von Kohlekompretten (ca. 200 Stück) bevorzugt.

Kohlendioxid

Verwandte Begriffe
CO_2.

Definition
Farb-, geruchloses und nicht explosives Gas, welches schwerer als Luft ist.

[i] CO_2 entsteht u.a. in Weinkellern, Jauchegruben, Silos, sowie bei Bränden. Da es schwerer als Luft ist, sammelt es sich z.B. in Kellern bzw. bildet einen sogenannten See.

Kohlendioxid, Vergiftung mit

Verwandte Begriffe
Kohlendioxiderstickung; CO_2-Vergiftung.

Definition
Meist akzidentelle Vergiftung mit Kohlendioxid, einem farb- und geruchlosen Gas, welches schwerer als Luft ist und sich daher am Boden (als sogenannter Kohlendioxidsee) ansammelt. Es entsteht u.a. bei Gär- und Fäulnisprozessen (Weinkeller, Silo, Jauchegrube, etc.).

Klinisches Bild
- Kopfschmerz, Schwindel
- Bewußtseinsstörung bis Koma
- Atemnot, Atemstillstand
- Tachykardie und arterielle Hypertonie, später Kreislaufdepression (bis Herz-Kreislaufstillstand)

Diagnose/Befund
Messung des CO_2-Gehalts der Luft.

Differentialdiagnose
Vergiftung oder Bewußtseinsstörung anderer Genese.

[!] **Therapie**
Eigenschutz beachten. Rettung des Patienten nur mit umluftunabhängigem Atemschutzgerät (z.B. Feuerwehr).
Weitere Patienten betroffen? (Oft mehrere Vergiftungsopfer durch unsachgemäße Rettungsversuche von Laien.)
→ Vergiftung, allgemeines Vorgehen bei.
Symptomatische Therapie (vor allem Sauerstoffgabe und Abatmung von CO_2, ggf. Beatmung mit hohem Atemminutenvolumen orientiert am endexspiratorischen Kohlendioxidpartialdruck).

Hinweis(e)
Bei bewußtlosen oder leblosen Personen in Weinkellern, Silos oder Jauchegruben stets an CO_2-Vergiftung denken und Eigenschutz beachten.

Kohlendioxidpartialdruck, endexspiratorischer

Verwandte Begriffe
$EtpCO_2$; $EECO_2$.

K

Definition
Kohlendioxidpartialdruck, der im Atemgasgemisch am Ende der Exspirationsphase gemessen wird.

[i] Die Menge an ausgeatmeten Kohlendioxid ist abhängig von der Atmung, der Herzleistung, den Kreislaufverhältnissen und dem Stoffwechsel. Bei lungengesunden Patienten ist der endtidale pCO_2-Wert unter suffizienten Kreislaufverhältnissen etwa 2-5 mmHg niedriger als der arterielle CO_2-Partialdruck. Bei Patienten mit Lungenerkrankungen oder Störungen des → Herz-Zeit-Volumens können diese Werte jedoch stark davon abweichen. Zur Steuerung des Atemzeitvolumens kann die endexspiratorische pCO_2-Messung deswegen nur bedingt verwendet werden.

Kohlendioxidvergiftung

→ Kohlendioxid, Vergiftung mit.

Kohlenmonoxid

Verwandte Begriffe
CO.

Definition
Farb-, geruchloses und explosives Gas, welches leichter als Luft ist.

[i] CO entsteht bei unvollständiger Verbrennung und bei Autoabgasen. CO kann durch Wände diffundieren.

Kohlenmonoxid, Vergiftung mit

Verwandte Begriffe
CO-Vergiftung; Kohlenmonoxidvergiftung.

Definition
Vergiftung mit Kohlenmonoxid, einem farb- und geruchlosen Gas. Das Gas ist leichter als Luft. Mit einer Ansammlung ist daher am ehesten in geschlossenen Räumen zu rechnen. Es entsteht bei unvollständigen Verbrennungsprozessen bzw. als Motorabgas (***cave:*** Suizid). Es ist explosiv (Explosionsgefahr in geschlossenen Räumen) und diffundiert durch Wände (z.B. Motorabgas gegen Häuserwand). CO bindet sich 300mal stärker an das Hämoglobin (CO-Hb) als Sauerstoff und blockiert somit das Hb-Molekül für den Sauerstofftransport.

Klinisches Bild
Kopfschmerzen, Schwindel, Übelkeit, evtl. Dyspnoe (10 – 20 % CO-Hb).
Zusätzlich Abnahme der Willenskraft und zunehmende Fehleinschätzungen (20 – 40 % CO-Hb).
Rausch, Unruhe, Agitiertheit bis Koma und Tod (40 – 50 % CO-Hb).
Allgemeine Symptome: rosige Hautfarbe, Bewußtseinsstörungen, Koma, Krämpfe, Dyspnoe, Atemstillstand, Tachykardie, Kreislaufdepression, Ohrensausen.

Diagnose/Befund
Nachweis von CO-Hb.

Differentialdiagnose
Vergiftung oder Bewußtseinsstörung anderer Genese.

[!] **Therapie**
Eigenschutz beachten. Rettung des Patienten nur mit umluftunabhängigem Atemschutzgerät (z.B. Feuerwehr). Explosionsgefahr beachten.
Gefährdung weiterer Personen vorhanden? (Explosionsgefahr, angrenzende Räume – CO diffundiert durch Wände).
Weitere Patienten betroffen?
→ Vergiftung, allgemeines Vorgehen bei
Symptomatische Therapie (maximale Sauerstoffgabe in hoher Konzentration, ggf. Intubation und Beatmung mit reinem Sauerstoff)
In der Klinik: ggf. → Oxygenation, hyperbare

Hinweis(e)

Hinweis: → Pulsoxymetrie ist mit üblichen Geräten nicht aussagekräftig (CO-Hb wird als oxidiertes Hb-Molekül erkannt).

Bei Vorliegen sicherer Todeszeichen: Hellrote Totenflecke [→ Todeszeichen, sichere] als Hinweis auf CO-Vergiftung. Ursache klären (Gefährdung weiterer Personen?).

Prognose

Abhängig vom Ausmaß der hypoxischen Schäden.

Kohlenmonoxidvergiftung

→ Kohlenmonoxid, Vergiftung mit.

Kokain, Vergiftung mit

Verwandte Begriffe

Kokainvergiftung; Cocainvergiftung; Cocain, Vergiftung mit.

Definition

Vergiftung infolge Überdosierung mit der Droge Kokain (Schnee, Koks). Als Kokainbase wird auch → Crack konsumiert.

Klinisches Bild

- Euphorie, Aufputschung, Halluzinationen, später Depression
- Unruhe, Zittern
- Tachykarde Rhythmusstörungen, arterielle Hypertonie
- Hyperthermie und Schwitzen
- Bewußtseinsstörungen bis Koma, Krämpfe
- Kreislaufversagen mit Schocksymptomatik, Atemdepression
- Evtl. Anaphylaxie [→ Allergische Reaktion]
- Evtl. → Myokardinfarkt

Diagnose/Befund

Labor (in der Regel Drogenscreening im Urin).

Differentialdiagnose

Vergiftung oder Bewußtseinsstörung anderer Genese.

[!] **Therapie**

→ Vergiftung, allgemeines Vorgehen bei

Symptomatische Therapie

(Die oft empfohlene Therapie mit β-Blockern wird derzeit kontrovers diskutiert. Gefahr der Verstärkung eines möglichen Koronarspasmus.)

Hinweis(e)
Eine mögliche Folge des Kokainkonsums sind kokaininduzierte Koronarspasmen. Diese können auch bei jungen Patienten einen Myokardinfarkt hervorrufen. Teilweise tritt dies erst Tage und Wochen nach Kokaineinnahme auf.

Prognose
Toxische Blutkonzentration: >0,5 mg / l.

Kokainvergiftung

→ Kokain, Vergiftung mit.

Kolik

Definition
Heftigste krampfartige abdominelle Schmerzen, die in der Regel durch ein Hohlorgan oder seine ableitenden Wege hervorgerufen werden (z.B. Darm, Gallenblase oder -wege, Niere und ableitenden Harnwege, Harnblase und Magen). Die Schmerzen gehen in der Regel mit starken vegetativen Symptomen wie Schweißausbrüchen, Brechreiz und Erbrechen einher.

Kollaps

Verwandte Begriffe
Kreislaufkollaps; Ohnmacht; Synkope; orthostatischer Kollaps.

Definition
Kurzdauernde Bewußtseinsstörung und Tonusverlust aufgrund zirkulatorischer Dysregulation.

Klinisches Bild
Kurze → Bewußtseinsstorung bis zur Bewußtlosigkeit, die sich häufig durch Sehstörungen (z.B. Flimmern und Schwarzwerden vor den Augen), Schwindel, Übelkeit, Schweißausbruch oder Gähnen andeutet.

Diagnose/Befund
Meist junge Patienten mit den Zeichen von Blutdruckabfall, Herzfrequenzanstieg oder -abfall, gelegentlich besteht eine psychische Überlagerung.

Differentialdiagnose
→ Hyperventilation, → Rhythmusstörungen, kardiale, → Hypoglykämie, → Apoplecia cerebri, → Lungenembolie, Low-Output-Syndrom [→ Schock, kardiogener], Hypovolämie [→ Schock, hypovolämischer] nach Blutverlusten, → Myokardinfarkt, → Perikardtamponade, Aortendissektion, → Karotissinus-Syndrom, → Vergiftung, → Aorto-cavales Kompressionssyndrom.

Therapie
Symptomatische Therapie von Störungen der Vitalfunktionen, Applikation von Sauerstoff, Schocklagerung, Vasokonstriktoren (z.B. Etilefrin oder Cafedrin), Vagolytika sowie ggf. Schocktherapie.

Hinweis(e)
In Abhängigkeit vom Allgemeinzustand des Patienten und begleitenden Verletzungen oder Erkrankungen sollte der Patient dem Hausarzt bzw. in einer Klinik vorgestellt werden.

Koma

→ Bewußtseinsstorung.

Koma diabetikum

→ Koma, diabetisches.

Koma hepaticum

→ Koma, hepatisches.

Koma, diabetisches

Verwandte Begriffe
Koma diabetikum; hyperglykämisches Koma; diabetisches Koma; Coma diabeticum.

Definition
Bewußtseinsstörung, die durch einen massiven Anstieg der Blutglukosekonzentration hervorgerufen wird. Man unterscheidet ein ketoazidotisches (Typ I Diabetiker mit Insulinmangel, Hyperglykämie und Bildung von Ketonkörpern) von einem hyperosmolaren (Typ II Diabetiker mit Insulinresistenz, Hyperglykämie, Glukosurie und osmotische Diurese) Koma diabetikum.

Klinisches Bild
Das Vollbild entwickelt sich über Stunden bis Tage, anfangs bestehen vermehrter Durst und Polyurie mit Zeichen der Exsikkose. Der Patient zeigt eine Tachykardie bei normalem bis erniedrigtem Blutdruck, eine Kußmaulatmung und ist bewußtseinseingetrübt bis tief komatös. In seiner Exspirationsluft ist häufig ein Geruch nach Azeton wahrzunehmen.
Die Messung der Blutglukosekonzentration ergibt Werte von > 300 mg/dl.

Diagnose/Befund
Typisches klinisches Bild, Messung der Blutglukosekonzentration beweisend.

Differentialdiagnose
Andere stoffwechselbedingte Komata (z.B. akute Hypoglykämie oder hepatisches Koma), Intoxikationen und Schädel-Hirn-Traumata.

[!] **Therapie**
Symptomatische Therapie von Störungen der Vitalfunktionen, Zufuhr von Vollelektrolytlösungen als Ausgleich der Dehydratation, präklinisch keine Gabe von Insulin.

Koma, hepatisches

Verwandte Begriffe
Koma hepaticum; Leberausfallkoma; Leberzerfallkoma; Leberversagen; hepatisches Koma.

Definition
Schwere Lebererkrankung mit Funktionsstörung, mangelhafter Entgiftung des Körpers und konsekutiver Schädigung des zentralen Nervensystems, z.B. durch Ammoniak, Amine oder Phenolkörper. Man unterscheidet das akute Leberzerfallkoma (z.B. durch akute virale Hepatitiden oder Intoxikationen) vom chronischen Leberausfallkoma (z.B. durch Leberzirrhose).

Klinisches Bild
Neurologische Ausfälle (flapping Tremor) und psychische Veränderungen, häufig Ikterus, Bildung von Aszites bei begleitender Leberzirrhose, typischer Geruch (Foetor hepaticus).

Diagnose/Befund
Bei Leberzerfallkoma mögliche Ursachen wie Intoxikationen eruieren. Bei Leberausfallkoma liegt in der Regel eine Leberzirrhose vor.

Differentialdiagnose
Andere stoffwechselbedingte Komata (z.B. akute Hypoglykämie oder diabetisches Koma), Intoxikationen und Schädel-Hirn-Traumata.

[!] **Therapie**
Symptomatische Therapie von Störungen der Vitalfunktionen.

Kombitubus®, oesophagotrachealer

Verwandte Begriffe
ETC; Esophago Tracheal Combitube.

Definition
Der Kombitubus®, ein Doppellumentubus, wurde als Hilfsmittel zur Beatmung von Notfallpatienten entwickelt.

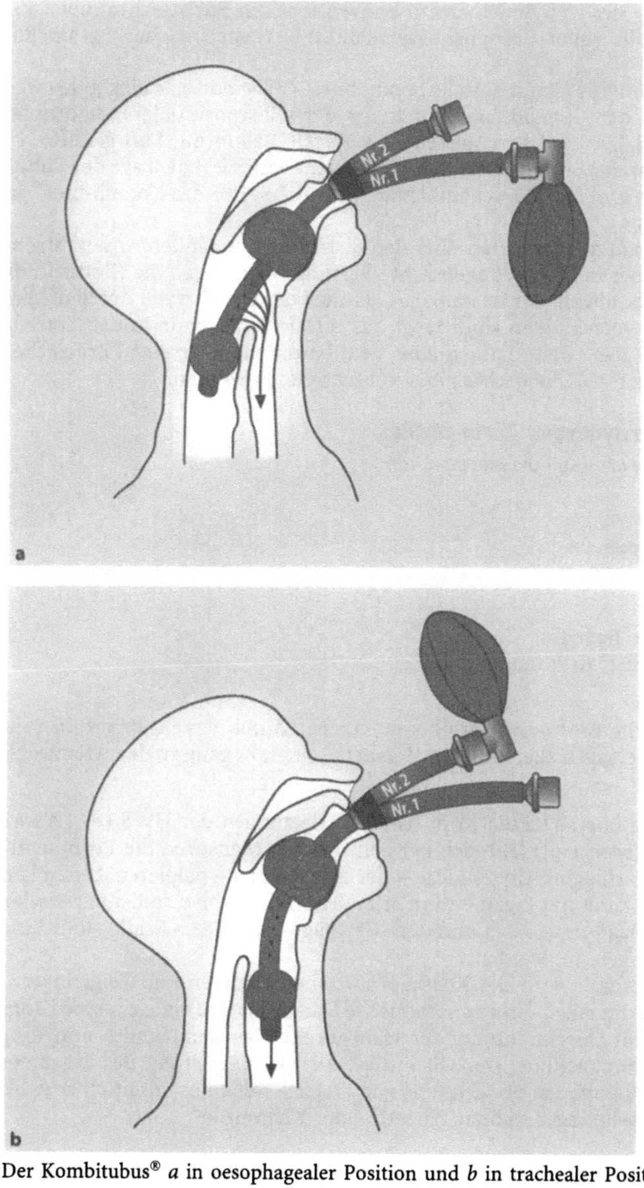

Der Kombitubus® *a* in oesophagealer Position und *b* in trachealer Position

Ein Lumen des ETC ähnelt einem konventionellen Endotrachealtubus, das andere stellt einen Oesophagusverschlußtubus mit Oropharyngealballon dar.
Der Kombitubus® kann notfalls blind ohne → Laryngoskopie eingeführt werden. Nach der → Intubation wird zuerst der selbstpositionierende oropharyngeale Ballon und anschließend der distale Ballon mit Luft gefüllt.
Die → Auskultation der Lunge und des Magens verifiziert die Lage der Tubusspitze. Mit großer Wahrscheinlichkeit liegt die Spitze des Kombitubus® im Oesophagus.
Beatmet man den Patienten über den distal blind endenden Ansatz, strömt die Luft über im Tubus angebrachte Perforationen durch die Glottis in die Trachea, da sowohl der Oesophagus als auch der Oropharynx durch die beiden Cuffs verschlossen sind. Liegt das distale Tubusende in der Trachea, kann über das zweite Lumen eine Ventilation wie über einen orotracheal eingeführten → Endotrachealtubus vorgenommen werden.

Kompressionssyndrom, Aorto-cavales

→ Aorto-cavales Kompressionssyndrom.

Konikotomie

→ Koniotomie.

Koniotomie

Verwandte Begriffe
Konikotomie; Krikothyreotomie.

Definition
Chirurgische Eröffnung der oberen Trachea durch das Ligamentum conicum bei Versagen aller anderen Versuche, einen Zugang zu den Atemwegen zu schaffen.

Am mäßig überstreckten Kopf (*cave:* Verletzungen der HWS [→ Hals-Wirbelsaulen-Verletzung]) läßt sich bei den meisten Menschen die Prominentia laryngea cartilaginis thyreoideae – der Adamsapfel – palpieren. Leicht kaudal davon kann das Ligamentum cricothyreoideum sive conicum zwischen dem Cartilago thyreoidea und dem Cartilago cricoidea – Schild- und Ringknorpel – getastet werden.
Zur Koniotomie wird der Kehlkopf zwischen Daumen und Zeigefinger fixiert und, um eine bessere anatomische Darstellung zu erzielen, eine Längsinzision mit Durchtrennung der Haut direkt über dem Schild- und Ringknorpel durchgeführt. Danach erfolgt die quere Spaltung des Ligaments und das Offenhalten des Zugangs zur Trachea mit einer unmittelbar neben dem Skalpell eingebrachten Pinzette oder Klemme.

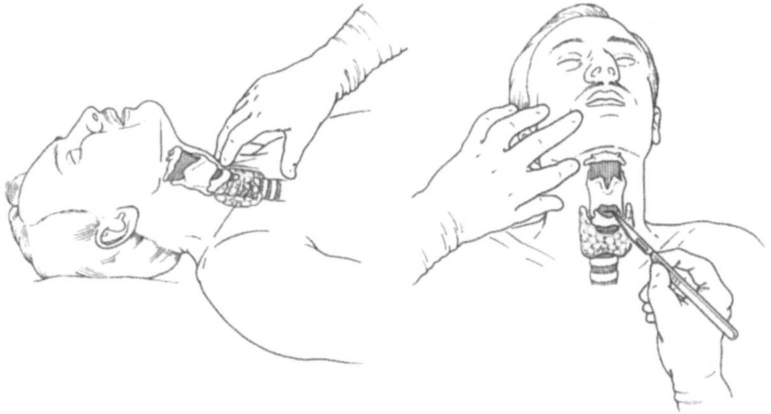

Die operative Koniotomie

Das Einführen eines Tubus, gegebenenfalls über einen Führungsstab, muß vorsichtig unter Spreizung der Strukturen erfolgen, da die Öffnung sonst durch Blut und die über der Trachea liegenden Gewebe häufig nicht mehr darzustellen ist.

Bei Patienten bis zum 10. Lebensjahr wird wegen der besonderen Anatomie des Larynx statt einer Koniotomie eine perkutane Punktion des Ligamentum cricothyreoideum - die Trachealkanülierung bzw. Nadelkoniotomie - mit ein bis zwei möglichst großlumigen Venenverweilkanülen durchgeführt. Über diese kann dann eine perkutane, transtracheale Ventilation [→ Beatmung] vorgenommen werden.

K

kontrollierte Beatmung

→ Intermittent Positive Pressure Ventilation.

Kontusion

Verwandte Begriffe
Prellung; Quetschung.

Definition
Verletzung, die durch Einwirkung von stumpfer Gewalt verursacht wird.

Konvulsion

→ Krampfanfall, generalisierter.

Kopfschmerzen

→ Cephalgie.

Koronare Herzkrankheit

Verwandte Begriffe
KHK; ischämische Herzerkrankung.

Definition
Myokardialer Sauerstoffmangel aufgrund eines Mißverhältnisses zwischen Sauerstoffbedarf und -angebot.

[i] Häufig besteht eine Stenose der Herzkranzgefäße aufgrund von Arteriosklerose oder Vasospasmen wie bei einer Prinzmetall-Angina [→ Koronarspasmus].

Koronarspasmus

Verwandte Begriffe
vasospastische Angina Pectoris; Prinzmetall-Angina.

Definition
Myokardiale Ischämie aufgrund koronarer Vasospasmen.

[i] Seltene Erkrankung vor allem jüngerer Patienten. Auftreten vor allem nachts und in Ruhe mit teilweise infarktähnlichen EKG-Bildern. Häufig bestehen andere Phänomene einer vaskulären Hyperreagibilität wie Migräne oder Morbus Raynaud. Eine vasospastische AP spricht gut auf Kalziumantagonisten (z.B. Nifedipin) an.
Bis zum Beweis des Gegenteils, der nur innerklinisch erbracht werden kann, ist von einer Myokardischämie auszugehen und eine entsprechende Therapie ohne die Gabe eines Kalziumantagonisten einzuleiten (siehe Myokardinfarkt). Aus einem Koronarspasmus kann ein Myokardinfarkt resultieren.

Körpertemperatur, niedrige

→ Hypothermie.

Kortikosteroide

Definition
Aus Cholesterin in der Nebennierenrinde, den Ovarien und den Testes gebildete Steroidhormone.

[i] Man unterscheidet Mineralokortikoide, Glukokortikoide und Sexualhormone. In der Notfallmedizin kommen nur Glukokortikoide zum Einsatz. Sie wirken antiexsudativ, immunsuppressiv, antiproliferativ, antiinflammatorisch und werden bei Rückenmarktraumata, → Asthma bronchiale, → allergischen Reaktionen oder einer Addison-Krise eingesetzt.

Koterbrechen

→ Miserere.

Kramer-Schiene

Definition
Schiene in verschiedenen Größen und Längen zum Ruhigstellen verletzter Extremitäten, bestehend aus einer gepolsterten Schaumstoffoberfläche und einem eingearbeiteten flexiblen Drahtgeflecht.

Krampfanfall, generalisierter

Verwandte Begriffe
Konvulsion; Epilepsie; Fallsucht; fokaler Krampfanfall; Grand-mal-Anfall; Petit-mal-Anfall; Anfallsleiden, zerebrale.

Definition
Anfallsartige Funktionsstörung des Gehirns, die auf einer exzessiven elektrischen Entladung von Nervenzellen des Zentralnervensystems beruht.

Klinisches Bild
Man unterscheidet zwischen generalisierten Krampfanfällen (den ganzen Körper betreffend) und fokalen Krampfanfällen (lokal auf eine Körperregion begrenzt).

K

Grand-mal-Anfälle beginnen meistens mit einem fokalen Krampfgeschehen, gefolgt von plötzlichem Hinstürzen und Bewußtlosigkeit. Die Augen sind weit geöffnet mit eventuell lichtstarrer Pupille. Das tonische Geschehen geht dann in generalisierte Myoklonien über. Hierbei besteht zum Teil kurzfristig eine Apnoe, begleitet von Tachykardie, arterieller Hypertonie und starkem Schwitzen. Hinweise auf einen abgelaufenen Krampfanfall sind ein – in der Regel lateraler – Zungenbiß, Schaum vor dem Mund sowie Einnässen und Einkoten. Im Anschluß an den Krampfanfall setzt häufig ein Dämmerzustand (postiktale Phase) ein, begleitet von Benommenheit, Desorientiertheit und starkem Schlafbedürfnis.
Von generalisierten Krampfanfällen abzugrenzen ist der → Status epilepticus.
Bei fokalen – Petit mal – Krampfanfällen kann je nach Form und Ausprägung des Krampfgeschehens eine Zuordnung in z.B. Jackson- oder psychomotorische Anfälle vorgenommen werden.

Diagnose/Befund
Typische Anamnese und klinisches Bild.

Differentialdiagnose
Krampfanfälle anderer Genese (z.B. durch Alkoholentzug, Intoxikation oder zerebrale Hypoxie), zentral ischämische Ereignisse (TIA, PRIND, Apoplexia cerebri), intrakranielle Blutungen, Schädel-Hirn-Traumata, akute Hypoglykämie sowie Synkopen.

[!] Therapie
Symptomatische Therapie von Störungen der Vitalfunktionen, Schutz des Patienten vor Begleitverletzungen.

Durchbrechen des Geschehens mit Benzodiazepinen (z.B. Diazepam).
Ein Beiß- oder Mundkeil gilt wegen der damit verbundenen Verletzungsgefahr als obsolet. Eine Einweisung in eine neurologische Klinik ist besonders nach einer Erstmanifestation angezeigt.

Krampfanfall, im Kindesalter

Verwandte Begriffe
kindlicher Krampfanfall.

Definition
Anfallsartige Funktionsstörung des Gehirns, die auf einer exzessiven elektrischen Entladung von Nervenzellen des Zentralnervensystems beruht.

Klinisches Bild
Man unterscheidet zwischen generalisierten Krampfanfällen (den ganzen Körper betreffend) und fokalen Krampfanfällen (lokal auf eine Körperregion begrenzt).
Mit Abstand am häufigsten treten im Kindesalter (1. bis 4. Lebensjahr) → Fieberkrampfe auf.
Bei → Fieberkrampfen, Senkung der Körperkerntemperatur durch antipyretische Maßnahmen [→ Paracetanol, Wadenwickel], Durchbrechung mit Benzodiazepinen [→ Diazepam als Rectide], stationäre Therapie in der Regel nicht indiziert),
Bei fokalen - Petit mal - Krampfanfällen kann je nach Form und Ausprägung des Krampfgeschehens eine Zuordnung in z.B. Jackson-, psychomotorische oder Blitz-Nick-Salaam-Anfälle vorgenommen werden.

Diagnose/Befund
Anamnese und klinisches Bild.

Differentialdiagnose
Akute Hypoglykämie, Krampfanfälle anderer Genese, z.B. durch Intoxikation, zerebrale Hypoxie, Schädel-Hirn-Traumata, Fieber oder Insolation [→ Sonnenstich].
Von Krampfanfällen sind v.a. Affektkrämpfe (aus Angst und Schmerz) zu differenzieren.

[!] **Therapie**
Symptomatische Therapie von Störungen der Vitalfunktionen, Schutz des Patienten vor Begleitverletzungen.
Durchbrechen des Geschehens mit Benzodiazepinen (v.a. Diazepam rektal).
Ein Beiß- oder Mundkeil gilt wegen der damit verbundenen Verletzungsgefahr als obsolet. Eine Einweisung in eine neurologische Klinik ist besonders nach einer Erstmanifestation angezeigt.

Krankengeschichte

→ Anamnese.

Krankentransportwagen

Verwandte Begriffe
KTW.

Definition
Krankentransportwagen sind Spezialfahrzeuge, die für den Krankentransport vorgesehen sind.
Sie sind grundsätzlich für den Transport von Nicht-Notfallpatienten bestimmt (DIN 75080).

Krankheiten nach § 3 BSeuchenG

Definition
§ 3 regelt die Meldepflicht von Infektionskrankheiten bei Krankheitsverdacht, Erkrankung und Tod.

[i] Meldepflichtige Infektionskrankheiten sind z.B. Meningokokken-Meningitis, Diphtherie, Malaria, Tuberkulose, Hepatitis, Gasbrand und Tetanus.
Krankheitsverdacht bzw. Erkrankung und Tod sind u.a. zu melden bei Cholera, Tollwut, Typhus, Poliomyelitis und Salmonellosen.
Erkrankung und Tod sind meldepflichtig u.a. bei Diphtherie, Lues, Tuberkulose, Virushepatitis A, B, C, Meningokokken-Meningitis, Malaria, Gasbrand, Tetanus und Toxoplasmose.
Tod ist zu melden bei Masern, Scharlach, Keuchhusten, Influenza (Virusgrippe) und Puerperalsepsis.
Meldepflichtig sind auch Ausscheider von Salmonellen, Shigellen und Choleravibrionen [→ Bundesseuchengesetz].

Krapp-Schiene

→ Extensionsschiene.

Kreisende Erregung

→ Re-Entry-Mechanismen.

Kreislaufkollaps

→ Kollaps.

Kreislaufstillstand

→ Herz-Kreislaufstillstand.

Kreislaufzentralisation

→ Zentralisation des Kreislaufs.

Krikoiddruck

→ Sellick-Handgriff.

Krikothyreotomie

→ Koniotomie.

Krippentod

→ Kindstod, plotzlicher.

Krise hypertone

→ Krise, hypertensive.

Krise, hypertensive

Verwandte Begriffe
Hypertone Krise; hypertensive Krise; Krise, hypertone; Blutdruckkrise; arterielle Hypertension, akute.

Definition
Akute exzessive Erhöhung des systolischen und diastolischen Blutdrucks mit Organmanifestationen (z.B. zentrales Nervensystem und Herz).

Klinisches Bild
1. Enzephalopathie: Kopfschmerzen, Flimmern vor den Augen, Übelkeit und Erbrechen, Seh- und Sprachstörungen, Bewußtseinsstörungen bis zur Bewußtlosigkeit, ggf. Krampfanfälle sowie Ausbildung eines apoplektischen Insultes.
2. Angina pectoris-Anfall bis zum Myokardinfarkt.
3. Akutes Linksherzversagen mit Lungenödem.

Diagnose/Befund
Typisches klinisches Bild, häufig Epistaxis als erstes Zeichen. Die Kontrolle des Blutdrucks ist beweisend.

Differentialdiagnose
Z.B. intrazerebrale Blutungen, Apoplexia cerebri, Hyperthyreose, bei Frauen im gebärfähigen Alter EPH-Gestose.

[!] **Therapie**
Symptomatische Therapie von Störungen der Vitalfunktionen und vorsichtige Senkung des Blutdrucks auf individuell hochnormale Werte. Antihypertensiva (z.B. Urapidil) und leichte Sedierung mit Benzodiazepinen.

Hinweis(e)
Der Grad der Gefährdung des Patienten richtet sich nach dem Ausmaß der Beteiligung von Organen, nicht nach der Höhe des Blutdrucks.

Krise, hyperthyreote

→ Krise, thyreotoxische.

Krise, thyreotoxische

Verwandte Begriffe
Hyperthyreote Krise; Krise, hyperthyreote; thyreotoxische Krise.

Definition
Lebensbedrohliche Exazerbation einer bislang kompensierten (z.B. durch jodhaltige Pharmaka, Operation, Infektion und Trauma) unbekannten oder nicht behandelten Hyperthyreose.

Klinisches Bild
Schweißausbrüche, feuchtwarme Extremitäten, körperliche Schwäche bei innerer Unruhe und Agitation, profuse Durchfälle mit Dehydratation, Tachykardie mit Frequenzen bis 200/min mit Arrhythmien, Fieber bis > 40°C sowie Exsikkose bis Schock, Bewußtseinsstörungen über Delir bis zum Koma.

Diagnose/Befund
Anamnese (häufig Hyperthyreose bekannt, Applikation jodhaltiger Medikamente wie Röntgenkontrastmittel), typisches klinisches Bild.

Differentialdiagnose
V.a. septischer Schock, Delir bei z.B. Alkoholentzug.

[!] **Therapie**
Symptomatische Therapie von Störungen der Vitalfunktionen. Blockade der β-Rezeptoren (z.B. Esmolol), Sedierung mit Benzodiazepinen (z.B. Diazepam), Glukokortikoide (z.B. Dexamethason).
Transport in klinische Intensivtherapie zur weiteren Versorgung.

Kriseninterventionsteam

Verwandte Begriffe
KIT; Notfallseelsorge.

Definition
Dienst zur Betreuung akut psychisch traumatisierter Personen.

[i] Eine akute psychische Traumatisierung kann z.B. durch den Tod nahestehender Personen, die Entgegennahme einer Todesnachricht, belastende Eindrücke (z.B. Lokführer nach Personenüberfahrung) oder nach gewalttätigen Angriffen eintreten.
Die Betreuung von Patienten mit psychiatrischen Krankheitsbildern (z.B. Suizid) gehört nicht zu den Aufgaben eines KIT.

Kristalloide

→ Vollelektrolytlosung.

Krupp-Syndrom

Verwandte Begriffe
Croup Syndrom; Laryngotracheobronchitis, akute; Pseudokrupp; Infektkrupp; Laryngotracheobronchitis, stenosierende; subglottische Laryngitis, akute obstruktive.

Definition
Akute entzündlich obstruktive Erkrankung der oberen Atemwege bei Säuglingen und Kleinkindern; meistens ist der Larynx, seltener sind Trachea oder Bronchien betroffen.

Klinisches Bild
Anamnestisch häufig Infekt der oberen Luftwege mit Fieber. Typisch sind der bellende Husten und die teilweise ausgeprägte Heiserkeit. Außerdem je nach Schweregrad der Erkrankung inspiratorischer Stridor, Tachypnoe, thorakale Einziehungen und zunehmende Zyanose.

Diagnose/Befund
Typisch ist das Auftreten in den Abend- und Nachtstunden.

Differentialdiagnose
Epiglottitis (starker Speichelfluß und kloßige Sprache), Fremdkörperaspiration [→ Atemwegsverlegung]

[!] **Therapie**
Wasserdampfgesättigte, aber kalte Inspirationsluft (Badezimmer, offenes Fenster), leichte Sedierung (z.B. Diazepam rektal oder Chloralhydrat), Prednison (z.B. Rectodelt® Supp.), bei ausgeprägtem Krankheitsbild parenterale Flüssigkeitszufuhr, bei Dyspnoe und/oder Zyanose Applikation von Sauerstoff über vorgehaltene Maske oder Beatmungsbeutel mit Reservoir.
Klinikeinweisung obligat bei Ruhestridor, deutlichen Einziehungen und Zyanose und/oder Bewußtseinstrübung.
Eine Intubation sollte lediglich im Ausnahmefall vom Erfahrenen bei zunehmender Verminderung der Lungenbelüftung und respiratorischer Erschöpfung vorgenommen werden.

KTW

→ Krankentransportwagen.

Kussmaul-Atmung

→ Atemtypen, pathologische.

Lageanomalie der Plazenta

→ Plazenta praevia.

Lageanomalien, kindliche

Verwandte Begriffe
Steißlage; Fußlage; Knielage; Beckenendlage; Querlage; Vorfall kindlicher Extremitäten.

Definition
Kindslage, bei der andere Teile als der Kopf (z.B. das Beckenende oder Extremitäten) führen.

Klinisches Bild
Kopf bei Beckenendlage oft als ballotierender Teil im Fundus bei der äußeren Untersuchung tastbar, zum Teil sichtbarer Vorfall von kindlichen Extremitäten.

Diagnose/Befund
Ggf. Anamnese (Mutterpaß), vorsichtige äußere Untersuchung.

[!] **Therapie**
Bei beginnender Geburt Notfalltokolyse und Transport in gynäkologisch-geburtshilfliche Klinik.
Fortgeschrittene Geburt bei Beckenendlage mit sichtbaren Kindsteilen: Bracht'scher Handgriff (Fruchtwalze zusammenhalten und ohne Zug und Druck entsprechend der Führungsachse nach oben anheben bis der Nacken auf Höhe der Symphyse liegt und danach das Gesicht über den Damm austritt).
Die Querlage ist eine geburtsunfähige Lage, sie erfordert eine Tokolyse und anschließenden Transport in die nächstgelegene gynäkologisch-geburtshilfliche Klinik.

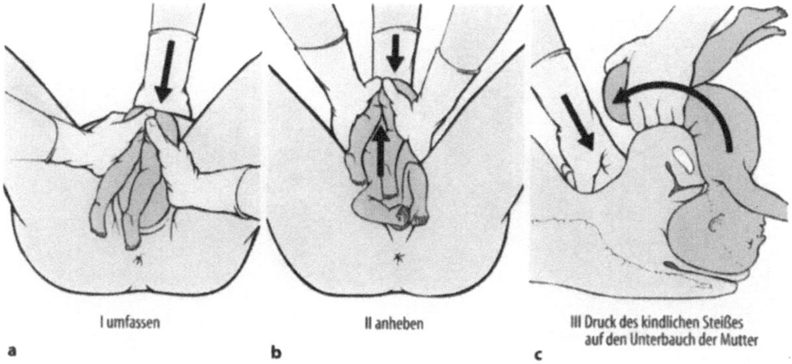

Bracht'scher Handgriff

Lagerung

Definition
Sachgerechte Körperpositionierung von Notfallpatienten, die der jeweiligen Erkrankung oder Verletzung angepaßt sein muß.

[i] Die häufigsten Lagerungstechniken im Rettungsdienst sind:

1. Lagerung mit erhöhtem Oberkörper
   Durchführung: Der Oberkörper wird in Rückenlage des Patienten in Abhängigkeit von der Indikation um 20°–90° angehoben.
   Indikationen: Kardiogener Schock, → Schadel-Hirn-Trauma, Thoraxtrauma, Lungenödem, Atemnot.

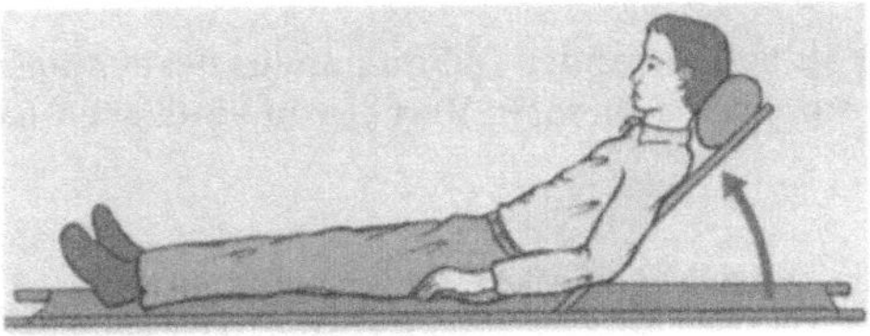

Lagerung mit erhöhtem Oberkörper

2. Stabile Seitenlage
   Durchführung: Der Patient liegt auf dem Rücken. Der dem Helfer nächstliegende Arm wird nach oben zum Kopf ausgelagert (Handfläche zeigt deckenwärts). Der andere Arm wird über den Brustkorb und die Hand an die Wange des Patienten gelegt. Das dem Helfer entfernte Bein wird am Knie gefaßt und zu sich gezogen, so daß der Patient auf die Seite rollt. In Seitenlage wird der Kopf überstreckt.
   Indikation: Bewußtloser Patient mit ausreichender Spontanatmung.

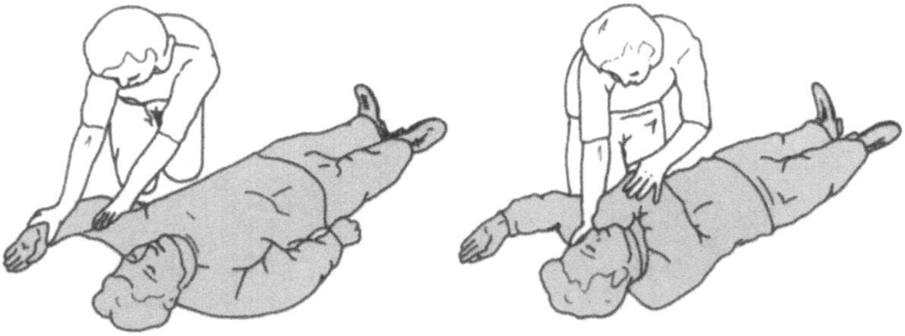

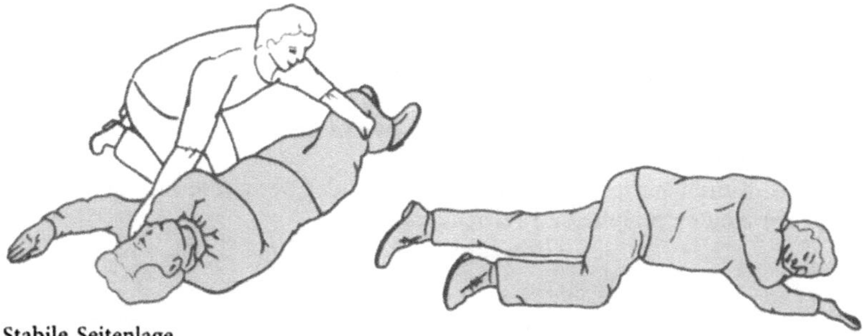

Stabile Seitenlage

3. Schocklagerung
   Durchführung: Der Patient liegt auf dem Rücken, die Beine werden 45°–90° angehoben (Autotransfusion).
   Indikation: Volumenmangelschock. Bei der Ganzkörper-Schocklage wird die Atmung wegen des Drucks der intraabdominellen Organe auf das Zwerchfell beeinträchtigt.

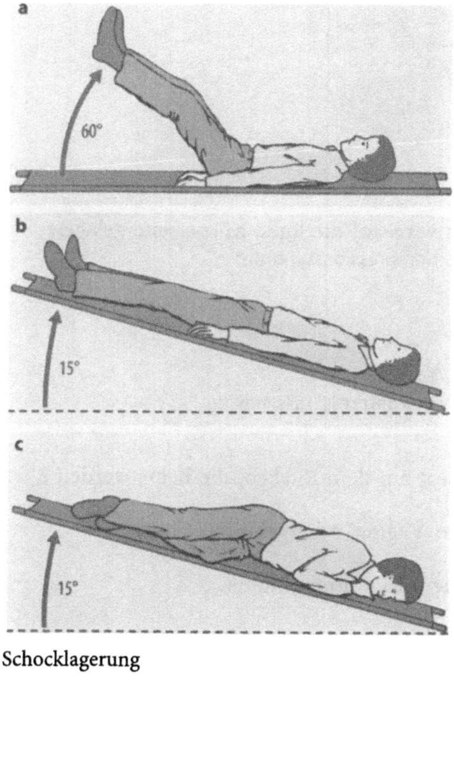

Schocklagerung

4. Extremitätenhoch- und -tieflagerung
   Durchführung:
   a) Die betroffene Extremität wird auf einer Unterlage (z.B. Kissen) hochgelagert.
   b) Die betroffene Extremität wird nach unten hängend gelagert.
   Indikation:
   a) Akuter peripherer Venenverschluß oder periphere Blutung.
   b) Akuter peripherer Arterienverschluß.

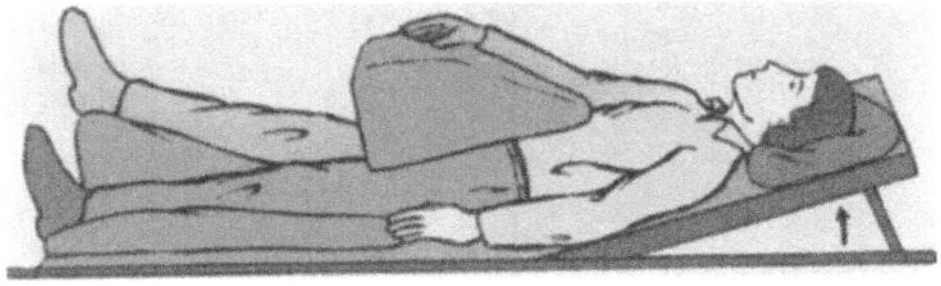

Extremitätenhochlagerung

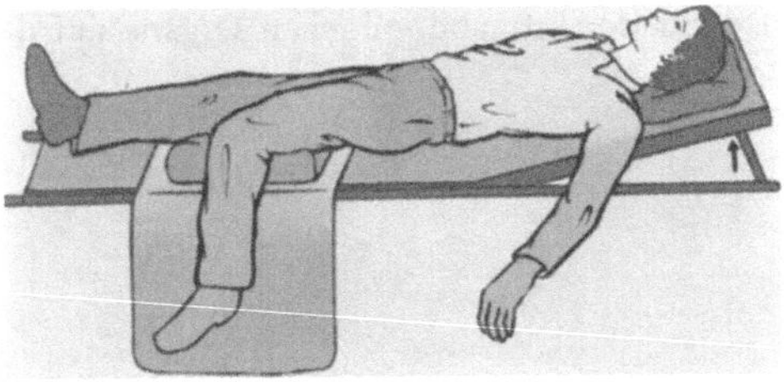

Extremitätentieflagerung

5. Linksseitenlagerung
   Durchführung: Der Patient wird auf die linke Körperseite gelagert.
   Indikation: → Aorto-cavales Kompressionssyndrom.

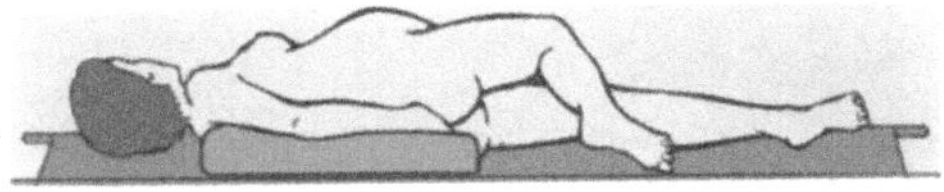

Linksseitenlagerung bei Aorto-cavalem Kompressionssyndrom

6. Lagerung nach Fritsch
   Durchführung: Patientin liegt auf dem Rücken, die Beine werden übereinandergeschlagen.
   Indikation: Blutung aus der Vagina, Nachgeburtsperiode.
7. Lagerung mit Knierolle
   Indikation: Akutes Abdomen/Abdominaltrauma.

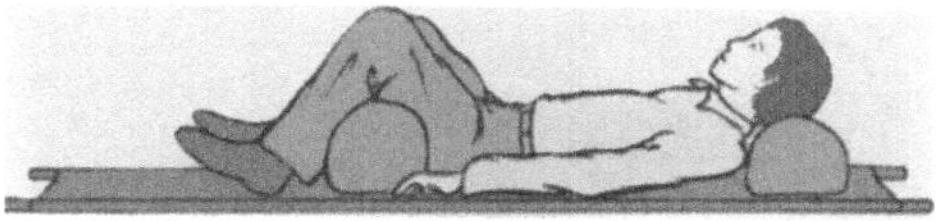

Lagerung mit Knierolle

8. Lagerung auf dem Bauch;
   Indikation: Gesichtsschädeltrauma.
   Merke: Lagerungen zur Sicherstellung freier Atemwege können nach endotrachealer Intubation aufgehoben werden.

Lagetypen des Herzens

Definition
Der Lagetyp des Herzens gibt die Lage der Herzachse zum Körper in der Frontalebene wieder. Die Extremitätenableitungen des EKG sind Vektoren, aus denen man den Lagetyp erkennen kann.

i

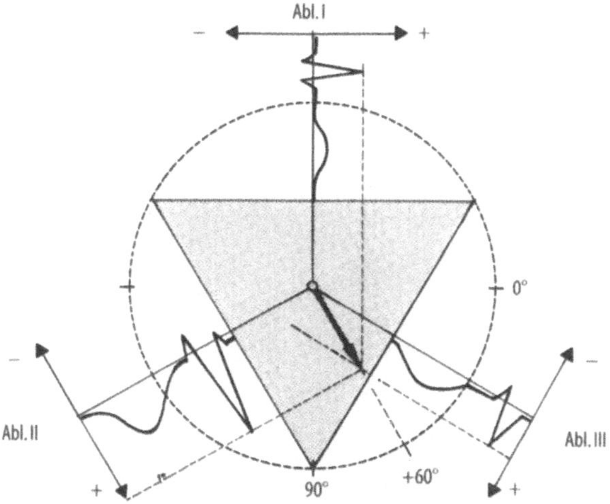

Herzachse bestimmt über die Vektoren der Ableitungen I, II und III

Man unterscheidet z.B. überdrehter Linkstyp (-30° bis -90°), Linkstyp (+30° bis -30°), Indifferenztyp (+30° bis +60°), Steiltyp (+60° bis +90°) und Rechtstyp (+90° bis +120°).

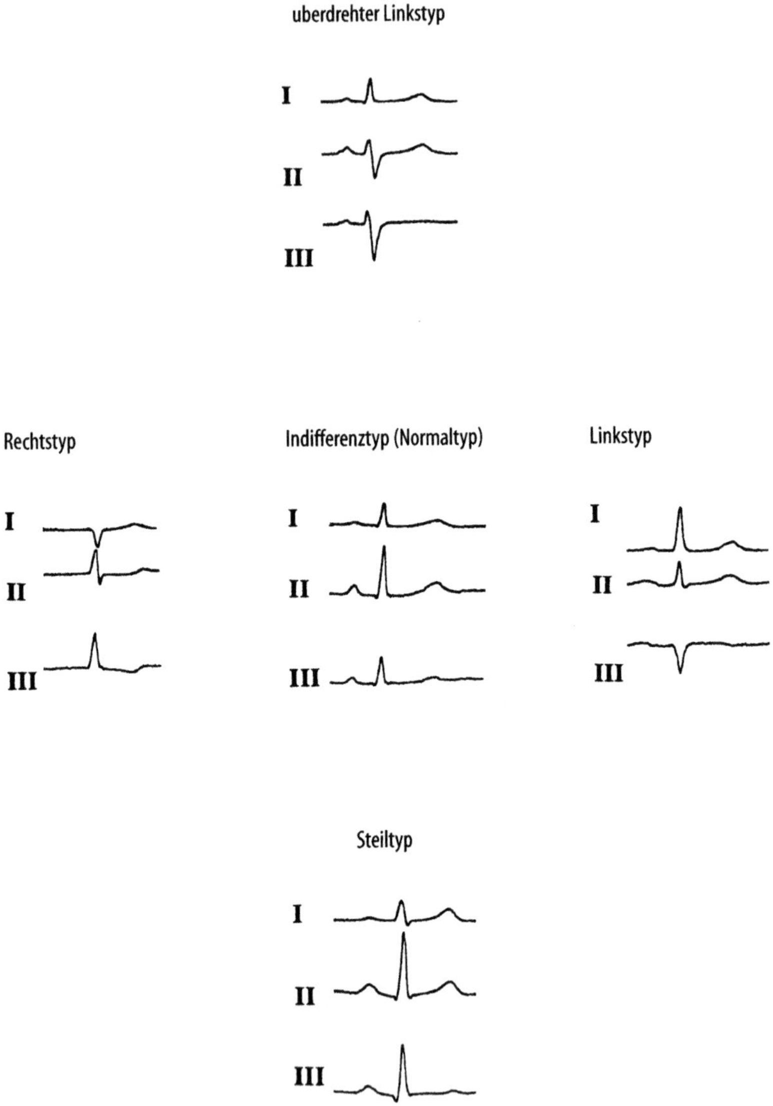

Beispiele für Lagetypen des Herzens

Laienreanimation

Definition
Durchführung von Basismaßnahmen der Reanimation (BLS [→ Reanimation, Basismaßnahmen]) durch Laien.

ℹ Im Falle eines → Herz-Kreislaufstillstandes ist ein frühzeitiges Einsetzen von Reanimationsmaßnahmen entscheidend für die Prognose des Patienten. Bis zum Eintreffen des Rettungsdienstes sollen die Basismaßnahmen der kardiopulmonalen → Reanimation durch Ersthelfer ausgeführt werden. Dabei werden Laien-Ersthelfer von Ersthelfern, die einem medizinischen Beruf angehören, unterschieden.

Landesrettungsdienstgesetz

Definition
Rettungsdienstgesetze der 16 Bundesländer, in denen u.a. Hilfsfristen, personelle Besetzung der Rettungsmittel sowie Zuständigkeiten der Rettungsdienste geregelt sind.

Laryngeal Mask Airway

→ Larynxmaske.

Laryngitis, akute obstruktive supraglottische

→ Epiglottitis.

Laryngoskop

Definition
Mit einer Lichtquelle versehener Spatel mit Griff zur direkten Sicht auf den Larynxeingang (Laryngoskopie), der vor allem zur Durchführung einer endotrachealen Intubation verwandt wird.

ℹ Gebogener Spatel nach Macintosh: Die Spitze des Spatels wird zwischen Epiglottis und Zungengrund plaziert. Durch Zug in Griffrichtung richtet sich die Epiglottis auf, wodurch der Blick auf die Glottis frei wird.
Gerader Spatel nach Miller zur Laryngoskopie von Neugeborenen und Kleinkindern: Im Gegensatz zum Macintosh-Spatel wird mit diesem Spatel die Epiglottis aufgeladen.

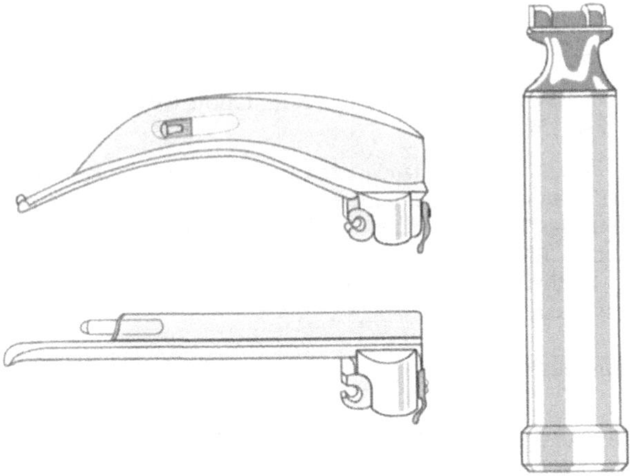

Laryngoskop mit gebogenem (Macintosh-) und geradem (Miller-)Spatel

Laryngotracheobronchitis, akute

→ Krupp-Syndrom.

Laryngotracheobronchitis, stenosierende

→ Krupp-Syndrom.

Larynxmaske

Verwandte Begriffe
LMA; Kehlkopfmaske; Laryngeal Mask Airway.

Definition
Die Larynxmaske stellt eine Mischung aus Beatmungsmaske und Endotrachealtubus dar. Sie besteht aus einem ovalem, aufblasbaren Cuff, der mit einem tubusartigem, flexiblen Schlauch verbunden ist. Der Cuff verschließt den Raum unter und hinter dem Larynx und ermöglicht eine Beatmung über den tubusartigen Schlauch.

[i] Den Vorteilen der einfachen Handhabbarkeit und schnellen Insertion beim bewußtlosen Patienten stehen im Notfall Nachteile wie

- mangelnder Aspirationsschutz,
- die Auslösung vagaler Reaktionen des nicht tief bewußtlosen oder anästhesierten Patienten,
- eine Häufigkeit bis zu 35% von Fehllagen oder nicht möglicher Plazierung im Notfall sowie
- eine mögliche Deflektion der Epiglottis gegenüber.

Kontraindikationen bestehen bei

- Erkrankungen und Verletzungen der supratrachealen Luftwege,
- Patienten mit niedriger Compliance und hoher Resistance (Adipositas, Bronchospasmus, Lungenerkrankungen),
- Patienten mit Obstruktionen der Atemwege,
- Patienten mit hoher Regurgitations- und Aspirationsgefahr (adipöse, schwangere und nicht nüchterne Patienten).

Aufgrund dieser besonders bei Notfallpatienten relevanten Nachteile sollte der LMA im Algorithmus → Atemwegs-Management für den erwachsenen Patienten nicht als dem → Kombitubus® gleichwertige Alternative angesehen werden.

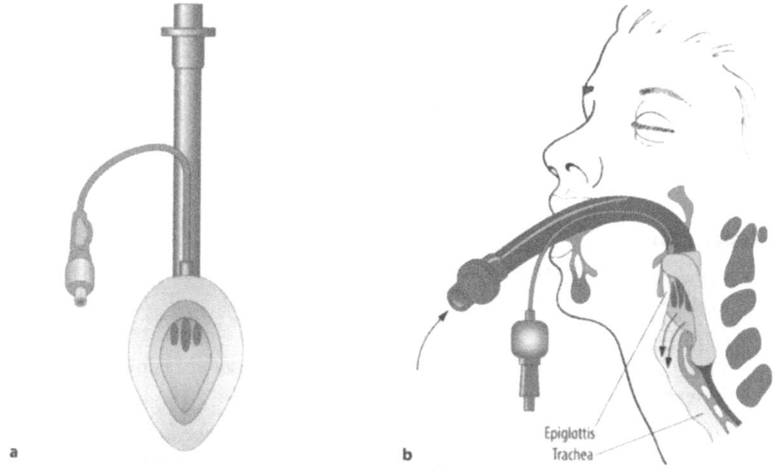

a Larynxmaske **b** Larynxmaske in korrekter Position

Larynxtrauma

Definition

Verletzungen des Kehlkopfskeletts oder seiner begleitenden Strukturen.

[i] Die knorpeligen Strukturen des Larynx sind verantwortlich für seine Formstabilität und für das Offenhalten des laryngealen Atemwegs. Frakturen bergen die Gefahr einer ausgeprägten Weichteilschwellung bzw. einer Instabilität mit konsekutiver Verlegung der Atemwege.
Klinisches Zeichen ist ein ausgeprägter inspiratorischer, gelegentlich auch in- und exspiratorischer → Stridor (→ Atemwegsverlegung). Die Letalität nach einer Krikoid-Fraktur beträgt bis zu 50 %.

Laugenverätzung

→ Veratzung durch Laugen.

Laugenverätzung des Ösophagus

→ Ingestionsverätzung.

Lazeration

Definition
Zerreißung oder Einriß eines Gewebes.

LE

→ Lungenembolie.

Lebensrettende Sofortmaßnahmen

→ Sofortmaßnahmen am Unfallort.

Leberausfallkoma

→ Koma, hepatisches.

Lebertrauma

Verwandte Begriffe
Abdominaltrauma.

Definition
Verletzungen der Leber nach stumpfen (z.B. Aufprall auf Lenkrad) bzw. perforierenden (z.B. Messerstich) Abdominaltraumata.

[i] Durch die Gewalteinwirkung kann es sowohl zu einer Leberkontusion als auch zu einer Leberruptur kommen. Die Leberruptur kann transkapsulär (Blut und Galle in der freien Bauchhöhle), subkapsulär (Einblutung unter die Kapsel mit der Gefahr einer zweizeitigen Ruptur) sowie zentral (mit intrahepatischen Hämatomen, gefolgt von Abszessen- und Zystenbildung) liegen.

Leberversagen

→ Koma, hepatisches.

Leberzerfallkoma

→ Koma, hepatisches.

LeFort-Fraktur

→ Mittelgesichtstrauma.

Leichenschau

Definition
Sorgfältige Untersuchung der vollständig entkleideten Leiche und nachfolgendes Ausstellen des Leichenschauscheines (Beurkundung des Todeseintritts).

[i] Die Leichenschau wird in den Bestattungsgesetzen der Bundesländer geregelt. Üblicherweise ist der Arzt, der den Tod des Patienten feststellt [→ Todesfeststellung], zur Leichenschau verpflichtet. Lediglich Notärzte sind in einigen Bundesländern von der Leichenschau befreit (Interessenkonflikt gegenüber der Notfallversorgung weiterer Patienten möglich). Eine sorgfältige Durchführung der Leichenschau impliziert die gründliche Inspektion der entkleideten Leiche von allen Seiten. Neben der Beurkundung des Todes werden auf dem Leichenschauschein Angaben zu Todesart, -zeitpunkt und -ursache gemacht.

Leichenstarre

Verwandte Begriffe
Totenstarre.

Definition
Versteifung der Muskeln nach dem Eintritt des Todes. Die Leichenstarre gilt als sicheres Todeszeichen [→ Todeszeichen, sichere].

L

[i] Ca. 2 h nach dem Tod erstarrt die quergestreifte und die glatte Muskulatur. In der Regel beginnt die Leichenstarre im Kiefergelenk und breitet sich am Körper nach unten aus. Nach 6-12 h ist sie vollständig ausgeprägt. 2-3 Tage nach dem Tod löst sich die Leichenstarre wieder.

Leistenpuls

→ Femoralispuls.

Leitender Notarzt

Verwandte Begriffe
Notarzt, leitender; LNA.

Definition
Notarzt, der bei Großschadenslagen als ärztlicher Einsatzleiter bzw. als Abschnittsführer einer Gesamteinsatzleitung tätig wird.

[i] Der LNA ist den → Rettungsassistenten/→ Rettungssanitatern und den eingesetzten Notärzten gegenüber organisatorisch weisungsbefugt und verantwortet den gesamten medizinischen Einsatzablauf.

Die Ausbildung zum LNA ist in den Empfehlungen der DIVI einheitlich festgelegt, diese sind aber nur teilweise in die → Rettungsdienstgesetze der Lander aufgenommen worden.

Leitstelle

Verwandte Begriffe
Rettungsleitstelle; RLS; RLST; LST.

Definition
Die Rettungsleitstelle nimmt Notrufmeldungen entgegen, koordiniert die Einsätze der unterschiedlichen Rettungsmittel, kooperiert mit Polizei, Feuerwehr, technischer Hilfe und → Katastrophenschutz und dokumentiert alle einsatzrelevanten Vorgänge.

Leitstelle, integrierte

Definition
Leitstelle, die nicht nur für medizinische Notfälle zuständig ist, sondern zusätzlich die Koordination des Brandschutzes, der technischen Hilfe, des → Katastrophenschutzes, des zentralen Krankenhausbettennachweises und ggf. des kassenärztlichen Notdienstes in ihrem Aufgabenbereich durchführt.

i In Abhängigkeit von lokalen oder regionalen Gegebenheiten werden die genannten Leistungen nur zum Teil ausgeübt.

LGL-Syndrom

→ Praexzitationssyndrome.

Lidocain

Zubereitungen
Z.B. Xylocain® 2%. 1 Amp. à 5 ml enth. 100 mg.

Wirkungen
Membranstabilisierendes Antiarrhythmikum der Klasse 1b. Hemmt die Natriumleitfähigkeit bzw. den Natriumeinstrom in die Zelle. Verkürzt die Repolarisationszeit, setzt die Leitungsgeschwindigkeit herab und verlängert die Refraktärzeit.

Pharmakologische Daten
Wirkungseintritt nach 1–2 min. Wirkdauer 15–20 min. E-HWZ 1,8 h.

Anwendungsgebiete
Ventrikuläre Arrhythmien, Extrasystolen, ventrikuläre Tachykardien.

Dosierung & Art der Anwendung
0,5–1,5 mg/kgKG langsam i.v.; Repetitionsdosen möglich. Maximaldosis 3 mg/kgKG.

Unerwünschte Wirkungen
Periphere Vasodilatation mit Hypotonie, myokardiale Depression, Verlangsamung der Erregungsleitung mit Bradykardie, Krämpfe, AV-Blockierung bis zur Asystolie, Bewußtlosigkeit, Atemdepression, Parästhesien.

Gegenanzeigen/Anwendungsbeschränkungen
Myasthenia gravis, Überleitungsstörungen, Bradykardien, dekompensierte Herzinsuffizienz, strenge Indikationsstellung in Schwangerschaft und Stillzeit.

Wechselwirkungen
Cimetidin: Verlangsamter Abbau von Lidocain;
andere Antiarrhythmika, Kalziumantagonisten, β-Rezeptorenblocker: Verstärkung von Nebenwirkungen.

Hinweis(e)
Bei Schock und manifester Herzinsuffizienz sollte eine Dosisanpassung vorgenommen werden.

Linksherzinsuffizienz

→ Herzinsuffizienz.

Linksherzinsuffizienz, akute

→ Lungenodem, kardiogenes.

Liquorrhoe

Verwandte Begriffe
Hirnwasserträufeln.

Definition
Entleerung von Liquor aus Nase und/oder Ohr.

[i] Eine Liquorrhoe ist häufig Folge einer frontalen Schädel-Basis-Fraktur mit Zerreissung der Dura mater.
Die Diagnostik kann im Notfall durch die Bestimmung des Glukosegehalts (Liquor ist ein Ultrafiltrat des Blutes) vorgenommen werden.

LMA

→ Larynxmaske.

LNA

→ Leitender Notarzt.

Load and Go

Verwandte Begriffe
Scoop and Run.

Definition
Schnellstmöglicher Transport des Patienten unter Aufrechterhaltung der → Vitalfunktionen in ein Krankenhaus zur notärztlichen Versorgung. Häufige Vorgehensweise in angloamerikanischen Rettungssystemen.

[i] Im Gegensatz dazu existiert das → „Stay and Treat" Prinzip, das eine qualitative notärztliche Therapie vor Transport des Patienten vorsieht.

Lown-Ganong-Levine-Syndrom

→ Praexzitationssyndrome.

Lown-Klassifikation

Definition
Klassifikation für die Beschreibung ventrikulärer Extrasystolen.

[i]

0	keine ventrikulären Extrasystolen
1	weniger als 30 ventrikuläre Extrasystolen pro h
2	mehr als 30 ventrikuläre Extrasystolen pro h
3a	polytope (multiforme) ventrikuläre Extrasystolen
3b	Bigeminus (ventrikuläre Extrasystole immer im Wechsel mit einem normalen QRS-Komplex); ***Cave:*** → Digitalisintoxikation
4a	Couplets (2 ventrikuläre Extrasystolen hintereinander)
4b	Salven ventrikulärer Extrasystolen
5	R-auf-T-Phänomen (in die vulnerable Phase der T-Welle einfallende ventrikuläre Extrasystole); Risiko des Kammerflimmerns

Eine notfallmedizinische Soforttherapie ist beim herzgesunden Patienten nur bei Lown 5 erforderlich. Bei vorliegender Herzerkrankung ist spätestens ab Lown 3a eine Soforttherapie (z.B. medikamentös mit Lidocain) indiziert.

Lown-Klassifikation für ventrikuläre Extrasystolen

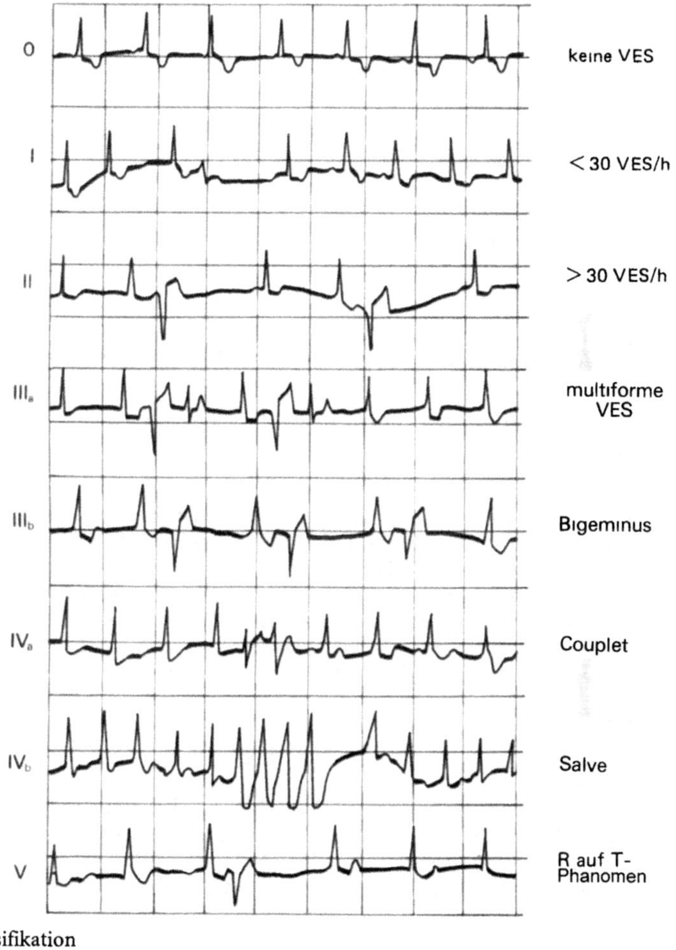

Lown-Klassifikation

L

Low-Output-failure

→ Herzinsuffizienz.

LSD-Vergiftung

→ Halluzinogene, Vergiftung mit.

LST

→ Leitstelle.

Luftdruckkrankheit

→ Taucherkrankheit.

Luftembolie, venöse

Definition

Verlegung arterieller Endstrombahnen (z.B. des Lungenstrombahngebietes) mit venös aspirierter Luft.

Klinisches Bild

→ Lungenembolie.

Diagnose/Befund

Typisch für die massive venöse Luftembolie ist ein über dem Herz auskultatierbares Mühlradgeräusch, das entsteht, wenn in den Ventrikeln Blut mit großen Luftblasen vermischt wird.
Luftembolien können entstehen, wenn im Eintrittsgebiet, in der Regel eine Verletzung, der venöse Druck unter dem ZVD liegt. Typische Unfallmechanismen sind Verletzungen großer Halsvenen bei sitzenden Patienten, Thoraxverletzungen oder die Eröffnung herznaher Venen.

Klinisches Bild

→ Lungenembolie.

[!] Therapie

Schnellstmögliches, luftdichtes Verschließen der Eintrittsstelle, symptomatische Therapie von Störungen der Vitalfunktionen, großzügige Applikation von Sauerstoff, als Prophylaxe Anhebung des ZVD durch Applikation von 10 cm H_2O PEEP und Volumensubstitution mit z.B. HAES.

Hinweis(e)

Ab 50–100 ml Luft ist das Ausmaß der Embolie lebensbedrohlich.

Lufthunger

→ Dyspnoe.

Luftkammerschiene

Verwandte Begriffe
Pneumatische Schiene.

Definition
Aufblasbare Kunststoffschiene zur Ruhigstellung von Extremitäten (z.B. nach Frakturen). Sie sind heute weitestgehend durch sog. → Vakuumschienen, die einen geringeren Druck auf die Fraktur ausüben, ersetzt.

Luftrettung

Definition
Die Luftrettung ergänzt den bodengebundenen Rettungsdienst mit speziellen Rettungshubschraubern und Intensivtransporthubschraubern. Die Bundesrepublik Deutschland verfügt derzeit über ein flächendeckendes Netz von 54 Luftrettungsstationen des ADAC, der DRF, des Katastrophenschutzes sowie der Bundeswehr.

Lumbago

Verwandte Begriffe
Lumbalgie; Hexenschuß; Lumboischialgie; Ischias.

Definition
Akute Schmerzen im Lendenbereich infolge muskulärer Verspannung. Ursächlich können ein → Bandscheibenvorfall oder degenerative Wirbelsäulenveränderungen sein.

[i] Akuter, intensiver Schmerz im Lendenbereich mit Ausstrahlung in Gesäß und Oberschenkel mit schmerzhafter Bewegungseinschränkung sowie Schonhaltung. Ggf. Sensibilitätsstörungen, motorische Ausfälle und abgeschwächte Muskeleigenreflexe.

Lumbalgie

→ Lumbago.

Lumboischialgie

→ Lumbago.

Lungenarterienembolie

→ Lungenembolie.

Lungenatmung

→ Atmung.

Lungenembolie

Verwandte Begriffe
LE; Lungenarterienembolie; Pulmonalarterienembolie.

Definition
Partieller Verschluß der Lungenarterien durch embolisches Material (z.B. Blutkoagel, Luft, Fett).

Klinisches Bild
Das klinische Bild ist abhängig vom Ausmaß des verschlossenen Stromgebiets.
Respiratorisch: Atemnot, Tachypnoe, Abfall der Sauerstoffsättigung, → Zyanose, ggf. atemabhängige plötzliche thorakale Schmerzen, ggf. Hustenreiz.
Kardial: → Tachykardie, arterielle → Hypotonie bis zum Schock, bei ausgedehnter Embolie auch Bradykardie bis zur Asystolie, gestaute Halsvenen als Zeichen der akuten → Rechtsherzinsuffizienz, häufig Kaltschweißigkeit mit kühlen und feuchten Extremitäten.
Zerebral: Angst, Schwindel, Unruhe, ggf. Synkope, Bewußtseinstrübung bis zum Koma.

Diagnose/Befund
Häufig Zeichen einer Thrombose der tiefen Beinvenen als Ursprung der Embolie. Bei ausgeprägter Zyanose, die sich auch nach Applikation von Sauerstoff nicht bessert, besteht immer der Verdacht auf eine Lungenembolie.

Differentialdiagnose
V.a. Myokardinfarkt, Pneumonie, Pneumothorax, akuter Asthmaanfall sowie rupturiertes Aortenaneurysma.

[!] **Therapie**
Symptomatische Therapie von Störungen der Vitalfunktionen, großzügige Applikation von Sauerstoff, Antikoagulantien (Heparin 10000 I.E. i.v.), ggf. Intubation und Beatmung, → Fibrinolysetherapie erwägen.

Hinweis(e)
Reanimationspflichtige Patienten lassen sich am Notfallort trotz sogenannter Rescue-Lyse teilweise nicht stabilisieren, sodaß bei dem begründeten Verdacht auf das Vorliegen einer Lungenembolie ein Transport unter Reanimationsbedingungen in die nächste geeignete Klinik zu operativen Maßnahmen erwogen werden kann.

Lungenkontusion

Definition
Pulmonale Gewebequetschung durch direkte Einwirkung von Druck-, Scher- oder Dezelerationskräften auf das Parenchym. Der direkten Trauma-

tisierung folgt eine ausgeprägte inflammatorische Reaktion mit Ausbildung einer schweren Gasaustauschstörung.

Klinisches Bild
Thoraxschmerzen, Dyspnoe, ggf. Hämoptysen, unzureichende arterielle Sauerstoffsättigung, ggf. Zyanose.

Diagnose/Befund
Die Verdachtsdiagnose, die sich aus dem Unfallmechanismus ergibt, läßt sich innerklinisch durch bildgebende Verfahren wie der Computertomographie bestätigen.

Differentialdiagnose
Pneumothorax, Hämatothorax.

[!] **Therapie**
Symptomatische Therapie von Störungen der Vitalfunktionen, großzügige Applikation von Sauerstoff, i.v.-Zugang, frühzeitige Intubation und Beatmung mit PEEP.

Hinweis(e)
Bei der Lungenkontusion täuscht häufig eine geringe initiale Gasaustauschstörung über das Ausmaß der Parenchymschäden hinweg. Die Verschlechterung des Zustands des Patienten beginnt häufig erst Stunden nach dem auslösenden Ereignis.

L

Prognose
Polytraumtisierte Patienten mit Lungenkontusion zeigen einen signifikanten Anstieg von Komplikationsrate und Letalität.

Lungenödem

→ Herzinsuffizienz.

Lungenödem, kardiogenes

Verwandte Begriffe
Kardiales Lungenödem; Linksherzinsuffizienz, akute.

Definition
Flüssigkeitsübertritt aus den Lungenkapillaren in den Zwischenzell- und Alveolarraum aufgrund einer Linksherzinsuffizienz mit Druckanstieg im Lungenkreislauf. Die Diffusionsstrecke für Sauerstoff und Kohlendioxid ist verlängert.

Klinisches Bild
Angst, Unruhe, schwerste Dys-, ggf. Orthopnoe. Brodeln und feuchte Rasselgeräusche über der Lunge, die häufig schon auf Entfernung hörbar sind. Auskultatorisch ggf. zusätzlich spastische Rasselgeräusche. Austritt von fleischwasserfarbenen Schaum aus dem Mund, Kaltschweißigkeit, Tachy-

kardie, ggf. als → Tachyarrythmie. Blutdruck in Abhängigkeit von der Ursache des Lungenödems (z.B. nach → hypertensiver Krise oder nach akuter Herzinsuffizienz mit → kardiogenem Schock). Das Lungenödem kann Folge eines → Asthma kardiale sein.

Diagnose/Befund
In der Regel eindeutig aus Anamnese und klinischem Bild.

Differentialdiagnose
Obstruktive Atemwegserkrankung, Pneumonie, Lungenödem anderer Ursache (z.B. toxisch oder neurogen).

[!] **Therapie**
Symptomatische Therapie von Störungen der Vitalfunktionen, Senkung der Vorlast durch sitzende Lagerung, ggf. unblutigen Aderlaß und Applikation von Nitraten, Schleifendiuretika (z.B. Furosemid), bei respiratorischer oder kardiopulmonaler Instabilität Intubation und Beatmung mit PEEP. Moderate Senkung des Blutdrucks bei hypertensiver Krise (z.B. Urapidil), Therapie des → kardiogenen Schocks bei Herzinsuffizienz mit Katecholaminen (z.B. Suprarenin, Dopamin, Dobutamin).

Lungenödem, toxisches

Verwandte Begriffe
toxisches Lungenödem; Reizgasintoxikation; Rauchgasintoxikation.

Definition
Flüssigkeitsübertritt aus den Lungenkapillaren in den Zwischenzell- und Alveolarraum infolge Steigerung der Permeabilität der Lungenkapillarmenbran durch die Einwirkung toxischer Stoffe.

Klinisches Bild
Nach Aufnahme von Reizgasen (z.B. Rauchgase, → Zyanide, Reizgase, Ammoniak, Nitrosegasen und Schwefelwasserstoff) können Symptome im oberen und unteren Respirationstrakt unterschieden werden:

1. oberer Respirationstrakt
   Lokale Reizungen und Verätzungen der Schleimhäute: Brennen, Tränenfluß, Reizhusten, Dyspnoe.
2. unterer Respirationstrakt
   Alveolare Schädigung, häufig nach einer Latenzphase von bis zu 24 h, mit der Entwicklung eines toxischen – interstitiellen und alveolären – Lungenödems.

Differentialdiagnose
Asthma bronchiale, Pneumonie, Lungenödem anderer Ursache (z.B. kardial).

[!] **Therapie**
Symptomatische Therapie von Störungen der Vitalfunktionen und großzügige Applikation von Sauerstoff, ggf. Analgesie bei Schädigung des oberen Respirationstrakts, inhalative Kortikoide (z.B. → Budesonid) bei kooperativen, spontan atmenden Patienten. In jedem Fall ist eine Einweisung zur klinischen Diagnostik indiziert.

Lungenvolumina

→ Atemzugvolumen.

Luxatio coxae

→ Huftgelenksluxation.

Luxation

Verwandte Begriffe
Verrenkung.

Definition
Verschiebung mit anschließender Fehlstellung zweier gelenkig, meist über einen Kapsel-Band-Apparat verbundener Knochenenden.

[i] Sichere Luxationszeichen sind die federnde Fixation, eine tastbar leere Gelenkpfanne oder der außerhalb der Gelenkpfanne tastbare Gelenkkopf.

Luxation des Kiefergelenks

→ Kieferluxation.

Luxationsfraktur

Verwandte Begriffe
Verrenkungsbruch.

Definition
Verrenkung in Kombination mit einer Fraktur.

[i] Bei jeder Luxation muß eine begleitende Fraktur radiologisch ausgeschlossen werden.

Lysetherapie

→ Fibrinolyse.

Magen-Darm-Blutung

→ Blutung, gastrointestinale.

Magensonde

Definition
Flexibler Kunststoffschlauch mit unterschiedlichen Lumina, der zur Magenentleerung (z.B. Luft oder Flüssigkeiten) sowie zur Sondenernährung verwendet wird. Die Magensonde kann sowohl durch die Nase als auch durch den Mund über den Ösophagus in den Magen eingeführt werden.

Magenspülung

Definition
Verfahren zur primären Giftelimination mittels eingelegtem großlumigem Magenschlauch und lauwarmen Wasser. Dabei werden Gift und Giftreste aus dem Magen gespült, bevor sie in den Darm gelangen, wo sie resorbiert werden können bzw. wo sie Resorptionsprozessen unterliegen.

[i] Die präklinische Magenspülung ist nur noch in seltenen Fällen indiziert, speziell bei lebensbedrohlichen Vergiftungen mit Kontraindikationen gegen ein induziertes Erbrechen und der Notwendigkeit zur sofortigen Giftelimination. Beispiele sind z.B. Vergiftungen mit Alkylphosphaten, Zyaniden oder halogenierten Kohlenwasserstoffen. Es sollte jedoch immer eine → Giftinformationszentrale kontaktiert werden, um im Einzelfall die Indikation zu einer Magenspülung am Notfallort abzuklären. Die Spülung erfolgt mit lauwarmem Wasser in Einzelportionen zu 100 - 200 ml. Die Gesamtspülmenge sollte bei 20–40 l oder mehr liegen (Absprache mit Giftinformationszentrale). Die Klarheit der rückfließenden Lösung sagt nichts über noch enthaltene Giftmengen aus.
Die erste Spülung wird zu diagnostischen Zwecken asserviert.
Nach der letzten Spülung wird über den liegenden Magenschlauch medizinische → Kohle verabreicht.
Bei bewußtseingetrübten Patienten und Kleinkindern darf eine Magenspülung nur unter → Intubationsschutz erfolgen.

Magill-Tubus

Verwandte Begriffe
Endotrachealtubus nach Magill.

Definition
Kunststoffschlauch zur Sicherung der oberen Atemwege, der oro- oder nasotracheal eingeführt werden kann.

[i] Der Magill-Tubus ist leicht gekrümmt und kann oral oder nasal eingeführt werden. Seine Spitze ist um 45° angeschrägt. Für die Intubation von Kindern bis zum Ende des 6. Lebensjahres sollte er ohne Cuff verwendet werden. Mit dem Magill-Tubus kann, im Gegensatz zum Oxford-Tubus, zwar ohne Führungsstab intubiert werden, jedoch ist im Rahmen einer Notfallintubation in der Regel immer ein Tubus mit Führungsstab zu verwenden.

Magill-Zange

Definition

Faßzange mit abgewinkeltem Griffteil. Sie dient der Extraktion von Fremdkörpern aus dem Oropharynx und kann darüber hinaus als Hilfsmittel bei der → Intubation, zum Einführen einer → Magensonde oder zum Legen einer Rachentamponade verwendet werden.

[i]

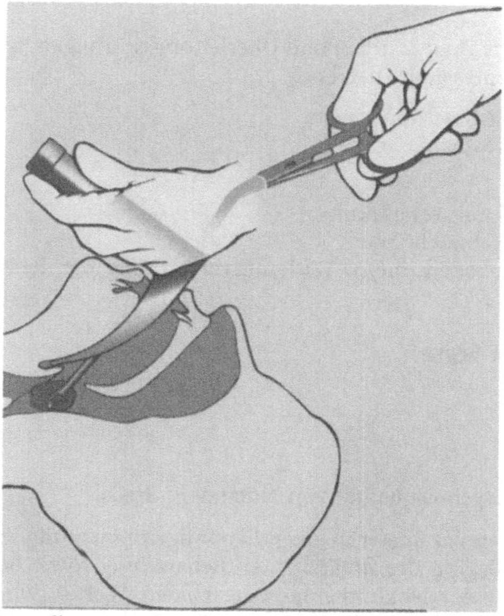

Fremdkörperentfernung mit Magill-Zange und Laryngoskop

M

Magnesiumsulfat

- **Zubereitungen**
  Z.B. Cormagnesin® 200. 1 Amp. à 10 ml enth. 8,3 mmol.

- **Wirkungen**
  Physiologischer Antagonist des Kalziums. Hemmt die Freisetzung von Acetylcholin aus den präsynaptischen Vesikeln. Wirkt antiarrhythmisch, krampflösend, verbessert die Reperfusion beim akuten → Myokardinfarkt, erweitert die Koronararterien.

- **Anwendungsgebiete**
  Eklampsie und Präeklampsie, Tetanie.

- **Dosierung & Art der Anwendung**
  Eklampsie: 0,7–2 mmol i.v. über 10 min., dann 4–7 mmol/h i.v über Spritzenpumpe.

- **Unerwünschte Wirkungen**
  → Herzrhythmusstörungen wie Bradykardien und Überleitungsstörungen, arterielle Hypotonie, Atemdepression, Diarrhoe.

- **Gegenanzeigen/Anwendungsbeschränkungen**
  Überleitungsstörungen, Myasthenia gravis.

- **Wechselwirkungen**
  Kalziumantagonisten: Wirkungsverstärkung.
  Kalziumsalze: Wirkungsabschwächung;
  Muskelrelaxantien vom Tubocurarintyp: Wirkungsverstärkung der Relaxanzien.

Mainz Emergency Evaluation Score

- **Verwandte Begriffe**
  MEES.

- **Definition**
  Score zur Evaluation der Ergebnisqualität von Notarzteinsätzen.

[i] Für den MEES werden sieben Parameter in einer vierstufigen Einteilung erhoben. Dies geschieht zu Beginn der notärztlichen Behandlung sowie bei Übergabe des Patienten in der Notaufnahme. Aus beiden Werten wird die Differenz gebildet. Nimmt der MEES um zwei oder mehr Punkte zu, so wird eine Verbesserung des Patientenzustandes angenommen. Aus einer entsprechenden Abnahme resultiert eine Verschlechterung. Bei um ± 1 veränderten Score geht man von einem gleichbleibenden Patientenzustand aus. Zur Anpassung an die neueste Version des DIVI-Protokolls (Version 4.0) wurde der MEES geringfügig modifiziert:

MEES-Protok oll			$MEES_1$	$MEES_2$
Bewußtsein (Glasgow Coma Scale)	4:	15		
	3:	14–12		
	2:	11–8		
	1*:	≤7		
Atemfrequenz	4:	12–18		
	3:	8–11, 19–24		
	2:	5–7, 25–30		
	1*:	≤4, ≥31		
SaO_2	4:	100–96		
	3:	95–91		
	2:	90–86		
	1*:	≤85		
Herzfrequenz	4:	60–100		
	3:	50–59, 101–130		
	2:	40–49, 131–160		
	1*:	≤39, ≥161		
EKG-Rhythmus	4:	Sinusrhythmus, Schrittmacher (intakt)		
	3:	AV-Block II° (Mobitz+Wenkebach), SVES, VESmono Absolute Arrhythmie, AV-Block III°, VESpoly		
	2:	QRS-Tachykardie (schmal/breit)		
	1*:	VT, VF, EMD, Asystolie		
Blutdruck		systolisch / diastolisch		
	4:	120–140		
	3:	100–119, 141–159 / 95–109		
	2:	80–99, 160–229 / ≤39, 110–119		
	1*:	≤79, ≥230 / ≥120		
Schmerz	4:	kein Schmerz		
	3:	leichter Schmerz		
	2:	starker Schmerz		
		entfällt		
		MEES-Wert		
			Δ MEES	

Das Auftreten eines Stern (*) in der Summe kennzeichnet immer einen lebensbedrohlichen Zustand

MEES

Mallory-Weiss-Syndrom

- **Verwandte Begriffe**
  Oesophagusrhagaden.

- **Definition**
  Einrisse der Ösophaguswand infolge heftigen Erbrechens mit schwerer intestinaler Blutung, meistens nach Alkoholabusus.

- **Klinisches Bild**
  Hämatemesis nach heftigem Erbrechen.

M

- **Diagnose/Befund**
  Typische Anamnese mit Alkoholabusus, heftigem Erbrechen, akutem Beginn der Symptomatik.
- **Differentialdiagnose**
  Z.B. → gastrointestinale Blutung, obere, → Boerhaave-Syndrom.

[!] **Therapie**
Symptomatische Therapie von Störungen der Vitalfunktionen (z.B. Schocktherapie) und suffiziente Analgesie. Schnellstmöglicher Transport in chirurgische Klinik zur weiteren Diagnostik und Therapie.

Management der Atemwege

→ Atemwegs-Management.

Mannitol

- **Zubereitungen**
  Mannitol-Infusionslösung 10/20%.
- **Wirkungen**
  Osmotische Diurese mit Steigerung der renalen Ausscheidung.
- **Pharmakologische Daten**
  Wirkungsbeginn: Diurese 5–30 min.; Senkung des Hirndrucks 10–15 min.
- **Anwendungsgebiete**
  Erhöhter Hirndruck.
- **Dosierung & Art der Anwendung**
  Maximale Tagesdosis 1–1,5 g/kgKG. Maximale Infusionsgeschwindigkeit 0,3 g/kgKG/h; d.h. 1,5 ml/kg/h einer 20%igen Lösung.
- **Unerwünschte Wirkungen**
  Akute Volumenbelastung des kardiozirkulatorischen Systems.
- **Gegenanzeigen/Anwendungsbeschränkungen**
  Kardiale Dekompensation, Dehydratationszustände, Lungenödem, intrakranielle Blutungen, Hypervolämie.
- **Wechselwirkungen**
  Inkompatibilität mit andern Medikamenten und Infusionslösungen.
- **Hinweis(e)**
  Mannitollösung neigt bei Raumtemperatur zur Bildung von Kristallen. Eine Erwärmung der Lösung führt zu deren Auflösung.

Manuelle inline-axiale Stabilisation

→ Immobilisation der Halswirbelsaule.

MANV

→ Massenanfall von Verletzten.

Marihuana, Vergiftung mit

Verwandte Begriffe
Marihuanavergiftung; Marihuanaintoxikation; Cannabisvergiftung; Cannabisintoxikation.

Definition
Vergiftung mit Marihuana, einer Droge aus den zermahlenen Blüten und Blättern der weiblichen Pflanzen des indischen Hanfs. Szenename: Gras.

Klinisches Bild
- Euphorie und Glücksgefühl, aber auch Depressionen möglich
- Sinnestäuschung und Realitätsverkennung
- Mydriasis, Mundtrockenheit
- Koordinationsstörungen, Zuckungen, Zittern
- Reizhusten
- Tachykardie und arterielle Hypertonie
- Auch Schocksymptomatik und Atemdepression möglich

Diagnose/Befund
In der Klinik Urin-Schnelltest.

Differentialdiagnose
Vergiftung oder Bewußtseinsstörung anderer Genese.

[!] **Therapie**
→ Vergiftung, allgemeines Vorgehen bei
Symptomatische Therapie
Bei stabilem Zustand sollte der Verzicht auf einen venösen Zugang erwogen werden, da über die Verbindung von Glücksgefühl und venösem Zugang die Induktion eine Spritzensucht (Heroin) diskutiert wird.

Hinweis(e)
Lebensbedrohliche Komplikationen werden bei normalem Konsum nur selten beobachtet.

Marihuanaintoxikation

→ Cannabis, Vergiftung mit; → Marihuana, Vergiftung mit

Marihuanavergiftung

→ Cannabis, Vergiftung mit; → Marihuana, Vergiftung mit

Maskenbeatmung

Definition
Assistierte oder kontrollierte Beatmung eines Patienten mit einer Beatmungsmaske.

Bei der Maskenbeatmung wird der Kopf des Patienten überstreckt, die Maske über Mund und Nase aufgesetzt und mit dem C-Griff fixiert. Über einen an der Beatmungsmaske befestigten Beatmungsbeutel wird der Patient beatmet. Eine partielle Verlegung der Atemwege durch die Zunge wird durch die Reklination des Kopfes sowie das Einführen eines → Guedel-Tubus zuverlässig verhindert. Zusätzlich kann über den Beatmungsbeutel während der Maskenbeatmung Sauerstoff zugeführt werden.

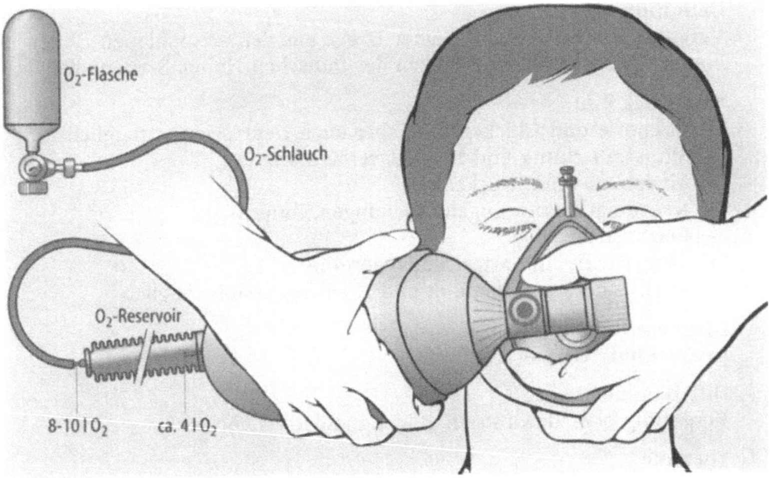

Beutel-Masken-Beatmung mit Sauerstoffreservoir

Massenanfall von Verletzten

Verwandte Begriffe
MANV; Großunfall; Großschadensfall; Großschadensereignis.

Definition
Unfälle mit einer großen Anzahl von Verletzten, für deren Versorgung die vorhandenen Rettungskräfte initial nicht ausreichen.

Zu MANV oder Großschadensereignissen zählen Flugzeug-, Bus-, Zug-, Schiffsunglücke sowie Großbrände. Zur Bewältigung eines MANV sind spezielle Strategien erforderlich:

1. Erstes Rettungsteam beginnt nicht mit Behandlungsmaßnahmen
2. Rückmeldung an die Rettungsleitstelle [→ Leitstelle] über Anzahl der Verletzten und Verletzungsmuster
3. Überblick verschaffen
4. Zweite präzise Rückmeldung an die Rettungsleitstelle und ggf. spezielle Kräfte (z.B. Feuerwehren) anfordern

5. Bis zum Eintreffen des LNA [→ Leitender Notarzt] übernimmt der zuerst eintreffende → Notarzt die Leitung (z.B. Einrichtung von Sammelstellen für Patienten)
6. Verhindern spontaner Transporte in Kliniken. Krankenhauskapazitäten müssen für Schwerverletzte freigehalten werden
7. Behandlung der Verletzten nach Prioritäten (→ Triage)
8. Nachrückende Kräfte einweisen
9. Abtransport der Verletzten nach Dringlichkeit planen

MAST

→ Antischockhose.

MCP

→ Metoclopramid.

Mediastinalemphysem

Definition
Gasansammlung, meist von Luft, im Mediastinum.

[i] Ein Mediastinalemphysem entsteht in der Regel traumatisch, v.a. nach Verletzungen von Trachea, Bronchien oder Ösophagus. Durch eine extraperikardiale Kompression der großen Hohlvenen kann es zur akuten oberen Einflußstauung, ggf. mit Ausbildung eines → Hautemphysems kommen. Die kollare Mediastinotomie [→ Mediastinotomie, kollare] dient dann der Entlastung des Überdrucks.

M

Mediastinotomie, kollare

Definition
Chirurgische Maßnahme zur Entlastung eines Mediastinalemphysems.

[i] Nach sterilem Abwaschen, quere, ca. 3 cm lange Hautinzision ca. 1-2 cm oberhalb des Jugulums. Danach stumpfe, digitale Tunnelung des oberen Mediastinums bis blutiger Schaum austritt. Die Trachea kann dabei getastet und als Leitschiene genutzt werden.

Medikamentenapplikation, endobronchiale

→ Endobronchiale Medikamentenapplikation.

Medizinproduktegesetz

Verwandte Begriffe
MPG.

Definition
Das MPG legt den Verkehr mit Medizinprodukten fest und regelt deren Sicherheit bei der Anwendung, Eignung und Leistung sowie den Schutz des Patienten, des Anwenders und Dritter.

Das Medizinproduktegesetz regelt die Herstellung, das Inverkehrbringen, die Inbetriebnahme bzw. das Betreiben und die Anwendung von Medizinprodukten. Die Vorschriften für das Betreiben von medizinischen Geräten sind in der Medizinproduktebetreiberverordnung (MPBetreibV) festgelegt. Zusätzlich enthält das MPG Strafvorschriften und regelt Ordnungswidrigkeiten für den fehlerhaften Umgang mit Medizinprodukten.

MEES

→ Mainz Emergency Evaluation Score.

Mehrfachverletzung

→ Polytrauma.

Mekoniumaspiration

Definition
Einatmung von Kindspech (erste Darmentleerung) des Neugeborenen unter der Geburt.

Melaena

Verwandte Begriffe
Teerstuhl.

Definition
Durch Blut dunkel bis schwarz gefärbter Stuhl.

Teerstühle können nach GI-Blutungen [→ gastroinkotinale Blutung, obere; → gastroinkotinale Blutung, untere] auftreten.

Mendelson-Syndrom

→ Aspiration.

Ménière-Erkrankung

Verwandte Begriffe
Morbus Ménière.

Definition
Erkrankung des Innenohres mit Ansammlung von Endolymphe im Labyrinth.

Symptomentrias: Akuter Drehschwindel, Übelkeit und Erbrechen in Kombination mit Tinnitus und Hörverlust.

Meningitis

Verwandte Begriffe
Hirnhautentzündung.

Definition
Bakterielle (z.B. durch Meningokokken oder Staphylokokken) oder abakterielle (z.B. durch Viren, Pilze oder Protozoen) Infektion der weichen Hirnhäute.

Klinisches Bild
Hohes Fieber, Übelkeit und Erbrechen, Kopfschmerzen und Lichtempfindlichkeit, Meningismus (Nackensteifigkeit), psychomotorische Unruhe, Bewußtseinstrübung und generalisierte Krampfanfälle als Spätzeichen.

Differentialdiagnose
Eine klinisch eindeutige Unterscheidung zwischen Meningitis und Enzephalitis ist in der Regel nicht möglich. Deswegen spricht man häufig von einer Meningoenzephalitis.

[!] **Therapie**
Symptomatische Therapie von Störungen der Vitalfunktionen (z.B. antikonvulsive Therapie bei → Krampfanfallen, generalisierten).
Bei Verdacht immer Einweisung in pädiatrische oder neurologische Klinik (häufig Intensivtherapie erforderlich).

Hinweis(e)
Meningitiden sind nach Bundesseuchengesetz meldepflichtig bei Erkrankung und Tod.

Meningokokkensepsis

M

Verwandte Begriffe
Waterhouse-Friderichsen-Syndrom.

Definition
Klinisch schwerste Manifestation einer bakteriellen Allgemeininfektion, meist durch Neisseria meningitidis verursacht. Dabei kommt es zu einer akuten Ausbildung eines septischen Schocks durch Endotoxine, der von Gerinnungsstörungen und – beim Waterhouse-Friderichsen-Syndrom – Nekrose beider Nebennieren infolge Einblutungen begleitet wird.

Klinisches Bild
Bevorzugtes Lebensalter zwischen dem 1. und 2. Lebensjahr, in der Regel vorausgehender Infekt der oberen Luftwege.
Akutes schweres Krankheitsbild mit Körpertemperaturen bis 40°C, ggf. klinische Zeichen einer Meningitis. Im Verlauf disseminierte, stecknadelkopfgroße Petechien, hämorrhagische Purpura bis zu massiver Störung der Blutgerinnung.
Beim Waterhouse-Friderichsen-Syndrom perakuter Verlauf mit disseminierter intravasaler Gerinnung (DIC) und Multiorganversagen.

Differentialdiagnose
Sepsis anderer Genese.

[!] **Therapie**
Symptomatische Therapie von Störungen der Vitalfunktionen (z.B. Katecholamine). Bei V.a. Waterhouse-Friderichsen-Syndrom Flüssigkeitssubstitution mit Vollelektrolytlösung, Gabe von Prednisolon und – in der Klinik – Penizillin. Die Indikation zur Intubation und Beatmung kann der pädiatrisch Erfahrene großzügig stellen.
Schon bei Verdacht Einweisung in Kinderklinik mit Intensivtherapie; Rifampicinprophylaxe für Kontaktpersonen veranlassen.

Mepivacain

Zubereitungen
Z.B. Meaverin® 1%. 1 Amp. à 5 ml enth. 50 mg.

Wirkungen
Lokalanästhetikum, Blockade der Schmerzleitung durch reversible Unterbrechung des afferenten Nervenimpulses.

Pharmakologische Daten
E-HWZ 3 h.

Anwendungsgebiete
Infiltrationsanästhesie.

Dosierung & Art der Anwendung
Nach Wirkung. Maximaldosis: 300 mg; 200 mg in gut durchbluteten Geweben. Bei versehentlicher intravenöser Applikation Intoxikation mit zerebralen und kardialen Nebenwirkungen.

Unerwünschte Wirkungen
→ Herzrhythmusstorungen, Bradykardie, Schwindel.

Gegenanzeigen/Anwendungsbeschränkungen
Allergie auf Mepivacain, Überleitungsstörungen, akute dekompensierte Herzinsuffizienz.

Messung der Blutglukosekonzentration

→ Blutzuckerbestimmung.

Metamizol

Zubereitungen
Z.B. Novalgin®. 1 Amp. à 2 ml enth. 1g.

Wirkungen
Hemmung der Prostaglandinsynthese. Relaxiert die glatte Muskulatur (Spasmolyse), wirkt auch analgetisch und antipyretisch.

Pharmakologische Daten
Wirkungseintritt 1–8 min. Wirkdauer 2–6 h.

Anwendungsgebiete
Mittelstarke Schmerzzustände, v.a. spastische Schmerzen wie Koliken.

Dosierung & Art der Anwendung
10–20 mg/kgKG langsam über 10 min. i.v..

Unerwünschte Wirkungen
Allergien vom Soforttyp, Agranulozytose, Blutdruckabfälle.

Gegenanzeigen/Anwendungsbeschränkungen
Pyrazol-Allergie, letztes Schwangerschaftstrimenon, Säuglinge <3 Monate.

Methanol, Vergiftung mit

Verwandte Begriffe
Methanolvergiftung.

Definition
Meist akzidentelle Vergiftung mit Methanol. Es kommt z.B. in Lösungsmitteln, Brennstoffen und Vergällungsmitteln vor. Da es wie Trinkalkohol (Ethanol) schmeckt und riecht, kann es versehentlich getrunken werden.

Klinisches Bild
- Schwindel, Tremor, Schwäche, Kopfschmerz
- Abdominelle Schmerzen, Übelkeit
- Sehstörungen bis Erblindung
- Bewußtseinsstörungen, Krämpfe, Mydriasis
- Kreislaufstörungen, Atemdepression, Lungenödem
- Atemstillstand, Tod

Hinweis: Die Symptome können mit bis zu 24 h Verzögerung auftreten.

Differentialdiagnose
Vergiftung oder Bewußtseinsstörung anderer Genese.

[!] **Therapie**
→ Vergiftung, allgemeines Vorgehen bei
Symptomatische Therapie
Antidot: Ethanol (Trinkalkohol). Ziel ist eine Blutalkoholkonzentration von 1,0 Promille. Bei bewußtseinsklaren Patienten oral, sonst Ethanol-i.v.-Präparat. Dosis nach Empfehlung der → Giftinformationszentrale.

Prognose
Tödliche Dosis: 5 bis 200 ml.
Erblindung nach 4 bis 15 ml.

Methanolvergiftung

→ Methanol, Vergiftung mit.

Methylprednisolon

Zubereitungen
Z.B. Urbason® solubile forte. 1 Amp. enth. 250/1.000 mg Methylprednisolon.

Wirkungen
Wirkt membranstabilisierend und entzündungshemmend.

Pharmakologische Daten
E-HWZ 12–36 h.

Anwendungsgebiete
Spinales Trauma, → Status asthmaticus, anaphylaktischer Schock (erst nach Primärtherapie mit Adrenalin und Volumengabe), Addison-Krise, Waterhouse-Friderichsen-Syndrom, Hirnödem, Schocklunge.

Dosierung & Art der Anwendung
→ Wirbelsaulentrauma: 30 mg/kgKG i.v.
→ Status asthmaticus, anaphylaktischer Schock, Addison-Krise: 250–500 mg langsam i.v.
Hirnödem: 500–1000 mg langsam i.v.
Bei Kindern: 4–20 mg/kgKG.

Unerwünschte Wirkungen
Bei einmaliger Anwendung keine Störungen des endokrinen Regelkreises. Selten Überempfindlichkeitsreaktionen, Schwindel, Kopfschmerzen, inguinaler Juckreiz.

Gegenanzeigen/Anwendungsbeschränkungen
Im Notfall keine.

Wechselwirkungen
Östrogenhaltige Antikontrazeptiva, Hypothyreose, Leberzirrhose: Wirkungsverstärkung;
Rifampizin, Phenytoin, Phenobarbital: Wirkungsabschwächung.

Hinweis(e)
Inkompatibel mit kalziumhaltigen Lösungen.

Metildigoxin

Zubereitungen
Z.B. Lanitop®. 1 Amp. à 2 ml enth. 0,2 mg Metildigoxin.

Wirkungen
Hemmung der Na-K-ATPase. Positiv inotrop, positiv bathmotrop, negativ chronotrop, negativ dromotrop.

Pharmakologische Daten
Wirkungseintritt 5–30 min. Wirkmaximum 0,5–3 h.

Anwendungsgebiete
Supraventrikuläre Tachyarrhythmien.

Dosierung & Art der Anwendung
0,2–0,3 mg Metildigoxin langsam i.v.

Unerwünschte Wirkungen
Bradykardie, bei Hypokaliämie Gefahr des Kammerflimmerns, → Rhythmusstorungen, Sehstörungen, zentralnervöse Störungen, geringe therapeutische Breite.

Gegenanzeigen/Anwendungsbeschränkungen
Hypokaliämie, vorherige Digitalisierung, bradykarde Erregungsleitungsstörungen, Kammertachykardie, Vergiftung mit Herzglykosiden, akuter → Myokardinfarkt, strenge Indikationsstellung in Schwangerschaft und Stillzeit.

Wechselwirkungen
Kalziumsalze: Gefahr des Herzstillstands;
Chinidin, Kalziumantagonisten, Kortikoide, Diuretika, Penicillin: Wirkungsverstärkung;
β-Rezeptorenblocker, Antiarrhythmika: Bradykardie, AV-Block;
Succinylcholin, Sympathomimetika: erhöhte Gefahr von → Herzrhythmusstorungen.

Hinweis(e)
Im Notfall nicht indiziert, da die Dosierung stark abhängig von der bestehenden Vorbehandlung mit Digitalispräparaten ist. Spiegelkontrolle in der Klinik.

Metoclopramid

Verwandte Begriffe
MCP.

Zubereitungen
Z.B. Paspertin®. 1 Amp. à 2 ml enth. 10 mg.

Wirkungen
Förderung der Magenentleerung, Erhöhung des gastroösophagealen Sphinktertonus, zentral antiemetisch.

Pharmakologische Daten
Wirkungseintritt 10 min. E-HWZ 2,5–4,6 h.

Anwendungsgebiete
Übelkeit, Erbrechen unterschiedlicher Genese.

Dosierung & Art der Anwendung
Erwachsene: 10 mg i.v., repetitive Dosissteigerung möglich;
Kinder: 0,1 mg/kgKG i.v.

Unerwünschte Wirkungen
Sedierung, Unruhe, Blutdruckabfall, extrapyramidal-motorische Symptome.

Gegenanzeigen/Anwendungsbeschränkungen
M. Parkinson, Epilepsie, Neugeborene, Säuglinge und Kleinkinder unter 2 Jahren, strenge Indikationsstellung in Schwangerschaft und Stillzeit, Phäochromozytom.

Wechselwirkungen
Alkohol, zentraldämpfende Pharmaka: Verstärkung der sedierenden Wirkung;
Neuroleptika: Verstärkung der extrapyramidalen Nebenwirkung.

Toxikologische Angaben
Bei Kleinkindern und Säuglingen kann es zu Methämoglobinbildung kommen.

Metoprolol

Zubereitungen
Z.B. Beloc®. 1 Amp. à 5 ml enth. 5 mg.

Wirkungen
Blockiert kompetitiv die β1- und β2-Rezeptoren des sympathoadrenergen Systems. Wirkt negativ inotrop, bathmotrop, dromotrop und chronotrop.

Pharmakologische Daten
Wirkmaximum nach 20 min. E-HWZ 3–4 h.

Anwendungsgebiete
Supraventrikuläre Tachyarrhythmien, ggf. bei → Myokardinfarkt zur Frequenzsenkung.

Dosierung & Art der Anwendung
Initial 5–10 mg Metoprolol langsam i.v. (1 mg/min.). Maximaldosis 20 mg.

Unerwünschte Wirkungen
Benommenheit, Müdigkeit, Lethargie, eingeschränktes Reaktionsvermögen, Depressionen, Kopfschmerzen, allergische Reaktionen, gastrointestinale Beschwerden.

Gegenanzeigen/Anwendungsbeschränkungen
Sick-Sinus-Syndrom, Bradykardie, höhergradige AV-Blockierungen, arterielle Hypotonie, manifeste Herzinsuffizienz, → Asthma bronchiale.

Wechselwirkungen
Inhalationsanästhetika: Verstärkung der negativ inotropen Wirkung; Muskelrelaxantien, Antiarrhythmika, Antihypertensiva: Wirkungsverstärkung der genannten Medikamente;
Cimetidin: Verlängerung der Halbwertszeit; Kalziumkanalblocker: Entstehung von → Rhythmusstorungen.

MI

→ Myokardinfarkt.

MIAS

→ Immobilisation der Halswirbelsaule.

Midazolam

Zubereitungen
Z.B. Dormicum®. 1 Amp. à 1/3/5 ml enth. 5/15/5 mg.

Wirkungen
Verstärkung der inhibitorischen Wirkung am GABA-Rezeptor. Wirkt sedierend, anxiolytisch, antikonvulsiv und muskelrelaxierend.

Pharmakologische Daten
Wirkungseintritt 2–3 min. Wirkdauer 15–45 min. E-HWZ 1,5–2,5 min.

Anwendungsgebiete
Zur Sedierung, bei generalisierten Krampfanfällen, zur Narkoseeinleitung und Unterhaltung sowie bei psychoreaktiven Erregungszuständen.

Dosierung & Art der Anwendung
Sedierung: 0,05–0,1 mg/kgKG i.v. langsam auftitrieren.
Narkoseeinleitung, Krampfanfall: 0,15–0,2 mg/kgKG i.v..

Unerwünschte Wirkungen
Atemdepression, Blutdruckabfall, paradoxe Reaktionen.

Gegenanzeigen/Anwendungsbeschränkungen
Ateminsuffizienz und Alkoholintoxikation (ohne die Möglichkeit einer künstlichen Beatmung), Myasthenia gravis, strenge Indikationsstellung in Schwangerschaft und Stillzeit, Säuglinge.

Wechselwirkungen
Alkohol, zentralwirksame Pharmaka: Verstärkung der sedierenden Wirkung;
Antihypertensiva, Vasodilatatoren: Verstärkung von Blutdruckabfällen;
Muskelrelaxantien, Analgetika, Lachgas: Wirkungsverstärkung dieser Substanzen;
Aspirin, Cimetidin, Ranitidin, Erythromycin: Wirkungsverstärkung.

Hinweis(e)
Midazolam kann eine anterograde Amnesie bewirken.

Mikrozirkulation

Verwandte Begriffe
Endstrombahn; terminale Strombahn.

Definition
Die Mikrozirkulation bezeichnet den Blutfluß im Gefäßnetz zwischen Arteriolen und Venolen. Dies stellt den Ort der Austauschvorgänge zwischen Blut und interstitieller Flüssigkeit dar.

[i] Störungen im Bereich der Mikrozirkulation sind insbesondere im → Schock von entscheidender Bedeutung. Einen grob orientierenden klinischen Anhalt für die Mikrozirkulation kann die → Nagelbettprobe geben.

Military anti shock trouser

→ Antischockhose.

Milzruptur, einzeitige

Definition
Gleichzeitiger Einriß des Milzparenchyms und der Kapsel.

Milzruptur, zweizeitige

Definition
Ausbildung eines subkapsulären Hämatoms, nach Stunden bis Tagen Kapselruptur mit lebensbedrohlicher intraperitonealer Blutung.

Milztrauma

Verwandte Begriffe
Abdominaltrauma.

Definition
Verletzungen der Milz nach stumpfen (z.B. Aufprall auf Lenkrad) bzw. perforierenden (z.B. Messerstich) Abdominaltraumata. Bei Vorerkrankung der Milz mit ausgeprägter Splenomegalie (z.B. bei Leukämien) kann es auch zu Spontanrupturen oder Rupturen nach Bagatelltraumata kommen.

Klinisches Bild
Prellmarken, Abwehrspannung, Schmerzen im linken Oberbauch mit Ausstrahlung in die linke Schulter, Zeichen des Volumenmangelschocks.

Diagnose/Befund
Typische Anamnese und klinisches Bild.

Differentialdiagnose
Abdominaltrauma mit z.B. Leberruptur.

[!] **Therapie**
Symptomatische Therapie von Störungen der Vitalfunktionen. Schnellstmöglicher Transport in chirurgische Klinik zur operativen Versorgung.

Hinweis(e)
Bei Milz- und Leberrupturen kann man zwischen einzeitiger [→ Milzruptur, einzeitige] und zweizeitiger Ruptur [→ Milzruptur, zweizeitige] unterscheiden.

Miosis

Verwandte Begriffe
Pupillenverengung.

Definition
Physiologische Reaktion der Pupille auf Lichteinfall.
Pathologische Reaktion, z.B. nach pharmakologischer Stimulation des Parasympathikus bzw. Hemmung des Sympathikus.

Miserere

Verwandte Begriffe
Koterbrechen; Stuhlerbrechen.

Definition
Erbrechen von Kot bei → Ileus.

M

Mitfahrverweigerung

→ Behandlungsverweigerung.

Mittelgesichtstrauma

Verwandte Begriffe
LeFort-Fraktur.

Definition
Weichteil- und Knochenverletzungen im Bereich des Mittelgesichts.

Klinisches Bild
Solitäre Weichteilverletzungen im Gesicht führen wegen der guten Vaskularisation meist zu Blutungen, ggf. zu Schwellungen.
Frakturen des Nasenskeletts resultieren häufig in einer → Epistaxis und nasaler Schleimhautschwellung mit behinderter Nasenatmung.
Nach Einwirkung großer Gewalt, insbesondere bei direktem Trauma des Mittelgesichts, ist eine Beteiligung knöcherner Strukturen häufig. Verformungen im Bereich des Gesichtsschädels mit Stufenbildung oder ein eingedrücktes Mittelgesicht (engl. Dish-Face), starke Blutungen sowie ggf. Li-

quoraustritt aus der Nase bilden das klinische Erscheinungsbild. Knöcherne Frakturen des Gesichtsschädels werden nach LeFort eingeteilt:

- LeFort I: transversale Fraktur der Maxilla
- LeFort II: LeFort I-Fraktur, kombiniert mit zwei schrägen Frakturen durch Orbitaboden und Nasenbasis
- LeFort III: Absprengung des gesamten Mittelgesichts von der Schädelbasis, klinisch charakteristisch hierfür ist das o.g. Dish-Face.

Begleitende Schwellungen im Mund-Rachenraum sind regelmäßig vorhanden und können die Atmung erschweren. Dislozierte Zähne können aspiriert werden. Verschlucktes Blut führt zur → Hämatemesis. Doppelbilder sind Folge einer Orbitabodenfraktur. An ein begleitendes Schädel-Hirn-Trauma ist bei massiver Gewalteinwirkung auf den Gesichtsschädel stets zu denken.

Diagnose/Befund

Das Ausmaß eines Mittelgesichtstraumas kann erst innerklinisch durch bildgebende Diagnostik (z.B. CCT) bestimmt werden.

[!] **Therapie**

Symptomatische Therapie von Störungen der Vitalfunktionen, großzügige Applikation von Sauerstoff, Indikationsstellung zur Intubation und Beatmung abwägen (hohes Aspirationsrisiko gegen potentiell schwieriges Atemwegsmanagement), suffiziente Analgesie z.B. mit Opiaten. Kein nasales Einführen von Magensonden, Kathetern oder Tuben wegen der Gefahr einer via falsa nach intrakranial bei einer Schädelbasisfraktur.

Hinweis(e)

Beim Mittelgesichtstrauma, insbesondere mit knöcherner Beteiligung ist stets mit schwierigem → Atemwegs-Management zu rechnen.

Mittelhirnsyndrom

→ Apallisches Syndrom.

Monitoring

Definition

Überwachung der Herz-Kreislauf- und Atemfunktion mit speziellen Überwachungsgeräten (Überwachungsmonitore).

[i] Zum Standardmonitoring im Rettungsdienst zählen:

1. Blutdruckmessung
2. Ableitung des EKG
3. → Pulsoxymetrie
4. → Kapnometrie bei intubierten Patienten (sofern vorhanden)

Monokelhämatom

→ Schadelbasisfraktur.

Morbus Ménière

→ Ménière-Erkrankung.

Morgagni-Adams-Stokes-Anfall

→ Adams-Stokes-Anfall.

Morphin

- **Zubereitungen**
  Z.B. Morphin Merck®. 1 Amp. à 1 ml enth. 10/20 mg.
- **Wirkungen**
  Opiatagonist mit Wirkung über spezifische Rezeptoren. Sedierung, Analgesie, antitussive Wirkung.
- **Pharmakologische Daten**
  Wirkungseintritt: 2–5 min. Wirkungsmaximum: 20–30 min. Wirkdauer: 90 min. E-HWZ: 1,5–4,5 h.
- **Anwendungsgebiete**
  Schwere Schmerzzustände wie → Myokardinfarkt. Auch bei Herzinsuffizienz mit Dyspnoe infolge Lungenödem oder Lungenstauung.
- **Dosierung & Art der Anwendung**
  0,05–0,1 mg/kgKG langsam i.v..
- **Unerwünschte Wirkungen**
  Atemdepression, Blutdruckabfall, Bradykardie, zerebrale Krampfanfälle, Bronchospasmus, Histaminfreisetzung, Muskelrigidität, Hypothermie, Miosis, Sedierung, Übelkeit, Spasmen der glatten Muskulatur.
- **Gegenanzeigen/Anwendungsbeschränkungen**
  Fehlende Beatmungsmöglichkeit, → Asthma bronchiale, Nieren- und Gallenkoliken; Medikamenten-, Drogen- und Alkoholabhängigkeit.
- **Wechselwirkungen**
  Alkohol, zentral dämpfende Pharmaka: Wirkungsverstärkung;
  MAO-Hemmer, Phenothiazine, trizyklische Antidepressiva: Verstärkung der Atem- und Kreislaufdepression.

Morphinvergiftung

→ Opiate, Vergiftung mit.

Morphium

→ Opiate, Vergiftung mit.

Motorik

Definition
Vom Kortex gesteuerte (willkürliche) aktive Bewegungsvorgänge.

MPG

→ Medizinproduktegesetz.

Mund-zu-Mund-Beatmung

Verwandte Begriffe
Beatmung, Mund-zu-Mund; Beatmung, Mund-zu-Nase-Beatmung.

Definition
Atemspende durch Luftinsufflation vom Mund des Ersthelfers zum Mund des Patienten.

[i] → Erste-Hilfe Verfahren im Rahmen der → Basismaßnahmen.
Durchführung:
1. Kopf des Patienten überstrecken und Kinn anheben
2. Mit Zeigefinger und Daumen die Nase des Patienten verschließen
3. Mund des Patienten öffnen und Unterkiefer nach vorne ziehen
4. Einatmen und die eigenen Lippen auf den Mund des Patienten plazieren
5. Gleichmäßig ausatmen und den Patienten dadurch ventilieren
6. Mund des Patienten freigeben, um die Ausatmung zu ermöglichen und die Brustkorbsenkung zu kontrollieren
7. Vorgang beim Erwachsenen mit ca. 10 Beatmungen pro Minute wiederholen (→ Normwerte, respiratorische, → Atmung)

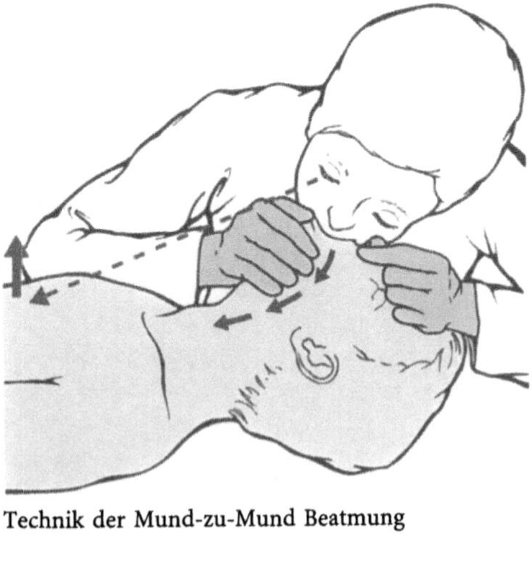

Technik der Mund-zu-Mund Beatmung

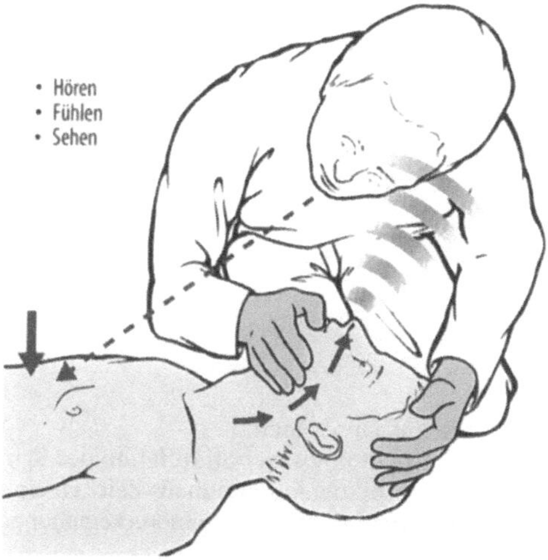

Kontrolle der Atemspende durch Sehen, Hören, Fühlen

Mund-zu-Mund-und-Nase-Beatmung

→ Beatmung, Mund-zu-Nase.

Mund-zu-Nase-Beatmung

→ Beatmung, Mund-zu-Nase.

Muskelrelaxierung

Definition
Reversible Hemmung der Übertragung von Nervenimpulsen an der motorischen Endplatte des Muskels.

[i] Zur Muskelrelaxierung werden Muskelrelaxantien verwendet. Man unterscheidet depolarisierende (Dauerdepolarisation) von nicht depolarisierenden (Besetzung der postsynaptischen Azetylcholinrezeptoren) Muskelrelaxantien. Sie werden zur Erleichterung der Intubation bei Narkosen [→ Allgemeinanästhesie] oder der künstlichen → Beatmung eingesetzt. Im Notarztdienst sollte nur der damit erfahrene Arzt eine Relaxation des Patienten vornehmen.

Mutterpaß

Definition
Der Mutterpaß dient der Dokumentation des Schwangerschaftsverlaufs. In ihm werden Daten wie voraussichtlicher Geburtstermin, aktuelle Entwicklungsdaten des Kindes, schwangerschaftsrelevante Laborparameter und potentielle Risiken erfaßt. Bei schwangeren Patientinnen muß dieser immer eingesehen werden.

Mydriasis

Verwandte Begriffe
Pupillenerweiterung.

Definition
Physiologische Reaktion der Pupille auf Dunkelheit.
Pathologische Reaktion, z.B. nach pharmakologischer Stimulation des Sympathikus bzw. Hemmung des Parasympathikus. Außerdem als Zeichen einer Einklemmung des Nervus okulomotorius bei einer → Hirndruckerhohung.

Myokardinfarkt

Verwandte Begriffe
Herzinfarkt; HI; MI.

Definition
Infarzierung des Myokards aufgrund einer umschriebenen Ischämie. Transmurale Nekrosen entstehen durch komplette Verschlüsse, intramural begrenzte Myokardinfarkte durch submaximale Stenosen einer Koronararterie.

Klinisches Bild
Das klinische Bild entspricht dem einer AP [→ Angina pectoris] in ausgeprägterer Form.

Diagnose/Befund
Anamnese: Risikofaktoren, Myokardinfarkt in der Anamnese.
Körperlicher Befund: (Vernichtungs-) Schmerzen retrosternal und linksthorakal mit Ausstrahlung in Schulter, Arm, Rücken, Bauch, Hals und Unterkiefer möglich. Häufig finden sich auch ein thorakales Engegefühl, Übelkeit, Todesangst, Dyspnoe, neu aufgetretene Herzinsuffizienz sowie kardiale Arrhythmie. Bei Diabetikern können sämtliche Schmerzsymptome fehlen (stummer Myokardinfarkt).
EKG: Erstickungs-T, ST-Streckenhebung >1mm in zwei benachbarten Ableitungen, ST-Streckensenkungen >1 mm in den Brustwandableitungen V1-V3, neu aufgetretener Linksschenkelblock.
Sonstiges: ggf. Troponin T-Schnelltest, der allerdings einen Myokardinfarkt nicht ausschließen kann.

Differentialdiagnose

Kardiale Ursachen des Thoraxschmerzes:

1. KHK und Myokardinfarkt
2. hypertensive Krise [→ Krise, hypertensive]
3. Kardiomyopathien
4. Perikarditis.

Nicht-kardialen Ursachen des Thoraxschmerzes:

1. → Lungenembolie
2. Pleuritis
3. → Pneumothorax
4. Mediastinitis
5. Dissezierendes Aortenaneurysma
6. Refluxoesophagitis
7. Interkostalneuralgien
8. Vertebragene Thoraxschmerzen
9. → Pankreatitis
10. Gallenkoliken

[!] **Therapie**

Symptomatische Therapie von Störungen der Vitalfunktionen, großzügige Applikation von Sauerstoff, i.v.-Zugang, Nitrate als Pumpspray und bei Persistenz der Beschwerden über Spritzenpumpe, suffiziente Analgesie mit Opiat, Sedierung, Acetylsalicylsäure i.v. (***cave:*** Allergie auf ASS), ggf. präklinische Lysetherapie. Transport mit Arztbegleitung in die nächstgelegene geeignete Klinik.

Hinweis(e)

Bei jedem Patient mit Myokardinfarkt besteht, insbesondere in der Frühphase des Infarktes, eine akute Gefährdung an einer malignen Herzrhythmusstörung zu versterben. Jeder Patient mit dem Verdacht auf einen Myokardinfarkt ist bis zum Beweis des Gegenteils als lebensgefährdet einzustufen.

Prognose

Die Prognose ist v.a. abhängig von der Zeit des ersten Auftretens von Beschwerden bis zur Reperfusion des Gefäßes. Frühzeitig eingeleitete Therapiemaßnahmen verbessern die Prognose erheblich.

Myokardinfarkt, EKG bei

→ Herzinfarkt, EKG bei.

NA

→ Notarzt.

Nabelschnurvorfall

Verwandte Begriffe
Vorfall der Nabelschnur.

Definition
Vorfall der Nabelschnur vor den vorangehenden Kindsteil in die Vagina oder vor die Vulva.

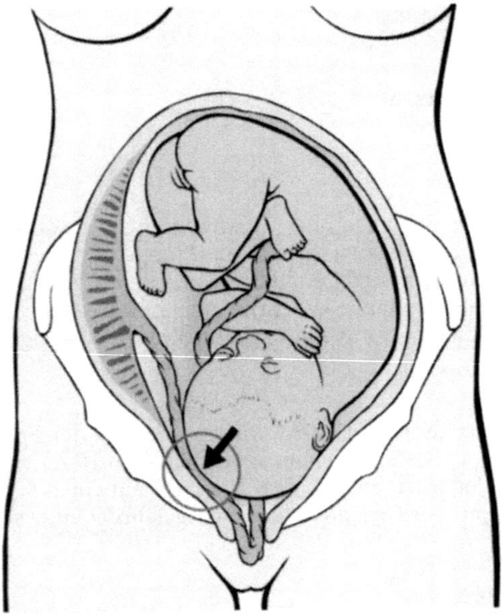

Nabelschnurvorfall

Klinisches Bild
Ein Nabelschnurvorfall kann entstehen, wenn der vorangehende kindliche Teil, z.B. nach Blasensprung, den Beckeneingang nicht vollständig abdichtet und die Nabelschnur in den Geburtskanal gelangt. Hierbei kann es zu einer Kompression der Nabelschnur zwischen kindlichen und mütterlichen Teilen kommen. Es besteht akute Lebensgefahr für das Kind.

Diagnose/Befund
Akute kindliche Bradykardie am häufigsten nach erfolgtem Blasensprung.

[!] Therapie
Um die Kompression auf die Nabelschnur zu verringern, erfolgt eine Notfalltokolyse [→ Tokolyse] und eine extreme Beckenhochlagerung. Bei kindlicher Bradykardie (Herzfrequenz < 100 / min) kann der Versuch unternommen werden, den vorangehenden Kindsteil von vaginal mit manuellem Druck nach kranial zu schieben. Ein dringender Transport in die nächstgelegene gynäkologisch-geburtshilfliche Klinik ist indiziert.

NACA-Score

→ National Advisory Committe for Aeronautics Score.

Nachblutung, atonische

→ Blutung, postpartale.

Nadelstichverletzung

Definition
Stichverletzung an einer Kanüle oder spitzem Instrument, das ggf. durch Patientenblut kontaminiert sein kann.

[i] Die Nadelstichverletzung an gebrauchten und damit potentiell kontaminierten Kanülen ist eine häufige Verletzung im Rettungsdienst. Es besteht dabei die Gefahr der Übertragung von Infektionskrankheiten (z.B. Hepatitis oder HIV)
Prophylaxe: Niemals gebrauchte Kanülen in die Schutzhülse zurückschieben, sondern in eine Entsorgungsbox abwerfen.
Vorgehen nach Nadelstichverletzung:

1. Wunde 1–2 min. bluten lassen und intensive Wunddesinfektion (z.B. mit Alkohol oder Jod) vornehmen.
2. Sofortige Meldung bei einem Durchgangsarzt (D-Arzt) und Dokumentation durch D-Arzt Bericht (→ Arbeitsunfall).

Nagelbettprobe

Definition
Orientierender Test zur Einschätzung der Mikrozirkulation.

[i] Mit einem Finger wird das Nagelbett des Patienten komprimiert und nach Dekompression die Zeit bis zur Reperfusion gemessen. Eine verzögerte Kapillarfüllung deutet auf eine gestörte Mikrozirkulation, wie z.B. bei → Schock, → Hypothermie oder schwerer Myokardinsuffizienz [→ Herzinsuffizienz] hin. Als Referenzwert kann die eigene Nagelbettprobe – in der Regel < 2 sec. – verwendet werden. Verfälschungen sind v.a. durch Kälte oder Anämie möglich.

Naloxon

Zubereitungen
Z.B. Narcanti®. 1 Amp. à 1 ml enth. 0,4 mg.

Wirkungen
Selektiver Opiatantagonist. Kompetitive Verdrängung von Opiaten am Opiatrezeptor [→ Analgetika].

Pharmakologische Daten
Wirkungseintritt 1–2 min. E-HWZ 1 h.

Anwendungsgebiete
Opiatintoxikation.

Dosierung & Art der Anwendung
Initialdosis bei Erwachsenen: 0,1 mg langsam i.v.;
bei Kindern: 0,01 mg/kgKG langsam i.v.
Grundsätzlich sollte eine Verdünnung mit physiologischer Kochsalzlösung 1:10 und die fraktionierte Gabe durchgeführt werden. Repetition alle 2–3 min. möglich bis zur erwünschten Wirkung.

Unerwünschte Wirkungen
Entzugssymptomatik und arterielle Hypertonie, Vorhoftachykardie, Lungenödem, Kammerflimmern, plötzlicher Herztod, allergische Reaktionen.

Gegenanzeigen/Anwendungsbeschränkungen
Auslösung eines akuten Opiatentzugssyndroms, v.a. bei Therapie von Heroinintoxikierten [→ Opıtate, Vergiftung mit].

Hinweis(e)
Die Wirkung von Naloxon ist in der Regel immer kürzer als die des Agonisten. Erneuter Wirkeintritt des Agonisten nach Wirkende des Antagonisten muß beachtet werden.

Narkose, allgemeine

→ Allgemeinanasthesie.

Narkotika

Definition
Medikamente verschiedener Stoffgruppen, die zur Einleitung einer Narkose verwendet werden.

Nasenbluten

→ Epistaxis.

Nasentamponade, hintere

→ Bellocq-Tamponade.

Nasopharyngealtubus nach Wendl

→ Wendl-Tubus.

Nasses Ertrinken

→ Ertrinken, feuchtes.

National Advisory Committe for Aeronautics Score

Verwandte Begriffe
NACA-Score.

Definition
Punktesystem zur unabhängigen Einschätzung des Patientenzustandes.

[i] Der NACA-Score beurteilt den physiologischen Zustand des Patienten:
0 keine Erkrankung / Verletzung
1 geringe Störung / Schädigung
2 mäßige Störung / Schädigung
3 schwere, nicht vital bedrohliche Störung / Schädigung
4 Vitalgefährdung nicht auszuschließen
5 akute Vitalbedrohung / Lebensgefahr
6 Reanimation
7 Todesfeststellung

Natriumbicarbonat

Zubereitungen
Natriumbicarbonat 4,2%/8,4% 250 ml Lösung.

N

Wirkungen
Natriumbicarbonat bindet Wasserstoffionen. Dabei entsteht Kohlensäure, die in Wasser und Kohlendioxid zerfällt.

Anwendungsgebiete
Hyperkaliämie, Alkalisierung des Urins bei Intoxikation mit Barbituraten, Salicylaten, Lithium und trizyklischen Antidepressiva, metabolische Azidose mit Blut-pH-Wert unter 7,20.

Dosierung & Art der Anwendung
Nach Blutgasanalyse (ml = (-BE) × kgKG × 0,3).
Bei Kindern dürfen nur Lösungen bis maximal 4,2% verwendet werden.

Unerwünschte Wirkungen
Metabolische Alkalose, Serumhyperosmolarität, Nekrosen bei paravenöser Injektion, → Herzrhythmusstörungen, Verstärkung einer Hyperkapnie bei respiratorischer Insuffizienz, Hypernatriämie.

Gegenanzeigen/Anwendungsbeschränkungen
Alkalosen, Ateminsuffizienz, Hypernatriämie, Hypokaliämie.

Wechselwirkungen
Kalziumhaltige Lösungen: Inkompatibilität;
Digitalispräparate: Erniedrigung des Kaliumspiegels führt zu erhöhter Toxizität dieser Substanz.

Hinweis(e)
Nach Möglichkeit kausale Therapie der Ursache einer Azidose. Bei einer → Reanimation kann die Gabe von 0,5 ml/kgKG der 8,4%igen Lösung nach Wiedereinsetzen der Herz-Kreislauffunktion (ROSC) orientierend an der Blutgasanalyse indiziert sein. Eine Blindpufferung ist obsolet.

Natriumthiosulfat

Zubereitungen
Natriumthiosulfat 10%. 1 Amp. à 10 ml enth. 1,000 mg.

Wirkungen
Umwandlung von Zyanid in Rhodanid.

Anwendungsgebiete
Vergiftung durch Zyanide, Alkylanzien, Chlor, Brom, Jod, Stickoxide, Nitrilen und aromatische Amine.

Dosierung & Art der Anwendung
Vergiftung mit Zyaniden, und Nitrilen: initial 3–4 mg 4-DMAP/kgKG i.v., anschließend 50–100 mg Natriumthiosulfat/kgKG i.v..
Orale Vergiftung mit Bromaten und Jod: Magenspülung mit einer 1% Natriumthiosulfatlösung und Gabe von 100 mg Natriumthiosulfat/kgKG i.v.
Vergiftung mit Alkylanzien: 100–500 mg Natriumthiosulfat/kgKG i.v.

Unerwünschte Wirkungen
Allergische Reaktionen.

Gegenanzeigen/Anwendungsbeschränkungen
Im Notfall keine.

NAW

→ Notarztwagen.

NAZ

→ Notdienst, arztlicher.

Near Drowning

→ Ertrinkungsunfall.

Nebenhodenentzündung

→ Epididymitis.

Nebennierenrindeninsuffizienz, akute

→ Addison-Krise.

NEF

→ Notarzteinsatzfahrzeug.

Nephrolithiasis

→ Nierenkolik.

Neugeborenen-Erstversorgung

Verwandte Begriffe
Erstversorgung des Neugeborenen.

Definition
Maßnahmen der Erstversorgung nach der Geburt (für Neugeborene wie für Frühgeborene)

[i] Nach der Geburt wird der Zustand des Neugeborenen mit dem → APGAR-Score evaluiert. Wegen der Gefahr der schnellen Auskühlung des Patienten muß die Versorgung in temperierter / warmer Umgebung stattfinden. Mit dem Abtrocknen des Kindes wird ein taktiler Stimulus appliziert, der normalerweise zu einer ausreichenden Spontanatmung anregt.
Behandlungsalgorithmus des → European Resuscitation Councils zur Erstversorgung von Neugeborenen:
Zeigt das Neugeborene nach der Geburt eine ausreichende Atmung, eine rosige Hautfarbe und eine Herzfrequenz >100/min, wird es abgetrocknet, warm eingepackt und der Mutter übergeben.
Ist die Atmung unregelmäßig oder fehlt bei einer Herzfrequenz >100/min und es zeigt sich keine Besserung auf taktile Reize und Freimachen der Atemwege, ist eine Beutel-Masken-Beatmung einzuleiten. Ebenso, wenn die Herzfrequenz <100/min ist. Führt dies ebenfalls zu keiner Besserung, ist nach dem Algorithmus zur → Reanimation Neugeborener weiter zu verfahren. Das Gleiche gilt direkt, wenn eine Mekoniumaspiration vorliegt oder das Neugeborene bewußtlos ist.

Neugeborenenreanimation

→ Reanimation, des Neugeborenen.

Neurogener Schock

→ Schock, neurogener.

Neurokardiogene Synkope

→ Synkope, vasovagale.

Neuroleptika

Definition
Spezielle Psychopharmaka, die eine antipsychotische und sedative Wirkung haben, jedoch nicht hypnotisch wirksam sind.

neurologische Untersuchung

Definition
Die neurologische Untersuchung soll Abweichungen vom normalen Funktionszustand des Nervensystems aufzeigen.

[i] In der Notfallmedizin können neurologische Untersuchungen nicht umfassend und komplett, sondern lediglich orientierend und symptombezogen durchgeführt werden.
Die folgenden neurologischen Untersuchungen sind von Bedeutung:
1. Vigilanz
2. Pupillomotorik und Pupillenweite
3. physiologische Reflexe (z.B. Cornealreflex)
4. Meningismus (***cave:*** Verletzungen der HWS)
5. pathologische Reflexe (z.B. Babinski-Reflex)
6. Motorik
7. Sensibilität

neurozirkulatorische Asthenie

→ Herzbeschwerden, funktionelle.

Niederspannungsunfall

Verwandte Begriffe
Elektrounfall; Stromunfall.

Definition
Stromunfälle mit Wechselspannung bis 1000 Volt.

Klinisches Bild
1. Patient “klebt“ ggf. durch Muskelkontraktionen an der Stromquelle
2. Bewußtseinsstörungen, Atemstillstand, → Herz-Kreislaufstillstand
3. → Rhythmusstörungen, kardiale (häufig Kammerflimmern)
4. Verbrennungen I.-II. Grades an den Stromein- und austrittsstellen (Strommarken)

Diagnose/Befund
Nach klinischem Bild.

Differentialdiagnose
Kardiale Arrhythmien; wichtig ist bei entsprechender Auffindesituation daran zu denken.

[!] Therapie

1. Eigensicherung, Stromquelle abschalten und Rettung des Patienten
2. → Basischeck, → Basismaßnahmen, ggf. → Defibrillation und → Reanimation
3. Versorgung von Strommarken und Begleitverletzungen

Hinweis(e)

Folgen der Stromeinwirkung auf den Menschen sind abhängig von:

1. Stromart (Gleichstrom, Wechselstrom)
2. Stromspannung
3. Stromstärke (abhängig von Spannung und Widerstand)
4. Stromfrequenz
5. Stromweg durch den Körper
6. Widerstand an der Stromeintrittstelle (z.B. Hautwiderstand)
7. Einwirkdauer

Prognose

Niederspannungsunfälle verlaufen zu 3% tödlich.

niedriger Blutdruck, arterieller

→ Hypotension, arterielle.

Nierenkolik

Verwandte Begriffe

Nephrolithiasis; Ureterkolik; Harnleiterkolik.

Definition

Typisches Schmerzsyndrom infolge Tonuserhöhung im Nierenbecken oder den ableitenden Harnwegen bei Abflußbehinderung, in der Regel durch Konkremente.

Nierentrauma

Verwandte Begriffe

Nierenverletzung.

Definition

Eine Verletzung der Nieren wird durch Einwirkung von erheblicher, in der Regel stumpfer, Gewalt auf die Flanke, den Rücken oder das Abdomen verursacht. Mögliche Folgen sind eine Nierenkontusion, die Ausbildung eines peri-, pararenalen oder retroperitonealen Hämatoms, ein Abriß der Ureteren sowie die Gefahr der Nierenruptur.

Nierenverletzung

→ Nierentrauma.

Nifedipin

Zubereitungen
Z.B. Adalat®. 1 Kapsel enth. 5/10/20 mg.

Wirkungen
Hemmung des Kalziumeinstroms in die Gefäßmuskelzelle. Dilatation der arteriellen Gefäße.

Pharmakologische Daten
Wirkungseintritt 2–5 min. E-HWZ 2,5–5 h.

Anwendungsgebiete
Hypertensive Krise, gesicherte Spasmen der Koronargefäße.

Dosierung & Art der Anwendung
5–10 mg sublingual.

Unerwünschte Wirkungen
Überschießender Blutdruckabfall, Tachykardie, Flush, Kopfschmerzen, Zunahme pectanginöser Beschwerden.

Gegenanzeigen/Anwendungsbeschränkungen
Hypotonie, Schock, AV-Block, strenge Indikationsstellung in Schwangerschaft und Stillzeit, akuter → Myokardinfarkt und Angina pectoris (klinisch keine Differenzierung zum Myokardinfarkt mgl.), hochgradige Aortenstenose, allergische Reaktion, Hirndruck.

Wechselwirkungen
Antihypertensiva, → β-Rezeptorenblocker, Cimetidin, Alkohol: Wirkungsverstärkung;
Lidocain, Propranolol, Pentazocin: beschleunigter Abbau dieser Medikamente;
Amiodaron, Chinidin: Verstärkung der negativ inotropen Wirkung dieser Medikamente.

Nikotin, Vergiftung mit

Verwandte Begriffe
Nikotinvergiftung; Tabakvergiftung.

Definition
Vergiftung mit Nikotin, meist nach akzidenteller oraler Aufnahme bei Kindern.

Klinisches Bild
- Übelkeit, Erbrechen, Schwindel, Zittern, Kaltschweißigkeit
- Kopfschmerzen, Speichelfluß
- Tachykardie, Blutdruckabfall

- Bewußtseinsstörungen, Koma, Krämpfe
- Atemdepression, Atemstillstand, Herz-Kreislaufstillstand

Differentialdiagnose
Vergiftung oder Bewußtseinsstörung anderer Genese.

[!] **Therapie**
→ Vergiftung, allgemeines Vorgehen bei
Symptomatische Therapie

Hinweis(e)
Tödliche Dosis bei oraler Aufnahme:
- Erwachsene: 40–50 mg (ca. 4 Zigaretten oder 1/2 Zigarre)
- Kinder: bereits eine Zigarette und weniger

Nikotinvergiftung

→ Nikotin, Vergiftung mit.

Nitroglycerin

→ Glyceroltrinitrat.

Noradrenalin

Zubereitungen
Z.B. Arterenol®. 1 Amp. à 1 ml enth. 1 mg.

Wirkungen
Sympathomimetikum mit Wirkung v.a. auf α-Rezeptoren. Blutdruckanstieg durch Zunahme des peripheren Widerstands.

Pharmakologische Daten
E-HWZ 1–3 min.

Anwendungsgebiete
Schwere Hypotonie bei z.B. septischem Schock.

Dosierung & Art der Anwendung
0,04–0,4 µg/kgKG/min. über Spritzenpumpe. Einzeldosis 0,02 mg i.v.

Unerwünschte Wirkungen
→ Herzrhythmusstorungen und Tachykardie bis Kammerflimmern, pektanginöse Beschwerden.

Gegenanzeigen/Anwendungsbeschränkungen
Bei vitaler Indikation keine. Schnellstmöglich muß jedoch die Therapie durch Messung der Widerstände im Kreislauf (Pulmonalarterien Katheter) gesteuert werden. Allgemein: Tachyarrhythmie, Hypertonie, Phäochromozytom, Herzmuskelerkrankungen, KHK.

Wechselwirkungen
α-Rezeptorenblocker: Wirkungsabschwächung mit Blutdrucksenkung.
Tri- und tetrazyklische Antidepressiva, MAO-Hemmer, Oxytocin: Wirkungsverstärkung;
Alkalische Lösungen (wie z.B. Natriumbikarbonat): Inkompatibilität.

Normoventilation

Definition
Das unter spontaner oder Beatmung erbrachte Atemminutenvolumen, bei dem der arterielle Kohlendioxidpartialdruck im Normbereich (35-45 mmHg) liegt.

Normwerte, hämodynamische

Wert	Synonym	Normwert	Einheit	Berechnung
Cardiac Output	CO, HZV, Herzzeitvolumen	3,5–7	l/min	
Cardiac Index	CI, Herzindex, HI	2,5–4,2	l/min/m2	CO / KOF
Zentraler Venendruck	ZVD	2–8	mmHg	
Ejektionsfraktion	EF	66 ± 6	%	SV / EDV
Enddiastolisches Volumen	EDV	120–130	ml	
Endsystolisches Volumen	ESV	50–60	ml	
Herzfrequenz	HF	60–100	1/min	
Schlagvolumen	SV	60–90	ml	(CO / HF) · 1000
Blutdruckwerte				
Erwachsene				
Systolischer systemischer arterieller Druck	SAP	100–140	mmHg	

Blutdruckwerte			
Erwachsene *(Fortsetzung)*			
Diastolischer systemischer arterieller Druck	DAP	60–90	mmHg
Mittlerer systemischer arterieller Druck	MAP	70–105	mmHg
Schulkinder			
Systolischer systemischer arterieller Druck	SAP	90–120	mmHg
Diastolischer systemischer arterieller Druck	DAP	50–60	mmHg
Kleinkinder			
Systolischer systemischer arterieller Druck	SAP	80–110	mmHg
Diastolischer systemischer arterieller Druck	DAP	45–60	mmHg
Säuglinge			
Systolischer systemischer arterieller Druck	SAP	70–95	mmHg
Diastolischer systemischer arterieller Druck	DAP	45–60	mmHg
Neugeborene			
Systolischer systemischer arterieller Druck	SAP	65–70	mmHg
Diastolischer systemischer arterieller Druck	DAP	40–45	mmHg

Normwerte, respiratorische

Name	Synonym	Normwert	Einheit	Berechnung
Anatomischer Totraum		2	ml/kgKG	
Funktionelle Residualkapazität	FRC	3–3,5	l	
Residualvolumen	RV	1,5–2	l	
Exspiratorisches Reservevolumen	ERV	1,5	l	ca. 1 / 3 VC
Inspiratorisches Reservevolumen	IRV	2,5	l	
Vitalkapazität	VC	5	l	TLC – RV
Totale Lungenkapazität	TLC	6	l	
Atemfrequenz	AF	12–20	1/min	
Atemminutenvolumen	AMV	5–6	l/min	VT · AF
Atemhubvolumen	VT, TV, Tidalvolumen	7–8	ml/kgKG	
Sauerstoffsättigung Neugeborene	SO_2, SaO_2	93–95	%	
Sauerstoffsättigung Erwachsene	SO_2, SaO_2	96–100	%	

Notarzt

Verwandte Begriffe
NA.

Definition
Approbierter Arzt, der über spezielle notfallmedizinische Kenntnisse und Fähigkeiten verfügt (→ Fachkundenachweis Rettungsdienst) und im Rahmen des Rettungs- bzw. Notarztdienstes zum Einsatz kommt. Er führt am Notfallpatienten ärztliche Maßnahmen durch, die zur Beseitigung einer akuten Lebensbedrohung notwendig, geeignet und ausreichend sind.

Notarzt, leitender

→ Leitender Notarzt.

Notarzteinsatzfahrzeug

Verwandte Begriffe
NEF.

Definition
Rettungsmittel (nach DIN 75079), das den Notarzt und die notfallmedizinische Ausrüstung zum Notfallort bringt. Es wird gemeinsam mit einem RTW [→ Rettungswagen] im → Rendezvoussystem eingesetzt.

Notarztindikationskatalog

Verwandte Begriffe
Notarztindikationsliste.

Definition
Medizinische Indikationen, bei denen die primäre oder sekundäre Alarmierung eines → Notarztes erforderlich ist.

[i] Die wichtigsten Indikationen sind:

1. Alle Formen unklarer Bewußtseinsstörungen
2. Herz-Kreislaufinsuffizienz/Kreislaufstillstand
3. Atemstillstand, zunehmende Atemnot
4. Schwere Blutungen mit Schocksymptomatik
5. Krampfanfälle
6. Kindernotfälle
7. Gynäkologische Notfälle (unmittelbar einsetzende oder stattgefundene Geburt)
8. Brände und/oder Rauchgasentwicklung mit Hinweis auf Personenbeteiligung
9. Explosions-, thermische- oder chemische Unfälle mit Personenbeteiligung
10. Wasser- und Ertrinkungsunfälle, Eiseinbruch
11. Maschinen- oder Verkehrsunfälle mit Einklemmung des Patienten
12. Sturz aus großer Höhe (> 3m)
13. Schuß-, Stich- und Hiebverletzungen im Kopf-, Hals- oder Rumpfbereich
14. Geiselnahme und sonstige Verbrechen mit unmittelbarer Gefahr für Menschenleben
15. Eigen- oder Fremdgefährdung (z.B. drohender Suizid)
16. Verschüttung

Notarztindikationsliste

→ Notarztindikationskatalog.

Notarztkoffer

→ Notfallkoffer.

Notarzt-Nachforderung

Definition
Nachalarmierung des → Notarztes durch den Rettungsdienst, z.B bei vitaler Gefährdung des Patienten.

[i] Folgende Informationen sind bei einer Notarzt-Nachforderung an die Rettungsleitstelle [→ Leitstelle] weiterzuleiten:
1. Art des Notfallereignisses
2. Klinischer Zustand des Patienten und Verletzungsmuster
3. Verdachtsdiagnosen
4. Eingeleitete medizinische Maßnahmen

Ein nachgeforderter Notarzt darf nun durch einen Arzt oder den Patienten selbst abbestellt werden.

Notarztwagen

Verwandte Begriffe
NAW.

Definition
Arztbesetztes → Rettungsmittel zum Herstellen und Aufrechterhalten der Transportfähigkeit von Notfallpatienten, die erweiterte lebensrettende Maßnahmen durch einen Notarzt benötigen. Die Ausstattung entspricht der DIN 75080, das Raumangebot mindestens dem eines RTW [→ Rettungswagen].

Notarztzentrale

→ Notdienst, ärztlicher.

Notdienst, ärztlicher

Verwandte Begriffe
Ärztlicher Notfalldienst; ÄND; Notarztzentrale; NAZ; ABP; ärztliche Bereitschaftspraxis.

Definition
Notfalldienst, der in den sprechstundenfreien Zeiten die kassenärztliche Versorgung nicht vital bedrohter Patienten mit den typischen diagnostischen und therapeutischen Mitteln des niedergelassenen Arztes sicherstellt.

Notfallausweis

Definition
Ausweise, die ärztliche Informationen zum Gesundheitszustand des Patienten enthalten und auf spezielle Medikamenteneinnahme hinweisen.

[i] Notfallausweise können u.a. folgende Hinweise enthalten:
1. Bekannter Diabetes mellitus, antidiabetische Medikation (orale Antidiabetika/Insulintherapie)
2. Bekannte Epilepsie, antiepileptische Medikation
3. Schwere Allergien, ggf. mit dem Hinweis auf Notfallmedikamente
4. Hinweise auf Herzschrittmacher und Herzschrittmacher-Defibrillator-Kombinationen (AICD)
5. Patienten mit oraler Langzeitantikoagulation (Marcumar®-Patienten)
6. Bekannte chronische Infektionskrankheiten (z.B. Hepatitis, AIDS)

Notfallkoffer

Verwandte Begriffe
Notarztkoffer; Notfallrucksack.

Definition
Tragbarer Koffer oder Rucksack, dessen Ausrüstung eine Überwachung und Aufrechterhaltung der Vitalfunktionen ermöglicht. Die minimale Ausstattung ist in der DIN 13232 festgelegt.

Notfallmedizin

Verwandte Begriffe
Rettungsmedizin.

Definition
Die Notfallmedizin umfaßt alle diagnostischen und therapeutischen Maßnahmen zur Erstversorgung von Notfallpatienten mit dem Ziel, deren Überleben zu sichern und Schäden zu vermeiden.

Notfallmeldung

Definition
Nachrichten von Dritten, meist Laien, an die zuständige Rettungsleitstelle [→ Leitstelle] über einen Notfall anhand eines standardisierten Meldeschemas.

[i] Die Notfallmeldung ist fester Bestandteil der → Rettungskette und muß so früh und vollständig wie möglich weitergegeben werden.

N

Sie muß folgende Informationen enthalten:

1. Wo ist der Notfall passiert?
2. Was für ein Notfall liegt vor?
3. Wann ist der Notfall passiert?
4. Wieviele Personen sind verletzt/erkrankt und wie schwer?
5. Wer meldet den Notfall?

Notfallrohr

Definition
Mit Handgriff und Lichtquelle versehenes starres Rohr zur Durchführung einer Exploration der oberen Atemwege und behelfsmäßigen Beatmung in Notsituationen.

Das Notfallrohr findet heutzutage – außerhalb der Hals-Nasen-Ohrenheilkunde – wegen der Gefahr einer Verletzung der oberen Atemwege und neuer Alternativen wie dem → Kombitubus® oder der Intubation über ein flexibles Fiberbronchoskop kaum noch Anwendung.

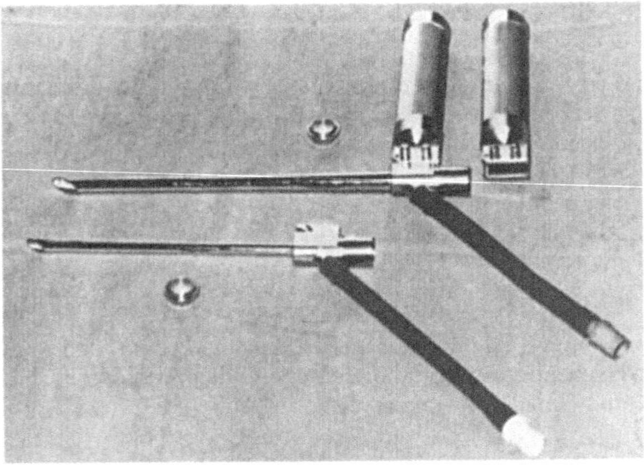

Notfallrohr

Notfallrucksack

→ Notfallkoffer.

Notfallseelsorge

→ Kriseninterventionsteam.

Notfalltokolyse

→ Tokolyse.

Notkompetenz

Definition

Durchführung von ärztlichen Maßnahmen – ohne ärztliche Delegation und Weisung – durch den Rettungsassistenten mit dem Ziel, eine nicht anders abwendbare Gefahr für Leib und Leben des Patienten zu beheben.

[i] Die Empfehlungen der Bundesärztekammer zur Ausübung der Notkompetenz gelten nur für den Rettungsassistenten im Sinne des RettAssG [→ Rettungsassistentengesetz] (Nachweis).

Die sogenannte Notkompetenz dient der verbesserten Versorgung von Notfallpatienten, wenn eine ärztliche Hilfe nicht rechtzeitig gewährleistet ist. Voraussetzungen für die Durchführung von Notkompetenz-Maßnahmen sind:

1. Fundierte Ausbildung und regelmäßige Fortbildung in den Notkompetenz-Maßnahmen, sowie Prüfung und Nachweis von theoretischem Wissen und praktischen Fähigkeiten
2. Dokumentation durch den Rettungsassistenten und Kontrolle der im Einzelfall durchgeführten Notkompetenz-Maßnahme durch einen qualifizierten Arzt
3. Eine vitale Gefährdung des Patienten muß objektiv vorhanden sein
4. Die Maßnahmen dienen unmittelbar der Abwendung von Gefahren für Leib und Leben des Patienten
5. Die Notkompetenz-Maßnahme muß erfolgversprechend und zumutbar sein, wobei alle weniger invasiven Maßnahmen ausgeschöpft sein müssen (Verhältnismäßigkeit der Mittel)
6. Ein (Not-)Arzt ist nicht rechtzeitig verfügbar
7. Alle Notkompetenz-Maßnahmen sind dem Notarzt zu berichten und zu dokumentieren

Umfang der Notkompetenz-Maßnahmen gemäß Bundesärztekammer:

1. Endotracheale → Intubation ohne Medikamente
2. Frühdefibrillation mit halbautomatischen → Defibrillatoren
3. Venöser Zugang mittels Venenverweilkanüle
4. Applikation von Vollelektrolytlösungen
5. Applikation ausgewählter Medikamente (Nitrospray/Kapsel, Dexamethason-Dosieraerosol, Fenoterol-Dosieraerosol, Diazepam-Rektiole, Glukose 40%, Adrenalin endobronchial oder i.v. bei Herz-Kreislaufstillstand oder Anaphylaxie)

Notrufnummer

Definition
Telefonnummern, über die Notfälle gemeldet werden sollen.

[i] Die wichtigsten Notrufnummern in der Bundesrepublik Deutschland:
Polizei: 110
Feuerwehr/Rettungsdienst: 112
Rettungsdienst: 19222 (gilt nicht für alle Bundesländer; teilweise nur in Verbindung mit örtlicher Vorwahl).
In einer Empfehlung der Europäischen Union wurde die 112 als einheitliche Notrufnummer für Europa festgelegt.

Notsituation

Definition
Krankheits- und/oder Schmerzzustände ohne akute Lebensbedrohung für den Patienten, jedoch mit erheblicher Beeinträchtigung des subjektiven Wohlbefindens.

NPP

→ Bandscheibenvorfall.

Nucleus pulposus Prolaps

→ Bandscheibenvorfall.

Obduktion

Verwandte Begriffe
Sektion; Autopsie.

Definition
Eröffnung des toten Körpers (Leichenöffnung) zur Feststellung der Todesursache.

[i] Es werden Obduktionen aus rechtlichen Gründen (V.a. nicht-natürlicher Tod, versicherungsrechtliche Gründe, bzw. nach Bundesseuchengesetz) und klinische Obduktionen („innere Leichenschau“) unterschieden.

Oberband

Definition
Frequenzbereich des → BOS-Funks: 84,015-87,255 MHz im 4 Meter Oberband und 172,16-173,98 MHz im 2 Meter Oberband.

obere gastrointestinale Blutung

→ Gastrointestinale Blutung, obere.

Oberschenkelhalsfraktur

→ Schenkelhalsfraktur.

Obidoxim

Zubereitungen
Z.B. Toxogonin®. 1 Amp. à 1 ml enth. 250 mg.

Wirkungen
Reaktivierung der Acetylcholinesterase.

Pharmakologische Daten
Wirkmaximum nach 20–30 min. E-HWZ: 80–120 min.

Anwendungsgebiete
Vergiftungen durch Alkylphosphate und Phosphorsäureester nach Therapie mit Atropin.

Dosierung & Art der Anwendung
4–8 mg/kgKG i.v. als Bolus. Repetitionsdosen erst nach 6–12 h.

Unerwünschte Wirkungen
Allergische Reaktionen, Kälte-Wärme-Mißempfinden.

Gegenanzeigen/Anwendungsbeschränkungen
Carbamatvergiftung, Allergie gegen Alkyl-4-hydroxybenzoate.

Hinweis(e)
Sinnvoll ist im Notdienst die Rücksprache mit einer Giftinformationszentrale.

Oesophagusrhagaden

→ Mallory-Weiss-Syndrom.

Oesophagusruptur

→ Boerhaave-Syndrom.

Ohnmacht

→ Kollaps.

ONK-Tubus

→ Oxford-non-kinking-Tubus.

Opiate, Vergiftung mit

Verwandte Begriffe
Opiatvergiftung; Opiatintoxikation; Heroinvergiftung; Heroinintoxikation; Opiumvergiftung; Codeinvergiftung; Morphinvergiftung; Morphium.

Definition
Vergiftung mit Opiaten. Als Droge wird meist Heroin (Szenename: H) gespritzt (typische Bestecke). Aber auch Vergiftung mit Morphin, Fentanyl, Codein, Pethidin, Methadon u.a. sind bekannt.

Klinisches Bild
- Miosis, stecknadelkopfgroße Pupillen
- Rausch, Bewußtseinsstörungen, Koma, Krämpfe
- Atemdepression, Atemstillstand
- Kreislaufdepression (Hypotonie, Bradykardie)

Hinweis: bei Pethidinvergiftung Mydriasis

Diagnose/Befund
Labor (Blutkonzentration), Urin-Schnelltest.

Differentialdiagnose
Vergiftung oder Bewußtseinsstörung anderer Genese.

[!] **Therapie**
→ Vergiftung, allgemeines Vorgehen bei
Symptomatische Therapie
Antidot: → Naloxon (*cave:* Entzugssymptomatik bei Überdosierung)

Hinweis(e)
Eine gefährliche Dosis ist nicht festlegbar, denn sie hängt von der Gewöhnung des Patienten ab. Desweiteren beeinflussen sogenannte Streckmittel die toxische Wirkung.
Bei der Gabe von Naloxon als Antidot ist zu beachten, daß es eine kürzere Halbwertzeit als z.B. Heroin hat (Patient klart auf nach Antidotgabe und bei Rückgang der Antidotwirkung erneut Vergiftungssymptomatik durch längeranhaltende Giftwirkung. Patient muß überwacht werden. Eine Mitfahrtverweigerung kann nicht akzeptiert werden.)

Opiatintoxikation

→ Opiate, Vergiftung mit.

Opiatvergiftung

→ Opiate, Vergiftung mit.

Opiumvergiftung

→ Opiate, Vergiftung mit.

Orchitis

Verwandte Begriffe
Hodenentzündung; Didymitis.

Definition
Entzündung eines oder beider Hoden bei bakteriellen oder viralen Allgemeinerkrankungen (z.B. Mumps).

Klinisches Bild
Rötung und Schwellung der Skrotalhaut des Hodensacks. Starke Schmerzen, die in die Leiste und den Unterbauch ausstrahlen, ggf. Übelkeit und Erbrechen.

Differentialdiagnose
Eine Abgrenzung zur → Hodentorsion oder → Epididymitis ist präklinisch in der Regel nicht möglich.

[!] **Therapie**
Hochlagerung des Hodens und Kühlung, Einweisung in urologische Klinik zu weitere Diagnostik und Therapie.

Orciprenalin

Zubereitungen
Z.B. Alupent®. 1 Amp. à 1 ml enth. 0,5 mg.

Wirkungen
β-Rezeptoren-Stimulation.

Pharmakologische Daten
E-HWZ 6 h.

Anwendungsgebiete
Therapieresistenter → Asthmaanfall, Intoxikation mit β-Rezeptorenblockern.

Dosierung & Art der Anwendung
0,25–0,5 mg der mit NaCl 0,9% auf 10 ml verdünnten Lösung langsam i.v.

Unerwünschte Wirkungen
Tachykardie bis Kammerflimmern, → Rhythmusstörungen, Stenokardien, Blutdruckabfall, vermehrter Sauerstoffverbrauch des Herzmuskels.

Gegenanzeigen/Anwendungsbeschränkungen
Herz-Kreislaufstillstand, Herzinfarkt, Tachykardie, Tachyarrhythmie, obstruktive Kardiomyopathie.

Wechselwirkungen
Theophyllin, Anticholinergika, β-Sympathomimetika, Kortikoide: Wirkungsverstärkung;
β-Rezeptorenblocker: Wirkungsverminderung;
basische Lösungen: Wirkungsverlust.

Hinweis(e)
Im Wirkspektrum weitgehend durch Adrenalin ersetzt. Die früher propagierte Gabe zur Reanimation bei Patienten mit Herz-Kreislaufstillstand ist kontraindiziert.

Organisationsverschulden

Definition
Schuldhafter Verstoß gegen die Pflicht, einen Betrieb so zu organisieren, daß die Beaufsichtigung und tätigkeitsbezogene Anleitung des Personals gewährleistet ist. Ein daraus resultierender Schaden Dritter hat haftungsrechtliche Konsequenzen für das Unternehmen.

Organisatorischer Leiter Rettungsdienst

Verwandte Begriffe
OrgLRettD; OrgL.

Definition
Eine im Rettungsdienst erfahrene Person, die die organisatorischen Vorgaben des Rettungsdienstes organisationsübergreifend umsetzt und den → Leitenden Notarzt beim Einsatz unterstützt bzw. Führungs- und Koordinierungsaufgaben übernimmt.

Organophosphatvergiftung

→ Insektizide, Vergiftung mit.

OrgL

→ Organisatorischer Leiter Rettungsdienst.

OrgLRettD

→ Organisatorischer Leiter Rettungsdienst.

Oropharyngealtubus

→ Guedel-Tubus.

orthostatischer Kollaps

→ Kollaps.

Ösophagusverätzung

→ Ingestionsverätzung.

Ovarialgravidität

→ Extrauteringravidität.

Oxford-non-kinking-Tubus

Verwandte Begriffe
ONK-Tubus.

i Endotrachealtubus für die orotracheale Intubation. Der ONK-Tubus ist in seinem Mittelteil rechtwinklig gebogen, so daß ein Abknicken im Pharynx oder eine einseitige endobronchiale Intubation vermieden werden. Der Tubus muß wegen seiner Form mit einem → Führungsstab eingeführt werden.

Oxygenation, hyperbare

Verwandte Begriffe
HBO; Druckkammerbehandlung; hyperbare Oxygenation; Sauerstoffüberdrucktherapie.

Definition
Erzielung von Gasdrücken (z.B. Sauerstoffpartialdruck) zur Therapie in einer → Druckkammer, die unter physiologischen Bedingungen nicht erreicht werden können.

[i] Durch die Einatmung von Sauerstoff unter einem erhöhten Umgebungsdruck (z.B. 2–3 bar) steigt die Menge des physikalisch im Blut gelösten Sauerstoffs proportional zu seinem Partialdruck und verbessert die Zelloxygenierung erheblich. Durch den erhöhten Druck werden außerdem im Körper eingeschlossene Gasvolumina verkleinert (z.B. nach Luftembolie).
Indikationen stellen v.a. Tauchunfälle (Caissonkrankheit [→ Taucherkrankheit] und → Barotrauma), die → Kohlenmonoxidintoxikation sowie der Gasbrand dar.

Oxytocin

Zubereitungen
Z.B. Orasthin®. 1 Amp. à 1 ml enth. 3/10 I.E.

Wirkungen
Direkte Stimulation der Uterusmuskulatur.

Pharmakologische Daten
E-HWZ 15 min.

Anwendungsgebiete
Uterusblutungen (z.B. postpartal), Placentaretention, primäre und sekundäre Wehenschwäche.

Dosierung & Art der Anwendung
3–10 I.E. langsam i.v., anschließend Dauerinfusion mit 2–4 I.E./h.

Unerwünschte Wirkungen
Asphyxie des Kindes, bei zu schneller Injektion Blutdruckabfall, Tachyarrhythmien, intrazerebrale Blutungen, Übelkeit.

Gegenanzeigen/Anwendungsbeschränkungen
Gefahr einer Uterusruptur, Präeklampsie, vorzeitige Plazentalösung.

Wechselwirkungen
Prostaglandine, Methylergotamin: Wirkungsverstärkung;
Antihypertonika: Wirkungssteigerung dieser Medikamente;
Progesteron, β_2-Sympatholytika, Halothan, Magnesium: Wirkungsabschwächung.

Pacemaker

→ Herzschrittmacher.

Pacemakercode

→ Herzschrittmacher-Code.

Padiatric Advanced Life Support

→ Reanimation, bei Kindern.

Palpation

Definition
Untersuchung durch Betasten, z.B. das Fühlen des Karotispulses.

PALS

→ Reanimation, bei Kindern.

Pankreatitis, akute

Definition
Akute Entzündungsreaktion des Pankreas, meist aufgrund obstruktiver Gallenwegserkrankungen oder Alkoholabusus.

Klinisches Bild
In der Regel akuter Beginn mit heftigen, klassischerweise gürtelförmigen Oberbauchschmerzen. Zusätzlich bestehen häufig Übelkeit und Erbrechen, Meteorismus, Darmparesen und Aszites, gelegentlich auch ein Pleuraerguß. Bei bis zu 30% der Patienten treten im EKG Veränderungen der ST-Strecke auf. Insbesondere bei septischen Komplikationen bestehen Fieber sowie Volumenmangel mit arterieller Hypotonie bis zum Schock.

Diagnose/Befund
Häufig eindeutig aus Anamnese und klinischem Bild.

Differentialdiagnose
Andere Ursachen eines akuten Abdomens: Gallen-, oder Nierenkoliken, Perforationen von Hohlorganen, entzündliche Darmerkrankungen, akuter Schub einer chronischen Pankreatitis, Mesenterialinfarkt [→ akutes Abdomen] oder Ruptur eines abdominellen → Aortenaneurysmas.
Thorakale Ursachen abdomineller Schmerzen: → Myokardinfarkt, → Lungenembolien.

[!] **Therapie**
Symptomatische Therapie von Störungen der Vitalfunktionen, Applikation von Sauerstoff, i.v.-Zugang, Flüssigkeitssubstitution, Analgesie (***cave:*** Opiate können den Tonus am Sphinkter Oddi erhöhen und somit eine Verstärkung der Schmerzen verursachen).

Paracetamol

Zubereitungen
Z.B. Ben-u-ron®. 1 Zäpfchen enth. 125/250/500 mg.

Wirkungen
Hemmung der Prostaglandinsynthese. Analgetisch, antipyretisch und gering antiphlogistisch.

Pharmakologische Daten
Wirkdauer 4–6 h. E-HWZ 1–4 h.

Anwendungsgebiete
Leichte bis mittelgradige Schmerzzustände; Fiebersenkung im Kindesalter.

Dosierung & Art der Anwendung
Säuglinge: 125 mg, Kleinkinder: 250 mg, Schulkinder: 500 mg. Wiederholungsgaben nicht unter 6 h. Tagesmaximaldosis 50 mg/kgKG.

Unerwünschte Wirkungen
Allergische Reaktion, Leber- und Nierenschäden.

Gegenanzeigen/Anwendungsbeschränkungen
Allergische Reaktionen, strenge Indikationsstellung bei Leber- und Nierenfunktionsstörungen.

Wechselwirkungen
Leberenzyminduzierende Arzneimittel (z.B. Phenobarbital, Phenytoin), Alkoholmißbrauch: erhöhte Gefahr der Leberschädigung.

Paracetamol, Vergiftung mit

Verwandte Begriffe
Paracetamolvergiftung; Paracetamolintoxikation.

Definition
Akzidentelle oder suizidale Vergiftung mit Paracetamol.

Klinisches Bild
- Übelkeit, Erbrechen, Schwindel
- Bauchschmerzen
- Zeichen der Leberschädigung 24 – 48 h nach Aufnahme (bis zu Leberausfallkoma)

Diagnose/Befund
Blutspiegel.

Differentialdiagnose
Vergiftung anderer Genese.

[!] Therapie

→ Vergiftung, allgemeines Vorgehen bei

Symptomatische Therapie

I.v.-Gabe von n-Acetylcystein

Hinweis(e)

Gefährliche Dosis ab 150 mg / kgKG.

Leberschädigung tritt erst nach 24 – 48 h ein.

Paracetamolintoxikation

→ Paracetamol, Vergiftung mit.

Paracetamolvergiftung

→ Paracetamol, Vergiftung mit.

Paramedic

Definition

Speziell ausgebildete Rettungsassistenten in den angloamerikanischen Ländern, die in Abhängigkeit von der Delegation durch den ärztlichen Leiter erweiterte Maßnahmen (z.B. endotracheale → Intubation, → Defibrillation, intravenöse Medikation) am Notfallort durchführen dürfen.

Paraquatvergiftung

→ Herbizide, Vergiftung mit.

Parasympathikus

Definition

Parasympathischer Anteil des vegetativen Nervensystems.

[i] Der Hauptnerv des Parasympathikus ist der N. Vagus. Eine Aktivierung des Parasympathikus führt zu einer Minderung der Herzfrequenz, Minderung der AV-Überleitungsgeschwindigkeit, Verengung der Bronchien, Steigerung der bronchialen Schleimproduktion und der Speicheldrüsensekretion, Pupillenverengung, vermehrter Tränenbildung, Aktivierung der Muskulatur im Magen-Darm-Trakt, sowie zu einer Erschlaffung der Schließmuskel.

Parathionvergiftung

→ Insektizide, Vergiftung mit.

Parkland-Schema

Verwandte Begriffe
Verbrennungen, Infusionstherapie bei.

Definition
Formel zur Berechnung der Flüssigkeitstherapie bei Brandverletzten.

[i] Die Flüssigkeitssubstitution beginnt bereits am Unfallort. Eine überschlägige Rechnung für die ersten 24 h bezieht das Ausmaß der verbrannten Körperoberfläche und das Gewicht des Patienten in kg ein.
%vKOF · kgKG · 4 = Flüssigkeitsbedarf (Ringer-Laktat) in den ersten 24 Stunden.
Ein Viertel dieser Menge sollte innerhalb der ersten Stunde, die Hälfte innerhalb der ersten 8 Stunden infundiert werden.

Partialdruck des Sauerstoffs

→ Sauerstoffpartialdruck.

Partialinsuffizienz, respiratorische

Definition
Arterielle Hypoxämie ohne Erhöhung des Kohlendioxidpartialdrucks.

Partus praematurus

→ Fruhgeburt.

Patientenanhängekarte

→ Verletzten-Anhangekarte.

Patientenübergabe

→ Ubergabe des Patienten.

PEEP

→ Positiv endexspiratorischer Druck.

Peitschenhiebverletzung

→ Schleudertrauma der Halswirbelsäule.

Pentazocin

Zubereitungen
Z.B. Fortral®. 1 Amp. à 1 ml enth. 30 mg.

Wirkungen
Partieller Opiatagonist und -antagonist.

Pharmakologische Daten
Wirkungseintritt 2–3 min. Wirkdauer 3–4 h. E-HWZ 2–4 h.

Anwendungsgebiete
Starke Schmerzzustände (BtM-pflichtig).

Dosierung & Art der Anwendung
0,25–0,5 mg/kgKG langsam i.v.

Unerwünschte Wirkungen
Atemdepression, Tachykardie, Erhöhung des pulmonalarteriellen Drucks und der Herzarbeit, Übelkeit, Sedierung.

Gegenanzeigen/Anwendungsbeschränkungen
→ Myokardinfarkt und KHK, Opiatabhängigkeit, hepatische Porphyrie, strenge Indikationsstellung in Schwangerschaft und Stillzeit und bei Kindern <1 Jahr.

Wechselwirkungen
Zentraldämpfende Pharmaka, Alkohol: Wirkungsverstärkung;
Opiate: Wirkungsabschwächung.
MAO-Hemmer: Verstärkung der Atemdepression und Schocksymptomatik möglich.

Hinweis(e)
Antagonist: Naloxon.

Perikardiozentese

→ Perikardpunktion.

Perikardpunktion

Verwandte Begriffe
Perikardiozentese.

Definition
Punktion der Perikardhöhle zur Entlastung einer → Perikardtamponade.

[i] Mit einer großlumigen Stahl- oder Venenverweilkanüle erfolgt die Punktion links paraxyphoidal zwischen Rippenbogen und Xyphoid in einem Winkel von jeweils 45° zur Frontal- und Sagittalebene. Mit Zielrichtung auf die Mitte der linken Scapula wird die Kanüle unter Aspiration vorgeschoben.
Eine deutliche Besserung des klinischen Zustands tritt bereits nach wenigen Millilitern Aspirat ein. Die Kanüle, bzw. der Katheter sollte bis zur definitiven operativen Versorgung in situ belassen werden, damit bei Zustandsverschlechterung erneut aspiriert werden kann. Hierzu ist es sinnvoll, die Punktionskanüle mit einem Drei-Wege-Hahn zu versehen.

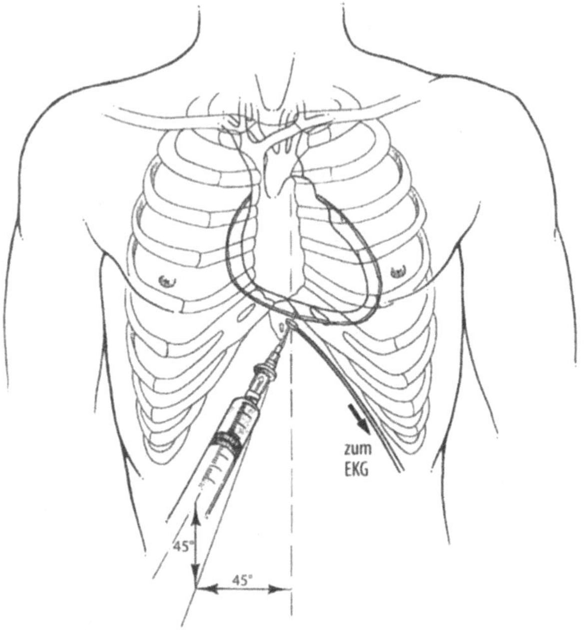

Technik der Perikardpunktion.

Perikardtamponade

Verwandte Begriffe
Herzbeuteltamponade.

Definition
Füllung des Perikards mit Flüssigkeit - meist Blut - und der Folge einer konzentrischen Herzkompression.

[i] Aus der zunehmenden Füllung des Perikards, vor allem während der Diastole, resultiert eine verminderte kardiale Auswurfleistung bis zum Kreislaufstillstand. Klinisch präsentiert sich eine Perikardtamponade durch den zunehmenden therapierefraktären Schock, eine Einflußstauung [→ Spannungspneumothorax] und einen paradoxen Puls. Die einzig mögliche Therapie in der Notfallmedizin besteht in der Entlastung durch eine → Perikardpunktion.

Periphere Venenpunktion

→ Venenpunktion, periphere.

Periphervenöser Zugang

Definition
Anlage einer Venenverweilkanüle in eine periphere Vene.

[i] Nach Anlage einer venösen Stauung wird die Vene entweder direkt oder indirekt punktiert. Um ein Wegrollen der Vene zu verhindern, sollte diese durch digitale Spannung der Haut in ihrer Lage fixiert werden.
Direkte Punktion: Punktion der Haut direkt über dem Gefäß und direktes Durchstechen der Venenwand.
Indirekte Punktion: Einstich leicht neben dem Gefäß und laterales Anstechen der Vene.
Die intravenöse Lage wird durch spontanes Zurückfließen von Blut in das Ansatzstück der Kanüle angezeigt. Danach erfolgt ein vorsichtiges Vorschieben der Venenverweilkanüle über den Stahlmandrin.

Periphervenöser Zugang, Vena jugularis externa

Verwandte Begriffe
Vena jugularis externa Punktion.

Definition
Anlage einer Venenverweilkanüle in die Vena jugularis externa.

[i] Die digital, durch PEEP oder in Kopftieflage des Patienten gestaute Vena jugularis externa wird mit 2 Fingern in Verlaufsrichtung fixiert. Das Drehen des Kopfes zur Gegenseite erleichtert diese Maßnahmen. Die Punktion erfolgt direkt über dem Gefäß, das Vorschieben der Verweilkanüle über den Stahlmandrin entspricht der Technik des periphervenösen Zugangs.
Der Vorteil eines Vena jugularis externa-Zugangs besteht in der Möglichkeit der Anlage eines großlumigen venösen Zugangs auch bei Kreislaufzentralisation.

Peritoneale Reizung

→ Abwehrspannung.

Peritonitis, akute

Verwandte Begriffe
Bauchfellentzündung, akute.

Definition
Septische oder aseptische Entzündung des Bauchfells, die sowohl lokal begrenzt als auch diffus auftreten kann und von einer → Abwehrspannung begleitet wird.

Perkussion

Definition
Beklopfen des Körpers zur Untersuchung darunterliegender Organe mit sich daraus ergebenden unterschiedlichen Schallmustern.

[i] Die Perkussion ist in der Notfallmedizin v.a. bei der Untersuchung der Lunge (z.B. Pneumothorax) von Bedeutung.

Pethidin

Zubereitungen
Z.B. Dolantin®. 1 Amp. à 1/2 ml enth. 50/100 mg.

Wirkungen
Opiatagonist mit analgetischen und sedierenden Eigenschaften.

Pharmakologische Daten
Wirkungseintritt 1–2 min. Wirkdauer 2–3 h. E-HWZ 3,5–4 h.

Anwendungsgebiete
Starke Schmerzen (BtM-pflichtig).

Dosierung & Art der Anwendung
0,5–1 mg/kgKG i.v.

Unerwünschte Wirkungen
Übelkeit, Erbrechen, allergische Reaktion, Blutdruckabfall, Atemdepression, Tachykardie und Bradykardie, Bronchospasmus, Sedierung, Miosis.

Gegenanzeigen/Anwendungsbeschränkungen
Abusus von Medikamenten, Drogen oder Alkohol; Atemstörungen, Stillzeit und Kinder <1 Jahr, Bewußtseinsstörungen.

Wechselwirkungen
Alkohol, zentraldämpfende Pharmaka: Wirkungsverstärkung;
MAO-Hemmer (Applikation bis 3 Wochen zurückliegend): Nebenwirkungen verstärkt;
Buprenorphin, Pentazocin: Wirkungsabschwächung.

Petit-mal-Anfall

→ Krampfanfall, generalisierter.

Pfählungsverletzung

Definition
Tiefe, kanalförmige Verletzung – meist am Rumpf in der Genital- oder Dammregion – durch Aufspießung mit harten, länglich geformten Gegenständen.

Klinisches Bild
Es besteht eine ausgeprägte Weichteilverletzung, zum Teil mit Verletzung innerer Organe (z.B. Blase, Darm oder Harnleiter). Begleitende Verletzungen größerer Gefäße sind häufig.
Beim abdominellen Eindringen von pfählenden Gegenständen ist mit der Möglichkeit eines Hämatopneumothoraxes aufgrund einer Durchspießung des Diaphragmas zu rechnen. Die ausgeprägten Blutungen können zu einem schweren Volumenmangelschock führen.

Diagnose/Befund
Die Ausdehnung der Verletzung kann erst innerklinisch mit bildgebenden Verfahren oder durch chirurgische Exploration bestimmt werden.

[!] **Therapie**
Symptomatische Therapie von Störungen der Vitalfunktionen, i.v.-Zugang, Applikation von Sauerstoff, Analgesie mit potenten Analgetika (z.B. Opiate oder Ketamin), oft Sedierung und Schocktherapie erforderlich. In Abhängigkeit vom Ausmaß der Verletzung Narkoseeinleitung [→ Intubationsnarkose] mit Intubation und Beatmung.
Der pfählende Gegenstand sollte unbedingt in situ belassen werden. Ggf. ist eine Kürzung durch technische Rettung der Feuerwehr notwendig.

Hinweis(e)
Pfählungsverletzungen und die damit häufig verbundene technische Rettung können extrem schmerzhaft und für den Patienten sehr beunruhigend sein. Meist ist daher eine Kombination aus Analgesie und Sedierung erforderlich.

Phenobarbital

Zubereitungen
Z.B. Luminal®. 1 Amp à 1 ml enth. 200 mg.

Wirkungen
Zentral dämpfend.

Pharmakologische Daten
Wirkungseintritt nach wenigen min. E-HWZ 2–6 die.

Anwendungsgebiete
Status epilepticus, tonisch-klonische Krämpfe.

Dosierung & Art der Anwendung
Säuglinge: 0,2–0,4 ml i.v.
Kleinkinder: 0,4–0,6 ml i.v.
Schulkinder: 0,6–1,0 ml i.v.
Erwachsene: 1,0–1,5 ml i.v.

Unerwünschte Wirkungen
Atemstillstand bei zu rascher Injektion. Kreislaufstörungen bis zum Kollaps, allergische Reaktionen.

Gegenanzeigen/Anwendungsbeschränkungen
Akute Intoxikationen mit zentraldämpfenden Pharmaka und Alkohol, schwere Leberfunktionsstörungen, Nieren- oder Myokardschäden, akute obstruktive Atemwegsveränderungen, Schock, → Herzrhythmusstorungen.

Wechselwirkungen
Alkohol, zentraldämpfende Pharmaka, Valproinsäure: Wirkungsverstärkung;
orale Antikoagulanzien, Zytostatika, Digitoxin, Doxycyclin, Chloramphenicol: Wirkungsabschwächung dieser Medikamente;
Methotrexat: Verstärkung der Nebenwirkungen dieses Medikaments;
Glukokortikoide: Kortikoidwirkung vermindert;
MAO-Hemmer: Wirkungsdauer verlängert.

Phenytoin

Zubereitungen
Z.B. Zentropil®. 1 Amp. à 5 ml enth. 250 mg.

Wirkungen
Beeinflussung der Natriumleitfähigkeit erregbarer Membranen von Nerven und Muskelzellen sowie der Natrium-Kalium-ATPase. Antikonvulsivum und Klasse IB-Antiarrhythmikum.

Pharmakologische Daten
Wirkungseintritt 10–15 min. Wirkdauer 12–24 h. E-HWZ 20–60 h.

Anwendungsgebiete
Status epilepticus, schwerwiegende ventrikuläre Tachykardien.

Dosierung & Art der Anwendung
Status epilepticus: 250–500 mg langsam i.v. Repetitionsdosen nach 30 Minuten möglich. Höchstdosis 1.500 mg/24h.
Kardiologische Therapie: 125 mg langsam i.v. Repetitionsdosis 125 mg nach 20–30 min. Injektionsgeschwindigkeit sollte 25 mg/min. nicht überschreiten.

Unerwünschte Wirkungen
Blutdruckabfall, → Herzrhythmusstorungen, zentralnervöse Störungen, Bewußtseinsstörungen.

Gegenanzeigen/Anwendungsbeschränkungen
AV-Block II–III°, Sick-Sinus-Syndrom, 3 Monate nach → Myokardinfarkt, manifeste Herzinsuffizienz, strenge Indikationsstellung in Schwangerschaft und Stillzeit.

Wechselwirkungen
Trizyklische Antidepressiva, nichtsteroidale Antiphlogistika, Benzodiazepine: Erhöhung des Plasmaspiegels von Phenytoin;
Cimetidin: Verzögerung der Ausscheidung von Phenytoin;
Methotrexat: Verstärkung der Toxizität dieses Medikaments.

Phlebotomie

→ Venae sectio.

Phlegmasia coerulea dolens

Definition
Fulminante Thrombose der gesamten Venen einer Extremität, v.a. der Beine. Durch den venösen Rückstau und die Zunahme des Drucks im Gewebe wird auch der arterielle Blutfluß eingeschränkt oder unterbunden.

Klinisches Bild
Akute, starke Schmerzen, rasche Anschwellung der betroffenen Extremität mit deutlich livider Verfärbung. Die arteriellen Pulse sind nicht mehr tastbar. Ggf. Schmerzlinderung bei Hochlagerung.

Differentialdiagnose
Arterielle Embolie, tiefe Venenthrombose.

[!] **Therapie**
Symptomatische Therapie von Störungen der Vitalfunktionen, suffiziente Analgesie und Antikoagulation mit Heparin, Hochlagerung der betroffenen Extremität, strikte Immobilisierung des Patienten. Transport in internistische Klinik zur weiteren Diagnostik und Therapie.

Hinweis(e)
Cave: Es besteht die Gefahr einer fulminanten → Lungenembolie.

Prognose
Nekrosen können sich innerhalb von Stunden ausbilden.

physiologischer Totraum

→ Totraum, funktioneller.

Physostigmin

Zubereitungen
Z.B. Anticholium®. 1 Amp. à 5 ml enth. 2 mg.

Wirkungen
Aufhebung der zentralen und peripheren anticholinergen Symptome (Verwirrtheit, Hypotonie, Hyperpyrexie).

Pharmakologische Daten
Wirkungsmaximum 5–20 min. Wirkdauer 20–45 min. E-HWZ 0,5–1 h.

Anwendungsgebiete
→ Zentral-anticholinerges Syndrom; Vergiftung mit Atropin, Scopolamin, tri- und tetrazyklischen Antidepressiva, Phenothiazinderivaten.

Dosierung & Art der Anwendung
Erwachsene: 0,03–0,04 mg/kgKG über 3 min. i.v.;
Kinder: 0,5–1 mg langsam i.v. Injektionsgeschwindigkeit maximal 1 mg/min.

Unerwünschte Wirkungen
Bradykardie, Salivation, Schweißausbruch, vermehrtes Bronchialsekret, Bronchokonstriktion, Hyperperistaltik, Miosis, → Rhythmusstorungen, kardiale.

Gegenanzeigen/Anwendungsbeschränkungen
Vergiftungen mit Anticholinergika und Barbituraten, KHK, → Asthma bronchiale, bradykarde Herzrhythmusstörungen.

Hinweis(e)
Injektion nur unter EKG-Kontrolle wegen der Gefahr von Bradykardien und Arrhythmien.

Pilze, Vergiftung mit

Verwandte Begriffe
Pilzvergiftung; Knollenblätterpilzvergiftung; Fliegenpilzvergiftung.

Definition
Akzidentiell oder suizidale Aufnahme giftiger Pilzsorten. Besonders verbreitete Giftpilze sind hierzulande der Fliegen- und der Knollenblätterpilz. Dabei geht die Hauptgefahr vom Knollenblätterpilz aus, der häufig mit dem Wiesenchampignon verwechselt wird.

i Die genauen Symptome können sich je nach Pilzsorte unterscheiden. Es überwiegen gastro-intestinale Beschwerden bis hin zu Bewußtseinsstörungen. Die Symptome können mit einer Latenz von 12–24 h auftreten. Es ist nach dem Vorgehen bei Vergiftungen [→ Vergiftung, allgemeines Vorgehen bei] zu handeln, insbesondere die → Giftinformationszentrale zu speziellen Gefahren und evtl. spezieller Therapie zu befragen.

Bei der Vergiftung mit Knollenblätterpilzen besteht die Gefahr des Leber- und Nierenversagens.

Pilzvergiftung

→ Pilze, Vergiftung mit.

Piritramid

Zubereitungen
Z.B. Dipidolor®. 1 Amp. à 2 ml enth. 15 mg.

Wirkungen
Reiner Opiatagonist mit sedierender und analgetischer Wirkung.

Pharmakologische Daten
Wirkungseintritt 2–3 min. Wirkdauer 4–6 h. E-HWZ 90–120 min.

Anwendungsgebiete
Starke Schmerzen (BtM-pflichtig).

Dosierung & Art der Anwendung
0,05–0,2 mg/kgKG langsam i.v..

Unerwünschte Wirkungen
Atemdepression, Sedierung, Bradykardie, arterielle Hypotonie, Bronchospasmus, Spasmen der glatten Muskulatur.

Gegenanzeigen/Anwendungsbeschränkungen
Koliken, Hypovolämie, Alkohol-, Medikamenten- und Drogenabusus, allergische Reaktionen, strenge Indikationsstellung in Schwangerschaft und Stillzeit.

Wechselwirkungen
Alkohol, zentraldämpfende Pharmaka: Wirkungsverstärkung;
MAO-Hemmer: Verstärkung der zentralnervösen Nebenwirkungen;
Pancuronium, Vecuronium: Wirkungsverstärkung dieser Medikamente.

Plazenta praevia

Verwandte Begriffe
Lageanomalie der Plazenta.

Definition
Lageanomalie der Plazenta, bei der der Eingang in den Geburtskanal (innerer Muttermund) entweder vollständig (Plazenta praevia totalis) oder teilweise (Plazenta praevia partialis) von Plazentagewebe überdeckt ist bzw. die Plazenta randständig am Muttermund liegt (Plazenta marginalis).

Klinisches Bild
Die Plazenta praevia ist in 25% der Fälle Ursache einer Blutung ante und sub partu. Die Blutung stammt aus dem mütterlichen und dem fetalem Kreislauf.

Diagnose/Befund
Leitsymptom ist die schmerzlose, hellrote Vaginalblutung, die rezidivierend in wechselnder Stärke ohne erkennbaren äußeren Anlaß auftritt.

Differentialdiagnose
Vorzeitige Plazentalösung.

[!] **Therapie**
Symptomatische Therapie bei Störungen der Vitalfunktionen (Schocktherapie).
Eine Einweisung in eine gynäkolisch-geburtshilfliche Klinik ist obligat. Präklinisch dürfen keine vaginalen oder rektalen Untersuchungen oder Manipulationen vorgenommen werden.

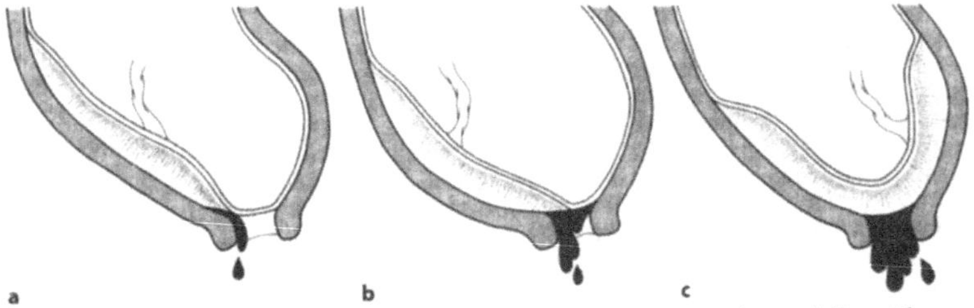

Plazenta praevia. *a* Palcenta praevia marginalis, *b* Placenta praevia partialis, *c* Placenta praevia totalis.

Plazentalösung, fehlende

→ Blutung, postpartale.

Plazentalösung, vorzeitige

Verwandte Begriffe
Vorzeitige Plazentalösung.

Definition
Partielle oder vollständige Lösung der Plazenta von der Uteruswand mit Bildung eines retroplazentaren Hämatoms.

Klinisches Bild
Eine Plazentalösung tritt meistens im letzten Trimenon auf. Prädisponierende Faktoren sind eine EPH-Gestose, mütterlicher Diabetes mellitus, arterielle Hypertonie oder Abdominaltraumata.

Diagnose/Befund
Klinisches Leitsymptom ist der plötzliche uteroabdominelle Schmerz, wobei oft nur eine schwache äußere Blutung auftritt. Der Uterus ist gespannt oder zeigt eine schmerzhafte Dauerkontraktion. Die kindlichen Herztöne sind auffallend leise.

Differentialdiagnose
Plazenta praevia.

[!] **Therapie**
Symptomatische Therapie bei Störungen der Vitalfunktionen (Schocktherapie). Analgesie und sofortiger Transport in die nächste gynäkolisch-geburtshilfliche Klinik.
Eine → Tokolyse ist wegen der Gefahr der Verstärkung der Blutung kontraindiziert.

Hinweis(e)
Für die Mutter und den Feten besteht akute Lebensgefahr.

Pleuradrainage

→ Thoraxdrainage.

Plötzlicher Kindstod

→ Kindstod, plotzlicher.

Plötzlicher Säuglingstod

→ Kindstod, plotzlicher.

Plötzlicher Tod im Kindesalter

→ Kindstod, plotzlicher.

Pneumatische Schiene

→ Luftkammerschiene.

Pneumothorax

Definition
Luftansammlung im Pleuraraum zwischen der Pleura parietalis und viszeralis.

[i] Adhäsionskräfte zwischen den Pleurablättern verhindern das Kollabieren der Lungenflügel. Ein Pneumothorax entsteht durch eine pathologische Verbindung zwischen Pleuraraum und der Umgebungsluft, die zu einem Druckausgleich zwischen Pleuraspalt und Atmosphäre führt. Es besteht die Gefahr des Kollapses einer Lunge.
Die Pleuraräume der beiden Seiten kommunizieren unter physiologischen Umständen nicht.

Pneumothorax, spontaner

Verwandte Begriffe
Spontanpneumothorax.

Definition
Pneumothorax ohne erkennbares Trauma. Einteilung in:
a) idiopathisch: meist junge Männer nach Ruptur einer subpleuralen Bulla und
b) sekundär: bei chronischen Lungenerkrankungen.

Diagnose/Befund
Anamnese: Rezidivpneumothorax, Z.n. → Thoraxtrauma, bekannte Lungenerkrankung wie z.B. COPD [→ chronisch obstruktive Lungenerkrankung] oder Lungenemphysem.
Befund: Plötzlich einsetzende stechende Schmerzen in der betroffenen Seite, weiterhin → Dyspnoe, → Tachypnoe, Husten und ggf. → Zyanose. Hypersonorer Klopfschall und abgeschwächtes Atemgeräusch auf der betroffenen Seite, beweisend ist die Röntgenaufnahme des Thorax mit fehlender Lungenzeichnung.

Differentialdiagnose
Pleuritis, Perikarditis, → Angina pectoris, → Myokardinfarkt, → Lungenembolie.

[!] **Therapie**
Größere Pneumothoraces müssen drainiert werden, kleine Mantelpneumothoraces resorbieren sich in der Regel spontan. Die präklinische Thoraxdrainage ist in der Regel nur bei einem traumatischen Hämatopneumothorax oder beim Spannungspneumothorax erforderlich.

Hinweis(e)
Spontane Pneumothoraces können das Bild eines → Spannungspneumothorax bieten.

Pneumothorax, traumatischer

Definition
Pneumothorax durch penetrierende oder stumpfe Gewalteinwirkung auf den Thorax.

Klinisches Bild
Meist ist der traumatische Pneumothorax mit einem Hämatothorax kombiniert (→ Hamatopneumothorax). Etwa die Hälfte aller Thoraxtraumen weisen einen Hämatopneumothorax auf, weshalb insbesondere nach Intubation und Beatmung eines Patienten auf die Ausbildung eines Spannungspneumothorax infolge IPPV zu achten ist. Die Verdachtsdiagnose auf das Vorliegen eines (Hämato-) Pneumothorax muß bei ausgeprägter Dyspnoe, star-

ken atemabhängigen Schmerzen, (einseitig) abgeschwächtem Atemgeräusch, Veränderungen des Klopfschalls (hypersonor/gedämpft), Ausbildung eines Hautemphysems oder verminderter peripherer Sauerstoffsättigung gestellt werden.
Ein → Spannungspneumothorax imponiert durch akute, rasch zunehmende Dyspnoe mit den Zeichen der perakuten Kreislaufinsuffizienz. Beim beatmeten Patienten findet sich häufig eine deutliche Zunahme des Beatmungsdrucks. Gestaute Halsvenen sind ein Zeichen der oberen Einflußstauung. Weiterhin besteht eine Zyanose sowie ein initial einseitig, später beidseitig aufgehobenes Atemgeräusch mit hypersonorem Klopfschall.

Diagnose/Befund
Die Verdachtsdiagnose muß anhand des Unfallmechanismus und dem klinischem Bild, insbesondere beim Spannungspneumothorax, unverzüglich gestellt werden. Kleinere pleurale Luftansammlungen zeigen sich häufig erst durch bildgebende Verfahren.

Differentialdiagnose
Einseitig endobronchiale Lage der Tubusspitze.

[!] **Therapie**
Symptomatische Therapie von Störungen der Vitalfunktionen, großzügige Applikation von Sauerstoff. Hämodynamisch stabile Patienten ohne ausgeprägte Dyspnoe, z.B. nach Rippenfraktur, können unter respiratorischem und hämodynamischem Monitoring ohne invasive Maßnahmen in die nächste geeignete Klinik transportiert werden.
Bei jedem Verdacht auf das Vorliegen eines Spannungspneumothorax ist präklinisch eine Entlastung, z.B. durch die Anlage einer Thoraxdrainage, indiziert (→ Thoraxdrainage). Bei beatmeten Patienten mit einem Thoraxtrauma sollte, insbesondere vor einem Lufttransport, die Indikation zur Anlage einer Thoraxdrainage großzügig gestellt werden. Offene Thoraxverletzungen müssen beim beatmeten Patienten mit einem sterilen, luftdurchlässigen Wundverband versorgt werden. Unkomplizierte Pneumothoraces können unter Beatmung in einen Spannungspneumothorax übergehen.

Hinweis(e)
Der traumatische Pneumo- bzw. Hämatopneumothorax stellt ein schweres Trauma dar, der unbehandelt mit einer hohen Letalität einhergeht.

pO_2

→ Sauerstoffpartialdruck.

Polytrauma

Verwandte Begriffe
Mehrfachverletzung.

Definition
Verletzung mehrerer Körperregionen oder Organsysteme, wobei eine der Verletzungen oder die Kombination aller lebensbedrohlich ist. Nach Häufigkeit sind die Körperregionen Schädel-Hirn, Extremitäten, Thorax, Abdomen und Becken sowie Wirbelsäule mit betroffen.
Nach Ustein-Style für Trauma besteht ein Polytraumatisierung, wenn
- Verletzungen 1 Körperhöhle (Abdomen, Kopf, Thorax) plus Frakturen von 2 Röhrenknochen und/oder des Beckens vorliegen oder
- 2 Körperhöhlen betroffen sind.

Klinisches Bild
Der Unfallmechanismus gibt wesentliche Hinweise auf eine mögliche schwere Traumatisierung.
Mit einem Polytrauma muß bei Vorliegen der folgenden Begleitumstände gerechnet werden:
1. Verkehrsunfälle bei hoher Geschwindigkeit
2. traumatischer Tod eines Mitfahrers
3. Fußgänger / Radfahrer angefahren
4. Ejektion aus Fahrzeugen
5. Sturz aus einer Höhe > 3 m
6. Einklemmung/Verschüttung
7. Explosionen

Diagnose/Befund
Entscheidend ist, rechtzeitig die Arbeitsdiagnose Polytrauma zu stellen und eine entsprechende Therapie einzuleiten.

[!] **Therapie**
Die Prinzipien zur Versorgung des polytraumtisierten Patienten sind die aggressive Volumentherapie, die frühzeitige Intubation und Beatmung sowie die suffiziente Analgesie oder Anästhesie.
Die prä- und erste klinische Versorgung des polytraumatisierten Patienten erfolgt nach einem standardisiertem Schema:
1. Primary Survey / Erstversorgung:
   Diagnostik (Bewußtsein und Neurologie, Atmung und Atemwege, Kreislauf) und Therapie von Störungen der Vitalfunktionen (→ Atemwegs-Management und Schocktherapie).
2. Secondary Survery / Erweiterte Versorgung:
   Komplette Untersuchung des entkleideten Patienten von Kopf bis Fuß sowie Therapie spezifischer Verletzungen und deren Folgen.

Hinweis(e)
Die Indikation für einen schnellstmöglichen Transport des Patienten in die nächste geeignete Klinik (Transportpriorität) besteht immer bei

1. penetrierenden Thorax- und Abdominalverletzungen,
2. wenn nach adäquater Volumentherapie (Erwachsene rund 2.000 ml) keine Stabilisierung erreicht werden kann und ein Spannungspneumothorax oder eine Perikardtamponade ausgeschlossen ist.

Die präklinische Versorgungszeit sollte auf maximal 30 min. (exklusive aufwendiger Rettungsmaßnahmen) begrenzt werden.

positiv endexspiratorischer Druck

Verwandte Begriffe
PEEP; positive endexpiratory Pressure.

Definition
Aufrechterhaltung eines positiven Druckes am Ende der Exspirationsphase der Beatmung.

[i] Die Anwendung von PEEP bewirkt eine Zunahme der funktionellen Residualkapazität (= FRC), Verminderung des Rechts-Links-Shunts und Optimierung des Ventilations-Perfusions-Verhältnisses und verbessert in der Regel die Oxygenierung [→ Sauerstoff] des Blutes. Intubierten und beatmeten Patienten sollte generell ein PEEP von 3 bis 5 mbar verabreicht werden, um eine Atelektasenbildung zu vermeiden. Die Einstellung des optimalen PEEP ist bei jedem Patienten individuell unterschiedlich.

positive endexpiratory Pressure

→ Positiv endexspiratorischer Druck.

Postischämiesyndrom

→ Tourniquet-Syndrom.

postpartale Blutung

→ Blutung, postpartale.

Präeklampsie

→ EPH-Gestose.

Präexzitationssyndrome

Verwandte Begriffe
LGL-Syndrom; Lown-Ganong-Levine-Syndrom; WPW-Syndrom; Wolf-Parkinson-White-Syndrom.

Definition
Parallele Überleitung der Vorhofaktivierung auf die Kammer über ein akzessorisches Leitungsbündel. Es werden je nach Lokalisation des Leitungsbündels das Lown-Ganong-Levine-Syndrom (LGL) und das Wolf-Parkinson-White-Syndrom (WPW) unterschieden.

Klinisches Bild
Plötzlich auftretendes (paroxysmales) Herzrasen, evtl. Zeichen der Instabilität (Bewußtseinsstörungen, Herzinsuffizienz, Stenokardien, Dyspnoe, Blutdruckabfall).

Diagnose/Befund
EKG: insgesamt verbreiterter QRS-Komplex; bei ausgeprägter Präexzitation Deltawelle im aufsteigenden Teil des QRS-Komplexes nachweisbar.

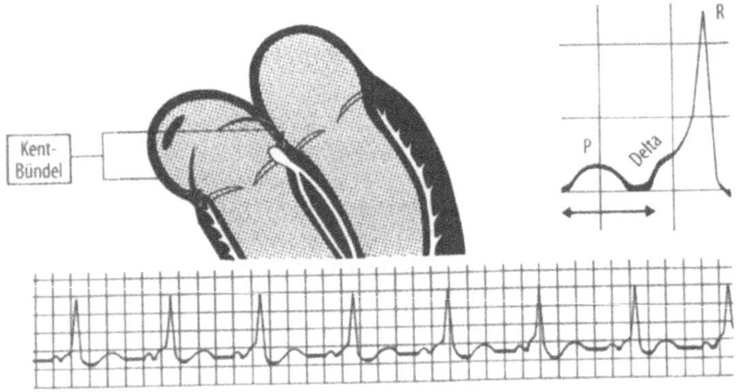

WPW-Syndrom mit akzessorischer Überleitung über das Kent-Bündel

Differentialdiagnose
Sinusrhythmus mit Schenkelblock, supraventrikuläre Tachykardie anderer Genese.

[!] Therapie
Therapiealgorithmus. → Rhythmusstorungen, supraventrikulare (*cave:* kein Verapamil wegen der Gefahr des Kammerflimmerns; Medikament der Wahl: → Amiodaron, → Ajmalin oder → Propafenon).

Hinweis(e)
Ätiolgie: kongenital.

präkordialer Faustschlag

Definition
Schlag mit geschlossener Faust mittig auf das Brustbein aus 30–40 cm Höhe. Dadurch soll ein Strom induziert werden, der dann bei Kammerflimmern und ventrikulärer Tachykardie ähnlich einer → Defibrillation wirkt.

[i] Der präkordiale Faustschlag ist Bestandteil des Advanced Cardiac Life Support. Er kann bei beobachtetem Herz-Kreislaufstillstand erwogen werden. Innerhalb der ersten Minute nach Einsetzen des Herz-Kreislaufstillstandes werden geringe Erfolgsaussichten (5% bei Kammerflimmern) beschrieben. Nach der ersten Minute bestehen keine relevanten Erfolgschancen mehr.

Präoxygenierung

Definition
Erhöhung der intrapulmonalen Sauerstoffvorräte in der funktionellen Residualkapazität (= FRC) vor Einleitung einer Narkose [→ Allgemeinanasthesie].

[i] Durch die Präoxygenierung erhöht sich die Zeitdauer, bis zu einer Hypoxie – auch ohne Ventilation – signifikant. Trotz eines Atemstillstandes tritt nach optimaler Präoxygenierung über bis zu 10 min beim Patienten keine Hypoxie auf. Ziel ist es, das Volumen der FRC, ca. 2.300 ml, mit reinem Sauerstoff aufzufüllen. Während der Präoxygenierung sollte die Beatmungsmaske dicht auf Mund und Nase aufgesetzt werden, um eine möglichst hohe inspiratorische Sauerstoffkonzentrationen zu erzielen.

Prednison

Zubereitungen
Z.B. Rectodelt®. 1 Supp. enth. 5/10/30/100 mg.

Wirkungen
Antiallergisch, entzündungshemmend, zellmembranstabilisierend.

Anwendungsgebiete
Bei Kindern stenosierende Laryngotracheitis [→ Krupp-Syndrom], Allergien, → Asthma bronchiale und asthmoide Bronchitis.

Dosierung & Art der Anwendung
100–200 mg rectal. Kinder: 100 mg rectal.

Unerwünschte Wirkungen
Im Notfall keine.

Gegenanzeigen/Anwendungsbeschränkungen
In Notfällen keine.

Wechselwirkungen
Orale Antikoagulanzien, Antidiabetika, Somatotropin: Wirkungsabschwächung dieser Medikamente.
Laxantien, Saluretika: verstärkter Kaliumverlust.

Prellung

→ Kontusion.

pressorische Synkope

→ Synkope, pressorische.

Primäreinsatz

Definition
Bodengebundener oder luftgebundener Notfalleinsatz zur Erstversorgung eines vital gefährdeten Patienten und gegebenenfalls anschließender Transport in ein geeignetes Krankenhaus.

PRIND

→ Prolongiertes reversibles ischamisches neurologisches Defizit.

→ Transitorische ischamische Attacke.

Prinzmetall-Angina

→ Koronarspasmus.

Prolongiertes reversibles ischämisches neurologisches Defizit

Verwandte Begriffe
PRIND; Apoplexia cerebri; TIA.

Definition
Durch zerebrovaskuläre Ischämie hervorgerufene neurologische Ausfälle, die in der Regel zwischen einem Tag und drei Wochen anhalten und sich folgenlos zurückbilden.

Promethazin

Zubereitungen
Z.B. Atosil®. 1 Amp. à 2 ml enth. 50 mg.

Wirkungen
Neuroleptikum ohne eigene antipsychotische Wirkung. Zentral sedierend, peripher antihistaminerg, adrenolytisch und gering antiemetisch.

Pharmakologische Daten
Wirkungsbeginn 2–5 min. Wirkdauer 2–5 h. E-HWZ 8–15 h.

Anwendungsgebiete
Erregungszustände, Kinetosen, allergische Reaktionen, Übelkeit, Erbrechen.

Dosierung & Art der Anwendung
12,5–25–50 mg langsam i.v., Kinder: 1 mg/kgKG i.v.. Dosisreduktion bei KHK, Herz- und Leberinsuffizienz.

Unerwünschte Wirkungen
Blutdruckabfall, Tachykardie, Erregungsleitungsstörungen, Übelkeit, Schwindel, malignes neuroleptisches Syndrom.

Gegenanzeigen/Anwendungsbeschränkungen
Intoxikation mit Alkohol, Schlafmittel und Analgetika und Psychopharmaka; Schock, 1. Trimenon der Schwangerschaft, Kinder <1 Jahr, Allergie gegen Phenothiazine.

Wechselwirkungen
Alkohol, zentraldämpfende Pharmaka: Wirkungsverstärkung;
Anticholinergika: Verstärkung der anticholinergen Wirkung;
Antihypertonika: Verstärkung der blutdrucksenkenden Wirkung;
Adrenalin: Wirkungsverminderung dieses Medikaments.

Propafenon

Zubereitungen
Z.B. Rytmonorm®. 1 Amp. à 20 ml enth. 70 mg.

Wirkungen
Antiarrhythmikum der Klasse I C. Hemmung des schnellen Natriumeinstroms; Verlängerung der Überleitungs- und Refraktärzeit, Erhöhung der myokardialen Reiz- und Flimmerschwelle.

Pharmakologische Daten
Wirkdauer 3–4 h. E-HWZ 2,8–12 h.

Anwendungsgebiete
Tachykarde → Rhythmusstorungen, supraventrikuläre und ventrikuläre Extrasystolie, Präexzitationssyndrome.

Dosierung & Art der Anwendung
0,5–1 mg/kgKG über 5 min unter EKG- und Blutdruckkontrolle i.v.

Unerwünschte Wirkungen
Proarrhythmogene Wirkung, negative Inotropie, Bradykardie, Auslösung von Kammerflimmern oder -flattern, allergische Reaktionen.

Gegenanzeigen/Anwendungsbeschränkungen
Bradykardie, Hypotonie, → Rhythmusstorungen, manifeste Herzinsuffizienz bis kardiogener Schock, obstruktive Ventilationsstörungen, Myasthenia gravis, Sick-Sinus-Syndrom, strenge Indikationsstellung in Schwangerschaft und Stillzeit.

Wechselwirkungen
Trizyklische Antidepressiva, β-Rezeptorenblocker und andere Antiarrhythmika: Wirkungsverstärkung;
Rifampizin, Phenobarbital: Wirkungsabschwächung.

Hinweis(e)
Verdünnung von Propafenon mit Kochsalzlösung führt zur Ausfällung.

Prozeßqualität

Definition
Beurteilungskriterium für die Qualität der diagnostischen und therapeutischen Maßnahmen am Patienten.
Voraussetzung sind einheitliche Behandlungsrichtlinien und einheitliche Dokumentation (→ Strukturqualität, → Ergebnisqualitat).

Pseudokrupp

→ Krupp-Syndrom.

Psychiatrischer Notfall

Definition
Störung der psychischen Funktionen, die zu einer Fehleinschätzung des gesamten Erlebens führen.

Klinisches Bild
Störung des Antriebs, der Stimmung, des Affekts, der Wahrnehmung, des Bewußtseins, der Aufmerksamkeit sowie des inhaltlichen und formalen Denkens.

Differentialdiagnose
Z.B. → Suizidalität, → Delir, → Hypoglykämie, akute, → Erregungszustand, akuter.

Psychopharmaka

Definition
Medikamente verschiedener Stoffgruppen, z.B. Neuroleptika, Psychopharmaka und trizyklische Antidepressiva, die über eine Beeinflussung des ZNS auf die Psyche und das Bewußtsein einwirken.

Pufferlösungen

Definition
Infusionen, z.B. Natriumhydrogencarbonat 8,4%, die bei einer Abweichung des pH-Wertes von der Norm zu dessen Regulation eingesetzt werden, um das Säuren-Basen-Gleichgewicht wieder herzustellen.

Pulmonalarterienembolie

→ Lungenembolie.

Pulsdefizit

Definition
Fehlende Auswurfleistung des Herzens bei einzelnen, im EKG sichtbaren, elektrischen Erregungen. Damit besteht eine Differenz zwischen der auf dem EKG angezeigten Herzfrequenz und der tatsächlichen Pulsfrequenz.

Pulsfrequenz

Definition
Die Anzahl an Pulswellen, die in einer zentralen oder peripheren Arterie wahrgenommen werden können.

[i] Im Normalfall entspricht die Pulsfrequenz der → Herzfrequenz. Bei einem Pulsdefizit, z.B. aufgrund von → Rhythmusstorungen, liegt die Herzfrequenz höher als die Pulsfrequenz, da nicht alle Myokardkontraktionen zu einem effektiven Auswurf und zu einer Pulswelle führen.

Pulsoxymetrie

Definition
Verfahren zur nicht-invasiven Messung der partiellen Sauerstoffsättigung im Blut.

P

[i] Rotes und infrarotes Licht durchdringt den Körper, z.B. an den Fingern oder dem Ohrläppchen und wird an der Austrittstelle photometrisch detektiert. Aufgrund der unterschiedlichen Adsorptionsmaxima von oxygeniertem und reduziertem Hämoglobin kann dadurch der Oxygenierungsgrad des Blutes bestimmt werden. Zyklische Änderungen im Signal entsprechen dem arteriellen Blutfluß, weshalb auch pulsabhängige Schwankungen erfasst werden können. Ein Mikroprozessor analysiert diese Änderungen und trennt die pulsierenden (arteriellen) Komponenten von den nicht-pulsierenden (Gewebe und venöse Phase) und errechnet so den Oxygenierungsgrad des arteriellen Blutes. Aufgrund der Pulsationen ist darüber hinaus eine Bestimmung der Pulsfrequenz möglich.

Punktion, arterielle

→ Arterielle Punktion.

Pupillendifferenz

→ Anisokorie.

Pupillenerweiterung

→ Mydriasis.

Pupillenverengung

→ Miosis.

QM

→ Qualitatsmanagement.

Qualitätsmanagement

Verwandte Begriffe
QM; Total Quality Management; TQM.

Definition
Entwicklung eines Qualitätsstandards mit dem Ziel, die Leistungen des Rettungsdienstes für den Patienten zu optimieren, dem Stand der medizinischen Wissenschaft entsprechend effizient zu erbringen und ethisch zu vertreten.

[i] Das Qualitätsmanagement beinhaltet:

1. Qualitätskontrolle: Überprüfung der aktuellen Qualität
2. Qualitätssicherung: Sicherstellung der aktuellen Qualität (z.B. von Behandlungsmaßnahmen)
3. Qualitätsverbesserung: Fortentwicklung der Qualität mit dem Ziel, das Gesicherte zu verbessern

(→ Struktur-, → Prozeß- und → Ergebnisqualitat).

Querlage

→ Lageanomalien, kindliche.

Querschnittslähmung

Verwandte Begriffe
Querschnittsläsion.

Definition
Inkomplette oder komplette Schädigung des Rückenmarks mit daraus resultierender spastischer oder schlaffer Lähmung (beidseitige sensorische und motorische Ausfälle bis zur Höhe des verletzten Rückenmarksegments).

Querschnittsläsion

→ Querschnittslähmung.

Quetschung

→ Kontusion.

Quincke-Ödem

Definition
Allergisches Ödem, bevorzugt im Lippen- und Glottisbereich mit der Gefahr des Erstickens (→ allergische Reaktion).

RA

→ Rettungsassistent.

Radialispuls

Definition
Puls der Arteria radialis, der proximal des Handgelenks daumenseitig zu tasten ist.

[i] Bei suffizienten Kreislaufverhältnissen ist die Palpation des Pulses über der A. radialis der Ort der Wahl. Infolge einer Zentralisation des Kreislaufs ist der Puls dort jedoch nur schwach oder nicht mehr tastbar. Bei ausgeprägten Schockzuständen oder im Rahmen der → kardiopulmonalen Reanimation wird der Puls bei Erwachsenen deshalb immer an der Arteria carotis bzw. bei Säuglingen an der Arteria brachialis palpiert.

Ranitidin

Zubereitungen
Z.B. Ranitic®. 1 Amp. à 5 ml enth. 50 mg Ranitidin.

Wirkungen
Hemmung der Histaminwirkung am H2-Rezeptor. Säuresekretionshemmung (ca. 5 mal stärker als Cimetidin).

Pharmakologische Daten
Wirkungseintritt <15 min. Wirkdauer 6–8 h. E-HWZ 2–3 h.

Anwendungsgebiete
Prophylaxe des Säureaspirationssyndroms, Streßulcusprophylaxe, Prophylaxe von Blutungen aus Erosionen im Magen-Darm-Trakt.

Dosierung & Art der Anwendung
1–2 mg/kgKG langsam (maximal 25 mg/min.) i.v.

Unerwünschte Wirkungen
Allergische Reaktionen, → Herzrhythmusstorungen bis Asystolie bei zu schneller Injektion, Bronchospasmus.

Gegenanzeigen/Anwendungsbeschränkungen
Akute Porphyrie, strenge Indikationsstellung in Schwangerschaft und Stillzeit, Kinder unter 14 Jahren, allergische Reaktionen.

Wechselwirkungen
Procainamid: Wirkungsverstärkung.

Rauchgas, Vergiftung mit

Verwandte Begriffe
Rauchgasvergiftung; Rauchgasintoxikation; toxisches Lungenödem; Lungenödem, toxisches.

Definition
Einatmen von Rauchgasen bei Bränden. Dabei ist zu beachten, daß sich die Gase, in Abhängigkeit vom Verbrennungsgut, meist aus verschiedenen Komponenten zusammensetzen: z.B. → Kohlendioxid, → Kohlenmonoxid, Ammoniak (Verbrennung von Wolle), Nitrosegase (Verbrennung von Zelluloid), Phosgene (Verbrennung von PVC), → Zyanidgase (Verbrennung von Kunststoffen).

Klinisches Bild
- Husten- und Würgereiz
- Dyspnoe, Schmerzen beim Atmen
- Auskultatorisch Rasselgeräusche (beginnendes → Lungenodem)
- Zyanose
- Augenrötung, Brennen der Augen, Tränenfluß
- Tachykardie, Hypotonie

Zusätzlich spezifische Symptome weiterer Gaskomponenten (z.B. hellrote Hautfarbe bei CO-Vergiftung [→ Kohlenmonoxid, Vergiftung mit]).

Differentialdiagnose
Vergiftung anderer Genese.

[!] **Therapie**
→ Vergiftung, allgemeines Vorgehen bei
Verschiedene Gaskomponenten (Messung durch Feuerwehr) beachten, ggf. Rücksprache mit der → Giftinformationszentrale.
Symptomatische Therapie
Inhalative Therapie mit Dexamethason (z.B. Budesonid), ***cave:*** nicht bei Inhalationstrauma [→ Verbrennung].
Der Wert von Dexamethason-DA zur Prophylaxe des → toxischen Lungenodems ist nicht bewiesen.

R

Hinweis(e)
Es besteht die Gefahr der Alveolarschädigung mit Entwicklung eines toxischen Lungenödems. Das toxische Lungenödem entwickelt sich allerdings erst mit einer Latenzzeit von 6 bis 24 h. Frühzeichen sind z.B. auf dem Röntgenbild des Thorax sichtbar. Jeder Patient mit V.a. eine Rauchgasintoxikation sollte daher klinischer Überwachung und Diagnostik zugeführt werden.

Rauchgasintoxikation

→ Lungenodem, toxisches; Rauchgas, Vergiftung mit.

Rauchgasvergiftung

→ Rauchgas, Vergiftung mit.

Rautek-Griff

Definition

Rettungsgriff zur Rettung verletzter Personen aus Gefahrensituationen.

[i] Beim sitzenden Patienten:

Der Helfer greift an die Hüften des Patienten und zieht ihn zu sich heran. Vom Rücken des Patienten kommend wird mit beiden Armen unter dessen Achseln hindurchgefaßt und ein Unterarm des Patienten (Unterarm-Oberarm rechtwinklig gebeugt) mit beiden Händen gegen den Oberkörper fixiert. Der Patient wird auf die Oberschenkel des Retters gezogen und rückwärts aus dem Gefahrenbereich gezogen.

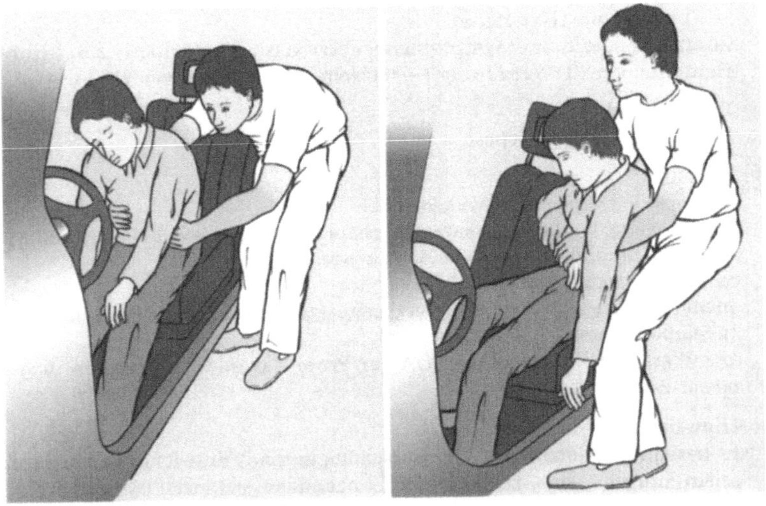

Rautek-Griff am sitzenden Patient

Beim liegenden Patienten:

Vom Kopfende des Patienten kommend, faßt der Helfer mit beiden Händen unter den Hinterkopf/Nacken und hebt den Oberkörper vorsichtig an bzw. beugt ihn nach vorne. Dabei wird der Oberkörper mit dem Knie unterstützt.

Danach wird analog wie beim sitzenden Patienten verfahren.

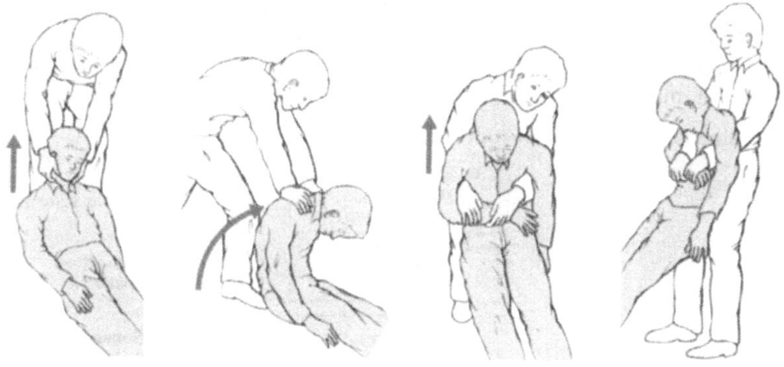

a b c d

Rautek-Griff am liegenden Patient

Reanimation ABC-Schema

→ Reanimation, Basismaßnahmen.

Reanimation, Abbruch der

Definition

Zeitpunkt zur Beendigung bereits begonnener Reanimationsmaßnahmen.

[i] Reanimationsmaßnahmen werden abgebrochen bzw. nicht begonnen, wenn sichere Todeszeichen vorliegen. Reanimationsmaßnahmen können nach hinreichend langer Zeit einer suffizient aber erfolglosen Reanimation abgebrochen werden. In der Literatur finden sich für die Zeitdauer der Reanimation Angaben zwischen 30 und 45 min. Die Entscheidung, einmal begonnene Reanimationsmaßnahmen abzubrechen, obliegt dem Arzt. In seine Entscheidung können prognostische Faktoren einfließen (z.B. Vorerkrankungen, initialer Rhythmus, Zeit ohne CPR, beobachteter Herz-Kreislaufstillstand). Das Alter, isoliert von Vorerkrankungen betrachtet, gilt jedoch nicht als prognostischer Faktor.

R

Reanimation, Basismaßnahmen

Verwandte Begriffe

Basic Life Support; BLS; Reanimation ABC-Schema; einfache lebensrettende Sofortmaßnahmen.

Definition

Die Basismaßnahmen der Reanimation können auch von Laienhelfern durchgeführt werden. Sie sind Bestandteil des Erste-Hilfe-Kurses und beinhalten Bewußtseinskontrolle, Atemkontrolle, Freimachen der Atemwege, stabile Seitenlage, Beatmung (Mund-zu-Mund, Mund-zu-Nase oder Beatmung mit einfachen Hilfsmitteln) und Thoraxkompressionen.

[i] Schema gemäß ILCOR- und ERC-Richtlinien:

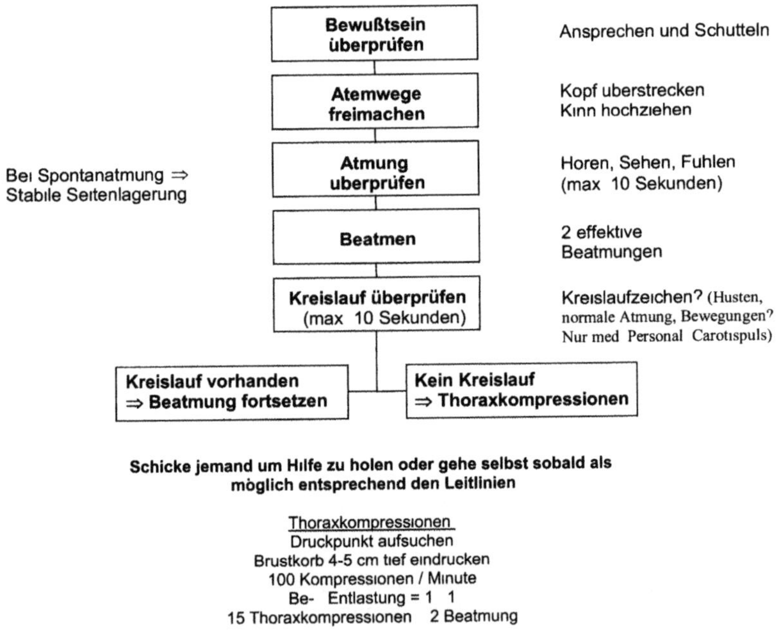

Therapieschema BLS nach ERC

Hinweise:

Bei Durchführung einer Zweihelfermethode ändert sich das Verhältnis Beatmung: Thoraxkompressionen auf 2:15.

Als Kreislaufzeichen gelten neben dem Karotispuls auch Bewegungen des Patienten sowie Husten.

Zeitpunkt des Notrufs, wenn der Helfer alleine ist: Außer bei Trauma, Ertrinkungsunfällen und bei pädiatrischen Patienten, sollen Laien weitere Hilfe vor Durchführung von Reanimationsmaßnahmen herbeiholen. Bei den genannten Ausnahmen werden zuerst 1 min Maßnahmen durchgeführt.

Beatmung:

Als Beatmungsvolumen bei ungesicherten Atemwegen (keine Intubation) wird mittlerweile nur noch ein Atemhubvolumen von 400–500 ml (Beutel-Masken-Beatmung) empfohlen.

Thoraxkompressionen:

Früher ging man von der falschen Vorstellung eines Auspressens des Herzens zwischen Brustbein und Wirbelsäule aus (Herzmassage). Der Hauptmechanismus der Thoraxkompressionen ist die allgemeine Druckerhöhung im Brustkorb mit Übertragung des Drucks auf das Herz und die intrathorakalen Blutgefäße.

Reanimation, Beatmung bei

Definition

Für das Beatmungsvolumen unter Reanimation bei ungesicherten Atemwegen (keine Intubation) wird ein Atemhubvolumen von 400–600 ml empfohlen, sofern Sauerstoff appliziert werden kann. Wird die Beatmung jedoch nur mit Raumluft vorgenommen, erhöht sich das AHV auf 10 ml/kg Normalgewicht.

Reanimation, bei Kindern

Verwandte Begriffe

Kinderreanimation; Säuglingsreanimation; PALS; Padiatric Advanced Life Support.

Definition

Einfache (BLS) und erweiterte (PALS – Paediatric Advanced Life Support) Maßnahmen zur Wiederbelebung eines Säuglings/Kindes mit Herz-Kreislaufstillstand. Dabei werden nach aktuellen ILCOR- und ERC-Richtlinien der Säugling (28. Lebenstag bis vollendetes 1. Lebensjahr), das junge Kind (1.Lebensjahr bis 8. Lebensjahr) und das ältere Kind (>8 Jahre) unterschieden.

i

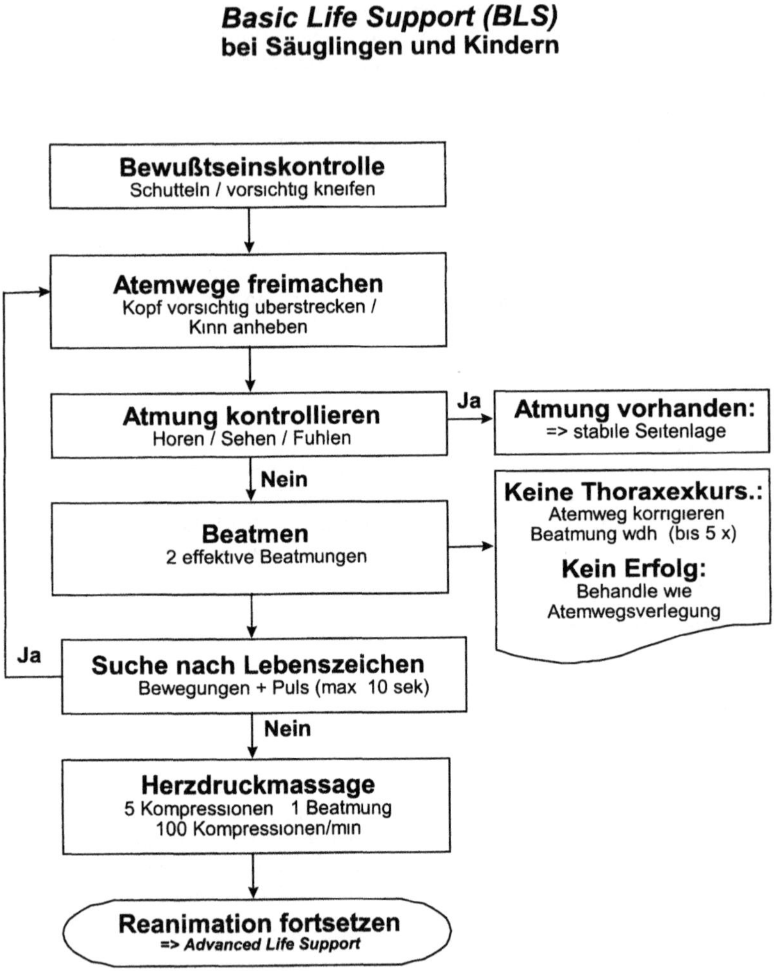

Therapieschema nach ERC zur Basisreanimation von Säuglingen und Kindern bis zum 8. Lebensjahr

Alter:	>8 Jahre (wie Erwachsene)	1–8 Jahre	< 1 Jahr
Beatmungsfrequenz:	12/min	20/min	20/min
Ort Pulskontrolle:	A. carotis	A. carotis	A. brachialis
Druckpunkt:	untere Sternumhälfte	untere Sternumhälfte	eine Fingerbreite unter der Intermamillarlinie
Thoraxkompressionen	Handballen einer Hand + zweiter Hand Aufgesetzt	Handballen einer Hand alleine	2 Finger oder umschließende Daumen
Kompressionsrate:	100/min	100/min	100/min
Kompressionstiefe:	1/3 der Tiefe des Brustkorbs unabhängig der Altersgruppe		
Verhältnis Beatmung/ Kompression	2:15 Zweihelfer 2:15 Einhelfer	1:5	1:5

R

Pediatric Advanced Life Support:

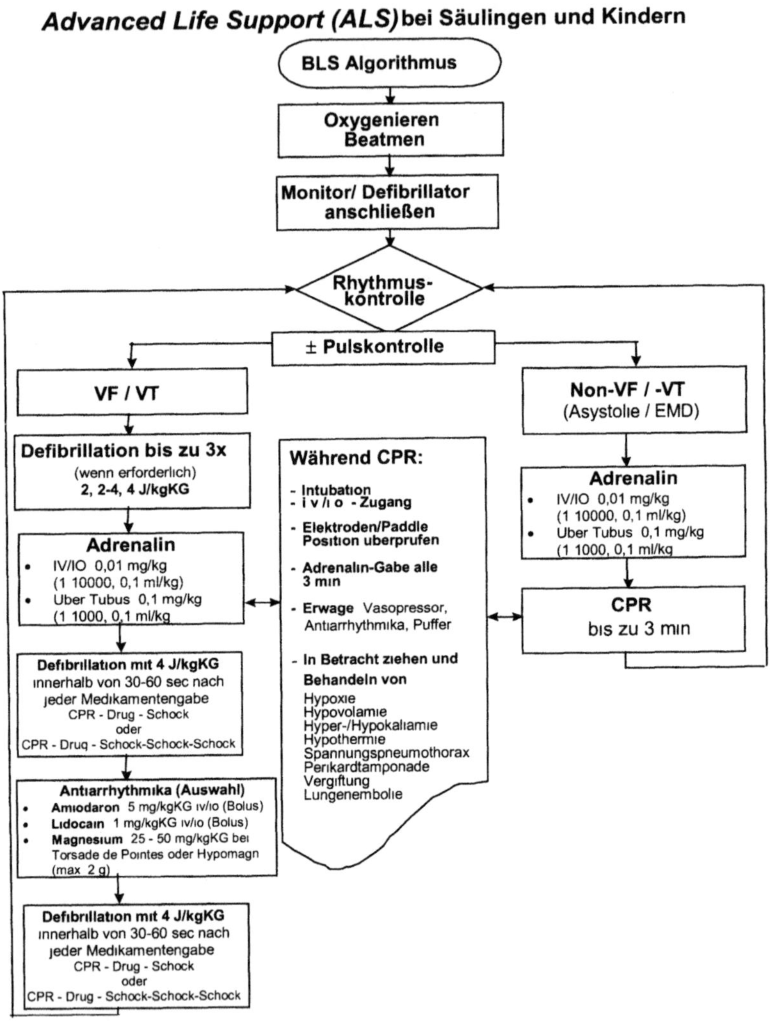

Therapieschema PALS nach ERC

Adrenalindosierung:	1. Gabe	weitere Gaben
intravenös / intraossär	0,01 mg/kg KG	0,01 mg/kg KG
endotracheal	0,1 mg/kg KG	0,1 mg/kg KG

Defibrillationsenergie:	1. Defibrillation 2 Joule/kg KG
	2. Defibrillation 2–4 Joule/kg KG
	3. Defibrillation 4 Joule/kg KG
	alle weiteren Defibrillationen 4 Joule/kg KG

Eine Alternative zum intravenösen Zugang stellt bis zum 10. Lebensjahr der → intraossare Zugang dar.

Reanimation, bei Schwangeren

Definition
Wiederbelebungsmaßnahmen bei einer schwangeren Patientin mit Herz-Kreislaufstillstand.

i Eine möglich Ursache für einen Herz-Kreislaufstillstand in der Schwangerschaft sind Lungenembolien. Die Reanimationsmaßnahmen werden nach den üblichen Richtlinien des ERC durchgeführt (Reanimation, Basismaßnahmen; Reanimation, erweiterte Maßnahmen).
Darüber hinaus ist bei Schwangeren jenseits der 24. bis 26. Schwangerschaftswoche ein Transport unter Reanimationsbedingungen in ein Krankenhaus mit der Möglichkeit der Notfallsectio (Notfallkaiserschnitt) zu erwägen. Dies gilt, wenn man (z.B. aufgrund kindlicher Lebenszeichen) ein Überleben des ungeborenen Kindes als wahrscheinlich annimmt. Desweiteren spricht dafür, daß sich die Chance für eine erfolgreiche Reanimation der Mutter durch die Notfallsectio verbessern kann.

Reanimation, des Neugeborenen

Verwandte Begriffe
Neugeborenenreanimation.

Definition
Wiederbelebungsmaßnahmen bei Kindern bis zum 28. Lebenstag.

i *Indikation:*
Fehlende oder unzureichende Atmung
- Herzfrequenz < 60/min
- Herzfrequenz < 100/min und fehlende Steigerung bei adäquater Beatmung
- Mekoniumaspiration mit Bewußtlosigkeit

Maßnahmen:
Allgemein: Die Pulskontrolle erfolgt bei Neugeborenen umbilikal (Nabelschnur). Im Fall einer Mekoniumaspiration soll endotracheal abgesaugt werden (evtl. direkt über den Tubus mit Extubation und Reintubation).

1. Weitere Hilfe alarmieren, falls erforderlich. Atemwege freihalten. Intubation und Beatmung (Beatmungsfrequenz 30–60/min):

Tubusgröße Innendurchmesser [mm]	Gewicht [g]	Schwangerschaftswoche
2,5	< 1000	< 28
3,0	1000–2500	28–36
3,5	>2500	> 36

2a. Bei einer Herzfrequenz >60/min, bzw. bei steigender Herzfrequenz, wird die Beatmung fortgesetzt, bis die Herzfrequenz > 100/min ist. Bei einer Stabilisierung mit einer Herzfrequenz > 100/min und suffizienter Spontanatmung kann die Extubation erwogen werden.

2b. Ist die Herzfrequenz < 60/min oder fallend, dann müssen Reanimationsmaßnahmen mit Beatmung und Thoraxkompressionen begonnen werden. Das Verhältnis zwischen Beatmungen und Thoraxkompressionen beträgt beim Neugeborenen 1:3. Die Thoraxkompressionen werden mit einer Frequenz von 120/min ausgeführt. Der Druckpunkt liegt auf dem Sternum eine Fingerbreite unterhalb der Intermamillarlinie. Die Drucktiefe soll ein Drittel der Thoraxtiefe betragen.

Tritt eine Besserung gemäß den unter 2a aufgeführten Kriterien ein, dann ist nach den dortigen Empfehlungen weiter zu behandeln. Ansonsten 3.

3. Umbilikalvene kanülieren (Alternativ bei Schwierigkeiten: intraossärer Zugang). Ggf. Adrenalingabe über den Endotrachealtubus erwägen (10–30 µg/kgKG). Generell sollen die CPR möglichst nicht unterbrochen werden.
4. I.v.-Adrenalingabe (10–30 µg/kgKG). Ggf. Wiederholung bei fehlender Besserung. CPR nicht unterbrechen. Bei ausbleibendem Erfolg sollen 1–2 mmol Natriumbikarbonat / kgKG verabreicht werden. Die maximale Konzentration der Lösung sollte 4,2% sein (nicht 8,4%) und sie soll über mehrere Minuten verabreicht werden (Gefahr intracerebraler Blutungen bei zu schneller Gabe). Tritt weiterhin keine Besserung ein, dann müssen andere Ursachen /Diagnosen erwogen werden, z.B. Volu-

menmangel (10–20 ml / kgKG eines Volumenexpanders i.v. verabreichen) oder Opiatüberhang (Naloxon).

Stabilisiert sich das Neugeborene, wird der Transport auf eine Neugeborenenintensivstation vorbereitet.

Reanimation, Dokumentation bei

Verwandte Begriffe

Utstein-Style; Utstein-Dokumentation.

Definition

In einem Konsensusprozeß von Vertretern von Reanimationsorganisationen aller Kontinente (z.B. ERC, AHA, South-African-Resuscitation-Council-Richtlinien u.a.) wurden gemeinsame Richtlinien zur Dokumentation bei Patienten mit prä- oder innerklinischem → Herz-Kreislaufstillstand, der Utstein-Style, aufgestellt.

[i] Ziele / Vorteile einer einheitlichen Dokumentation:

- Qualitätsmanagement
- Vergleiche zwischen Studien
- Erstellung von Datenbanken
- Evaluation von outcomebeeinflussenden Faktoren
- Evaluation neuer Behandlungsmethoden

Desweiteren werden ethische Aspekte besprochen.

Reanimation, EKG bei

→ PEA.

→ Pulslose elektrische Akivitat.

→ EMD.

→ Elektromechanische Dissoziation.

Verwandte Begriffe

Elektrokardiogramm bei Pulslosigkeit.

Definition

Anhand des EKG-Rhythmus werden verschiedene Formen des Herz-Kreislaufstillstands unterschieden: Kammerflimmern (Ventricular Fibrillation – VF, Herzkammerflimmern), pulslose ventrikuläre Tachykardie (pVT, pulslose Kammertachykardie), Asystolie (als Hyposystolie bezeichnet, wenn vereinzelte breite Kammerkomplexe auftreten) und elektromechanische Dissoziation (EMD) oder pulslose elektrische Aktivität – (PEA). Kammerflimmern wird in feines und grobes Flimmern unterteilt. Der Begriff Kammerflattern ist nicht mehr gebräuchlich.

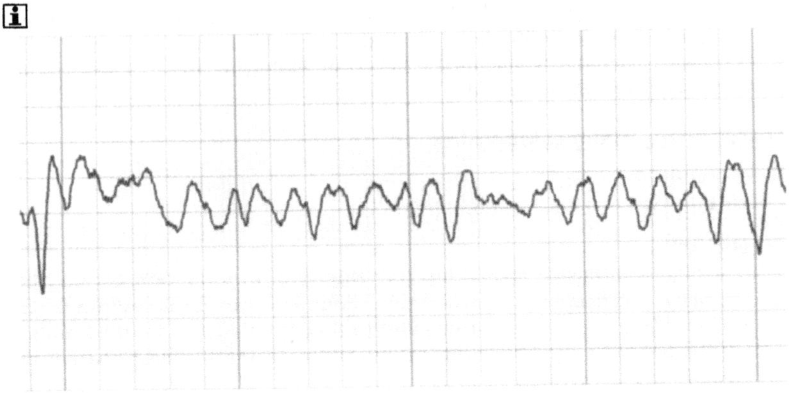

Kammerflimmern (unkoordiniertes Flimmern der einzelnen Herzmuskelfasern ohne Herzauswurfleistung)

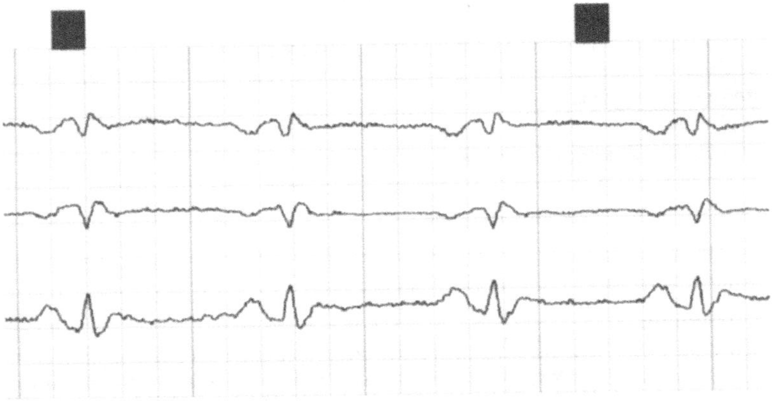

Elektromechanische Dissoziation (EKG-Rhythmus ohne mechanische Antwort des Herzmuskels – keine Herzauswurfleistung)

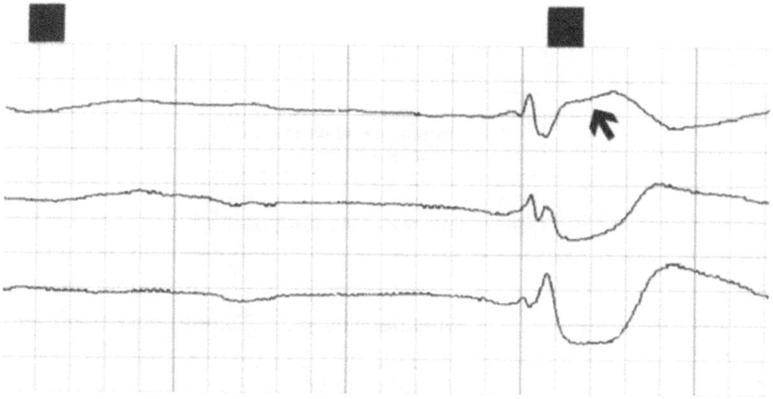

Hyposystolie

Für die Therapie werden Kammerflimmern und pulslose ventrikuläre Tachykardie (= defibrillationswürdige Rhythmen) von Asystolie und elektromechanischer Dissoziation (keine Defibrillation) unterschieden.
Um bei augenscheinlicher Asystolie ein feines Kammerflimmern nicht zu übersehen, sollte die Amplitude am EKG maximal eingestellt werden und eine zweite Ableitung betrachtet werden.

Reanimation, erweiterte Maßnahmen

Verwandte Begriffe
ACLS; ALS; Advanced Cardiac Life Support; Advanced Life Support.

Definition
Die erweiterten Reanimationsmaßnahmen erfassen außer der Fortführung der Basismaßnahmen der → Reanimation die elektrische Defibrillation, die → endotracheale Intubation, die Gabe von → Adrenalin, sowie das Erwägen möglicher Ursachen, die einer spezifischen Behandlung bedürfen. Desweiteren können die Gabe von → Antiarrhythmika, die Verabreichung von → Pufferlösungen und der Einsatz eines Schrittmachers erwogen werden.

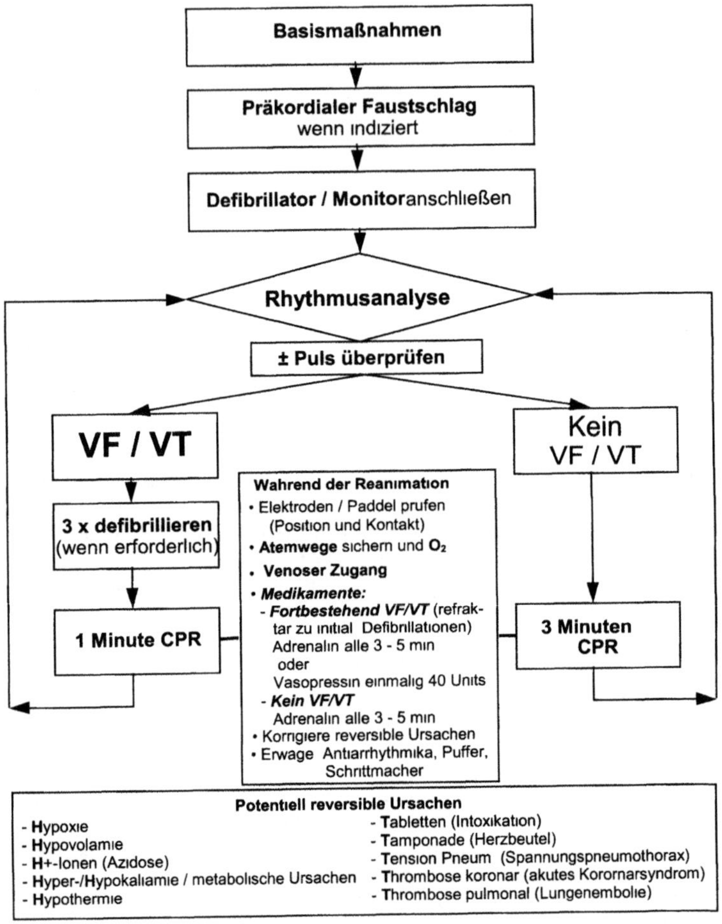

VF = Kammerflimmern (Ventricular Fibrillation) / VT = pulslose ventrikulare Tachykardie

Adrenalin 1 mg intravenos (unverdunnt, mit 20 ml Infusion nachspulen)
alternativ 3 mg tief endobronchial (3 mg + 7 ml NaCl 0,9%)

Therapieschema ALS (Erwachsene und Kinder ab 8. Lebensjahr) nach ERC.

Adrenalin soll alle 3 min verabreicht werden. Die Dosis beträgt 1 mg i.v. unverdünnt (mit 20 ml Infusionslösung nachspülen). Alternativ 3 mg Adrenalin ad 10 ml NaCl 0,9% endobronchial. Die Defibrillation erfolgt mit einer Energie von 200-200-360 Joule (monophasische Kurven). Bei Verwendung biphasischer Stromkurven (biphasische Defibrillation) können geringere Energien indiziert sein.
Neben den Standardverfahren zur CPR sind auch alternative Methoden entwickelt worden, z.B. ACD-CPR (Active Compression Decompression), Westenreanimation. Dabei ist die ACD-CPR bisher am intensivsten evaluiert worden. In Paris war die Langzeitüberlebensrate für die Gruppe der mit ACD-CPR behandelten Patienten doppelt so groß im Vergleich zur Standardreanimation.

Reanimation, kardiopulmonale

Verwandte Begriffe
Cardiopulmonale Reanimation; CPR; Herz-Lungen-Wiederbelebung; HLW; kardiopulmonale Reanimation; Wiederbelebung, ACLS.

Definition
Unter dem Begriff kardiopulmonale Reanimation werden die Maßnahmen zur Wiederbelebung eines Patienten mit → Herz-Kreislaufstillstand zusammengefaßt. Diese Maßnahmen werden in einfache Maßnahmen [→ Reanimation, Basismaßnahmen] (können durch Laienhelfer durchgeführt werden) und erweiterte Maßnahmen [→ Reanimation, erweiterte Maßnahmen] (professionelle Helfer) unterteilt.

Reanimation, Prognose

Definition
Die Prognose der Reanimation bezieht sich nicht nur auf ein Überleben, sondern auch auf die zu erwartende Lebensqualität des Patienten. Die Prognose der Reanimation wird durch verschiedene Faktoren beeinflußt.

i Nach internationaler Übereinkunft hat das reine Alter des Patienten keinen Einfluß auf die mögliche Prognose. Vielmehr werden die folgenden Faktoren (die teilweise mit einem erhöhtem Alter assoziiert sein können) mit einer Beeinflussung in Zusammenhang gebracht:
- Vorerkrankungen (speziell chronische Lungenerkrankungen)
- Initialer Herzrhythmus bei Herz-Kreislaufstillstand (bessere Prognose bei Kammerflimmern)
- Zeit vom Einsetzen des Herz-Kreislaufstillstands bis zum Beginn der Basismaßnahmen (= Hypoxiezeit)
- Zeit bis zur ersten Defibrillation bei initialem Kammerflimmern
- Traumatischer Herz-Kreislaufstillstand (schlechte Prognose)

Rechtsherzinsuffizienz

→ Herzinsuffizienz.

Recombinant tissue Plasminogen Activator = rt-PA

→ Alteplase.

Re-Entry-Mechanismen

Verwandte Begriffe
Kreisende Erregung.

Definition
Auslösung lebensbedrohlicher → tachykarder Herzrhythmusstörungen durch Wiedereintritt von Impulsen in bereits erregte, aufgrund verkürzter Refraktärzeit jedoch wieder erregbare, Herzmuskelzellen.

i Infolge chronischer oder akuter Schädigungen des Herzmuskelgewebes kann es im betroffenen Areal zu verkürzten Refraktärzeiten mit der Gefahr des Wiedereintritts von Erregungen kommen. Dieser Mechanismus wird als kreisende Erregung bzw. Re-entry-Mechanismus bezeichnet. Er gilt als Auslöser für lebensbedrohliche Tachykardien, z.B. Kammerflimmern [→ Reanimation, EKG bei] und ventrikuläre Tachykardien → Rhythmusstorungen, ventrikulare.

Re-entry-Mechanismus

→ Erregung, kreisende.

Reflextod

→ Tauchreflex.

Reizgas, Vergiftung mit

Verwandte Begriffe
Reizgasvergiftung; Reizgasintoxikation; toxisches Lungenödem; Lungenödem, toxisches.

Definition
Einatmen von Reizgasen, wie CN- oder CS-Gas, welche zur Selbstverteidigung eingesetzt werden. Neben diesen Substanzen und chemischen Kampfstoffen können eine Vielzahl von Reizgasen unterschieden werden: → Rauchgase bei Bränden, Ammoniak, Nitrosegase, Phosgene, → Zyanidgase, Halogene, Schwefelwasserstoffe, u.a.. Auch Kombinationen sind möglich. Im allgemeinen führen Reizgase zu Reizungen von Augen, Schleimhäuten und Atemwegen bis zum toxischen Lungenödem. Weitere Spezifika der einzelnen Gruppen müssen über die → Giftinformationszentrale eruiert werden.

Klinisches Bild
- Husten- und Würgereiz
- Dyspnoe, Schmerzen beim Atmen
- Auskultatorisch Rasselgeräusche (beginnendes → Lungenodem)
- Augenrötung, Brennen der Augen, Tränenfluß
- Brennen der Schleimhäute
- Kreislaufsymptome
- Spezifische Symptome gemäß Auskunft → Giftinformationszentrale (z.B. Met-Hb-Bildung)

Diagnose/Befund
Je nach Substanz.

Differentialdiagnose
Vergiftung anderer Genese.

[!] **Therapie**
→ Vergiftung, allgemeines Vorgehen bei
Verschiedene Gaskomponenten beachten, ggf. Rücksprache mit → Giftinformationszentrale
Symptomatische Therapie
Inhalative Therapie mit Dexamethason (Auxilloson®), *cave:* nicht bei Inhalationstrauma [→ Verbrennung].
(Der Wert der Prophylaxe des → toxischen Lungenödems mit Dexamethason-DA ist umstritten. Alternativpräparate (z.B. Pulmicort®) werden diskutiert.)

Hinweis(e)
Prinzipiell besteht die Gefahr der Alveolarschädigung mit Entwicklung eines toxischen Lungenödems. Das toxische Lungeödem entwickelt sich allerdings erst mit einer Latenzzeit. Frühzeichen sind nur dem Röntgenbild des Thorax zu entnehmen. Jeder Patient mit V.a. Reizgasintoxikation sollte daher entsprechender Überwachung, bzw. Diagnostik zugeführt werden.
Manche Gase entfalten ihre schädigende Wirkung erst mit Verzögerung (Überwachung für 2–3 Tage): z.B. Schwefeldioxid, Chlor, Nitrosegas, Phosgen und Ozon.

Reizgasintoxikation

→ Lungenödem, toxisches; → Reizgas, Vergiftung mit.

Reizgasvergiftung

→ Reizgas, Vergiftung mit.

Reizleitungssystem des Herzens

Verwandte Begriffe
Erregungsleitungssystem des Herzens.

Definition
Spezifisches Herzmuskelgewebe, das in der Lage ist, elektrische Erregungen zu bilden bzw. weiterzuleiten.

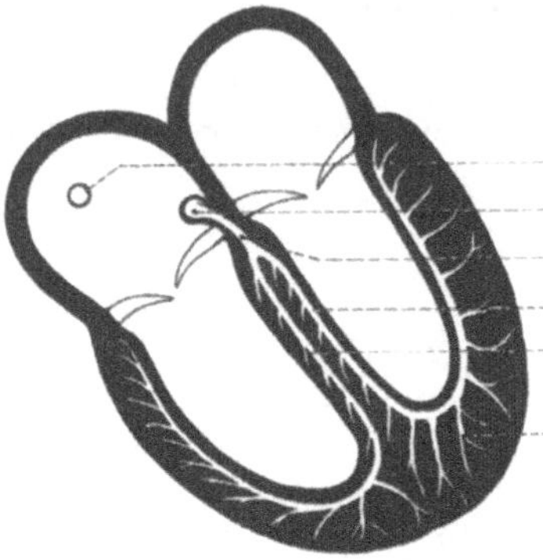

Reizleitungssystem des Herzens

Rendezvoussystem

Definition
System des bodengebundenen Notarzteinsatzes, bei dem der Notarzt mit dem → Notarzteinsatzfahrzeug (=NEF) zum Notfallort gefahren wird und sich dort mit einem → Rettungswagen trifft.

Repatriierung

Definition
Rückholung verletzter und erkrankter Patienten aus dem Ausland in der Regel durch Flächenflugzeuge.

Reperfusionssyndrom

→ Tourniquet-Syndrom.

Reposition einer Fraktur

Definition
Achsengerechter Zug auf das distale Frakturende mit dem Ziel der (in der Notfallmedizin vorläufigen) Wiederherstellung der Kontinuität des Knochens.

[i] Eine Reposition sollte unter suffizienter Analgesie erfolgen. Indikationen für eine präklinische Reposition distal der Fraktur sind:
1. Störungen der Durchblutung (fehlender Puls)
2. Nervenschädigungen (motorische oder sensible Störungen wie Parästhesien)
3. ggf. extreme Fehlstellung von Extremitäten

Reponierte Frakturen sollten manuell oder mittels Schienung unter leichtem Zug gehalten werden, um ein erneutes Abrutschen der Fraktur sowie Bewegungen der frakturierten Knochenenden (Schmerzen) zu verhindern.

Reposition einer Luxation

Definition
Wiedereinrenkung oder Zurücksetzen eines Gelenkes durch Zug auf das distale Ende der Extremität.

[i] Eine Reposition sollte erst nach radiologischer Kontrolle des luxierten Gelenks erfolgen, um eine eventuell bestehende Luxationsfraktur erkennen zu können.

Reproterol

Zubereitungen
Z.B. Bronchospasmin®. 1 Amp. à 1 ml enth. 0,09 mg.

Wirkungen
β2-Sympathomimetikum. Relaxierende Wirkung auf die glatte Muskulatur der Bronchien.

Pharmakologische Daten
Wirkungseintritt 5 min. Wirkdauer 3–4 h. E-HWZ 3,5 h.

Anwendungsgebiete
→ Asthma bronchiale und obstruktive Atemwegserkrankungen anderer Genese.

Dosierung & Art der Anwendung
0,045–0,09 mg langsam i.v., Repetition nach 10 min. möglich.

Unerwünschte Wirkungen
Tachykardie, Angina pectoris, Blutdruckschwankungen, allergische Reaktionen, Zittern, Unruhe.

Gegenanzeigen/Anwendungsbeschränkungen
Strenge Indikationsstellung bei kardialen Vorerkrankungen und in Schwangerschaft und Stillzeit, Phäochromozytom.

Wechselwirkungen
Anticholinergika, β-Sympathomimetika, Theophyllin: Wirkungs- und Nebenwirkungsverstärkung;
β-Rezeptorenblocker: Wirkungsabschwächung dieses Medikaments;
MAO-Hemmer, trizyklische Antidepressiva: Verstärkung der kardialen Wirkung von Reproterol.

Respirator

→ Beatmungsgerat, automatisches.

Respiratoreinstellung bei Erwachsenen

ℹ Die genannten Parameter stellen lediglich Anhaltspunkte zur individuellen Adaptation der Ventilation an den Patienten in der Notfallmedizin dar.

Atemfrequenz	10–12/min
Atemzugvolumen	10 ml/kgKG
I:E Verhältnis	1:1,5–1:2
Druckbegrenzung	30–35 mbar
FiO_2	1,0
PEEP	3–5 mbar

Respiratoreinstellung bei Kindern

ℹ Die genannten Parameter stellen lediglich Anhaltspunkte zur individuellen Adaptation der Ventilation an den Patienten in der Notfallmedizin dar.

Atemfrequenz:	40/min bei Neugeborenen 30–35/min bei Säuglingen 20–25/min bei Kleinkindern 15–20/min bei Schulkindern
Atemzugvolumen	10–15 ml/kgKG
I:E Verhältnis	1:1–1:1,5
Druckbegrenzung	20–30 mbar
FiO_2	0,5–1,0
PEEP	3–5 mbar

respiratorische Globalinsuffizienz

→ Globalinsuffizienz.

respiratorische Insuffizienz

Definition
Multifaktoriell bedingte Störung des pulmonalen Gasaustausches.

[i] Eine respiratorische Insuffizienz wird in respiratorische → Global- und → Partialinsuffizienz unterteilt.

retrosternaler Schmerz

Verwandte Begriffe
Schmerz, retrosternaler.

Definition
Schmerz hinter dem Brustbein, häufig als Ausdruck einer Myokardischämie [→ Angina pectoris].

[i] Der retrosternale Schmerz gehört zu den häufigsten Alarmierungsstichworten des Notarztes. Aufgrund der vielen, meist gravierenden Diagnosen, die nicht immer am Notfallort zu differenzieren sind, ist eine Klinikeinweisung in der Regel indiziert.

RettAss

→ Rettungsassistent.

RettAssG

→ Rettungsassistentengesetz.

RettSan

→ Rettungssanitater.

Rettung

Definition
Das Retten von verletzten Personen aus speziellen Gefahrensituationen mit Hilfe einfacher Rettungsgriffe und/oder leichten bzw. schweren Rettungsgeräten unter Beachtung des Eigenschutzes.

[i]
1. Rettungsgriffe: → Rautek-Griff, Schultertragegriff oder Gemsenträger-Griff, Rückenschleiftechnik.
2. Leichte Rettungsgeräte: Brecheisen, Klappspaten, Schaufeltrage, Bergetuch.
3. Schwere Rettungsgeräte: Hydraulische Rettungsschere/Spreizer, Bolzenschneider, Trennschleifer (Anwendung durch die Feuerwehr oder Technisches Hilfswerk).

Cave: Vor allen Rettungsversuchen verletzter Personen sollte immer die Selbstgefährdung des Retters abgeschätzt und Gefahren vermieden werden.

Rettungsassistent

Verwandte Begriffe
RA; RettAss.

Definition
Assistent des Notarztes, der am Notfallort bis zur Übernahme der Behandlung durch den Arzt lebensrettende Maßnahmen bei Notfallpatienten durchführt (§ 3 RettAssG). Darüber hinaus unterstützt der Rettungsassistent den Notarzt beim gemeinsamen Einsatz.

Rettungsassistentengesetz

Verwandte Begriffe
RettAssG.

Definition
Bundesgesetz, das u.a. die Berufsausbildung zum Rettungsassistenten regelt.

[i] Das Gesetz trat am 1. September 1989 in Kraft und beinhaltet u.a. die Ausbildungs- und Prüfungsverordnung.
Es sieht eine zweijährige Berufsausbildung vor. Im ersten Jahr findet eine 1200 Stunden betragende Ausbildung in Theorie und Praxis an einer staatlich anerkannten Schule mit abschließender staatlicher Prüfung statt. Im zweiten Jahr folgt das Praktikum an einer Lehrrettungswache mit abschließender mündlicher Prüfung.

Rettungshelfer

Verwandte Begriffe
RH.

Definition
Helfer des Rettungssanitäters/Rettungsassistenten, der das Rettungsdienstpersonal bei der Erstversorgung und dem Transport von Notfallpatienten unterstützt oder im Krankentransport eingesetzt wird.

Rettungshubschrauber

Verwandte Begriffe
RTH.

Definition
Luftgebundenes → Rettungsmittel zum schnellen Transport von → Notarzt, → Rettungsassistent und medizinisch-technischer Ausrüstung an den Notfallort zur präklinischen Therapie (DIN 13230).

Rettungskette

Definition
Definiertes Ablaufschema (nach Ahnefeld) von Notfallmaßnahmen mit dem Ziel, die schnellstmögliche und notwendige Hilfe zu leisten.

[i] Die Rettungskette besteht aus fünf Gliedern:

1. Einleiten von Sofortmaßnahmen durch den Laien oder Ersthelfer
2. Frühestmögliche Alarmierung des Rettungsdienstes (Notruf)
3. → Erste Hilfe Maßnahmen durch den Laien oder Ersthelfer
4. Medizinische Versorgung durch den Rettungsdienst
5. Weiterbehandlung in einer geeigneten Klinik

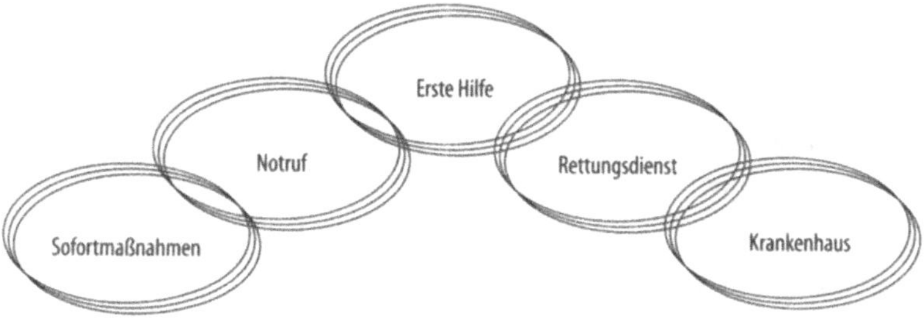

Rettungskette

R

Rettungsleitstelle

→ Leitstelle.

Rettungsmedizin

→ Notfallmedizin.

Rettungsmittel

Definition
Boden-, luft- und wassergebundene Fahrzeuge im Rettungsdienst, die der Notfallversorgung und dem Transport von Notfallpatienten dienen.

Rettungssanitäter

Verwandte Begriffe
RettSan; RS.

Definition
Helfer des → Rettungsassistenten bei der Notfallversorgung und dem Transport von Notfallpatienten auf der Basis einer 520stündigen Ausbildung mit abschließender staatlicher Prüfung.

Rettungswagen

Verwandte Begriffe
RTW.

Definition
Spezialfahrzeuge (nach DIN 75080), die für den Rettungsdienst und Krankentransport geeignet sind und zum Herstellen und Aufrechterhalten der Transportfähigkeit/→ Vitalfunktionen von Notfallpatienten vor und während des Transportes eingesetzt werden.

α-Rezeptoren

→ alpha-Rezeptoren.

β-Rezeptoren

→ beta-Rezeptoren.

RH

→ Rettungshelfer.

Rhythmusstörungen, kardiale

Verwandte Begriffe
Herzrhythmusstörungen; Herz-Rhythmusstörungen.

Definition
Veränderungen des Herzrhythmus mit unregelmäßigem (z.B. Extrasystolen oder absolute Arrhythmie), zu schnellem (> 100/min; [→ Rhythmusstorungen, tachykarde], z.B. ventrikuläre Tachykardie) oder zu langsamem Rhythmus (< 60/min; → Rhythmusstorungen, bradykarde, z.B. AV-Block).

Rhythmusstörungen, bradykarde

Verwandte Begriffe
Bradykardie.

Definition
Herzrhythmusstörungen mit einer Herzfrequenz < 60/min.

Klinisches Bild
Langsamer Puls (< 60/min).
Abhängig von der Herzauswurfleistung:
Keine Symptome oder Zeichen der Instabilität, → Bewußtseinsstorungen, Zeichen der → Herzinsuffizienz, Blutdruckabfall, → Dyspnoe, Stenokardien [→ Angina pectoris].

Diagnose/Befund
EKG-Bild:
Sinusbradykardie:

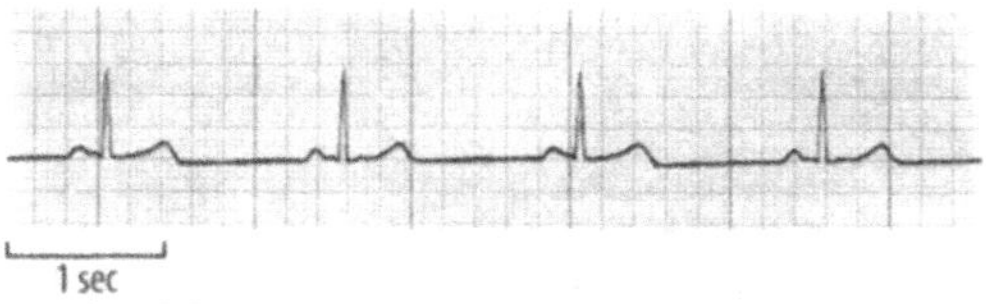

Sinusbradykardie

→ Knotenbradykardie; → AV-Block.

Differentialdiagnose
Sinusbradykardie kann bei Sportlern und Patienten mit erhöhtem Vagotonus physiologisch vorkommen. Ebenso eine Knotenbradykardie bei Jugendlichen.

R

[!] Therapie

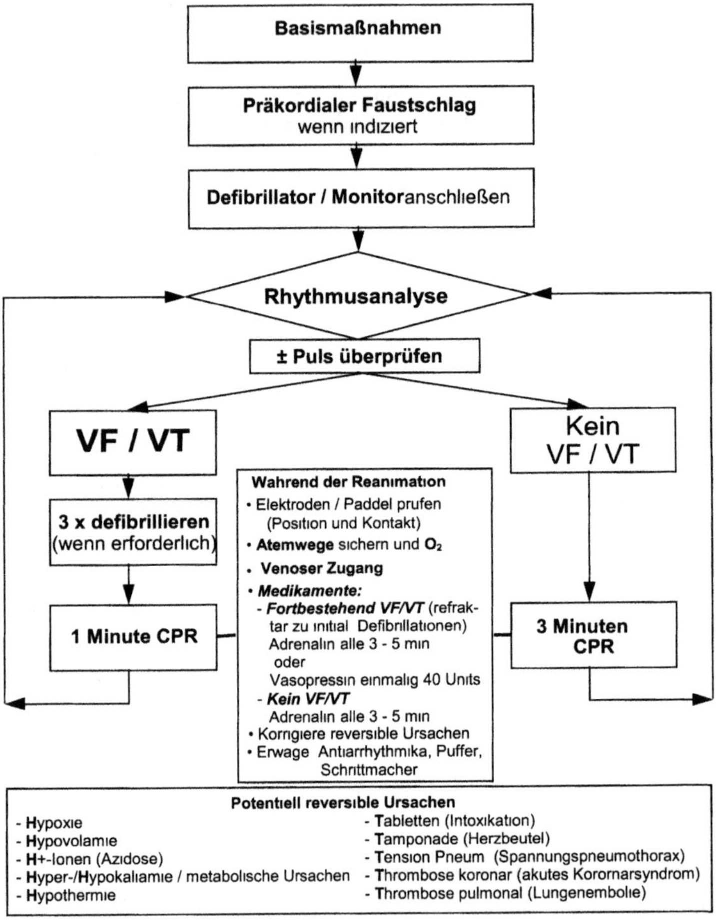

VF = Kammerflimmern (Ventricular Fibrillation) / VT = pulslose ventrikulare Tachykardie

Adrenalin	1 mg intravenos (unverdunnt, mit 20 ml Infusion nachspulen) alternativ 3 mg tief endobronchial (3 mg + 7 ml NaCl 0,9%)

Therapieschema nach ERC zur Behandlung bradykarder Rhythmusstörungen.

Hinweis(e)
Höhergradige AV-Blockierungen (II° Typ II und III°) gehen mit dem Risiko der Asystolie einher.

Rhythmusstörungen, supraventrikuläre

Verwandte Begriffe
Tachykardie, supraventrikuläre; SVT; supraventrikuläre Tachykardie.

Definition
Herzrhythmusstörung mit einer Herzfrequenz > 100/min und schmalen (< 0,1 s) QRS-Komplexen im EKG. Eine plötzlich - anfallsartig - auftretende supraventrikuläre Tachykardie wird als paroxysmale supraventrikuläre Tachykardie bezeichnet.

Klinisches Bild
Schneller Puls (> 100/min).
Abhängig von der Herzauswurfleistung:
Keine Symptome oder Zeichen der Instabilität, → Bewußtseinsstorungen, Zeichen der → Herzinsuffizienz, Blutdruckabfall, → Dyspnoe, Stenokardien [→ Angina pectoris].

Diagnose/Befund
Anhand des EKG-Bildes können verschiedene tachykarde, supraventrikuläre Herzrhythmusstörungen unterschieden werden:
Sinustachykardie:

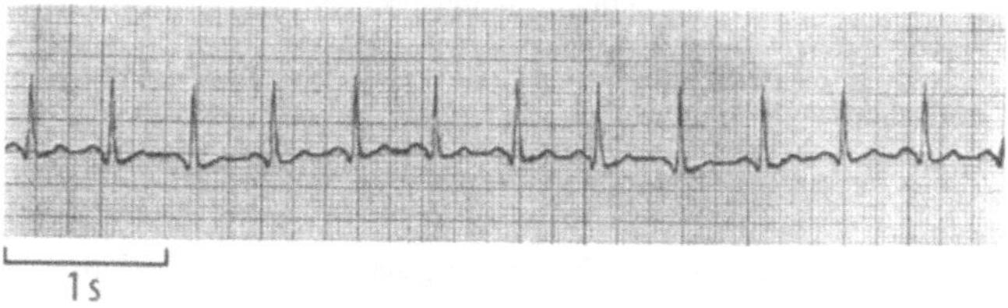

Sinustachykardie

Vorhoftachykardie:
Tachykardie mit Erregungsbildung im Vorhof - jedoch nicht im Sinusknoten

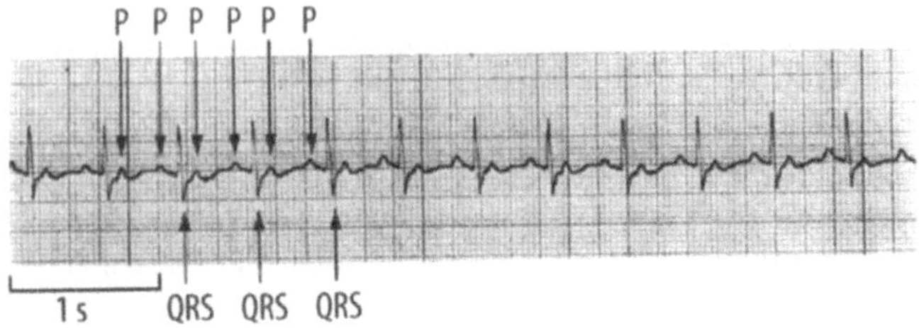

Vorhoftachykadie

Vorhofflattern mit schneller Überleitung:

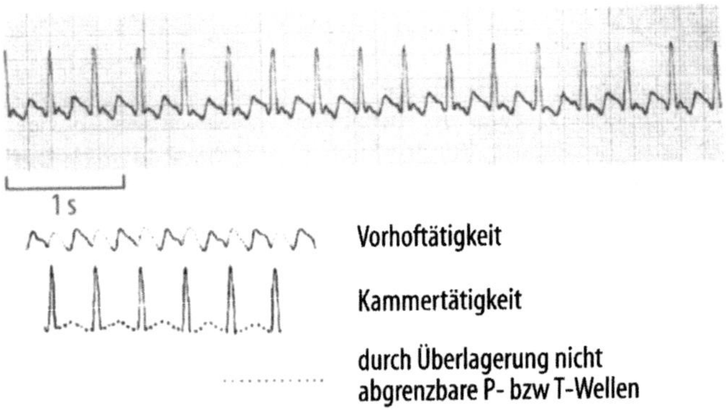

Vorhofflattern mit schneller Überleitung

Vorhofflimmern (VHF) mit absoluter Arrhythmie:
Vorhofflimmern (allein durch die fehlende Hämodynamik des Vorhofes sinkt das Herzzeitvolumen um 15–20%) mit unregelmäßigen QRS-Komplexen (Arrhythmia absoluta = AA).

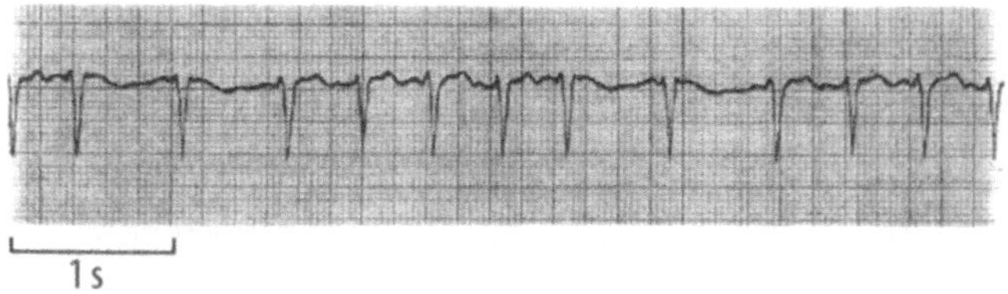

Vorhofflimmern mit absoluter Arrhythmie

Paroxysmale supraventrikuläre Tachykardie:
Plötzlich, anfallsartig auftretende supraventrikuläre Tachykardie

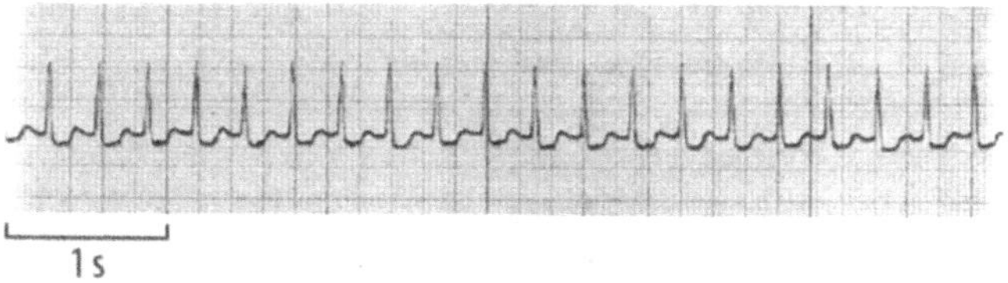

Paroxysmale supraventrikuläre Tachykardie

- **Differentialdiagnose**
  Abgrenzung zur ventrikulären Tachykardie [→ Rhythmusstorungen, ventrikulare] (breite QRS-Komplexe > 0,1 s).

R

Therapie

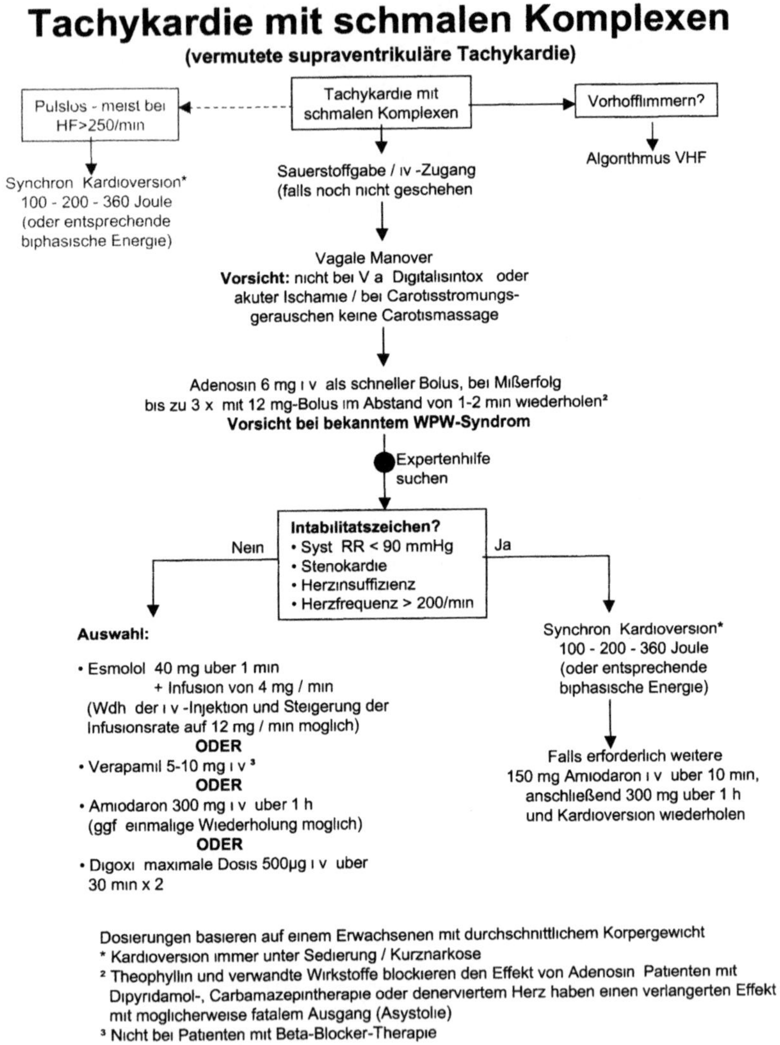

Therapieschema nach ERC zur Behandlung tachykarder Rhythmusstörungen mit schmalen QRS-Komplexen.

Vorhofflimmern

Sauerstoffgabe / iv.-Zugang wenn erforderlich

Hohes Risiko?
- Herzfrequenz > 150/min
- Fortbestehender Brustschmerz
- Kritische Durchblutungssituation

↓ Ja

● Expertenhilfe suchen

↓

Sofortige Heparingabe und
Synchron. Kardioversion[3]
100 - 200 - 360 Joule
(oder entsprechende
biphasische Energie)

↓

Amiodaron 300 mg i.v. uber 1 h
(ggf. einmalige Wiederholung moglich)

Dosierungen basieren auf einem Erwachsenen mit durchschnittlichem Korpergewicht
[3] Kardioversion immer unter Sedierung / Kurznarkose

Therapieschema nach ERC zur Behandlung tachykarder Rhythmusstörungen mit schmalen QRS-Komplexen und Vorhofflimmern.

Hinweis(e)

Auch im Rahmen eines → Praexzitationssyndroms kann es zu paroxysmalen supraventrikulären Tachykardien kommen. Im Falle eines Präexzitationssyndroms ist die Gabe von → Verapamil kontraindiziert (Risiko des Kammerflimmerns).

R

Rhythmusstörungen, tachykarde

Verwandte Begriffe
Tachykardie.

Definition
Herzrhythmusstörung mit einer Herzfrequenz > 100/min. Abhängig von dem Ursprungsort (Erregungsbildungszentrum) unterscheidet man supraventrikuläre Rhythmusstörungen (schmale QRS-Komplexe im EKG) und ventrikuläre Rhythmusstörungen (breite QRS-Komplexe im EKG).

Rhythmusstörungen, ventrikuläre

Verwandte Begriffe
Tachykardie, ventrikuläre; VT; ventrikuläre Tachykardie.

Definition
Herzrhythmusstörung mit einer Herzfrequenz > 100/min und breiten (> 0,1 s) QRS-Komplexen im EKG. Eine ventrikuläre Tachykardie kann mit oder ohne tastbaren Puls auftreten (→ Herz-Kreislaufstillstand). Die pulslose ventrikuläre Tachykardie [→ Reanimation, EKG bei] wird wie ein Kammerflimmern [→ Reanimation, EKG bei] behandelt.

Klinisches Bild
Schneller Puls (> 100/min).
Falls kein Puls tastbar, Therapie wie → Herz-Kreislaufstillstand.
Abhängig von der Herzauswurfleistung:
Keine Symptome oder Zeichen der Instabilität, → Bewußtseinsstorungen, Zeichen der → Herzinsuffizienz, Blutdruckabfall, → Dyspnoe, Stenokardien [→ Angina pectoris].

Diagnose/Befund
EKG-Bild:

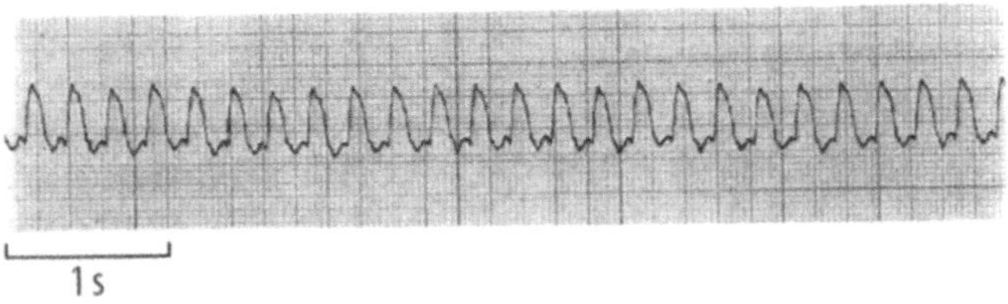

Ventrikuläre Tachykardie

Differentialdiagnose
Supraventrikuläre Tachykardie mit verbreiterten QRS-Komplexen bei Schenkelblockbild.

[!] Therapie

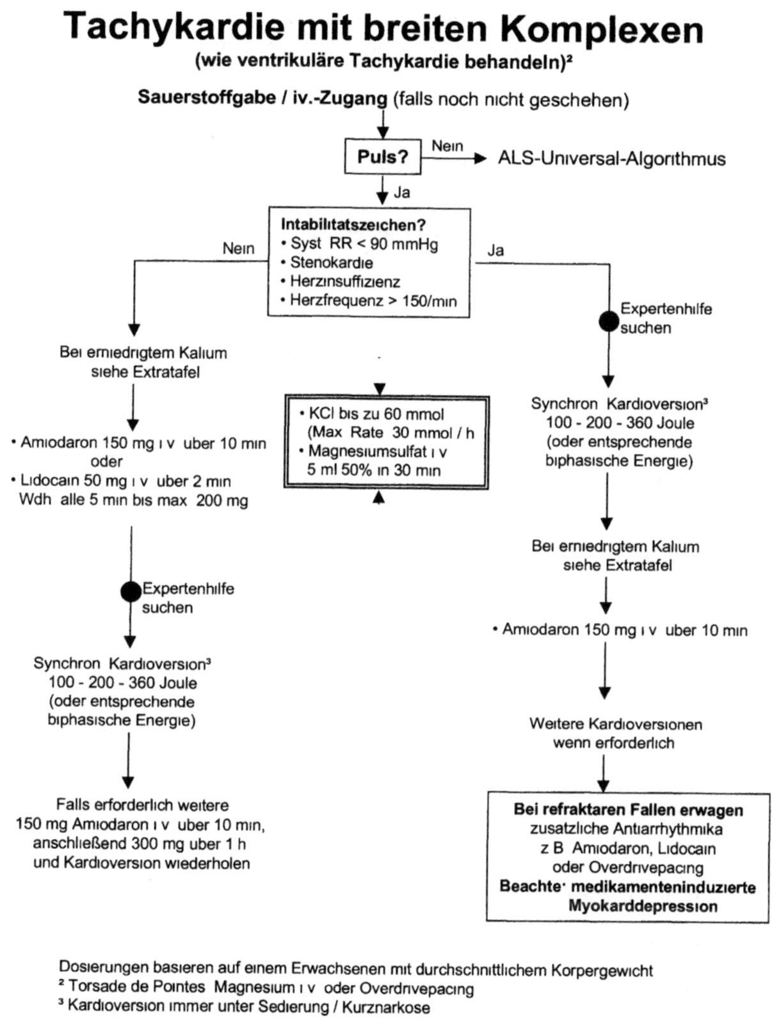

Therapieschema nach ERC zur Behandlung tachkarder Rhythmusstörungen mit breiten QRS-Komplexen.

R

Hinweis(e)
Die ventrikuläre Tachykardie geht mit einem erhöhtem Risiko des Kammerflimmerns (Herz-Kreislaufstillstand) einher. Sie muß daher auch bei fehlenden Instabilitätszeichen suffizient therapiert werden.

Rippenserienfraktur

Definition
Fraktur mehrerer aufeinanderfolgender Rippen mit der Gefahr einer Thoraxwandinstabilität (Flail chest).

[i] Rippenserienfrakturen treten bei Kindern und Jugendlichen wegen der großen Elastizität des knöchernen Thorax nur nach erheblicher Gewalteinwirkung auf. Rippenserienfrakturen bergen das Risiko einer → inversen Atmung.

Riva-Rocci

→ Blutdruck.

RLS

→ Leitstelle.

RLST

→ Leitstelle.

RR

→ Blutdruck; → Blutdruckmessung.

RS

→ Rettungssanitäter.

RTH

→ Rettungshubschrauber.

RTW

→ Rettungswagen.

Rückmeldung

Definition
Weiterleitung von Informationen an die Rettungsleitstelle [→ Leitstelle] über die Situation am Einsatzort.

[i] Eine Rückmeldung an die Leitstelle sollte so früh wie möglich erfolgen, um eine effektive Koordination der Rettungsmittel zu gewährleisten.
Sie sollte beinhalten:

1. Objektive Schilderung der Notfallsituation
2. Anzahl der Verletzten und Ausmaß der Verletzungen
3. Nachforderung weiterer Rettungsmittel oder technischer Hilfe
4. Hinweise auf Anfahrtswege oder Gefahren an der Einsatzstelle (s.a. MANV [→ Massenanfall von Verletzten])

Ruptur eines Aortenaneurysmas

→ Aortenaneurysmaruptur.

R

SAB

→ Subarachnoidalblutung.

Safar-Tubus

Definition
Oropharyngealtubus (→ Guedel-Tubus) mit zusätzlichem Ansatzstück, das eine Mund-zu-Tubus-Beatmung ermöglicht und die Atemwege freihält.

Salicylate, Vergiftung mit

Verwandte Begriffe
Salicylatvergiftung; Aspirinvergiftung; ASS-Vergiftung.

Definition
Akzidentelle oder suizidale Vergiftung mit Salicylaten (z.B. ASS oder Aspirin®).

Klinisches Bild
- Hyperventilation, Bronchospasmus („Analgetikaasthma"), evtl. Lungenödem, Ateminsuffizienz
- Übelkeit, Erbrechen, Magen-Darm-Blutung
- Ohrensausen, Schwindel, Kopfschmerz
- Bewußtseinsstörungen, Krämpfe, Hyperthermie
- Tachykardie, Blutdruckabfall
- Niereninsuffizienz

Diagnose/Befund
Plasmaspiegel im Labor.

Differentialdiagnose
Vergiftung anderer Genese.

[!] **Therapie**
→ Vergiftung, allgemeines Vorgehen bei
Symptomatische Therapie

Hinweis(e)
Gefährliche Dosis: 300 mg / kgKG.

Salicylatvergiftung

→ Salicylate, Vergiftung mit.

Saluretika

→ Diuretika.

Salzwasserertrinken

→ Ertrinken in Salzwasser.

SaO_2

→ Sauerstoffsattigung.

Sauerstoff

Zubereitungen
In Druckbehältern und -flaschen à 2–10 l.

Wirkungen
Verbesserung der Oxygenierung des Bluts durch Anreicherung der Atemluft mit Sauerstoff.

Anwendungsgebiete
Herz-Kreislaufstillstand, Hypoxämie, respiratorische Insuffizienz, Schock, schweres Trauma, Angina pectoris, Herzinfarkt, Schlaganfall, Intoxikationen.
Einsatz bei nahezu jedem Notfall als universelles Medikament.

Dosierung & Art der Anwendung
2–6 l Sauerstoff/min. bei erhaltener Spontanatmung. Bei Atem- und Kreislaufstillstand 10–15 l Sauerstoff/min. über Beatmungsbeutel mit Sauerstoffreservoir.

Unerwünschte Wirkungen
Bei Hypoxämie im Notfall keine.

Gegenanzeigen/Anwendungsbeschränkungen
Paraquatvergiftung: hier minimal mögliche Sauerstoffkonzentration zuführen.
Vorsicht bei Patienten mit → Asthma bronchiale und chronisch obstruktiven Lungenerkrankungen. Bei diesen kann eine Erhöhung des Sauerstoffgehaltes in der Atemluft zur Verringerung des Atemantriebs führen. Der akute Asthmaanfall geht in der Regel mit einer Hypoxie einher. Hier ist die Gabe von Sauerstoff indiziert. Bei Neu- und Frühgeborenen kann es bei längerer Beatmung mit 100% Sauerstoff zu Alveolarschäden kommen.

Sauerstoffflasche

→ Insufflationsgerat fur Sauerstoff.

S

Sauerstoffgerät

→ Insufflationsgerät fur Sauerstoff.

Sauerstoffpartialdruck

Verwandte Begriffe
pO_2; Partialdruck des Sauerstoffs.

Definition
Partialdruck des Sauerstoffs in einem Gasgemisch. In der Medizin in der Regel Synonym für den Anteil des Sauerstoffs im Blut.

[i] Der arterielle Sauerstoffpartialdruck ist abhängig vom Sauerstoffpartialdruck im Atemgasgemisch und von pulmonalen Einflüssen. Durch die Verabreichung von Sauerstoff wird eine schnelle Erhöhung des Sauerstoffpartialdrucks im Inspirationsgas erreicht; damit kann kurzfristig eine Erhöhung des arteriellen Sauerstoffpartialdrucks erzielt werden.
Die Normwerte für den Sauerstoffpartialdruck im arteriellen Blut betragen 70–100 mmHg, im venösen Blut: 36–44 mmHg.

Sauerstoffsättigung

Verwandte Begriffe
SpO_2; SaO_2.

Definition
Prozentualer Anteil an Hämoglobinmolekülen, die mit Sauerstoffmolekülen besetzt sind.

[i] Die Sauerstoffsättigung ist ein Maß für den Oxygenierungsgrad des Blutes. Pulsoxymetrisch kann sie durch Infrarotabsorption nicht-invasiv bestimmt werden. Sie stellt einen schnellen, unkomplizierten und nicht-invasiven Test zur groben Einschätzung der respiratorischen Funktion dar. Ihr Normwert beträgt 96–99%.

Sauerstoffüberdrucktherapie

→ Oxygenation, hyperbare.

Säuglingsreanimation

→ Reanimation, bei Kindern.

Säuglingstoxikose

Verwandte Begriffe
Enzephaloenteritis; Toxikose des Säuglings.

Definition
Schwerste Form einer Stoffwechselentgleisung als Folge des Verlustes von Wasser und Elektrolyten. Man unterscheidet die isotone Form (80%) mit normonatriämischer Dehydratation (Verlust von Wasser und Elektrolyten) von der hypertonen Form (15%) mit hypernatriämischer Dehydratation (Verlust von Wasser).

Klinisches Bild
Fieber, Erbrechen und Durchfälle, Hautturgor herabgesetzt mit tiefliegenden, halonierten Augen, eingesunkener Fontanelle, Bewußtseinsstörungen bis Bewußtlosigkeit, Verlangsamung der Atmung, Schocksymptomatik.

Diagnose/Befund
Typischer Altersgipfel im 1. Lebensjahr. Eine Dehydratation tritt vor allem in Folge von Gastroenteritiden (vergrößerte Abgabe von Flüssigkeit), durch Kindsmißhandlung oder Nahrungsverweigerung (Entzug der Flüssigkeitszufuhr), seltener auch durch Stoffwechselstörungen (z.B. Diabetes mellitus) auf.

[!] **Therapie**
Symptomatische Therapie von Störungen der Vitalfunktionen mit langsamem Ausgleich der → Dehydratation (10–40 ml/kgKG Vollelektrolytlösung innerhalb der ersten h) und ggf. antipyretische Therapie (z.B. Paracetamol). Transport in pädiatrische Klinik zur Intensivtherapie.

Hinweis(e)
Eine sichere Unterscheidung der verschiedenen Formen der Dehydratation des Säuglings ist präklinisch nicht möglich und für die notärztliche Therapie ohne Bedeutung.
Cave: Beim Absinken des Serumnatriumspiegels nach Infusion von z.B. Halbelektrolytlösungen (Mischung aus Vollelektrolytlösung und Glukoselösung) kommt es durch relativ höhere Natriumkonzentrationen im Gehirn zu einem Wassereinstrom mit konsekutivem Hirnödem. Deshalb erfolgt die intravenöse Flüssigkeitszufuhr nur mit Vollelektrolytlösungen.

Säurenverätzung

→ Verätzung durch Säuren.

Säurenverätzung des Ösophagus

→ Ingestionsverätzung.

Schädelbasisfraktur

Verwandte Begriffe
Brillenhämatom; Monokelhämatom.

Definition
Fraktur der Schädelbasis, meist mit Zerreißung der Dura mater.

Klinisches Bild
Bewußtseinstörung mit Austritt von Blut und/oder Liquor aus Ohr oder Nase sowie Ausbildung eines Monokel- oder Brillenhämatoms.

Diagnose/Befund
Monokel- oder Brillenhämatome und retroaurikuläre Suffusionen sind präklinisch pathognomonisch. Gewissheit bringt eine kranielle Computertomographie. Bei Frakturen der Schädelbasis ist stets nach Läsionen von Hirnnerven zu suchen. Eine Beimengung von Liquor in Blut läßt sich durch Auftropfen auf einen weißen Tupfer erkennen, da sich um den zentralen Blutherd ein heller Hof bildet. Die Bestimmung der Glukosekonzentration ermöglicht eine Unterscheidung zwischen serösem Sekret und Liquor (Liquorzucker ca. 2/3 der Blutglukosekonzentration).

Therapie
Symptomatische Therapie von Störungen der Vitalfunktionen, i.v.-Zugang, großzügige Applikation von Sauerstoff, Lagerung mit 30° Oberkörperhochlage oder nach Vitalfunktionen, steriler Wundverband.

Hinweis(e)
Eine Schädelbasisfraktur mit Blut- oder Liquoraustritt aus Ohr oder Nase ist als offene Schädelhirnverletzung zu werten.

Schädel-Hirn-Trauma

Verwandte Begriffe
SHT; Commotio cerebri; Contusio cerebri; Compressio cerebri; Hirnverletzung.

Definition
Schädigung des Gehirns aufgrund äußerer Gewalteinwirkung in Kombination mit Weichteilverletzungen und/oder Frakturen des Schädels. Einteilung in 3 Schweregrade und Unterscheidung zwischen offenem SHT und geschlossenem SHT.

- SHT I°: → Commotio cerebri
- SHT II°: → Contusio cerebri
- SHT III°: → Compressio cerebri

Diagnose/Befund
Typische Trauma-Anamnese, Bewußtseinsstörungen in Abhängigkeit vom Ausmaß der Hirnschädigung.

Hinweis(e)
Das SHT ist häufig Teil einer Polytraumatisierung und führt zu einer deutlichen Erhöhung der Letalität. Beim SHT verbessert eine suffiziente notfallmedizinische Therapie (z.B. durch Oxygenierung, Normoventilation, Vermeidung von Blutdruckabfällen und adäquate Volumentherapie) das Outcome in hohem Maße. Gefahren des SHT bestehen in einem Anstieg des intrakraniellen Drucks (ICP [→ Hirndruck]) und konsekutiver Abnahme der Hirndurchblutung mit der Gefahr des irreversiblen Untergangs von Hirngewebe.

Schaufeltrage

Definition
Leichtes Rettungsgerät, das zum Umlagern oder Retten von verletzten Personen eingesetzt wird.

[i] Die Schaufeltrage besteht aus zwei trennbaren Hälften, die über einen Steckverschluß am Kopf- und Fußende zusammengesetzt werden können.
Verfahren:
Zur Rettung werden die beiden Hälften getrennt und jeweils seitlich unter den Patienten geschoben. Anschließend werden die Verschlüsse am Kopf- und Fußende geschlossen.
Der Patient wird mit Haltegurten gesichert und transportiert.

Schaukelatmung

→ Atmung, inverse.

Scheidendammschnitt

→ Episiotomie.

Scheintod

Verwandte Begriffe
Vita minima; Vita reducta.

Definition
Tief komatöser Zustand, bei dem Lebenszeichen wie Puls, Atmung und Pupillenreaktion fehlen bzw. nicht nachweisbar sind.

[i] Der Scheintod tritt z.B. im Zusammenhang mit starker Unterkühlung [→ Hypothermie] oder → Schlafmittelvergiftung auf. Die Atem- und Kreislauffunktion ist stark reduziert. In EKG und EEG ist jedoch eine elektrische Aktivität vorhanden. Sichere Todeszeichen [→ Todeszeichen, sichere] liegen nicht vor.

Schenkelhalsfraktur

→ Oberschenkelhalsfraktur.

Definition
Bruch des Oberschenkelknochens im Halsbereich.

Klinisches Bild
Der Oberschenkelhalsbruch entsteht entweder bei älteren Menschen mit vorbestehender Osteoporose oder nach erheblicher Gewalteinwirkung auf die Hüfte. Nach der Lokalisation werden die Frakturen in mediale (intraartikuläre) und laterale (extraartikuläre) unterteilt.
Das Bein liegt nach außen rotiert und ist verkürzt, das Hüftgelenk ist druck- und stauchungsschmerzhaft.

Differentialdiagnose
Oberschenkelluxation, Hüftgelenks- oder → Beckenfraktur

[!] **Therapie**
Symptomatische Therapie von Störungen der Vitalfunktionen, suffiziente Analgesie. Ruhigstellung, z.B. auf Vakuummatratze. Transport in klinische Diagnostik und chirurgische Therapie.

Schlafmittel, Vergiftung mit

Verwandte Begriffe
Schlafmittelvergiftung; Schlafmittelintoxikation.

Definition
Akzidentelle oder suizidale Vergiftung mit Medikamenten, welche als sogenannte „Schlafmittel“ verschrieben werden.

[i] Je nach Art des Schlafmittels sind unterschiedliche Wirksubstanzen enthalten. Am gebräuchlichsten sind Substanzen der Gruppe der Benzodiazepine (→ Benzodiazepinen, Vergiftung mit). Desweiteren sind Barbiturate (→ Barbiturate, Vergiftung mit) und Antidepressiva (→ Antidepressiva, trizyklische, Vergiftung mit) zu finden. Generell ist gemäß dem allgemeinen Vorgehen bei Vergiftungen zu handeln. Die Therapie ist meist symptomatisch.

Schlafmittelintoxikation

→ Schlafmittel, Vergiftung mit.

Schlafmittelvergiftung

→ Schlafmittel, Vergiftung mit.

Schlaganfall

→ Apoplexia cerebri.

Schlangen, Bißverletzungen durch

Verwandte Begriffe
Schlangenbiß; Schlangenbißverletzung; Schlangengift.

Definition
Biß durch eine Giftschlange. In Europa sind zwar nur wenige Arten endemisch (in Deutschland z.B. die Kreuzotter), aber die zunehmende Haltung giftiger Tiere in Terrarien läßt auch hierzulande Bisse durch giftige Schlangenarten möglich werden.

[i] Generell gilt nach einem Giftschlangenbiß absolute körperliche Schonung (Anstrengung beschleunigt die Giftwirkung). Die Symptome reichen von lokalen Symptomen (Rötung, Schwellung) an der Bißstelle, neurologischen Symptomen, Bewußtseins- und Atemstörungen sowie Kreislaufstörungen

bis zu Atemstillstand und Tod durch Kreislaufversagen. Neben dem allgemeinen Vorgehen bei → Vergiftungen und der symptomatischen Therapie gilt es, die Schlange zu identifizieren und nach den Empfehlungen der Giftinformationszentrale zu handeln (z.B. Antidottherapie). Venöse Stauungen und arterielle Abbindungen sind nach aktuellen Empfehlungen generell kontraindiziert. Abhängig von der Art der Giftschlange kann ein Kompressionsverband der betroffener Extremitäten ohne Unterbindung des arteriellen Zuflusses indiziert sein (*cave:* je nach Schlangenart evtl. auch kontraindiziert). Dies ist jedoch vom Wirkmechanismus des jeweiligen Schlangengifts abhängig (→ Giftinformationszentrale). Bei in Europa heimischen Giftschlangen ist der Kompressionsverband beispielsweise kontraindiziert.
Hinweis: Entsprechende Antidote werden in der Regel in zoologischen Gärten bevorratet.

Schlangenbiß

→ Schlangen, Bißverletzungen durch.

Schlangenbißverletzung

→ Schlangen, Bißverletzungen durch.

Schlangengift

→ Schlangen, Bißverletzungen durch.

Schleudertrauma der Halswirbelsäule

Verwandte Begriffe
Halswirbelsäulenschleudertrauma; Hyperflexionsverletzung der HWS; Hyperextensionsverletzung der HWS; Whiplash-injury; Peitschenhiebverletzung; HWS-Schleudertrauma.

Definition
Dehnung des Bandapparates der Halswirbelsäule infolge einer akuten Rück- und Vorwärtsbewegung der HWS bei Auffahrunfällen, dem sogenannten Peitschenschlagphänomen.

Klinisches Bild
Grad I: lokale Schmerzen in Ruhe und bei Bewegung
Grad II: zusätzlich in den Hinterkopf ausstrahlende Schmerzen
Grad III: Unfähigkeit, den Kopf in einer Position zu halten. Sensibilitätsstörungen in Armen und Händen, ggf. Schluckstörungen bei retropharyngealen Einblutungen.

Typisch für das HWS-Schleudertrauma ist ein beschwerdefreies Intervall von einigen Stunden mit nachfolgender schmerzhaft eingeschränkter Beweglichkeit im HWS-Bereich.

Diagnose/Befund
Die endgültige Diagnose bzw. der Ausschluß einer Fraktur kann nur radiologisch gestellt werden.

Differentialdiagnose
Frakturen der HWS

[!] **Therapie**
Bei Verdacht auf das Vorliegen einer HWS-Verletzung (abhängig vom Unfallmechanismus) muß diese immobilisiert werden (siehe → Immobilisation der Halswirbelsaule).

Schmerz, retrosternaler

→ retrosternaler Schmerz.

Schmerzmittel

→ Analgetika.

Schmerztherapie

→ Analgesie.

Schmetterlingsfraktur

→ Beckenfraktur.

Schnappatmung

Verwandte Begriffe
Gasping.

Definition
Niedrigfrequentes Nach-Luft-Schnappen mit dem Mund ohne adäquate Atembewegung von Brustkorb und Zwerchfell (Atemstillstand). Schnappatmung tritt als terminaler Atemreflex bei Patienten mit Herz-Kreislaufstillstand auf.

Schneeblindheit

→ Verblitzung.

Schnell-Einsatz-Gruppe

Verwandte Begriffe
SEG.

Definition
Gruppe, bestehend aus mehreren Helfern (Sanitäter, → Rettungshelfer, → Rettungssanitater, → Rettungsassistenten) und Ärzten, die über eine Rufbereitschaft den regulären Rettungsdienst bei einem → Massenanfall von Verletzten bzw. → Katastrophen personell und materiell unterstützen.

[i] In der Regel ist eine SEG für eine Behandlungskapazität von 20–50 Patienten ausgelegt.

Schnellinfusion

→ Druckinfusion.

Schnüffelstellung

→ Jackson-Position, verbesserte.

Schock

Definition
Schock ist ein Sammelbegriff, unter dem die klinischen, pathophysiologischen biochemischen Auswirkungen eines Zustands zusammengefaßt werden, in dem eine ausreichende Sauerstoffversorgung der Gewebe aufgrund einer Störung der Mikrozirkulation nicht mehr gewährleistet ist.

[i] Aufgrund der Ursache des Schockgeschehens unterscheidet man zwischen einem hypovolämischen, einem anaphylaktischen, einem kardiogenen, einem septisch-toxischen und einem neurogenen Schock.

Schock, anaphylaktischer

Verwandte Begriffe
Anaphylaktischer Schock; allergische Reaktion, schwere.

Definition
Schwere allergische (Antigen-Antikörper) oder pseudoallergische Reaktion mit Beeinträchtigung vitaler Funktionen.

Klinisches Bild
Die Freisetzung vasoaktiver Substanzen (z.B. Histamin oder Serotonín) wirkt auf die glatte Muskulatur und die Gefäßmembranen. Es resultiert eine

1. Vasokonstriktion der Koronarien und Abnahme der Inotropie (kardiale Komponente)
2. periphere Vasodilatation (arterielle Hypotonie) und Angioödem durch zunehmende Permeabilität der Gefäße (zirkulatorische Komponente)
3. Mukussekretion und Bronchospastik (Dyspnoe) in den kleinen und mittleren Atemwegen (asthmoide Komponente)
4. Verlegung der oberen Atemwege (Dyspnoe) infolge Schleimhautödems.

Zu den begleitenden Symptomen siehe → allergische Reaktion.

Diagnose/Befund
In der Regel eindeutig aus Anamnese (z.B. Kontrastmittelapplikation oder Insektenstich) und klinischem Bild.

Differentialdiagnose
Z.B. Schock anderer Genese oder Hitzschlag.

[!] **Therapie**
Unterbrechung der Allergenzufuhr, symptomatische Therapie von Störungen der Vitalfunktionen, spezifische Therapie → allergische Reaktion.

Hinweis(e)
Der anaphylaktische Schock ist ein lebensbedrohliches Krankheitsbild. Eine sekundäre Allergenresorption bei Aufnahme des Antigens über den Magen-Darm-Trakt (z.B. Nüsse oder Thunfisch) ist möglich.

Schock, hypoglykämischer

→ Hypoglykamie, akute.

Schock, hypovolämischer

Verwandte Begriffe
Volumenmangelschock; hypovolämischer Schock; hämorrhagischer Schock.

Definition
Verminderung des zirkulierenden Blut- oder Plasmavolumens mit Blutdruckabfall und Verminderung des Herzzeitvolumens.

Klinisches Bild
Im Stadium der Kompensation oft nur Tachykardie, verkleinerte Blutdruckamplitude und verzögerte Nagelbettprobe. Mit zunehmendem Volumenmangel Blutdruckabfall, Zeichen der allgemeinen Vasokonstriktion wie kalte, blasse, schweißbedeckte Haut, Oligo- bis Anurie, Tachypnoe, motorische Unruhe und Desorientiertheit, zunehmende Bewußtseinstrübung bis zur Bewußtlosigkeit.

Diagnose/Befund
Typische Anamnese mit äußeren oder inneren Blutverlusten durch z.B. Verletzungen, gastrointestinale Blutungen, rupturierte Aortenaneurysmen und hämorrhagische Diathesen. Weiterhin auch exzessive Flüssigkeitsverluste infolge Verbrennungen, Diarrhoe, Erbrechen oder Überhitzung.

Differentialdiagnose
Schock anderer Genese.

[!] Therapie
Symptomatische Therapie von Störungen der Vitalfunktionen mit großzügiger Applikation von Sauerstoff, Anlage mehrerer großlumiger peripherer Venenzugänge, Volumentherapie beim hämorrhagischen Schock mit kolloiden (vorzugsweise HAES bis 30 ml/kgKG/h oder Gelatinelösung) und kristallinen Infusionslösungen im Verhältnis 1:2.; beim Volumenmangel durch Verbrennungen und Flüssigkeitsverluste nur Infusion von Kristallinelösungen. Bei fortbestehender arterieller Hypotonie trotz adäquater Volumensubstitution schnellstmöglicher Transport in nächste geeignete Klinik und ggf. Applikation von Katecholaminen.
Beim hämorrhagischen Schock frühzeitige Entnahme von Kreuzblut und Transport mit Vorausfahrzeug.

Hinweis(e)
Cave: Vermindertes Verteilungsvolumen von Medikamenten, z.B. Analgetika vorsichtig dosieren.

Schock, kardiogener

Verwandte Begriffe
Kardiogener Schock.

Definition
Primäre Einschränkung des vom Herzen ausgeworfenen Blutvolumens durch verschiedene krankhafte Zustände oder eine akute Füllungsbehinderung des Herzens.

Klinisches Bild
Blasse, zyanotisch feucht-kühle Haut, vor allem der Extremitäten; Tachykardie; arterielle Hypotonie und kleine Blutdruckamplitude, gestaute Halsvenen als Zeichen einer Einflußstauung; Dyspnoe; Unruhe; Bewußtseintrübung; Hypoxämie; Oligo- bis Anurie und metabolische Azidose.

Diagnose/Befund
1. Akute Beeinträchtigung der kardialen Förderleistung, z.B. akuter Myokardinfarkt, tachy- und bradykarde Rhythmusstörungen, Herzklappenfehler, Septumruptur bei Myokardinfarkt, Myokarditis oder Kardiomyopathie.
2. Akute kardiale Füllungsbehinderung, z.B. Lungenembolie, Herzbeuteltamponade oder Rechtsherzinfarkt.

Differentialdiagnose
Schock anderer Genese.

[!] Therapie

Behandlungsziele sind zum einen die kausale Therapie der Grunderkrankung, zum anderen die Therapie der akuten kardialen Insuffizienz. Symptomatische Therapie von Störungen der Vitalfunktionen mit großzügiger Applikation von Sauerstoff.

Im Gegensatz zu allen anderen Schockformen werden die Patienten mit erhöhtem Oberkörper gelagert (Ausnahme z.B. Rechtsherzinfarkt). Mäßige Flüssigkeitssubstitution, außerdem Katecholamine (akuter → Myokardinfarkt, → Rhythmusstörungen, → Lungenembolie, Herzbeuteltamponade [→ Perikardtamponade]).

Hinweis(e)

Beim kardiogenen Schock kann die Applikation von Pharmaka (z.B. Noradrenalin) mit vorwiegender Wirkung auf die α-Rezeptoren (periphere Vasokonstriktion) durch Erhöhung der Nachlast eine Verschlechterung des Zustands bewirken.

Schock, neurogener

Verwandte Begriffe

Neurogener Schock; Schock, spinaler; spinaler Schock.

Definition

Blockade des sympathischen Nervensystems mit Abnahme des peripheren Widerstands.

Klinisches Bild

Typische Schocksymptomatik mit Tachykardie und verkleinerte Blutdruckamplitude.

Diagnose/Befund

Der neurogene Schock kann z.B. als Folge von Schädel-Hirn-Traumata, hohen Querschnittslähmungen (spinaler Schock) und starken Schmerzen auftreten.

Differentialdiagnose

Z.B. Schock anderer Genese sowie Hypoglykämie.

[!] Therapie

Symptomatische Therapie von Störungen der Vitalfunktionen, Applikation von Sauerstoff, i.v.-Zugang, Volumensubstitution und ggf. Gabe von Antihypotonika.

Hinweis(e)

Vom neurogenen Schock abzugrenzen ist die orthostatische Dysregulation, die im Gegensatz zum neurogenen Schock nur kurzfristig zu einer Vasodilatation führt.

Schock, septisch-toxischer

Verwandte Begriffe
Septischer Schock; Endotoxinschock; Sepsis; SIRS.

Definition
Kreislaufinsuffizienz aufgrund einer massiven Infektion mit vorwiegend gramnegativen Bakterien und Einschwemmung von Endotoxinen in die Blutbahn. Seltener durch Infektionen mit grampositiven Erregern, Viren, Pilzen oder Parasiten.

Klinisches Bild
Leitsymptome sind wie bei der akuten Hypovolämie Tachykardie, Hypotonie, Hyperventilation und zyanotische Akren. Häufig ist die Peripherie trotzdem gut durchblutet und warm (hyperdyname Form). Bei anhaltender Sepsis und unzureichender Flüssigkeitszufuhr resultiert durch eine erhöhte Permeabilität der Kapillaren sekundär ein hypodynamer septischer Schock mit ausgeprägter Vasokonstriktion in der Peripherie.

Diagnose/Befund
Häufig sind stark vorgeschädigte Patienten mit malignen Grunderkrankungen oder Infektionen im Bereich des Urogenitaltraktes, der Lunge, der Gallenwege, des Peritoneums, der Pleura oder der Meningen betroffen. Das Krankheitsbild ist im außerklinischen Bereich allerdings nur selten zu beobachten; postoperativ kann die Differentialdiagnose zum hypovolämischen Schock schwierig sein.

Differentialdiagnose
Z.B. Schock anderer Genese (v.a. kardiogener Schock).

[!] **Therapie**
Symptomatische Therapie von Störungen der Vitalfunktionen mit großzügiger Applikation von Sauerstoff. Volumensubstitution mit Kristalloiden und Kolloiden (z.B. HAES) in Abhängigkeit vom Blutdruck und der Venenfüllung, die orientierend durch die Beurteilung der Jugularvenen erfolgen kann. Bei unzureichender Blutdruckstabilisierung oder Tachykardie über 130/min zusätzlich Noradrenalin über Spritzenpumpe.

Schock, spinaler

→ Schock, neurogener.

Schrittmacher-Code

→ Herzschrittmacher-Code.

Schütteltrauma des Säuglings

→ Shaken-Baby-Syndrome.

Schutzreflexe

Definition
Reflexe, die u.a. die Atemwege und Sinnesorgane vor exogenen Einflüssen schützen.

[i] Schutzreflexe werden über mechano- und chemosensible Sensoren (freie Nervenendigungen) ausgelöst. Sie sind u.a. an folgenden Stellen lokalisiert:
1. Nasal (Niesreflex)
2. Laryngeal-Tracheal (Hustenreflex)
3. Fazial (Lidschlußreflex)

Schwangerschaft, ektope

→ Extrauteringraviditat.

Schweigepflicht

Definition
Gesetzliche Pflicht der in Heilberufen tätigen Personen, kein Geheimnis des Patienten unbefugt zu offenbaren.

[i] Die Grundsätze der Schweigepflicht sind in der Berufsordnung für Ärzte und im Strafgesetzbuch (§ 203 StGB) geregelt. Die Schweigepflicht gilt gegenüber jedem; auch noch nach dem Tod des Patienten.
Eine Entbindung von der Schweigepflicht durch den Patienten oder aufgrund eines Gerichtsbeschlusses ist möglich.

Scoop and Run

→ Load and Go.

Scores

Definition
Kategorielle Zahlensysteme zur Klassifizierung von Patientenzuständen.

[i] Beispiele für medizinische Scores sind die GSC [→ Glasgow Coma Scale], der MEES [→ Mainz Emergency Evaluation Score], der → APGAR-Score, der NACA [→ National Advisory Committe for Aeronautics Score]-Score und der AIS [→ Abbreviated Injury Scale].

SDH

→ Subdurales Hamatom.

Sedierung

Definition
Dämpfende Wirkung auf das ZNS durch den Einsatz bestimmter Medikamente.

[i] Eine Sedierung findet bei motorischer Unruhe, Angstzuständen oder akut neurologischen Krankheitsbildern wie Psychosen Anwendung. Jeder sedierte Patient muß qualifiziert überwacht und seine → Vitalfunktionen kontinuierlich gesichert werden. Medikamentös sedierte Patienten sind verkehrs- und einwilligungsunfähig.

SEG

→ Schnell-Einsatz-Gruppe.

Sektion

→ Obduktion.

Sekundäreinsatz

Definition
Boden- oder luftgebundene Verlegung eines Patienten mit qualifizierter Fortsetzung von Therapie- und Überwachungsmaßnahmen.
Die Indikation für einen Sekundärtransport impliziert nicht eine akute Bedrohung der → Vitalfunktionen.

[i] Indikationen zu einem Sekundäreinsatz sind z.B.:
1. Dringlicher Transport in ein höher spezialisiertes Krankenhaus.
2. Rückverlegung von intensivbehandlungs- oder überwachungspflichtigen Patienten aus einem Zentrum der Maximalversorgung.

Sekundäres Ertrinken

→ Ertrinken, sekundares.

Selbstmord

→ Suizidversuch.

Selbstmordversuch

→ Suizidversuch.

Selbsttötung

→ Suizidversuch.

S

Sellick-Handgriff

Verwandte Begriffe
Krikoiddruck.

Definition
Handgriff, der die Aspirationsgefahr mindert und bei schwierigen Intubationsverhältnissen die Stimmritze besser darstellt.

[i] Indikation:
1. Aspirationsprophylaxe bei nicht nüchternen Patienten zur Intubation.
2. Bessere Einstellung der Stimmritze bei schwierigen Intubationsverhältnissen.

Durchführung:
Ein Helfer drückt mit Daumen und Zeigefinger einer Hand von außen auf den Ringknorpel (Krikoid) und komprimiert auf diese Weise den Ösophagus gegen die Wirbelsäule. Die andere Hand unterstützt von dorsal die HWS gegen Lageveränderungen (bimanuelle Technik). Der Druck darf erst nachgelassen werden, wenn der Tubus sicher in der Trachea plaziert und der → Cuff geblockt ist.
Cave: Bei Erbrechen kann der Handgriff zu einer Ösophagusruptur führen.

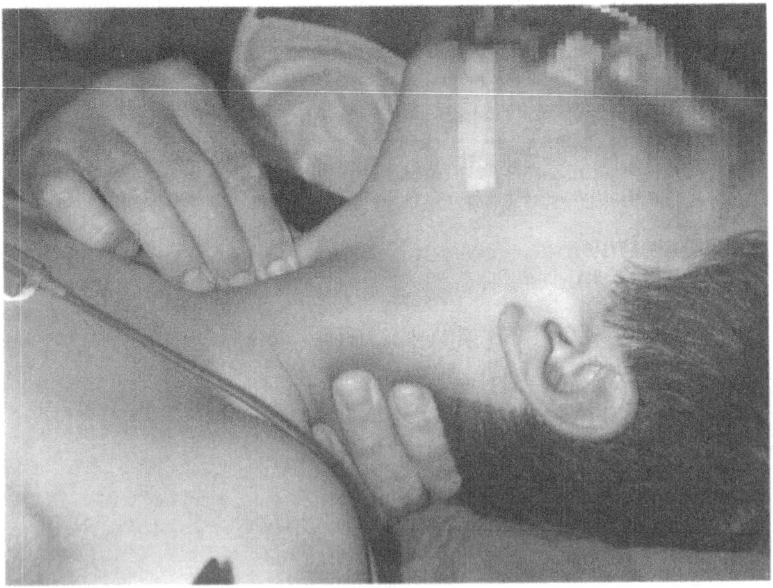

Sellick-Handgriff

Sepsis

→ Schock, septisch-toxischer.

Septischer Schock

→ Schock, septisch-toxischer.

Shaken-Baby-Syndrome

Verwandte Begriffe
Kindesmißhandlung; Schütteltrauma des Säuglings.

Definition
Zerreißung von Hirngefäßen nach starkem Schütteln des Kindes mit Ausbildung von intrakraniellen Blutungen [→ Blutungen, intrakranielle].

SHT

→ Schadel-Hirn-Trauma.

SHT 1°

→ Commotio cerebri.

SHT II°

→ Contusio cerebri.

SHT III°

→ Compressio cerebri.

Sichtung

→ Triage.

Sick-Sinus-Syndrom

Verwandte Begriffe
Syndrom des kranken Sinusknotens.

Definition
Erkrankung des Sinusknotens mit fehlerhafter Bildung und Fortleitung von elektrischen Erregungen. In der Folge kommt es zu einem Wechseln von Tachykardie und Bradykardie.

Klinisches Bild
- Bradykarder oder tachykarder Puls (ggf. im Wechsel), Palpitationen (Herzklopfen).
- Synkopen, Bewußtseinsstörungen
- Atemnot, Herzinsuffizienz, Angina Pectoris

Diagnose/Befund
EKG: Sinusbradykardie [→ Rhythmusstorungen, bradykarde], Sinustachykardie [→ Rhythmusstorungen, tachykarde], Wechsel von Sinusbradykardie und Sinustachykardie, paroxysmale supraventrikuläre Tachykardie.

Differentialdiagnose
Herzrhythmusstörung anderer Genese.

[!] **Therapie**
Symptomatische Therapie entsprechend der vorherrschenden Herzrhythmusstörung (→ Rhythmusstorung, tachykarde, → Rhythmusstorung, bradykarde)

SID

→ Kindstod, plotzlicher.

SIDS

→ Kındstod, plotzlicher.

Sildenafil, Nebenwirkung von

→ Viagra®, Nebenwirkung von.

Simethicon

Zubereitungen
Z.B. Sab simplex®. 25 Tropfen enth. 69,19 mg.

Wirkungen
Veränderung der Oberflächenspannung und Unterdrückung der Schaumbildung.

Anwendungsgebiete
Vergiftung mit schaumbildenden Substanzen wie Spülmitteln oder Tensiden.

Dosierung & Art der Anwendung
Mindestens 1 Teelöffel p.os (weitere Dosierung nach Rücksprache mit der Giftzentrale).

Unerwünschte Wirkungen
Im Notfall keine.

Gegenanzeigen/Anwendungsbeschränkungen
Bei oben genannter Indikation keine.

SIMV

→ Beatmungsformen; → Synchronized Intermittent Mandatory Ventilation.

SIRS

→ Schock, septisch-toxischer.

Small volume resuscitation

Definition

Neues Konzept zur Therapie des hämorrhagischen Schocks mit Bolusinfusion kleiner Volumina (ca. 4 ml/kgKG) einer hypertonen, hypernatriämischen (7,2-7,5%igen) Kochsalzlösung zusammen mit Kolloiden.

i Durch Gabe einer hyperosmolaren Lösung in Höhe von 10% des Volumenverlustes konnte in experimentellen Studien eine signifikante Steigerung des systolischen Blutdrucks erreicht werden. Der Volumeneffekt dauert ca. 30 min an, weshalb gleichzeitig ein Kolloid infundiert werden sollte. Eine Empfehlung für ihren präklinischen Einsatz wird jedoch zur Zeit noch diskutiert.

Sofortmaßnahmen am Unfallort

Verwandte Begriffe

Sofortmaßnahmen, lebensrettende; lebensrettende Sofortmaßnahmen.

Definition

→ Basismaßnahmen für Ersthelfer, die ohne Hilfsmittel durchführbar sind. Hierzu zählen die Atemspende, die Herz-Lungenwiederbelebung [→ Reanimation, Basismaßnahmen], die → Blutstillung und Schockbekämpfung sowie die Anwendung von Rettungsgriffen und die sachgerechte → Lagerung.

Sofortmaßnahmen, lebensrettende

→ Sofortmaßnahmen am Unfallort.

Soldiers Heart

→ Herzbeschwerden, funktionelle.

Sonderrechte

Definition

Befreiung der Fahrzeuge des Rettungsdienstes, der Polizei und der Feuerwehr von den gültigen Vorschriften der Straßenverkehrsordnung (StVO) unter der Voraussetzung, mittels ihres Einsatzes Menschenleben zu retten oder schwere gesundheitliche Schäden abzuwenden.

Sonderrechte dürfen nur unter gebührender Berücksichtigung der öffentlichen Sicherheit und Ordnung ausgeübt werden (§ 1 StVO).

Sondersignal

Verwandte Begriffe

Blaues Blinklicht; Blaulicht; Einsatzhorn.

Definition
Verwendung von blauem Blinklicht zusammen mit dem Einsatzhorn zur Demonstration des → Wegerechts, oder Verwendung von blauem Blinklicht alleine zur Warnung an Unfallstellen und bei Fahrten im geschlossenen Verband.

Sonnenstich

Verwandte Begriffe
Insolation.

Definition
Reizung der Hirnhäute durch direkte Sonneneinstrahlung auf den unbedeckten Kopf.

Klinisches Bild
Symptome treten häufig verzögert auf (innerhalb mehrerer Stunden):
1. Kopf- und Gesichtshaut hochrot und heiß
2. Nackensteifigkeit (Meningismus)
3. Kopfschmerzen, Schwindel, Übelkeit
4. Bewußtseinsstörungen bis Bewußtlosigkeit
5. In schweren Fällen generalisierte Krämpfe

Diagnose/Befund
Nach klinischem Bild.

Differentialdiagnose
1. → Hitzekollaps
2. → Hitzeerschopfung
3. → Hitzschlag

[!] **Therapie**
1. Patient in kühlere Umgebung bringen (Schatten), Kleidung öffnen
2. Kühlung des Kopfes mit kalten, feuchten Tüchern
3. Lagerung mit erhöhtem Oberkörper, stabile Seitenlage [→ Lagerung] bei Bewußtlosigkeit
4. Flüssigkeitssubstitution: bei anhaltender Schocksymptomatik oder Bewußtseinsstörung Infusion von → Vollelektrolytlosungen

Hinweis(e)
Prädisponiert sind Menschen ohne oder mit wenig Kopfbehaarung wie z.B. Säuglinge und Kleinkinder sowie ältere Menschen.
Der Sonnenstich tritt auch in Kombination mit anderen hitzebedingten Krankheitsbildern auf.

Prognose
Bei frühzeitiger Diagnose und Therapie gute Prognose.

Spannungspneumothorax

Verwandte Begriffe
Ventilpneumothorax.

Definition
Sonderform des Pneumothorax, bei dem aufgrund eines Ventilmechanismus Luft zwischen die Pleurablätter gelangt, diese jedoch nicht mehr spontan entweichen kann. Dabei verschiebt die zunehmende Luftmenge im Pleuraraum das Mediastinum zur Gegenseite, komprimiert die kontralaterale Lunge und kann zur Kompression sowie zum „Abknicken“ großer Gefäße führen.

Diagnose/Befund
Posttraumatisch: Prellmarken oder Wunde an typischer Stelle, rasch zunehmende Dyspnoe, Tachypnoe, Zyanose, aufgehobenes Atemgeräusch und hypersonorer Klopfschall über der betroffenen Seite, progrediente Einflußstauung (V. jugularis externa bds.), Tachykardie, arterielle Hypotonie bis zum Kreislaufversagen innerhalb von Minuten. Bei beatmeten Patienten zusätzlich akute Zunahme des Beatmungsdrucks (siehe → Pneumothorax, traumatischer).

[!] **Therapie**
Die einzig lebensrettende Therapie besteht in einer Entlastung des Überdrucks im Pleuraspalt.
1. Als kurzfristige Maßnahme Punktion im 2. ICR in der Medioklavikularlinie mit einer großlumigen Kanüle oder
2. Anlage einer Thoraxdrainage.

Hinweis(e)
Aus einem → Pneumothorax kann sich unter Überdruckbeatmung [→ Intermittent Positive Pressure Ventilation] ein Spannungspneumothorax entwickeln.

Speed

→ Amphetamine, Vergiftung mit.

Spinaler Schock

→ Schock, neurogener.

SpO_2

→ Sauerstoffsattigung.

Spontanpneumothorax

→ Pneumothorax, spontaner.

Squeeze

→ Barotrauma.

Starkstromverletzung

→ Hochspannungsunfall.

Stationssystem

Definition
System des bodengebundenen Notarztdienstes, bei dem der → Notarzt und die → Rettungsassistenten gemeinsam mit dem → Notarztwagen (NAW) zum Notfallort fahren. Das NAW-Team ist in der Regel an einer Klinik stationiert.

Status asthmaticus

Definition
Schwerer Asthmaanfall über Stunden oder Tage mit vitaler Bedrohung. Im Status asthmaticus besteht eine respiratorische → Globalinsuffizienz.

Klinisches Bild
Ausgeprägte → Dyspnoe, Orthopnoe unter Zuhilfenahme der Atemhilfsmuskulatur. Es besteht eine Zyanose und ein deutlich verlängertes Exspirium [→ Asthma bronchiale]. Die Patienten sind ängstlich, zum Teil agitiert, mit zunehmender Hypoxämie auch eingetrübt.
In der Regel besteht eine Tachykardie als Zeichen einer endogenen Katecholaminausschüttung sowie als Nebenwirkung von bronchodilatatorischen Pharmaka (z.B. β_2-Sympathomimetika). Auskultatorisch zeigt sich eine massive Spastik bis zum Verschwinden der Atemgeräusche (silent lung).

Diagnose/Befund
Anamnese mit bekanntem → Asthma bronchiale und typisches klinisches Bild.

Differentialdiagnose
V.a. akute Linksherzinsuffizienz → Herzinsuffizienz (Asthma kardiale bis Lungenödem), Fremdkörper im Bereich der oberen Atemwege, Lungenembolie, allergische Alveolitis, psychogene Dyspnoeanfälle, Mukoviszidose, Pneumonie.

[!] Therapie

Symptomatische Therapie von Störungen der Vitalfunktionen, Applikation von Sauerstoff, i.v.-Zugang, inhalative $ß_2$-Sympathomimetika (z.B. Fenoterol), Theophyllin (*cave:* Dauermedikation erfragen), Kortikosteroide (z.B. Prednisolon), i.v.-Gabe von $ß_2$-Sympathomimetika (z.B. Reproterol), ggf. leichte Sedierung; Ketamin zur Narkoseeinleitung, Intubation und kontrollierte Ventilation mit Relaxation als Ultima ratio.

Hinweis(e)

Beim Status asthmaticus handelt es sich um ein lebensbedrohliches und schwer zu therapierendes Krankheitsbild. Die Patienten sind als Asthmatiker pharmakologisch häufig hinreichend therapiert, so daß die üblichen Therapiekonzepte häufig keine Verbesserung bringen. Eine Intubation und Beatmung dieser Patienten sollte wegen der Probleme einer Ventilatortherapie trotzdem als Ultima ratio angesehen werden.

Status epilepticus

Definition

Von generalisierten Krampfanfällen abzugrenzen ist der Status epilepticus, bei dem die Patienten zwischen mehreren Krampfanfällen das Bewußtsein nicht wiedererlangen oder bei dem sich die Krampfanfälle in so kurzen Abständen wiederholen, daß ein permanenter epileptischer Zustand eintritt.

Klinisches Bild

Die Augen sind weit geöffnet mit eventuell lichtstarrer Pupille. Das tonische Geschehen geht in generalisierte Myoklonien über. Hierbei besteht zum Teil kurzfristig eine Apnoe, begleitet von Tachykardie, arterieller Hypertonie und starkem Schwitzen. Hinweise auf einen abgelaufenen Krampfanfall sind ein – in der Regel lateraler – Zungenbiß, Schaum vor dem Mund sowie Einnässen und Einkoten. Im Anschluß an den Krampfanfall setzt häufig ein Dämmerzustand (postiktale Phase) ein, begleitet von Benommenheit, Desorientiertheit und starkem Schlafbedürfnis. Aus dem Status epilepticus erlangt der Patient, im Gegensatz zum generalisierten Krampfanfall, nicht wieder das Bewußtsein.

Diagnose/Befund

Häufig bekannt Epilepsieanamnese.

Differentialdiagnose

Akute Hypoglykämie, Krampfanfälle anderer Genese, z.B. durch Intoxikation, zerebrale Hypoxie, Schädel-Hirn-Traumata.

[!] Therapie

Bei Status epilepticus und fehlende Wirkung von Benzodiazepinen (z.B. bis zu 30 mg Diazepam) Einleitung einer Barbituratnarkose mit Thiopental-Natrium sowie Intubation und Beatmung. Transport in neurologische oder internistische Klinik zur Intensivtherapie.

Stay and Stabilize

Verwandte Begriffe
Stay and Treat.

Definition
Notärztliche Versorgung des Patienten am Notfallort mit dem Ziel der Stabilisierung vitaler Funktionen und Durchführung erster Therapiemaßnahmen vor Transportbeginn. Grundprinzip des deutschen Notarztsystems.

Stay and Treat

→ Stay and Stabilize.

Steißlage

→ Lageanomalien, kindliche.

Stenokardie

→ Angina pectoris.

Störung des Bewußtseins

→ Bewußtseinsstorung.

Strahlenunfall

Definition
Potentielle akute Überschreitung bestimmter Grenzwerte der Strahlenbelastung des Menschen.

[i] Die Symptomatik und Letalität des Strahlenunfalls korreliert stark mit der Ganzkörperdosis. Das akute Strahlensyndrom wird nach dem klinischen Verlauf in Abhängigkeit der einmaligen Ganzkörperbestrahlung in 5 Kategorien eingeteilt:

1. < 1 Gy: gute Prognose, keine klinischen Symptome.
2. 1–2 Gy: gute Prognose, geringe klinische Symptome wie Strahlenkater und Schwäche, reversible Schäden der Hämatopoese.
3. 2–10 Gy: Prognose schlecht, nach akuten Symptomen wie unter 2. häufig symptomfreies Intervall von 1–2 Wochen, danach Auswirkungen hämatopoetischer Schäden (z.B. Blutungen und Defekte des Immunsystems).
4. 10–20 Gy: Prognose infaust, Tod innerhalb von Tagen bis Wochen infolge gastrointestinaler und hämatopoetischer Schäden.
5. >20 Gy: Prognose infaust, Tod innerhalb von Stunden infolge direkter Schädigung des zentralen Nervensystems.

Die Rettung aus potentiell kontaminierten Bereichen muß durch spezielles Personal, z.B. der Feuerwehr oder des Militärs, vorgenommen werden. Notfallmedizinische Maßnahmen – unter strikter Beachtung des Eigenschutzes – können ab Kategorie 3 notwendig werden.

Strangulation

Definition
Tod infolge mechanischer Einwirkung von Gewalt auf den Hals, wie durch Erhängen, Erdrosseln oder Erwürgen.

Klinisches Bild
Der Tod tritt infolge einer zerebralen Minderperfusion durch Kompression der Halsgefäße ein. Beim Erdrosseln und Erwürgen entstehen stauungsbedingte, petechiale Einblutungen, die beim Erhängen fehlen können. Verletzungen der Knochen und Bandstrukturen des Halses sind beim Erhängen möglich.

[!] **Therapie**
Schnellstmögliche Rettung des Patienten. Bei Erhängten erfolgt die Durchtrennung des Stricks (***cave:*** Knoten dient als Beweismittel, möglichst nicht verändern) unter Sicherung des Patienten, wozu in der Regel mehrere Personen notwendig sind. Nicht bewußtlose Patienten können nach der Rettung infolge der zerebralen Hypoxie wesensverändert (z.B. euphorisch, dysphorisch oder verstört) sein. Bis zum Beweis des Gegenteils ist von einer knöchernen Verletzung der HWS auszugehen und diese daher zu immobilisieren (siehe → Immobilisierung der HWS). Verletzungen des Kehlkopfskeletts und Schwellungen der Halsweichteile können die Atmung und Intubationsversuche erschweren oder unmöglich machen. Leblose Patienten ohne sichere Zeichen des Todes werden nach den Regeln des ALS [→ Reanimation, erweiterte Maßnahmen] versorgt.
Bei sicheren Zeichen des Todes: Die Fundstelle nicht verändern und Ankunft der Polizei abwarten. Der Notarzt ist für die Sicherung der Beweislage verantwortlich.

Hinweis(e)
Strangulationen erfolgen nicht immer in Tötungsabsicht, sondern können auch absichtlich (sexuelle Praktiken) oder akzidentell (z.B. beim Sport oder bei Säuglingen und Kleinkindern) auftreten. Von der Möglichkeit einer Straftat mit Fremdverschulden ist immer auszugehen, die Polizei muß informiert werden.

Streptokinase

Zubereitungen
Z.B. Streptase®. 1 Fl. enth. 100.000/ 250.000/750.000/1.500.000 I.E. Streptokinase als Trockensubstanz.

Wirkungen
Bewirkt die Umwandlung von Plasminogen zu Plasmin und führt dadurch zur Fibrinolyse.

Pharmakologische Daten
E-HWZ 20–80 min.

Anwendungsgebiete
Akuter → Myokardinfarkt und Lungenembolie, arterielle und venöse Thrombosen sowie Embolien.

Dosierung & Art der Anwendung
Initial 250.000 I.E. als Bolus i.v., danach weitere 1.250.000 I.E. innerhalb der ersten Stunden.

Unerwünschte Wirkungen
Blutungen, allergische Reaktion, Blutdruckabfall, Herzfrequenzschwankungen, Atemnot, Lungenödem.

Gegenanzeigen/Anwendungsbeschränkungen
Manifeste oder kurz zurückliegende Blutungen, hämorrhagische Diathese, therapierefraktäre Hypertonie, Zerebralsklerose, Endokarditis lenta, frische chirurgische Operationen, akute Lungentuberkulose, akute Pankreatitis, schwerer Diabetes mellitus, 1. Trimenon der Schwangerschaft, Ulcus ventriculi, Ulcus duodeni, Colitis ulcerosa, Urolithiasis, Schlaganfall in den letzten 3 Monaten, Ösophagusvarizen.

Wechselwirkungen
Antikoagulanzien, Thrombozytenaggregationshemmer, Dextrane, nichtsteroidale Antiphlogistika: erhöhte Blutungsgefahr.

Streßbewältigung

Definition
Regulation akuter Streßreaktionen.

[i] Im Rettungsdienst können akute Belastungssituationen auftreten, die abhängig von den eigenen Ressourcen an Reaktions- und Regulationsmöglichkeiten zu Streßreaktionen führen. Streßbewältigung hat zum Ziel, solche akuten Streßreaktionen zu regulieren.

Stridor

Definition
Ziehendes, pfeifendes Geräusch bei der Atmung aufgrund von Obstruktion der Atemwege, welches in- und exspiratorisch oder kombiniert auftreten kann. Je weiter distal die Obstruktion vorliegt, desto stärker ist die Exspiration betroffen.

Stridor, exspiratorischer

Verwandte Begriffe
Exspiratorischer Stridor.

Definition
Ziehendes, pfeifendes Geräusch bei der Exspiration.

[i] Der exspiratorische Stridor ist ein Zeichen für eine Verengung der kleinen und mittleren Atemwege während der Exspiration, z.B. beim Asthma bronchiale.

Stridor, inspiratorischer

Verwandte Begriffe
Inspiratorischer Stridor.

Definition
Ziehend, pfeifendes Geräusch bei der Inspiration.

[i] Der Inspiratorische Stridor ist ein Zeichen für eine Stenosierung der großen Atemwege wie der Trachea oder des Larynx. Stenosierungen treten durch Ödem, Fremdkörper, Tumoren, Trauma, Laryngospasmus, Stimmbandparesen, Narbenbildung oder äußere Kompression auf.

Stroke

→ Apoplexia cerebri.

Stromunfall

Verwandte Begriffe
Hochspannungsunfall; Niederspannungsunfall; Elektrounfall.

Definition
Unfälle, hervorgerufen durch elektrische Spannung (Hochspannung oder Niederspannung) mit Stromdurchfluß durch den menschlichen Körper [→ Hochspannungsunfall, → Niederspannungsunfall].

Strukturierte Einsatznachbesprechung

→ Critical Incident Stress Debriefing.

Strukturqualität

Definition
Beurteilungskriterium für die Qualität der personellen und materiellen Ausstattung und Ausbildung, sowie für die infrastrukturellen und logistischen Rahmenbedingungen eines Rettungssystems (→ Prozeß- und Ergebnisqualitat, → Qualitätsmanagement).

Stuhlerbrechen

→ Miserere.

Subarachnoidalblutung

Verwandte Begriffe
SAB; Blutung, intrakranielle.

Definition
Akute Blutung in den Subarachnoidalraum, häufig infolge der Ruptur einer aneurysmatisch veränderten Hirnbasisarterie.

Klinisches Bild
Akut auftretende heftigste Kopfschmerzen, Meningismus, Krampfanfälle und neurologische Ausfälle (z.B. Pupillendifferenz) entsprechend der Lokalisation, Minderung der Vigilanz bis zur Bewußtlosigkeit.

Diagnose/Befund
Typische Anamnese mit Erhöhung des → Hirndrucks (z.B. Pressen beim Stuhlgang oder Geschlechtsverkehr) oder des arteriellen Drucks (→ Krise, hypertensive). Die Diagnose kann nur durch ein Computertomogramm des Schädels oder eine Angiographie der Zerebralarterien gesichert werden.

Differentialdiagnose
Andere intrakranielle Blutungen wie subdurale, epidurale oder Hirnmassenblutung.

[!] **Therapie**
Symptomatische Therapie von Störungen der Vitalfunktionen, häufig ist die endotracheale Intubation und kontrollierte Normoventilation erforderlich. Bei exzessiv erhöhten Blutdruckwerten vorsichtige antihypertensive Therapie auf individuell hochnormale Werte. Schnellstmöglicher Transport in neurochirurgische Klinik.

Subdurales Hämatom

Verwandte Begriffe
SDH; Hämatom, subdurales ; Blutung, intrakranielle.

Definition
Traumatisch bedingte Blutung zwischen der Dura mater und der Arachnoidea, meist durch Blutungen aus den Brückenvenen ausgelöst.

Klinisches Bild
Nach einer Schädelverletzung häufig symptomloses Intervall bis zu Wochen, gefolgt von Kopfschmerzen, Schwindel, Unruhe und Wesensveränderungen, neurologischen Symptome wie Halbseitensymptomatik [→ Apo-

plexia cerebri], progrediente Bewußtseinsstörung bis zur → Bewußtlosigkeit, Atemstörungen im Rahmen einer → Hirndrucksteigerung, Veränderungen der Pupillomotorik und Pupillengröße.

Diagnose/Befund
Typische Traumaanamnese und klinisches Bild. Die Diagnose kann nur durch ein Computertomogramm des Schädels gesichert werden.

Differentialdiagnose
Andere intrakranielle Blutungen nach Trauma (z.B. EDH [→ epidurales Hamatom], → subarachnoidale Blutung).

[!] **Therapie**
Symptomatische Therapie bei Störungen der Vitalfunktionen. Ein Transport in eine neurochirurgische Klinik zur apparativen Diagnostik (cranielles Computertomogramm) und ggf. operativen Entlastung ist immer indiziert. Bei einem beatmeten Patienten ist auf die → Normoventilation zu achten (→ Hirndruck, Steigerung des).

Hinweis(e)
Cave: Säuglinge und Kleinkinder können durch isolierte intrakranielle Blutungen in einen schweren Volumenmangelschock (→ Schock, hypovolamischer) kommen.
Besonders bei alkoholisierten Patienten besteht die Gefahr, eine intrakranielle Blutung zu übersehen, da die Symptomatik verschleiert sein kann.

subglottische Laryngitis, akute obstruktive

→ Krupp-Syndrom.

Succinylcholin

Zubereitungen
Z.B. Lysthenon®. 1 Amp. à 5 ml enth. 100mg.

Wirkungen
Depolarisierendes Muskelrelaxans. Depolarisiert die subsynaptische Membran der motorischen Endplatte.

Pharmakologische Daten
Wirkungseintritt 30–40 sec. Wirkdauer 3–10 min. E-HWZ 2–10 min.

Anwendungsgebiete
Kurzwirkende Muskelrelaxierung, z.B. zur Erleichterung der endotrachealen Intubation.

Dosierung & Art der Anwendung
1–2 mg/kgKG langsam i.v..

Unerwünschte Wirkungen
→ Rhythmusstorungen, kardiale, Bradykardie bis Asystolie, Kammerflimmern, Hyperkaliämie, Muskelfaszikulationen; Steigerung des Augeninnendrucks, des gastralen sowie des intrakraniellen Drucks; maligne Hyperthermie und Rhabdomyolyse, Histaminfreisetzung und Bronchospasmus.

Gegenanzeigen/Anwendungsbeschränkungen
Fehlende Beatmungsmöglichkeit, Hyperkaliämie, Disposition zur malignen Hyperthermie, Cholinesterasemangel, penetrierende Augenverletzungen, Immobilisation >3 die.

Wechselwirkungen
Chinidin, Thiopental, Amphotericin B, Aminoglykoside: Wirkungsverstärkung.

Hinweis(e)
Die vorherige Applikation eines nichtdepolarisierenden Muskelrelaxanz schwächt das Auftreten von Muskelfaszikulationen ab (Präkurarisierung [→ Muskelrelaxierung]).

Sudden Death in Infancy

→ Kindstod, plotzlicher.

Sudden Infant Death Syndrome

→ Kindstod, plotzlicher.

Suffocatio

→ Erstickung.

Suizidalität

→ Suizidversuch.

Suizidversuch

Verwandte Begriffe
Selbstmord; Selbstmordversuch; Selbsttötung; Suizidalität.

Definition
Absichtliche Schädigung der eigenen Gesundheit mit dem Ziel, das Leben zu beenden. Vom Suizidversuch unterschieden wird der erfolgreich abgeschlossene Suizid oder Selbstmord.

[i] Die Äußerung von Selbsttötungsgedanken sollten grundsätzlich ernst genommen werden. Dem Arzt obliegt die Beurteilung der psychischen Verfassung des Patienten sowie die Organisation einer weiteren psychischen Betreuung. Sollte eine Eigen- bzw. Fremdgefährdung bei Geschäftsunfähigkeit vorliegen, ist eine → Zwangseinweisung indiziert.

Supraventrikuläre Tachykardie

→ Rhythmusstorungen, supraventrikulare.

Süßwasserertrinken

→ Ertrınken in Sußwasser.

SVT

→ Rhythmusstorungen, supraventrikulare.

Sympathikus

Definition

Sympathischer Anteil des vegetativen Nervensystems

[i] Eine Aktivierung des Sympathikus führt zu einer Steigerung von Herzfrequenz und Herzkraft, Steigerung von AV-Überleitungsgeschwindigkeit und Erregbarkeit des Herzmuskels, Gefäßverengung (α-Rezeptoren) und Gefäßerweiterung (β-Rezeptoren), Erweiterung der Bronchien, Steigerung der Schweißdrüsensekretion, Pupillenerweiterung, Uteruskontraktion (α-Rezeptoren) und Uteruserschlaffung (β-Rezeptoren), Erschlaffung der Muskulatur im Magen-Darm-Trakt, sowie Kontraktion der Schließmuskeln.

β-Sympatholytika

→ β-Rezeptorenblocker.

Symptom der gefangenen Luft

→ Air-Trapping.

Synchronisierte Kardioversion

→ Kardioversion.

Synchronized Intermittent Mandatory Ventilation

Verwandte Begriffe

SIMV.

Definition

Kombination von maschineller Beatmung und Spontanatmung, bei der die maschinelle Unterstützung an die Atemaktivität des Patienten angepaßt werden kann.

[i] Die SIMV stellt eine Mindestventilation bei nicht ausreichender Spontanatmung sicher. Aufgrund der Synchonisation können die maschinellen Atemhübe durch Spontanatemhübe getriggert werden, d.h. die maschinelle Ventilation unterstützt die Spontanatmung.

Syndrom des kranken Sinusknotens

→ Sick-Sinus-Syndrom.

Synkope

Definition

Plötzlich auftretende Bewußtlosigkeit mit Tonusverlust der Skelettmuskulatur aufgrund zerebraler Minderperfusion. Im Gegensatz zum → Kollaps besteht immer eine kurze Bewußtlosigkeit.

Synkope, kardiale

Verwandte Begriffe

Kardiale Synkope; Adams-Stokes-Anfall; Adams-Stokes-Syndrom.

Definition

Synkope aufgrund verminderter kardialer Auswurfleistung bei zumeist bradykarden, ggf. auch tachykarden Herzrhythmusstörungen.

Klinisches Bild

Blässe, Schwarzwerden vor den Augen, Tonusverlust der Muskulatur mit Hinstürzen, kurzzeitige Bewußtlosigkeit, selten auch Krampfanfälle, arterielle Hypotonie, in der Regel besteht eine Bradykardie und gelegentlich ein Schwitzen.

Diagnose/Befund

Betroffen sind meist ältere Patienten. Ursächlich kommt jede → Herzrhythmusstorung in Betracht, die eine Verminderung der kardialen Auswurfleistung zur Folge hat. Häufig handelt es sich jedoch um Bradykardien mit ggf. kurzdauernden asystolen Pausen bei höhergradigen → AV-Blockierungen. Beim Eintreffen des Rettungsdienstes können bereits wieder normale Kreislaufparameter vorliegen.

Differentialdiagnose

Z.B. Kollaps, pressorische Synkope und vasovagale Synkope.

[!] **Therapie**

Applikation von Sauerstoff, i.v.-Zugang, Steigerung der Herzauswurfleistung durch Therapie der zugrundeliegenden → Rhythmusstorung. Auf sturzbedingte Begleitverletzungen achten.

Hinweis(e)

Da die ursächliche Störung bei normalisierten Kreislaufverhältnissen weiterhin besteht, ist ein Transport des Patienten zur weiteren Diagnostik und Therapie (z.B. durch → Herzschrittmacher) in das nächstgelegene geeignete Krankenhaus indiziert.

Synkope, pressorische

Verwandte Begriffe
pressorische Synkope.

Definition
Synkope durch Reizung der Druckrezeptoren mit reflektorischem Blutdruck- und Herzfrequenzabfall, z.B. nach Valsava-Manöver, Stuhl- oder Harnpressen, Husten sowie mechanischen Irritationen im Halsbereich.

Klinisches Bild
Blässe, Schwarzwerden vor den Augen, Tonusverlust der Muskulatur mit Kollaps, kurzzeitige Bewußtlosigkeit, selten auch Krampfanfälle, arterielle Hypotonie, in der Regel Bradykardie, gelegentlich Schwitzen.

Diagnose/Befund
Anamnese mit typischen Auslösemechanismen und klinischem Bild. Beim Eintreffen des Rettungsdienstes können bereits wieder normale Kreislaufparameter vorliegen.

Differentialdiagnose
Z.B. Kollaps, kardiale oder vasovagale Synkope.

[!] **Therapie**
Nur in schweren, protrahierten Fällen ist eine medikamentöse Therapie mit z.B. Sympathomimetika notwendig. Meist Spontanerholung, ggf. Unterstützung durch Hochlagerung der Beine. Auf sturzbedingte Begleitverletzungen achten.

Hinweis(e)
Von den pressorischen Synkopen ist insbesondere das → Karotissinus-Syndrom mit einer pathologischen Erregbarkeit im Sinus caroticum abzugrenzen.

Synkope, vasovagale

Verwandte Begriffe
Neurokardiogene Synkope; vasovagale Synkope.

Definition
Synkope aufgrund einer direkten (Pleurapunktion, Kolik) oder indirekten (starker Ekel, Schmerz, Angst, Schreck) vagalen Reizung.

Klinisches Bild
Blässe, Schwarzwerden vor den Augen, Tonusverlust der Muskulatur mit Kollaps, kurzzeitige Bewußtlosigkeit, selten auch Krampfanfälle, arterielle Hypotonie, in der Regel Bradykardie, gelegentlich Schwitzen.

Diagnose/Befund
Anamnese mit typischen Auslösemechanismen und klinischem Bild. Beim Eintreffen des Rettungsdienstes können bereits wieder normale Kreislaufparameter vorliegen.

Differentialdiagnose
Z.B. Kollaps, pressorische oder kardiale Synkope.

[!] **Therapie**
Nur in schweren, protrahierten Fällen ist eine medikamentöse Therapie mit z.B. Sympathomimetika oder Parasympatholytika notwendig. Meist Spontanerholung, ggf. Unterstützung durch Hochlagerung der Beine. Auf sturzbedingte Begleitverletzungen achten.

TAA
Thorakales Aortenaneurysma [→ Aortenaneurysma].
→ Tachyarrhythmia absoluta

Tabakvergiftung
→ Nikotin, Vergiftung mit.

Tachyarrhythmie

Verwandte Begriffe
Tachyarrhythmia absoluta (TAA).

Definition
Supraventrikuläre Tachykardie mit unregelmäßigem Rhythmus, meist kombiniert mit Vorhofflimmern oder -flattern.

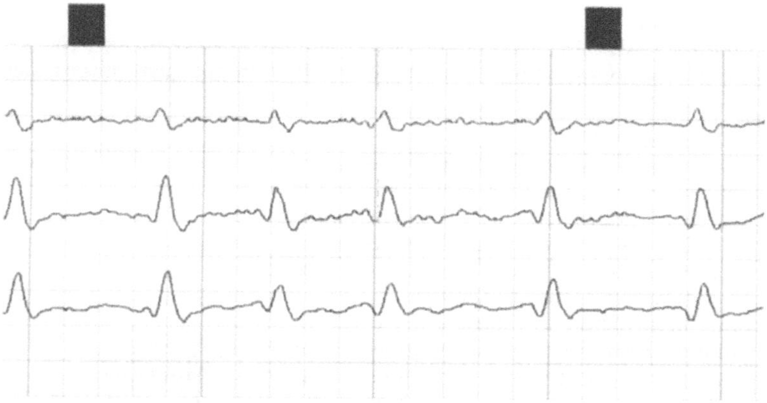
Tachyarrhythmia absoluta mit Vorhofflimmern

Tachykardie
→ Rhythmusstorungen, tachykarde.

Tachykardie, supraventrikuläre
→ Rhythmusstorungen, supraventrikulare.

Tachykardie, ventrikuläre
→ Rhythmusstorungen, ventrikulare.

Tachypnoe

Definition
Über die Norm gesteigerte Atemfrequenz.

[i] Meist handelt es sich um eine Stimulation des Atemzentrums aufgrund psychischer Erregung oder durch Sauerstoffmangel bei erhöhtem Bedarf (z.B. Fieber, körperliche Belastung) bzw. vermindertem Angebot (z.B. Aufenthalt in großen Höhen). Im Gegensatz zu der → Hyperventilation besteht bei einer Tachypnoe nicht unbedingt eine arterielle → Hypokapnie.
Die Tachypnoe kann ein Symptom einer akuten Lungenembolie sein.

Taucherkrankheit

Verwandte Begriffe
Caissonkrankheit; Dekompressionskrankheit; Dekompressionstrauma; Druckfallkrankheit; Luftdruckkrankheit.

Definition
Eine Überschreitung der Inertgaslöslichkeit in Körpergeweben durch Nichteinhaltung von Dekompressionszeiten nach Tauchgängen führt zu einer Stickstoff-Gasembolie.

Klinisches Bild
Symptome entstehen häufig mit deutlicher Latenzzeit zum Ende des Tauchgangs.
Akutes Krankheitsbild mit leichter Symptomatik:
1. Knochen-, Gelenk- und Muskelschmerzen; Hautjucken (Taucherflöhe)
2. Müdigkeit, Schwindel, Übelkeit und Erbrechen
3. Hautmarmorierung, Zyanose
4. Verwirrtheit und Unruhe

Akutes Krankheitsbild mit schwerer Symptomatik:
1. spinale und zerebrale Symptome mit Bewußtseinsstörungen
2. motorische und sensible Nervenschäden; Querschnittssymptomatik
3. Dyspnoe, Zyanose
4. arterielle Hypotension, häufig Tachykardie

Chronisches Krankheitsbild:
1. aseptische Knochennekrosen
2. chronisch neurologische Schäden

Diagnose/Befund
Bei typischer Anamnese (längerer Aufenthalt mit Atmung inspiratorischer Gasgemische unter Überdruck) und klinischem Bild in der Regel eindeutig.

Differentialdiagnose
→ Barotrauma, v.a. Lungenbarotrauma.

[!] **Therapie**
Präklinisch ist nur symptomatische Therapie möglich. Adäquate Oxygenierung, großzügige Flüssigkeitszufuhr, nach primärer Stabilisierung schnellstmöglicher Transport (Rettungshubschrauber; ***cave*** Flughöhe) in ein Zentrum zur Sauerstoffüberdrucktherapie [→ Oxygenation, hyperbare] (Überdruckkammer [→ Oxygenation, hyperbare]) zur Rekompression.

Hinweis(e)
Die sogenannte „nasse Rekompression", d.h. ein erneutes Abtauchen zur Erhöhung des Umgebungsdrucks, gilt wegen der damit verbundenen Gefahren als obsolet.

Tauchreflex

Verwandte Begriffe
Reflextod; Badetod.

Definition
Reflektorisches Aussetzen der Herztätigkeit durch vagale Stimulation. Diese wird durch auf die Rachenhinterwand auftreffendes kaltes Wasser ausgelöst.

[i] Der Vagusreiz führt zu einem Aussetzen der Herztätigkeit mit nachfolgender Bewußtlosigkeit im Wasser.
Ähnlich dem Tauchreflex existieren auch andere Vagusstimuli wie Druck auf die Halsschlagader und Valsalva-Manöver.

Tauchunfall

Verwandte Begriffe
Taucherkrankheit; Barotrauma.

Definition
Bei Tauchunfällen werden
1. die Caisson- oder → Taucherkrankheit von
2. → Barotraumata luftgefüllter Organe und Körperhöhlen (z.B. Lunge, Schädelhöhlen u.a.) unterschieden.

TBC

→ Tuberkulose.

Technische Einsatzleitung

Verwandte Begriffe
TEL.

Definition
Der technischen Einsatzleitung obliegt die Koordination zwischen medizinischen und technischen Rettungsmaßnahmen durch die Feuerwehr, das Technische Hilfswerk und Fachpersonal für Gas und Elektrizität. Besonders bei MANV [→ Massenanfall von Verletzten] ist eine TEL entscheidend.

Teerstuhl

→ Melaena.

TEL

→ Technische Einsatzleitung.

Terbutalin

Zubereitungen
Z.B. Bricanyl®. 1 Amp. à 1ml enth. 0,5 mg.

Wirkungen
β2-Sympathomimetikum. Relaxation der glatten Muskulatur der Bronchien.

Pharmakologische Daten
Wirkungseintritt in wenigen Minuten. Wirkdauer 4–6 h. E-HWZ 3,5 h.

Anwendungsgebiete
Obstruktive Atemwegserkrankungen.

Dosierung & Art der Anwendung
Erwachsene: 0,25–0,5 mg s.c. bis zu 4 mal/die.
Säuglinge und Kleinkinder: 0,05–0,1 mg s.c. bis zu 2 mal/die.
Kinder zwischen 3.–6. Lebensjahr: 0,1 mg s.c. bis zu 2 mal/die.
Kinder zwischen dem 7.–14. Lebensjahr: 0,15 mg s.c. bis zu 2 mal/die.

Unerwünschte Wirkungen
Tachykardie mit Palpitationen, allergische Reaktionen, Tremor, Unruhegefühl.

Gegenanzeigen/Anwendungsbeschränkungen
Herzinfarkt, KHK, Tachyarrhythmie, schwere Hyperthyreose, unzureichend eingestellter Diabetes mellitus, strenge Indikationsstellung in Schwangerschaft und Stillzeit.

Wechselwirkungen
Antidiabetika: verminderte Blutzuckersenkung;
β-Rezeptorenblocker: Wirkungsverminderung der β2-Sympathomimetika sowie Auslösung von schweren Bronchospasmen möglich;
β-Adrenergika, Theophyllin, Anticholinergika: Wirkungsverstärkung und Verstärkung der Nebenwirkungen.

terminale Strombahn

→ Mikrozirkulation.

Tetraparalyse

→ Tetraparese.

Tetraparese

Verwandte Begriffe
Tetraparalyse.

Definition
Inkomplette Lähmung aller vier Extremitäten, z.B. nach Schädigung des zervikalen Rückenmarks.

Tetraplegie

Definition
Komplette Lähmung aller vier Extremitäten, wie nach hoher → Querschnittslahmung.

Theodrenalin + Cafedrin

Zubereitungen
Z.B. Akrinor®. 1 Amp. à 2 ml enth. 10 mg Theodrenalin und 200 mg Cafedrin.

Wirkungen
Tonisierung des venösen Gefäßsystems, Stimulation der β-Rezeptoren.

Pharmakologische Daten
Wirkungseintritt 1 min. Wirkdauer 1–4 h.

Anwendungsgebiete
Arterielle Hypotonie durch vegetative Störungen, orthostatische Kreislaufregulationsstörungen.

Dosierung & Art der Anwendung
Verdünnung: 1 Amp. immer auf 10 ml NaCl 0,9%. Dosierung nach Wirkung.
Erwachsene: 0,2–2 ml Lösung i.v.
Kleinkinder: 0,2–0,4 ml Lösung i.v.

Kindergartenkinder: 0,2–0,6 ml Lösung i.v.
Schulkinder: 0,2–1 ml Lösung i.v.
Repetitionsdosen sind möglich.

- **Unerwünschte Wirkungen**
Tachykardie, pectanginöse Beschwerden, → Herzrhythmusstorungen, allergische Reaktionen.

- **Gegenanzeigen/Anwendungsbeschränkungen**
Volumenmangel, arterielle Hypertonie, Engwinkelglaukom, Mitralklappenstenose, Phäochromozytom.

- **Wechselwirkungen**
MAO-Hemmer, Antihypotonika: starker Blutdruckanstieg;
Antihypertensiva: gegenseitige Wirkungsabschwächung;
β-Rezeptorenblocker: Gefahr der Bradykardie.

Theophyllin

- **Zubereitungen**
Z.B. Euphyllin®. 1 Amp. à 10 ml enth. 200 mg.

- **Wirkungen**
Antagonistische Wirkung an Adenosinrezeptoren und Hemmung der Phosphodiesterase. Dilatation der glatten Muskulatur (vor allem der der Bronchien bei gleichzeitiger Stimulation des Atemzentrums). Senkung des Bronchialmuskeltonus. Positiv inotrop und positiv chronotrop.

- **Pharmakologische Daten**
Wirkungseintritt in wenigen Minuten. E-HWZ 5–10 h. (Kinder und Raucher haben kürzere E-HWZ).

- **Anwendungsgebiete**
Therapie akuter Exazerbation von chronisch obstruktiven Atemwegserkrankungen wie → Asthma bronchiale oder chronischer Bronchitis.

- **Dosierung & Art der Anwendung**
Erwachsene ohne vorherige Theophyllintherapie: 4–6 mg/kgKG.
Erwachsene mit Theophyllintherapie Dosisreduktion um 50%: 2–3 mg/kgKG.
Langsame Injektion über 15–20 min.

- **Unerwünschte Wirkungen**
→ Herzrhythmusstorungen, Tachykardie, zentrale Erregung bis zu Krampfanfällen, arterielle Hypotonie.

- **Gegenanzeigen/Anwendungsbeschränkungen**
Frischer → Myokardinfarkt und instabile Angina pectoris, Tachyarrhythmie und ventrikuläre Arrhythmien, Epilepsie, Kinder unter 1 Jahr, strenge Indikationsstellung in Schwangerschaft und Stillzeit.

Wechselwirkungen
β2-Sympathomimetika, xanthinhaltige Medikamente: Wirkungsverstärkung;
Makrolidantibiotika, Cimetidin, orale Kontrazeptiva, Furosemid, Allopurinol: Dosisreduktion von Theophyllin erforderlich;
Phenytoin, Barbiturate: Wirkungsverminderung.

Hinweis(e)
Nebenwirkungen treten häufig auf, da die große Variabilität der Elimination eine relative Überdosierung bewirken kann.

Thiopental

Zubereitungen
Z.B. Trapanal®. 1 Trockenamp. à 20 ml enth. 500 mg.

Wirkungen
Aktivitätsminderung im ZNS mit ausgeprägter Dämpfung v.a. im Bereich der Formatio reticularis des Hirnstamms. Senkt den zerebralen Sauerstoffverbrauch, die Hirndurchblutung und den intrakraniellen Druck. Dämpft das Atemzentrum.

Pharmakologische Daten
Wirkungseintritt 20–40 sec. Wirkdauer 5–15 min.

Anwendungsgebiete
Injektionsanästhetikum zur Narkoseeinleitung, Durchbrechung eines Status epilepticus.

Dosierung & Art der Anwendung
3–5 mg/kgKG langsam i.v.;
bei Kindern, sowie zur Therapie eines Status epilepticus bis zu 10 mg/kgKG i.v.

Unerwünschte Wirkungen
Blutdrucksenkung, Apnoe, Histaminfreisetzung, Laryngo-Bronchospasmus, Gewebsnekrose bei paravenöser Injektion.

Gegenanzeigen/Anwendungsbeschränkungen
→ Status asthmaticus, Herzinsuffizienz, Schock, Porphyrie, frischer → Myokardinfarkt.

Wechselwirkungen
Zentraldämpfende Pharmaka, Alkohol, Antikonvulsiva, Sulfonamide: Wirkungsverstärkung von Thiopental.

Hinweis(e)
Einsatz nur bei bestehender Intubations- und Beatmungsmöglichkeit.

Thoraxdrainage

- **Verwandte Begriffe**
  Pleuradrainage.
- **Definition**
  In den Pleuraspalt eingeführte Drainage zur Entlastung eines Pneumo-, Hämato-, bzw. Hämatopneumothoraxes.

[i] Die Einlage der Thoraxdrainage kann in 2 Positionen erfolgen:
1. Position nach Monaldi: 2.-3. ICR in der Medioclavicularlinie.
2. Position nach Bülau: 4.-5. ICR in der vorderen oder mittleren Axillarlinie.

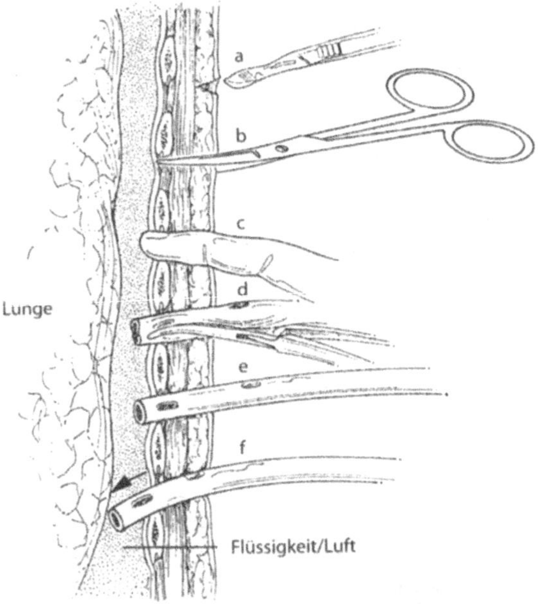

Technik der Thoraxdrainageanlage im Schema: *a* Quere Hautinzision über dem 2.–3. ICR in der Medioklavikularlinie bis auf die Muskulatur (falls erforderlich nach ausreichender Lokalanästhesie); *b* Vorwiegend stumpfes Auseinanderdrängen der Muskelfasern im Faserverlauf und Eröffnung der Pleura mit der Schere (hörbares Entweichen von Luft); *c* Sichere Identifizierung des Pleuraraumes mit dem Zeigefinger zur Vermeidung von Lungenverletzungen; *d* Stumpfes Einführen der Thoraxdrainage; *e, f* Die korrekte Position der Drainage wird erreicht, wenn alle Perforationen des Drainageschlauches weit genug in den Pleuraraum eingeführt sind, es folgen die Annaht der Drainage an der Haut sowie die Konnektierung des Drainagesystems mit Wasserschloss, Reservoir und Sogkammer. Überprüfung der korrekten Lage durch atemabhängiges Pendeln der Flüssigkeitssäule im Drainageschlauch sowie Röntgenkontrolle.

Thoraxprellung

Verwandte Begriffe
Brustkorbprellung.

Definition
Prellung des Brustkorbs ohne Fraktur oder Beteiligung thorakaler Organe.

[i] Bei der Thoraxprellung finden sich häufig atemabhängige Schmerzen und ein druckschmerzhafter Thorax, außerdem Prellmarken und ggf. → Herzrhythmusstorungen als Zeichen einer myokardialen Beteiligung. Eine Abgrenzung zu höhergradigen Thoraxverletzungen ist nur innerklinisch durch bildgebende Verfahren sicher möglich.

Thoraxquetschung

Verwandte Begriffe
Brustkorbquetschung.

Definition
Höhergradige Verletzung des Thorax durch Kompression, meist mit Beteiligung intrathorakaler Organe.

[i] Bei Quetschungsverletzungen des Thorax zeigt sich meist eine Dyspnoe, ggf. mit zusätzlichen Zeichen der Kreislaufinsuffizienz. Eine Begleitverletzung intrathorakaler oder intraabomineller Organe ist häufig.

Thoraxtrauma

Definition
Als Thoraxtrauma bezeichnet man sämtliche Verletzungen der thoraxwandbildenden oder intrathorakalen Organe (z.B. Thoraxquetschungen oder Thoraxprellungen).

Hinweis(e)
Thoraxtraumata können in offene und geschlossene, stumpfe und penetrierende Verletzungen sowie nach Behandlungsdringlichkeit in akut lebensbedrohlich, potentiell lebensbedrohlich und einfachere Thoraxverletzungen unterteilt werden.

1. Akut lebensbedrohliche Verletzungen: → Spannungspneumothorax, instabiler Thorax bei → Rippenserienfraktur, → Perikardtamponade, massiver → Hamatothorax, offener Pneumothorax, Abriß größerer intrathorakaler Gefäße und Obstruktion der oberen Atemwege.
2. Potentiell lebensbedrohliche Verletzungen: Lungenkontusion, Myokardkontusion, Hämatopneumothorax, tracheobronchiale Verletzungen, Zwerchfellruptur und Ösophagusruptur.
3. Einfachere Thoraxverletzungen: Thoraxprellung, Rippenfraktur, Sternumfraktur, unkomplizierter Hämatothorax.

Thrombose

Verwandte Begriffe
Venöser Gefäßverschluß.

Definition
Thrombose mit Verlegung des Lumens der tiefen Bein- und Beckenvenen, Vv. axillaris oder subclavia (Paget-v. Schroetter-Syndrom) bzw. perakut des gesamten venösen Querschnitts einer Extremität (→ Phlegmasia coerulea dolens).

Klinisches Bild
Spontan- und Druckschmerzen über Venenverlauf, Wadenschmerz beim Ballotement, Wadenschmerz bei Dorsalflexion im Sprunggelenk (Homann-Zeichen), Fußsohlenschmerz auf Druck (Payr-Zeichen), Plantarüberempfindlichkeit (Rössle-Zeichen), Druckschmerz entlang der erkrankten Venen medial der Tibiakante (Meyer-Zeichen), ggf. Spannungszeichen mit Rötung, Überwärmung, Schwellung und livider Verfärbung, außerdem Allgemeinsymptome wie Fieber und Pulsanstieg (Mißverhältnis zwischen Pulsbeschleunigung und geringer Temperaturerhöhung).

Diagnose/Befund
Typische Anamnese und klinisches Bild.

Differentialdiagnose
Arterieller Verschluß.

[!] **Therapie**
Symptomatische Therapie von Störungen der Vitalfunktionen, strenge Bettruhe mit Hochlagerung der betroffenen Extremität, Heparin zur Vermeidung von Appositionsthromben, Einweisung in Klinik.

Hinweis(e)
Erhöhtes Risiko bei Frauen unter oraler Antikontrazeption und mit Nikotinabusus. Seltene Gerinnungsstörungen wie der Protein C- oder Protein S-Mangel können auch bei Patienten ohne typische Risikofaktoren ausgedehnte Thrombosen verursachen.

thyreotoxische Krise

→ Krise, thyreotoxische.

TIA

→ Prolongiertes reversibles ischamisches neurologisches Defizit; transitorische ischämische Attacke.

Tiegel-Ventil

Definition
Punktionskanüle mit aufgesetztem und eingeschnittenem Gummi-Fingerling zur Entlastung eines → Pneumothorax bzw. zur Prophylaxe eines → Spannungspneumothorax. Der geschlitzte Fingerling läßt bei der Exspiration Luft entweichen, während er bei der Inspiration kollabiert und das Eindringen von Luft in den Pleuraspalt verhindert.

[i] Im Rettungsdienst wird das Tiegel-Ventil nicht mehr verwendet. Die Entlastung eines Pneumothorax wird kurzfristig mit einer → Venenverweilkanule vorgenommen. Bei schwerem Thoraxtrauma mit v.a. Pneumothorax oder → Hamatothorax wird eine → Thoraxdrainage angelegt.

Tierbisse

→ Bißverletzungen durch Tiere.

Tod, klinischer

Definition
Noch reversibles Aussetzen von Herz-Kreislauffunktion und Atmung (Bewußtlosigkeit, Atemstillstand, kein Puls). Die Zeit bis zum irreversiblen Zusammenbruch der Vitalfunktionen (biologischer Tod) wird als klinischer Tod bezeichnet.

Todesfeststellung

Definition
Feststellung des irreversiblen Erlöschens der Herz-Kreislauffunktion.

[i] Die Todesfeststellung erfolgt anhand dem Vorliegen sogenannter sicherer → Todeszeichen (Totenflecke, Totenstarre, Fäulnis und Verwesung). Im Rahmen der Beendigung durchgeführter Reanimationsmaßnahmen kann der Tod nach hinreichend langer, suffizienter, jedoch erfolglos durchgeführter Reanimation festgestellt werden. In der Klinik besteht zusätzlich die Möglichkeit der Feststellung des → Hirntodes nach einem bundesweit festgelegten Protokoll.

Todeszeichen, sichere

Definition
Sichere Todeszeichen treten nach dem endgültigen (irreversiblen) Aussetzen der Herz-Kreislauffunktion auf. Dazu gehören Totenflecke, Leichenstarre, Fäulnis und Verwesung.

[i] Totenflecke:
Totenflecke treten ca. 20–30 min nach dem Tod des Patienten auf. Sie entstehen durch das Absinken des Blutes in tieferliegende Körperregionen. In den ersten 6–12 h verlagern sich die Flecken, wenn die Position des Patienten verändert wird. Nach dieser Zeit bleiben sie fixiert. Außerdem können die Flecken innerhalb der ersten 12–36 h weggedrückt werden.
Leichenstarre (Totenstarre):
Ca. 2 h nach dem Tod erstarrt die quergestreifte und die glatte Muskulatur. In der Regel beginnt die Leichenstarre im Kiefergelenk und breitet sich am Körper nach fußwärts aus. Nach 6–12 h ist sie vollständig ausgeprägt. 2–3 Tage nach dem Tod löst sich die Leichenstarre wieder.
Fäulnis und Verwesung:
Mit typischem süßlichem Geruch einhergehende Auflösung und Zersetzung der Körperzellen. Das Eintreten und die Geschwindigkeit der Verwesung hängen von den physikalischen Umgebungsfaktoren wie Wärme und Luftfeuchtigkeit ab. Bei sehr trockenen Umweltbedingungen kann auch eine Mumifizierung stattfinden.

Todeszeichen, unsichere

Definition
Unsichere Todeszeichen treten bereits vor dem irreversiblen Erlöschen der Herz-Kreislauffunktion auf und sind daher in keinem Fall – weder alleine, noch in ihrer Gesamtheit – zur → Todesfeststellung geeignet.

[i] Unsichere Todeszeichen sind z.B. Pulslosigkeit, Atemstillstand, Zyanose, weite Pupillen und fehlende Reflexe.

Todeszeitpunkt, Bestimmung des

Definition
Zeitpunkt des irreversiblen Erlöschens der Herz-Kreislauffunktion. Er wird anhand der Ausprägung der sicheren → Todeszeichen, sowie der Körpertemperatur des Patienten bestimmt.

[i] Anhand der Ausprägung der sicheren Todeszeichen kann der Todeszeitpunkt abgeschätzt werden. Auch die Entwicklung der rektalen Körpertemperatur kann zur Bestimmung des Todeszeitpunktes herangezogen werden. In beiden Fällen sind jedoch die Umweltbedingungen (z.B. Raumtemperatur) zu berücksichtigen.

Tokolyse

Verwandte Begriffe
Wehenhemmung; Notfalltokolyse.

Definition
Pharmakologische Unterdrückung der Wehentätigkeit, z.B. bei drohender frühzeitiger Geburt.

[i] Eine Wehenhemmung sollte – wenn möglich – nur im klinischen Bereich durchgeführt werden. Als Ausnahme gilt die Notfalltokolyse bei z.B. Nabelschnurvorfall, geburtsunfähiger Lage des Kindes oder Plazenta praevia. Als Mittel der Wahl gilt die Applikation von → Fenoterol über Spritzenpumpe.

Total Quality Management

→ Qualitatsmanagement.

Totenstarre

→ Leichenstarre.

Totraum, alveolärer

Verwandte Begriffe
Alveolärer Totraum.

Definition
Alveolen, die zwar belüftet aber nicht perfundiert sind und in denen somit kein Gasaustausch stattfindet.

[i] Der alveoläre Totraum ist keine fixe Größe, sondern von verschiedenen Faktoren abhängig. Er wird durch z.B. die Lage des Körpers, die Beatmungsform oder das intrapulmonale Shuntvolumen beeinflußt.

Totraum, anatomischer

Definition
Der Anteil des → Atemzugvolumens, der sich in den zuführenden Atemwegen befindet und nicht am pulmonalen Gasaustausch teilnimmt.

[i] Der anatomische Totraum beträgt ca. 2 ml/kgKG.

Totraum, funktioneller

Verwandte Begriffe
physiologischer Totraum; funktioneller Totraum.

Definition
Als funktioneller Totraum wird der gesamte Anteil des Atemhubvolumens bezeichnet, der nicht am Gasaustausch teilnimmt.

[i] Da sich der funktionelle Totraum aus der Kombination von anatomischem und alveolärem Totraum errechnet, stellt er keine fixe Größe dar, sondern ist in seiner Variabilität vom alveolären Totraum abhängig.

Tötung durch Unterlassen

Definition
Vorenthalten notwendiger medizinischer Maßnahmen unter bewußter Inkaufnahme des vorzeitigen Lebensendes.

[i] Straf- und zivilrechtlich handelt es sich um einen Straftatbestand, der gravierender bewertet wird als eine unterlassene → Hilfeleistung.

Tourniquet

→ Abbindung.

Tourniquet-Syndrom

Verwandte Begriffe
Postischämiesyndrom; Reperfusionssyndrom.

Definition
Zusammenfassung verschiedener lokaler und systemischer Veränderungen durch Reperfusion eines muskelreichen Gewebes nach längerer Ischämiedauer.

[i] Nach Reperfusion eines für längere Zeit ischämischen Gewebes kommt es im Bereich der Extremitäten zur Ausbildung eines Kompartmentssyndroms.
Nach Wiederanschluß an die Zirkulation kommt es zur Einschwemmung saurer Stoffwechselprodukte sowie Zellbestandteile aus nekrotischen Muskelgewebe wie Kalium und Myoglobin. Die Folge sind mögliche Herzrhythmusstörungen, Stoffwechselstörungen und Nierenfunktionsstörungen.
Durch Einstrom von Blut in das vormals nicht-perfundierte Gewebe besteht die Gefahr des ausgeprägten Blutdruckabfalls.

Toxikose des Säuglings

→ Sauglingstoxikose.

toxisches Lungenödem

→ Lungenodem, toxisches; → Rauchgas, Vergiftung mit; → Reizgas, Vergiftung mit.

TQM

→ Qualitatsmanagement.

Tracheostoma

Definition
Operative Verbindung (Tracheotomie) zwischen der Tracheavorderwand und der Haut zur Durchführung einer (Langzeit-) Beatmung, bzw. Sicherstellung der Atemwege nach Operationen am Larynx.

[i] Ein Tracheostoma kann mit oder ohne Trachealkanüle versorgt sein. Diese Patienten sind nicht mit konventionellen Beatmungsmethoden (z.B. Maske, Mund-zu-Mund oder Mund-zu-Nase) zu beatmen. Die Beatmung muss über das Tracheostoma - ggf. unter Verschluß von Mund und Nase - erfolgen.

Tramadol

Zubereitungen
Z.B. Tramal®. 1 Amp. à 2 ml enth. 100 mg.

Wirkungen
Opiatagonist (nicht BtM-pflichtig).

Pharmakologische Daten
Wirkungseintritt 5 min. Wirkdauer 4–8 h. E-HWZ 6 h.

Anwendungsgebiete
Mittelschwere Schmerzzustände aller Art.

Dosierung & Art der Anwendung
Jugendliche und Erwachsene: 1,0–1,5 mg/kgKG langsam i.v. (Höchstdosis 400 mg).

Unerwünschte Wirkungen
Übelkeit, selten Atem- und Kreislaufdepression, arterielle Hypertonie, bei Kindern zerebrale Krampfanfälle.

Gegenanzeigen/Anwendungsbeschränkungen
Vergiftung mit Alkohol, Analgetika und zentraldämpfenden Pharmaka; Schmerzzustände, die durch Koliken ausgelöst worden sind, Opiatabhängigkeit, strenge Indikationsstellung in Schwangerschaft und Stillzeit.

Wechselwirkungen
Zentraldämpfende Pharmaka, Alkohol: Wirkungsverstärkung;
Antidepressiva, Neuroleptika: erhöhte Krampfneigung;
MAO-Hemmer: schwere zentralnervöse Nebenwirkungen.

Hinweis(e)
Die Inzidenz von Erbrechen tritt in Abhängigkeit von der Injektionsgeschwindigkeit auf. Zur Prophylaxe Kombination mit Triflupromazin sinnvoll.

Transitorische ischämische Attacke

- **Verwandte Begriffe**
  PRIND; Apoplexia cerebri; TIA.

- **Definition**
  Durch zerebrovaskuläre Ischämie hervorgerufene neurologische Ausfälle, die maximal 24 h anhalten und sich folgenlos zurückbilden.

Transportfähigkeit

- **Definition**
  Stabilisierung der → Vitalfunktionen eines Notfallpatienten vor Transportbeginn mit dem Ziel, weitere Schäden durch den Transport zu vermeiden.

Transportinkubator

- **Verwandte Begriffe**
  Inkubator.

- **Definition**
  Geschlossenes, durchsichtiges, kunststoffummanteltes Wärmebett zum Transport von Früh- und Neugeborenen.

[i] Der Transportinkubator bietet alle Möglichkeiten der Intensivtherapie bzw. Überwachung von Früh- und Neugeborenen. Das Kind kann durch zwei verschließbare „Bullaugen" von außen versorgt werden.
Inkubatoren verfügen u.a. über folgende Einrichtungen:

1. Regulierbare Temperatur (bis 39°C) und Luftfeuchtigkeit (85–100%)
2. Beatmungseinheit (IPPV, IMV)
3. EKG- Monitor
4. → Pulsoxymetrie/→ Kapnometrie
5. Nichtinvasive Blutdruckmessung
6. Spritzenpumpe
7. Absauganlage

Transportinkubatoren sind in der Regel mit der Krankentrageeinrichtung von KTW [→ Krankentransportwagen], RTW [→ Rettungswagen], NAW [→ Notarztwagen] und RTH [→ Rettungshubschrauber] kompatibel.

Transportrespirator

→ Beatmungsgerät, automatisches.

Transporttrauma

Definition
Zusätzliche Schädigung des Patienten während eines boden- oder luftgebundenen Transportes.

[i] Folgende Einwirkungen können einen Notfallpatienten schädigen:

1. Beschleunigungskräfte
   Meist hervorgerufen durch plötzliche Geschwindigkeitsänderungen in horizontaler oder vertikaler Richtung (v.a. bodengebundene Transporte).
   Folgen: Beeinträchtigung der Organdurchblutung; Störungen des vegetativen Nervensystems (Übelkeit, Erbrechen, Blutdruckabfall); zusätzliche Schmerzen bei Extremitätentraumata.
2. Mechanische Schwingungen
   Treten in boden- und luftgebundenen Rettungsmitteln auf, hervorgerufen durch Schwingungen in einer vertikalen und zwei horizontalen Richtungen (1–60 Hz).
   Folgen: Schmerzhafte Verschiebungen bei Frakturen und Weichteilverletzungen mit Störungen des vegetativen Nervensystems.
3. Lärm
   Störfaktor in boden- und luftgebundenen Rettungsmitteln mit gemessenen Schalldruckpegeln von 80–100 dB (A). Nach → Unfallverhütungsvorschrift muß ab 90 dB (A) Gehörschutz getragen werden. Folgen von Lärm können z.B. Blutdruckanstieg und Tachykardie sein.

Trauma, spinales

→ Wirbelsaulentrauma.

Triage

Verwandte Begriffe
Sichtung.

Definition
Klassifizieren von Patienten nach medizinischen Prioritäten (Behandlungs-, Transportpriorität) bei → Massenanfall von Verletzten.

[i] Eine Triage wird bis zum Eintreffen des → Leitenden Notarztes vom ersteintreffenden → Notarzt vorgenommen.
Ziel der Triage ist die Sicherung des Überlebens einer größtmöglichen Zahl von Verletzten unter ständiger Kontrolle und Neubewertung (Dynamik) der eingeleiteten Maßnahmen.
Die Einteilung erfolgt anhand von vier Sichtungskategorien:
Dringlichkeitsstufe

1. Sofortige Behandlung bei unmittelbarer vitaler Bedrohung (höchste Behandlungspriorität)

z.B. Wiederherstellung und Aufrechterhaltung der → Vitalfunktionen, Schockbekämpfung, Analgesie
2. Transportpriorität; einfache Erstversorgung und zügiger Transport in eine geeignete Klinik
z.B. schwere thorakale oder abdominelle Verletzungen mit großen Blutverlusten
3. Leichtverletzte, minimale Behandlung und aufgeschobener Transport
z.B. Luxationen, Distorsionen, Verbrennungen I–II Grades
4. Abwartende, palliative Behandlung bei infauster Prognose
z.B. Herz-Kreislaufstillstand bei schwerem Schädel-Hirn-Trauma

Die Kennzeichnung der Triage-Kategorien ist mit Hilfe von farbigen Patientenanhängekarten möglich:
Triagekategorie I = ROT, II = GELB, III = GRÜN, IV = SCHWARZ

Triflupromazin

Zubereitungen
Z.B. Psyquil®. 1 Amp à 1ml enth. 10 mg.

Wirkungen
Neuroleptikum mit zentraldämpfenden, angstlösenden, antiemetischen, anticholinergen und sympathikolytischen Eigenschaften.

Pharmakologische Daten
E-HWZ 6 h.

Anwendungsgebiete
Psychomotorische Unruhezustände, Sedierung, Übelkeit und Erbrechen.

Dosierung & Art der Anwendung
0,1 mg/kgKG langsam nach Wirkung i.v. Maximaldosis 10 mg.

Unerwünschte Wirkungen
Blutdruckabfall, extrapyramidale Symptome, Erregungsleitungsstörungen, Bewußtseinsstörungen, → Asthma bronchiale.

Gegenanzeigen/Anwendungsbeschränkungen
Arterieller Hypertonus und Schock, Epilepsie, Vergiftung mit Alkohol und zentraldämpfenden Pharmaka, M. Parkinson.

Wechselwirkungen
Antihypertonika: Blutdruckabfall;
Alkohol, zentraldämpfende Pharmaka: Verstärkung des zentraldämpfenden Effekts;
Dopaminantagonisten: Wirkungsverschlechterung dieses Medikaments und Verstärkung der extrapyramidalen Nebenwirkungen;
Adrenalin: Blutdruckabfall.

Trockenes Ertrinken

→ Ertrinken, trockenes.

Truncus cerebri contusio

→ Hirnstammkontusion.

Tubargravidität

→ Extrauteringraviditat.

Tuberkulose

Verwandte Begriffe
TBC.

Definition
Durch Corynebakterium tuberculosis hervorgerufene Infektion, v.a. der Lunge.

[i] Es besteht eine Meldepflicht nach Bundesseuchengesetz bei Erkrankung und Tod.

Tubus, Lagekontrolle des

Verwandte Begriffe
Endotrachealtubus, Lagekontrolle des; Intubation, endotracheale.

Definition
Kontrolle der korrekten Position der Spitze des → Endotrachealtubus in der Trachea.

[i] Die Kontrolle der korrekten intratrachealen Lage der Tubusspitze ist nicht nur unmittelbar nach jeder → Intubation, sondern auch bei jeder Übernahme eines intubierten Notfallpatienten erforderlich. Eine regelmäßige Kontrolle ist insbesondere während der Durchführung von Transport- und Lagerungsmaßnahmen von Bedeutung. Auch nach einer erfolgreichen Intubation kann die Lage der Tubusspitze infolge einer Umlagerung des Patienten, z.B. bei Flexion und Extension der HWS, um bis zu 5 cm verändert werden. Besonders bei Säuglingen und Kleinkindern besteht damit bereits bei geringen Manipulationen die Gefahr der Luxation des Tubus aus den Atemwegen.
Alle klinischen Methoden zur Überwachung und Lagekontrolle nach endotrachealer Intubation gelten, mit Ausnahme der direkten Sichtkontrolle des Tubus zwischen den Stimmbändern, als unsichere Zeichen. Nach jeder Intubation ist der Nachweis mindestens eines der sicheren Zeichen der regelrechten intratrachealen Tubuslage zu fordern. Sollte dieser Nachweis nicht möglich sein, dürfen alle klinischen Zeichen keinen Hinweis auf eine Fehllage ergeben.

Sichere Zeichen:
1. visueller Nachweis des Tubusverlaufs zwischen den Stimmbändern durch direkte → Laryngoskopie
2. Kapnometrie
3. fiberbronchoskopische Lagekontrolle

Unsichere Zeichen:
1. beidseitige Auskultation des Thorax apikal und basal
2. Auskultation des Epigastriums als Gegenprobe
3. Beobachtung der seitengleichen Thoraxexkursionen unter Beatmung
4. Beschlagen des eingeführten Endotrachealtubus bei der ersten Exspiration durch kondensierte Ausatemluft.

Tubuscuff

→ Cuff.

Turgor

Definition

Spannungszustand des Gewebes.

[i] Ein verminderter Hautturgor deutet auf eine Exsikkose des Patienten hin.

Überdruckkammer

→ Druckkammer.

Überdruckverletzung

→ Barotrauma.

Überempfindlichkeitsreaktion

→ Allergische Reaktion.

Übergabe des Patienten

Verwandte Begriffe
Patientenübergabe.

Definition
Weiterleitung von Informationen an den weiterbehandelnden Arzt im Notarztdienst oder der Klinik.

[i] Bei der Übergabe eines Notfallpatienten sollten folgende Informationen weitergeleitet werden:

1. Anamnese, aktuelle Erkrankung bzw. Verletzung oder Verdachtsdiagnose
2. Unfallhergang
3. Maßnahmen
4. Übergabe der schriftlichen Dokumente (Rettungsdienst- oder Notarztprotokoll [→ Dokumentation])
5. Übergabe persönlichen Eigentums

Überwässerung

→ Hyperhydratation.

Unfall, eigener

Definition
Unfall mit einem Rettungsdienstfahrzeug, häufig im Rahmen von Fahrten mit → Sondersignal auf dem Weg zur Einsatzstelle.

[i] Vorgehen bei Eigenunfall:

1. Absichern der Unfallstelle
2. Meldung an die Rettungsleitstelle [→ Leitstelle]
3. Versorgung von verletzten Personen
4. Fortsetzung der Einsatzfahrt nur in dringenden Fällen sowie bei Unfällen ohne Personenschäden und intaktem Fahrzeug (gerechtfertigtes Entfernen vom Unfallort)
5. Bei Personenschäden Abbruch der Einsatzfahrt und ggf. Nachforderung weiterer Rettungsmittel

Unfallhergang

→ Unfallmechanismus.

Unfallmechanismus

Verwandte Begriffe
Unfallhergang.

Definition
Rekonstruktion des Unfallhergangs mit dem Ziel, bestimmte Verletzungsmuster zu erfassen.

[i] Bei folgenden Unfallmechanismen ist sehr häufig mit schwerverletzten Patienten zu rechnen:
1. Sturz aus mehr als 3m Höhe
2. Explosionsverletzungen
3. Einklemmung oder Verschüttung
4. Ejektion (Herausschleudern) aus dem Fahrzeug
5. Traumatisch verursachter Tod eines Mitfahrers im Fahrzeug
6. Angefahrene Fußgänger oder Radfahrer
7. Motorrad- oder Autounfälle mit höherer Geschwindigkeit

Unfallverhütungsvorschriften

Verwandte Begriffe
UVV.

Definition
Vorschriften der Berufsgenossenschaften zur Erkennung, Verhütung und Bekämpfung von Unfällen am Arbeitsplatz.

[i] Die Berufsgenossenschaften als Träger der Unfallversicherungen sind befugt, UVV zu erlassen.
Es handelt sich um rechtsverbindliche Vorschriften, die sowohl der Arbeitnehmer als auch der Arbeitgeber im Betrieb beachten muß. UVV existieren auch für Anlagen, die einer ständigen Überwachung bedürfen (z.B. Röntgengeräte).

Unkrautvernichtungsmittel, Vergiftung mit

→ Herbizide, Vergiftung mit.

Unterband

Definition
Frequenzbereich des → BOS-Funks: 74,215–77,475 MHz im 4 Meter Unterband und 167,56–169,38 MHz im 2 Meter Unterband.

Unterbringungsverfahren

→ Zwangseinweisung.

untere gastrointestinale Blutung

→ Gastrointestinale Blutung, untere.

Unterkühlung

→ Hypothermie.

Unterzuckerung, akute

→ Hypoglykamie, akute.

Urapidil

- **Zubereitungen**
  Z.B. Ebrantil®. 1 Amp. à 5/10 ml enth. 25/50 mg.
- **Wirkungen**
  Sympatholytikum mit α-blockierender Wirkung. Führt zu Vasodilatation mit Abnahme des peripheren Widerstands.
- **Pharmakologische Daten**
  Wirkungseintritt 5 min. E-HWZ 2,7 h.
- **Anwendungsgebiete**
  Arterielle Hypertension bis hypertensive Krise.
- **Dosierung & Art der Anwendung**
  5–10–20 mg i.v., Repetition nach Wirkung.
- **Unerwünschte Wirkungen**
  Schwindel, Kopfschmerzen, Herzklopfen, Tachykardien und Arrhythmien, pektanginöse Beschwerden.
- **Gegenanzeigen/Anwendungsbeschränkungen**
  Aortenstenose mit kompensatorischer Hypertonie, strenge Indikationsstellung in Schwangerschaft und Stillzeit.
- **Wechselwirkungen**
  Antihypertonika: Verstärkung der blutdrucksenkenden Wirkung.

Ureterkolik

→ Nierenkolik.

Urethralverletzung

→ Harnrohrenverletzung.

Urokinase

Zubereitungen
Z.B. Ukidan®. 1 Durchstech-Fl. à 100.000/500.000 I.E.

Wirkungen
Fibrinolyse durch Plasminogenaktivierung und Freisetzung von fibrinolytischem Plasmin.

Pharmakologische Daten
E-HWZ 9–20 min.

Anwendungsgebiete
Z.B. akuter → Myokardinfarkt und Lungenembolie.

Dosierung & Art der Anwendung
Initial 1,5 Mio. I.E. als Bolus i.v., danach 2–3 Mio I.E. über 90 min. i.v. unter begleitender Heparintherapie.

Unerwünschte Wirkungen
Allergische Reaktionen, Blutungen.

Gegenanzeigen/Anwendungsbeschränkungen
Manifeste oder kurz zurückliegende Blutungen, hämorrhagische Diathese, therapierefraktäre Hypertonie, Zerebralsklerose, Endokarditis lenta, frische chirurgische Operationen, akute Lungentuberkulose, akute Pankreatitis, schwerer Diabetes mellitus, 1. Trimenon der Schwangerschaft, Ulcus ventriculi, Ulcus duodeni, Colitis ulcerosa, Urolithiasis, Schlaganfall in den letzten 3 Monaten, Ösophagusvarizen.

Wechselwirkungen
Antikoagulanzien, Thrombozytenaggregationshemmer, Dextrane, nichtsteroidale Antiphlogistika: erhöhte Blutungsgefahr.

Urologische Notfälle

Verwandte Begriffe
Harnverhalt, akuter; akuter Harnverhalt; Nierenkolik; Harnleiterkolik.

Definition
Oberbegriff für Notfälle aus dem urologischen Fachgebiet. Notfallmedizinische Relevanz haben vor allem der akute Harnverhalt sowie die Nierenkolik.

[i] Der akute Harnverhalt tritt gehäuft bei Männern höheren Alters auf. Ursächlich kommen eine Verlegung oder Kompression der Urethra (z.B. durch Steine, Tumoren oder eine Prostatahyperplasie) sowie neurogene Störungen (z.B. → Querschnittslahmung) in Betracht. Er imponiert durch starke abdominelle Schmerzen, einen prall-elastisch tastbaren suprapubischen Tumor sowie gelegentlich Schweißausbruch und Übelkeit. Therapie der Wahl ist der vorsichtig durchgeführte Katheterismus.

Nierenkoliken treten aufgrund von Verlegungen eines Ureters (z.B. durch Blutkoagel, Tumor oder Harnleiterstein) auf. Sie imponieren – bedingt durch rhythmische Kontrakturen des Harnleiters mit einem wellenförmigen Schmerzcharakter und klopfschmerzhaftem Nierenlager. Übelkeit und Schweißausbrüche treten häufig auf. Die notfallmedizinische Therapie besteht in der Verabreichung von Spasmolytika (z.B. Butylscopolamin) in Kombination mit NSAID-Analgetika (z.B. Metamizol).
Eine urologische Abklärung ist immer indiziert.

Uterusruptur

Definition
Zerreißen der Gebärmutter, in der Regel unter der Geburt.

Klinisches Bild
Akuter, stärkster abdomineller Schmerz, Druckempfindlichkeit des Uterus, progrediente Schocksymptomatik, ggf. fehlende kindliche Herztöne.

Diagnose/Befund
Typische Schwangerschaftsanamnese (Multipara) und klinisches Bild.

Differentialdiagnose
Z.B. Plazenta praevia, Leberruptur bei HELLP-Syndrom.

[!] **Therapie**
Notfalltokolyse und sofortiger Transport in eine gynäkologisch-geburtshilfliche Klinik. Gabe von Vollelektrolytlösung.

Hinweis(e)
Der gesunde Uterus rupturiert nur bei extremer Krafteinwirkung wie Überdosierung von uteruskontrahierenden Pharmaka (z.B. Oxytocin) oder geburtsmechanischen Schwierigkeiten. Der voroperierte Uterus kann ggf. bei Drehvorgängen des Kindes oder Traumata rupturieren.

Utstein-Dokumentation

→ Reanimation, Dokumentation bei.

Utstein-Style

→ Reanimation, Dokumentation bei.

UVV

→ Unfallverhutungsvorschriften.

Vaginale Blutung

→ Blutung aus der Scheide.

Vakuummatratze

Definition
Hilfsmittel zur Immobilisation verletzter Personen und zur Erleichterung eines schonenden Transportes.

[i] Die Vakuummatratze ist im belüfteten Zustand ein modellierbares „Luftkissen", das der Körperform des Patienten angepaßt werden kann. Über ein Ventil wird die Luft aus der Matratze abgesaugt, sodaß sich die Matratzenfüllung (Schaumstoffkügelchen) in der vormodellierten Form gipsartig verfestigt und eine Ruhigstellung des Patienten bzw. der Extremitäten gewährleistet.
Es kommen auch Vakuumschienen [→ Fraktur] bei isolierten Extremitätenverletzungen zum Einsatz.

Vakuumschiene

Definition
Hilfsmittel zur Ruhigstellung verletzter Extremitäten. Wie bei der → Vakuummatratze wird der Schiene Luft entzogen und durch Verfestigung des Materials eine Schienung der Extremität gewährleistet.

[i] Hinweis: In einer Vakuum-Beinschiene können auch Kleinkinder und Säuglinge wie in einer Vakuummatratze gelagert werden.

Valsalva-Manöver

Definition
Manöver zur Stimulation des N. vagus, bei dem eine intrathorakale und intraabdominale Drucksteigerung über einen Reflexbogen zu einer Stimulation des N. vagus mit konsekutiver Herzfrequenzabnahme führt.

[i] Der Patient wird aufgefordert, nach einer tiefen Inspiration den Atem anzuhalten und zu pressen. Dabei kann sich der Patient zusätzlich die Nase zuhalten.
Indikation: supraventrikuläre Tachykardien [→ Rhythmusstorungen, supraventrikulare].

Vasodilatanzien

→ Vasodilatoren.

Vasodilatatoren

Verwandte Begriffe
Vasodilatanzien.

Definition
Sammelbegriff für verschiedene Gruppen von Medikamenten, die durch direkte Erschlaffung der glatten Gefäßmuskulatur zu einer Erweiterung der Blutgefäße führen.

vasospastische Angina pectoris

→ Koronarspasmus.

vasovagale Synkope

→ Synkope, vasovagale.

Vecuroniumbromid

Zubereitungen
Z.B. Norcuron®. 1 Amp. enth. 4/10 mg Trockensubstanz.

Wirkungen
Nichtdepolarisierendes Muskelrelaxanz. Blockiert reversibel die cholinergen subsynaptischen Rezeptoren der motorischen Endplatte.

Pharmakologische Daten
Wirkungseintritt 90–180 sec. Wirkdauer dosisabhängig 25–30 min.

Anwendungsgebiete
Präkurarisierung vor Succinylcholingabe und zur Muskelrelaxierung.

Dosierung & Art der Anwendung
Präkurarisierungsdosis: 0,01–0,015 mg/kgKG i.v.;
Intubationsdosis: 0,08–0,1 mg/kgKG i.v.;
Repetitionsdosis: 0,03–0,05 mg/kgKG i.v..

Unerwünschte Wirkungen
Histaminfreisetzung.

Gegenanzeigen/Anwendungsbeschränkungen
Fehlende Möglichkeit zur sofortigen Beatmung und Intubation. Fehlende Erfahrung im Umgang mit Muskelrelaxantien, neuromuskuläre Erkrankungen wie Myasthenia gravis, allergische Reaktion auf Vecuroniumbromid.

Wechselwirkungen
Hypothermie, Benzodiazepine, Magnesium, volatile Anästhetika: Wirkungsverstärkung.

vegetative State

→ Apallisches Syndrom.

vegetatives Koma

→ Apallisches Syndrom.

VEL

→ Vollelektrolytlosung.

Vena cava-Kompressionssyndrom

→ Aorto-cavales Kompressionssyndrom.

Vena jugularis externa Punktion

→ Periphervenoser Zugang, Vena jugularis externa.

Venae sectio

Verwandte Begriffe
Phlebotomie.

Definition
Freilegung einer peripheren Vene durch eine chirurgische Eröffnung zum Einführen eines Venenkatheters.

[i] Die Venae sectio wird heutzutage kaum mehr angewendet. In der Notfallmedizin existiert für dieses Verfahren wegen besserer Alternativen (z.B. endobronchiale Medikamentenapplikation, intraossäre Punktion oder zentrale Venenpunktion) keine Indikation mehr.

Venenkatheter, zentraler

Verwandte Begriffe
ZVK; Cavakatheter; Kavakatheter; Venenpunktion, zentralvenöse.

Definition
Katheter zum Einführen in eine zentrale Vene.

Venenpunktion, periphere

Verwandte Begriffe
Periphere Venenpunktion; periphervenöser Zugang; Zugang, periphervenöser.

Definition
Punktion einer peripheren Vene, in der Notfallmedizin meist zur Anlage einer Venenverweilkanüle.

Venenpunktion, zentralvenöse

Verwandte Begriffe
Zentralvenöse Venenpunktion.

Definition
Punktion einer zentralen Vene zur Anlage eines zentralen Venenkatheters.

[i] Zur Punktion zentraler Venen in der Notfallmedizin eignen sich vor allem die Vena jugularis interna und die Vena subclavia.
Die Vena subclavia kollabiert, im Gegensatz zur Vena jugularis interna, auch bei ausgeprägter Hypovolämie nicht, weshalb diesem Zugangsweg der Vorzug gegeben werden sollte. Wegen der Gefahr eines iatrogenen → Pneumothorax dürfen Punktionsversuche nur auf einer Seite vorgenommen werden. Im Falle eines → Thoraxtraumas ist die traumatisierte Seite zu wählen. Bei der Punktion der V. jugularis interna sollte die rechte Seite wegen ihres gradlinigen Verlaufs zum Herzen vorgezogen werden.
Die präklinische Anlage eines ZVK gilt wegen der fehlenden Asepsis, der möglichen schweren Komplikationen sowie der in der Regel für eine adäquate Volumentherapie unzureichenden Durchflußraten (Ausnahme z.B. Sheldon-Katheter oder Schleuse) als obsolet. Sie ist nur in Ausnahmefällen wie bei fehlender Punktionsmöglichkeit peripherer Venen (z.B. ausgeprägter Volumenmangel oder verschüttete Patienten) ohne die Möglichkeit zu Alternativen (z.B. → intraossarer Zugang bei Kindern oder → endobronchiale Medikamentenapplikation bei der Reanimation) indiziert.

Venenverweilkanüle

Definition
Kunststoffkanüle zur Punktion peripherer Venen mit der Möglichkeit einer Infusionstherapie.

[i] Jeder Notfallpatient sollte mit mindestens einem periphervenösen Zugang versorgt werden. Andere Punktionskanülen, wie die Punktion mit einer Stahlkanüle oder einem Butterfly, sind in der Notfallmedizin u.a. wegen der Gefahr der sekundären Perforation der Venenwand und zu geringer Flußraten obsolet.

Venöser Gefäßverschluß

→ Thrombose.

Venöser Zugang im Kindesalter

[i] Die Anlage eines venösen Zugangs gestaltet sich bei Säuglingen und Kleinkindern wegen der besonderen anatomischen Verhältnisse und mangelnder Kooperation häufig schwieriger als beim Erwachsenen. In einer Notfallsituation sollte nach maximal 3 erfolglosen Versuchen oder 5 min auf den → intraossaren Zugang ausgewichen werden.

Ventilation

→ Beatmung.

Ventilpneumothorax

→ Spannungspneumothorax.

Ventrikuläre Tachykardie

→ Rhythmusstörungen, ventrikulare.

Verapamil

- **Zubereitungen**
  Z.B. Isoptin®. 1 Amp. à 2 ml enth. 5 mg.

- **Wirkungen**
  Antiarrhythmika der Klasse 4 (Kalzium-Kanal-Blocker). Verzögerung der Erregungsüberleitung im AV-Knoten, Verlangsamung der spontanen diastolischen Depolarisation, Erhöhung der Reizschwelle, negative Inotropie, Nachlastsenkung und Blutdrucksenkung durch Dilatation der peripheren Gefäße.

- **Pharmakologische Daten**
  Wirkungseintritt 1–5 min. Wirkdauer 30–60 min. E-HWZ 3–7 h.

- **Anwendungsgebiete**
  Supraventrikuläre Tachykardien mit schneller Überleitung, Vorhofflimmern und -flattern mit schneller Überleitung, Knotentachykardien, andere Formen supraventrikulärer Tachykardien.

- **Dosierung & Art der Anwendung**
  2,5–5 mg langsam i.v. (0,1 mg/kgKG). Injektionsgeschwindigkeit 1 mg/min. unter EKG-Kontrolle; fraktionierte Gabe bis zum Wirkungseintritt.

- **Unerwünschte Wirkungen**
  AV-Block, Asystolie, Blutdruckabfall, Verstärkung einer Herzinsuffizienz, Bronchospasmus.

- **Gegenanzeigen/Anwendungsbeschränkungen**
  AV-Block II.- und III. Grades, SA-Block-Sinusbradykardie, WPW-Syndrom, Myokardinsuffizienz, frischer → Myokardinfarkt, kardiogener Schock, arterielle Hypotonie, Vorbehandlung mit → β-Rezeptorenblockern, strenge Indikationsstellung in Schwangerschaft und Stillzeit.

Wechselwirkungen
→ β-Rezeptorenblocker, Antiarrhythmika, volatile Anästhetika: Verstärkung eines kardiodepressiven Effekts, Hypotonie, Entstehung eines AV-Blocks; Vasodilatatoren, Antihypertonika, Diuretika: Verstärkung des blutdrucksenkenden Effekts.

Hinweis(e)
Die gleichzeitige Gabe von Verapamil und β-Blockern kann zu schweren bradykarden → Herzrhythmusstorungen führen. Die Applikation bei Patienten mit WPW-Syndrom führt zu einer proarrhythmogenen Wirkung.

Verätzung

Definition
Gewebeschädigung durch Einwirkung von Säuren (Koagulationsnekrose) oder Laugen (Kolliquationsnekrose mit Eindringen in die Tiefe) auf die benetzten Gewebe.

[i] Bei Säuren vor allem oberflächliche, trockene Verschorfung; bei Laugen häufig tiefreichender, glasig-schmieriger Schorf. Außerdem starke Schmerzhaftigkeit des betroffenen Areals. Einteilung der Hautschäden analog zu Verbrennungen:
- Grad I: Rötung mit Schwellung und Schmerzen.
- Grad II: Rötung mit Blasenbildung und starken Schmerzen.
- Grad III: Nekrotisierender Hautdefekt mit Analgesie der betroffenen Region.

Siehe auch: → Ingestionsveratzung.

Verätzung des Auges

Verwandte Begriffe
Augenverätzung; Zeichen des gekochten Fischauges; Hornhautverätzung.

Definition
Flächenhafte Schädigung und chemische Veränderung der Binde- und Hornhaut, ggf. auch der Augenlider.

[!] **Therapie**
Gewebemarkierung durch Eiweißausfällung (Koagulationsnekrose) bei Säuren und Kolliquationsnekrose bis zum Bild des „gekochten Fischauges" bei Laugeneinwirkung.
Häufig starke Rötung der Lider und Konjunktiven, Chemosis, Tränenlaufen und krampfartiges Zusammenkneifen der Lider, Beeinträchtigung des Sehvermögens und starke Schmerzen.
- Grad I: Rötung mit einfacher Entzündung
- Grad II: Blasenbildung mit Flüssigkeitserguß
- Grad III: Totale Ischämie und Nekrose

Diagnose/Befund
Typische Anamnese und klinisches Bild.

[!] **Therapie**
Sofortige Spülung mit fließendem Wasser oder isotoner Vollelektrolytlösung für mindestens 15 min, ggf. nach Lokalanästhesie des Auges. Entfernung von festen Partikeln wie Kalkresten durch ektropionieren und Auswischen mit z.B. Watteträgern. Weiterhin suffiziente Analgesie und Transport in Augenklinik.

Prognose
Als Komplikationen bilden sich häufig Hornhauttrübungen sowie Bindegewebsverwachsungen.

Verätzung durch Laugen

Verwandte Begriffe
Laugenverätzung.

Definition
Gewebeschädigung durch Einwirkung von Laugen (Kolliquationsnekrose) auf die benetzten Gewebe.

Klinisches Bild
Bei Laugen häufig tiefreichender, glasig-schmieriger Schorf und starke Schmerzhaftigkeit des betroffenen Areals. Einteilung der Hautschäden analog zu Verbrennungen:
- Grad I: Rötung mit Schwellung und Schmerzen.
- Grad II: Rötung mit Blasenbildung und starken Schmerzen.
- Grad III: Nekrotisierender Hautdefekt mit Analgesie der betroffenen Region.

Klinische Wertigkeit nach Prozenten verätzter Körperoberfläche (analog zur Neunerregel nach Wallace für Erwachsene bei Verbrennungen) und Schweregrad des Hautschadens. Schocksymptomatik besteht allgemein bei mehr als 10% geschädigter Körperoberfläche bei Kindern und mehr als 15% bei Erwachsenen.

Diagnose/Befund
Typische Unfallanamnese, klinischer Befund.

Differentialdiagnose
Verätzungen mit Säuren.

[!] **Therapie**
Vorsichtiges Entfernen der Kleidung über der geschädigten Haut (Eigenschutz beachten), ausreichend lange Spülung unter fließendem Wasser. Weiterhin sterile Wundbedeckung (z.B. Metallinefolie). Symptomatische Therapie von Störungen der Vitalfunktionen und suffiziente Analgesie wie bei Verbrennungen.

Transport nach Stabilisierung der vitalen Funktionen in das nächste geeignete Zentrum zur Therapie Schwerverbrannter.

Verätzung durch Säuren

Verwandte Begriffe
Säurenverätzung.

Definition
Gewebeschädigung durch Einwirkung von Säuren (Koagulationsnekrose) auf die benetzten Gewebe.

Klinisches Bild
Bei Säuren vor allem oberflächliche, trockene Verschorfung mit starker Schmerzhaftigkeit des betroffenen Areals. Einteilung der Hautschäden analog zu Verbrennungen:
- Grad I: Rötung mit Schwellung und Schmerzen.
- Grad II: Rötung mit Blasenbildung und starken Schmerzen.
- Grad III: Nekrotisierender Hautdefekt mit Analgesie der betroffenen Region.

Klinische Wertigkeit nach Prozenten verätzter Körperoberfläche (analog zur Neunerregel nach Wallace [→ Verbrennung] für Erwachsene bei Verbrennungen) und Schweregrad des Hautschadens. Schocksymptomatik besteht allgemein bei mehr als 10% geschädigter Körperoberfläche bei Kindern und mehr als 15% bei Erwachsenen.

Diagnose/Befund
Typische Unfallanamnese, klinischer Befund.

Differentialdiagnose
Verätzungen mit Laugen.

[!] **Therapie**
Vorsichtiges Entfernen der Kleidung über der geschädigten Haut (Eigenschutz beachten), ausreichend lange Spülung unter fließendem Wasser. Weiterhin sterile Wundbedeckung (z.B. Metallinefolie). Symptomatische Therapie von Störungen der Vitalfunktionen und suffiziente Analgesie wie bei Verbrennungen.
Transport nach Stabilisierung der vitalen Funktionen in das nächste geeignete Zentrum zur Therapie Schwerverbrannter.

Verblitzung

Verwandte Begriffe
Schneeblindheit.

Definition
Ausbildung punktförmiger Hornhautschäden durch Einwirkung von UV-Strahlen. In der Regel reversible Sehstörung, die im Extremfall zur Erblindung führen kann.

Verbluten

Definition
Akuter, lebensbedrohlicher Blutverlust, der sichtbar nach außen oder in Körperhöhlen (z.B. Ruptur eines AAA) fließen kann. Ab einem Verlust von 30% des zirkulierenden Blutvolumens muß mit einer Lebensbedrohung gerechnet werden.

Verbrennung

Verwandte Begriffe
Verbrühung.

Definition
Akute thermische Schädigung der Körperoberfläche, die in Abhängigkeit von Temperatur, Dauer und Art der heißen Substanz sowohl die verschiedenen Hautschichten als auch das darunterliegende Gewebe zerstören kann. Entscheidend dabei ist die im Gewebe herrschende Temperatur. Das Protein lebender Zellen wird bei Temperaturen zwischen 50 und 55°C irreversibel geschädigt. Höhere Temperaturen führen zur Zerstörung organischer Substanzen bis zur Verkohlung. Gleichartige dermale Läsionen entstehen durch Exposition mit Kälte, Strahlen und chemischen Stoffen.

Klinisches Bild
Nach der Tiefe der Hautzerstörung werden 4 Grade unterschieden:

1. Hautrötung ohne Blasenbildung. Eine vollständig Regeneration ist ohne Therapie möglich. Symptomatik: Rötung, Schwellung, Schmerz.
2. Oberflächlich dermale Schädigung mit Hautrötung und Blasenbildung. Regenerationsfähige Hautanteile bleiben erhalten. Stark schmerzhaft.
3. Tief dermale Schädigung. Weißlich fleckige Wunden mit reduzierter Hautdurchblutung. Regenerationsfähige Hautanteile vermindert. Die Schmerzhaftigkeit kann durch Schädigung freier Nervenenden reduziert sein.
4. Schädigung der gesamten Haut, zum Teil mit Schädigung darunter liegender Gewebe. Durch Zerstörung der Nervenenden Schmerzfreiheit. Lokal kein regenerationsfähiges Gewebe erhalten.

Bei Verbrennungen ist eine zusätzliche → Rauchgasintoxikation möglich.

Differentialdiagnose
V.a. Verätzungen und Verbrühungen.

Therapie

Symptomatische Therapie von Störungen der Vitalfunktionen mit i.v.-Zugang, Flüssigkeitssubstitution gemäß z.B. → Parkland-Schema, suffiziente Analgesie mit Opiaten oder Ketamin, Wundbedeckung mit geeignetem, d.h. sterilem und trockenem Verbandmaterial.

Die Abschätzung der Ausdehnung eines Hautschadens erfolgt anhand der „Neuner-Regel" nach Wallace. Begleitverletzungen wie bei Starkstromunfällen sind auszuschließen.

Ein Transport in ein Zentrum zur Therapie von Verbrennungspatienten ist bei Hautschäden von mehr als 15% KOF (Säuglinge ab 5%, Kinder ab 10%) sowie bei Beteiligung des Respirationstrakts, des Gesichts, der Hände, Füße und Genitalregion indiziert.

Hinweis(e)

Cave: Die Kaltwasserbehandlung stellt eine Maßnahme der Laienhilfe dar. Sie führt bei Anwendung am Körperstamm regelmäßig zu einer ausgeprägten Hypothermie des dermal vorgeschädigten (eingeschränkte Wärmeregulation) Patienten.

Nach Stabilisierung sind Schwerbrandverletzte in entsprechende Zentren zu transportieren.

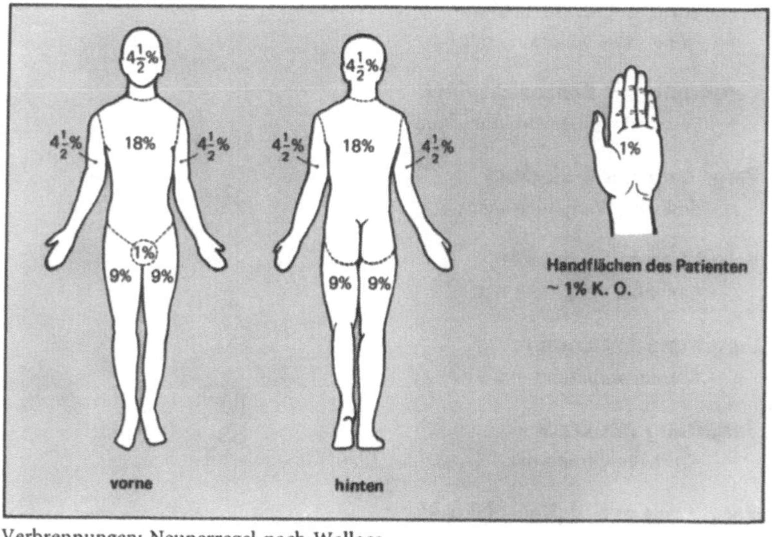

Verbrennungen: Neunerregel nach Wallace

V

Verbrennungen, Infusionstherapie bei

→ Parkland-Schema.

Verbrühung

→ Verbrennung.

Definition
Verbrühungen sind thermische Verletzungen mit heißen Flüssigkeiten, Dämpfen oder Gasen.

Vergiftung

Verwandte Begriffe
Intoxikation.

Definition
Aufnahme von bzw. Kontakt mit Stoffen, welche im Körper unerwünschte Wirkungen hervorrufen.

[i] Viele potentiell schädliche Stoffe entfalten diese Wirkung erst bei Erreichen einer entsprechenden Menge. In kleinen Dosierungen können sie sogar heilsame Effekte haben (z.B. Medikamente): „Allein die Dosis macht das Gift".

Vergiftung mit Barbituraten

→ Barbiturate, Vergiftung mit.

Vergiftung mit Benzodiazepinen

→ Benzodiazepine, Vergiftung mit.

Vergiftung mit β-Blockern

→ β-Blocker, Vergiftung mit.

Vergiftung mit Cannabis

→ Cannabis, Vergiftung mit.

Vergiftung mit Cocain

→ Kokain, Vergiftung mit.

Vergiftung mit Crack

→ Crack, Vergiftung mit.

Vergiftung mit Digitalisglykosiden

→ Digitalisglykoside, Vergiftung mit.

Vergiftung mit Drogen
→ Drogen, Vergiftung mit.

Vergiftung mit Ethanol
→ Alkohol, Vergiftung mit.

Vergiftung mit Flußsäure
→ Flußsaure, Vergiftung mit.

Vergiftung mit Halluzinogenen
→ Halluzinogene, Vergiftung mit.

Vergiftung mit Herbiziden
→ Herbizide, Vergiftung mit.

Vergiftung mit Insektiziden
→ Insektizide, Vergiftung mit.

Vergiftung mit Kohlendioxid
→ Kohlendioxid, Vergiftung mit.

Vergiftung mit Kohlenmonoxid
→ Kohlenmonoxid, Vergiftung mit.

Vergiftung mit Kokain
→ Kokain, Vergiftung mit.

Vergiftung mit Marihuana
→ Marihuana, Vergiftung mit.

Vergiftung mit Methanol
→ Methanol, Vergiftung mit.

Vergiftung mit Nikotin
→ Nikotin, Vergiftung mit.

Vergiftung mit Opiaten
→ Opiate, Vergiftung mit.

Vergiftung mit Paracetamol
→ Paracetamol, Vergiftung mit.

Vergiftung mit Pilzen

→ Pilze, Vergiftung mit.

Vergiftung mit Rauchgasen

→ Rauchgas, Vergiftung mit.

Vergiftung mit Reizgasen

→ Reizgas, Vergiftung mit.

Vergiftung mit Salicylaten

→ Salicylate, Vergiftung mit.

Vergiftung mit Schlafmitteln

→ Schlafmittel, Vergiftung mit.

Vergiftung mit trizyklischen Antidepressiva

→ Antidepressiva, trizyklische, Vergiftung mit.

Vergiftung mit Unkrautvernichtungsmitteln

→ Herbizide, Vergiftung mit.

Vergiftung mit Zyaniden

→ Zyanide, Vergiftung mit.

Vergiftung mit Zyanidgasen

→ Zyanide, Vergiftung mit.

Vergiftung, allgemeines Vorgehen bei

Definition

Allgemeine Maßnahmen bei Vergiftung.

[i]

1. Eigenschutz beachten!
2. Feststellung der Art des Giftes und der Begleitumstände (Gefährdung Dritter?)
3. Giftaufnahme unterbrechen
4. Basisuntersuchung und erforderliche Maßnahmen zur Sicherung der Vitalfunktionen
5. Kontaktaufnahme zur Giftinformationszentrale (Giftwirkung? Giftelimination? Antidottherapie? Gefährdungspotential? Spezielle Zielklinik?)
6. Spezifische Therapie: Induziertes Erbrechen? Magenspülung? Antidot?

Vergiftungszentrale

→ Giftinformationszentrale.

Verlegung der Atemwege

→ Atemwegsverlegung.

Verletzten-Anhängekarte

Verwandte Begriffe
Patientenanhängekarte.

Definition
Karten, die bei MANV [→ Massenanfall von Verletzten] und → Katastrophen die Registrierung und Kennzeichnung von Patienten im Rahmen der → Triage ermöglichen. Eine Farbcodierung der Karten ist empfehlenswert.

Verletztensammelstelle

Definition
Zentraler Platz, zu dem alle verletzten Patienten spontan oder systematisch transportiert werden, um eine weiterführende Sichtung [→ Triage] und Registrierung vorzunehmen.

[i] Verletztensammelstellen werden in der Regel durch den LNA [→ Leitender Notarzt] initiiert und sollten Patienten einer bestimmten Triagekategorie zusammenführen.

Verletzung der Wirbelsäule

→ Wirbelsäulentrauma.

Verletzung, lokale

→ Wunde.

Verlust der Sehkraft, akuter

Verwandte Begriffe
Visusverlust, akuter.

Definition
Akut auftretender Visusverlust, der bis zur Erblindung führen kann.
Als Ursachen kommen z.B. ein Verschluß der Zentralarterie oder Vene des Auges, makulare Blutungen, eine Arteriitis temporalis oder eine Neuritis nervus optici in Frage.

Verrenkung

→ Luxation; → Distorsion.

Verrenkungsbruch

→ Luxationsfraktur.

Verstauchung

→ Distorsion.

Vest-CPR

→ Westenreanimation.

Viagra®, Nebenwirkung von

Verwandte Begriffe
Sildenafil, Nebenwirkung von.

Definition
Unerwünschte Nebenwirkungen bei der Einnahme von Sildenafil unter besonderer Berücksichtigung notfallmedizinischer Aspekte.

[i] Sildenafil hat einen den Nitraten vergleichbaren Wirkmechanismus. Bei seiner Anwendung treten häufig (> 2%) Nebenwirkungen wie z.B. Kopfschmerzen (16%), Flush (10%), Dyspepsie (7%), Sehstörungen (3%) und Durchfall (3%) auf.
Mehr Relevanz für die Notfallmedizin haben jedoch die selteneren Nebenwirkungen (< 2%) wie Tachykardie [→ Rhythmusstorungen, tachykarde], Blutdruckabfall [→ Hypotension, arterielle], → Synkope, → AV-Block, Myokardischämie [→ Angina pectoris] und → Herz-Kreislaufstillstand. Vor allem bei vorbestehender KHK ist das Risiko, eine → Angina Pectoris-Symptomatik hervorzurufen, erhöht.
Werden Nitrate (z.B. Nitrolingualspray®, Glyceroltrinitrat) in zeitlichem Zusammenhang (bis zu 24 Stunden) mit Sildenafil appliziert, besteht aufgrund des verwandten Wirkmechanismus die Gefahr eines extremen Blutdruckabfalls mit der Möglichkeit des Herz-Kreislaufstillstands. In den USA sind bereits mehrere Todesfälle beschrieben. Die Therapie einer solchen Hypotension besteht in der Applikation vasoaktiver Substanzen (z.B. → Etilefrin bis zu → Noradrenalin) und der intravenösen Volumentherapie.
Nach Einnahme von Sildenafil besteht generell eine Kontraindikation für die Gabe von Nitro-Präparaten; eine entsprechende Medikamentenanamnese muß immer erfragt werden.

Vier-Meter-Band

Definition
Festgelegter Frequenzbereich im → BOS-Funk.

[i] Der Frequenzbereich des Vier-Meter-Bandes liegt zwischen 74,215 und 77,475 MHz im → Unterband bzw. 84,015 und 87,255 MHz im → Oberband. Die Frequenzbreite beträgt demnach ca. 4 MHz.

Visusverlust, akuter

→ Verlust der Sehkraft, akuter.

Vita minima

→ Scheintod.

Vita reducta

→ Scheintod.

Vitalfunktionen

Definition
Funktionssysteme des Organismus, die die Grundvoraussetzung für das menschliche Leben darstellen.

[i] Zu den Vitalfunktionen zählen:
1. Hirnfunktion (zentrales Nervensystem)
2. Atemfunktion (respiratorisches System)
3. Herz-Kreislauf-Funktion (kardiozirkulatorisches System)
4. Stoffwechselregulation
5. Wasser/Elektrolyt- und Säure/Basen-Haushalt-Regulation
6. Temperaturregulation

In der Notfallmedizin werden häufig nur die Hirnfunktion (Bewußtsein), Atemfunktion und Herz-Kreislauf-Funktion als Vitalfunktionen subsummiert.

Vitalfunktionen, Störungen der

Definition
Gravierende Störungen vitaler Organsysteme mit akuter Bedrohung des Lebens.

Vollelektrolytlösung

Verwandte BegriffeVEL; Kristalloide.

Zubereitungen
Z.B. Sterofundin®. Infusionsflaschen 500/1.000 ml.

Wirkungen
Infusionslösungen zum Ersatz von extrazellulären Flüssigkeits- und Elektrolytverlusten. Sie weisen die gleiche Elektrolytkonzentration wie der Extrazellularraum auf.

Anwendungsgebiete
Flüssigkeits- und Elektrolytverluste wie z.B. bei Verbrennungen. Trägerlösung für Medikamente oder zum „Offenhalten" eines venösen Zugangs.

Dosierung & Art der Anwendung
In Abhängigkeit von Indikation.

Unerwünschte Wirkungen
Überwässerung und Lungenödem bei Überdosierung.

Gegenanzeigen/Anwendungsbeschränkungen
Herzinsuffizienz, Hyperhydratation, Lungenödem.

Wechselwirkungen
Phospat-Carbonhaltige Lösungen: Ausfällung.

Vollnarkose

→ Allgemeinanästhesie.

Volumenersatzmittel, kolloidale

Definition
→ Infusionen, die zum schnellen Volumenersatz bei akutem Blutverlust oder Hypovolämie [→ Schock, hypovolamischer] eingesetzt werden.

[i] Man unterscheidet künstliche (z.B. → Dextrane, → Hydroxyathylstärke, → Gelatine) Kolloide von natürlichen (z.B. Plasmaproteinlösung, Humanalbumin) Kolloiden. Im Rettungsdienst spielen natürliche Kolloide keine Rolle. Im Vergleich zu → Vollelektrolytlosungen verweilen Kolloide länger im Blut und erhöhen den intravasalen onkotischen Druck. Sie finden ihren Einsatz bei Blut- und Plasmaverlusten sowie bei Mikrozirkulationsstörungen. Die Blutentnahme für die Blutgruppenbestimmung sollte vor Beginn der Kolloidtherapie vorgenommen werden. Maximale Dosis: 20–30 ml/kgKG/die.

Volumenmangelschock

→ Schock, hypovolamischer.

Volvolus intestini

→ Invagination.

Vorfall der Nabelschnur

→ Nabelschnurvorfall.

Vorfall kindlicher Extremitäten

→ Lageanomalien, kindliche.

Vorlastsenker

Definition
Medikamente, die durch Verringerung des venösen Rückstroms (venöses Pooling) zur Abnahme der enddiastolischen Füllung und der Abnahme der enddiastolischen Wandspannung des Herzens führen.

vorzeitige Plazentalösung

→ Plazentalosung, vorzeitige.

vorzeitiger Blasensprung

→ Blasensprung, vorzeitiger.

VT

→ Rhythmusstorungen, ventrikulare.

WADEM

→ World Association of Disaster and Emergency Medicine.

Wasserharnruhr

→ Diabetes insipidus.

Waterhouse-Friderichsen-Syndrom

→ Meningokokkensepsis.

Wechselsprechen

Definition
Sprechmodus im → BOS-Funk, bei dem die sendende und die empfangende Person nicht gleichzeitig, sondern nur abwechselnd sprechen können.

[i] Die Gesprächspartner verwenden zum Senden und zum Empfangen dieselbe Funkfrequenz des → Oberbandes oder Unterbandes [→ BOS-Funk]. Beim Empfang darf die Sprechtaste nicht gedrückt werden, damit der Funkweg frei bleibt.

Wegerecht

Definition
Verwendung des blauen Blinklichts [→ Sonderrechte] zusammen mit dem Einsatzhorn [→ Sondersignal], wenn höchste Eile geboten ist, um Menschenleben zu retten oder schwere gesundheitliche Schäden abzuwenden.
Auch bei Demonstration des Wegerechts ist erhöhte Sorgfaltspflicht geboten. Alle Verkehrsteilnehmer müssen bei Inanspruchnahme des Wegerechts durch den Rettungsdienst sofort freie Bahn schaffen (→ Sonderrechte).

Wehenhemmung

→ Tokolyse.

Weisungsrecht

Definition
Der behandelnde Arzt ist gegenüber dem Rettungsdienstpersonal weisungsbefugt, solange er denselben Patienten behandelt und persönlich anwesend ist.
Das Weisungsrecht beinhaltet nicht die Anordnung strafbarer Handlungen.

Wendl-Tubus

Verwandte Begriffe
Nasopharyngealtubus nach Wendl.

Definition
Hilfsmittel zum Freihalten der Atemwege.

[i] Der Wendl-Tubus wird nach dem Bestreichen mit Gleitgel unter drehender Bewegung in ein Nasenloch eingeführt und unter Kontrolle des Atemgeräusches langsam vorgeschoben. Die Konvexität des Tubus muß zur Rachenhinterwand zeigen. Die Größenbestimmung erfolgt nach der Distanz von der Nasenspitze bis zum Ohrläppchen.
Der Wendl-Tubus verhindert beim bewußtlosen oder bewußtseinsgetrübten Patienten das Zurückfallen der Zunge und eine Verlegung der Atemwege. Zusätzlich erleichtert er die → Maskenbeatmung.
Cave: Ein Wendl-Tubus stellt keinen Aspirationsschutz dar. Er kann Nasenbluten auslösen.

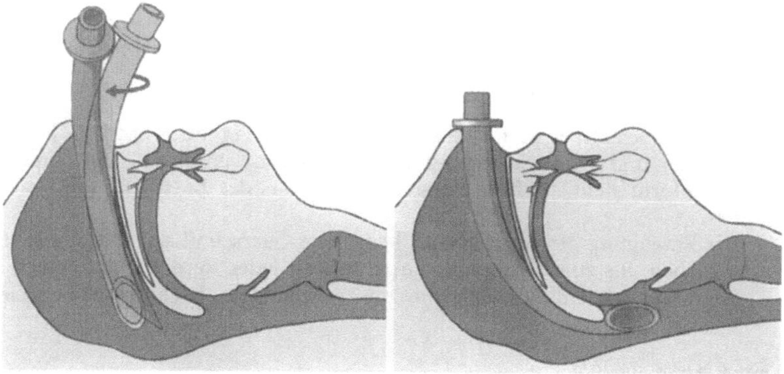

Einführen eines Wendl-Tubus

Westenreanimation

Verwandte Begriffe
Vest-CPR.

Definition
Alternative Reanimationstechnik, bei der dem Patienten mit Herz-Kreislaufstillstand eine pneumatische Weste angelegt wird, welche im regelmäßigen Wechsel aufgeblasen und abgesaugt wird.

W

[i] Der durch das Aufblasen der Weste induzierte Druckanstieg überträgt sich auf den Brustkorb des Patienten und bewirkt so den für den artifiziellen Blutfluß erforderlichen intrathorakalen Druckanstieg (vergleichbar mit manuellen Thoraxkompressionen).

Whiplash-Injury

→ Hals-Wirbelsaulen-Verletzung; [→ Schleudertrauma, der Halswirbelsàule].

Wiederbelebung

→ Reanimation, kardiopulmonale.

Wiedererwärmung

→ Hypothermie.

Winkelblockglaukom

→ Glaukomanfall.

Wirbelfraktur

Definition
Knöcherne Verletzung eines oder mehrerer Wirbelkörper.

[i] Wirbelfrakturen werden in stabile und instabile Frakturen sowie in Frakturen mit und ohne Einengung des Spinalkanals unterteilt. Die häufigste Bruchform stellt die Kompressionsfraktur, v.a. des 12. BWK und 1. LWK dar.
Die Einengung des Spinalkanals kann eine Querschnittssymptomatik verursachen. Bis zum Beweis des Gegenteils ist jeder Verdacht auf eine Wirbelfraktur wie eine instabile Fraktur zu behandeln. (siehe → Wirbelsäulentrauma).

Wirbelsäulentrauma

Verwandte Begriffe
Verletzung der Wirbelsäule; HWS-Trauma; HWS-Verletzung; Trauma, spinales.

Definition
Trauma der Wirbelsäule aufgrund Einwirkung stumpfer oder penetrierender Gewalt. Wirbelsäulentraumen können mit Wirbelkörperfrakturen und einer Beteiligung des Rückenmarks einhergehen.

Klinisches Bild
Bewußtseinsklare Patienten klagen in der Regel über starke Schmerzen im Bereich der Wirbelsäule, neurologische Störungen (z.B. sensorische oder motorische Ausfallserscheinungen) können bereits unmittelbar posttraumatisch bestehen oder sich über Stunden entwickeln. Neben der GCS [→ Glasgow Coma Scale] muß deswegen bei dem Verdacht auf ein Wirbelsäulentrauma immer eine → neurologische Untersuchung, soweit möglich vor Einleitung einer Narkose, vorgenommen werden.

Diagnose/Befund
Einen Anhalt für eine Beteiligung der Wirbelsäule gibt die Traumaanamnese (z.B. Sturz aus großer Höhe oder Verkehrsunfall als Fußgänger) bzw. die Beurteilung von Begleitverletzungen (z.B. Frakturen beider Beine, Prellmarken über der Wirbelsäule oder Beckeninstabilität). Rund 25% der polytraumatisierten Patienten weisen eine begleitende Verletzung der Wirbelsäule auf.

[!] **Therapie**
Bewegungen im Bereich der Wirbelsäule sind zu vermeiden. Bei Verdacht auf eine Beteiligung des Rückenmarks aufgrund von neurologischen Ausfällen sollten 30 mg/kgKG Methylprednisolon über 15 min appliziert werden. Der Transport des Patienten erfolgt in einer → Vakuummatratze oder auf einem harten, festen Unterlage (z.B. Spine-Board oder → Schaufeltrage). Eine Analgesie kann mit Opiaten oder Ketamin vorgenommen werden. Bei neurologischen Ausfällen ist ein schonender Transport – z.B. mit einem RTH [→ Rettungshubschrauber] – in eine Spezialklinik mit der Möglichkeit der operativen Versorgung anzustreben.

Hinweis(e)
Bis zum Beweis des Gegenteils ist jeder Verdacht auf das Vorliegen einer Wirbelsäulenverletzung wie eine instabile Wirbelfraktur zu behandeln.

Wolf-Parkinson-White-Syndrom

→ Präexzitationssyndrome.

World Association of Disaster and Emergency Medicine

Verwandte Begriffe
WADEM; Club of Mainz.

Definition
Internationale Gesellschaft mit dem Ziel, die Versorgung und Betreuung aller von Katastrophen und Großschadensereignissen betroffener Menschen zu verbessern. Die Gesellschaft wurde 1977 als "Club of Mainz" gegründet.

WPW-Syndrom

→ Präexzitationssyndrome.

Wunde

Verwandte Begriffe
Verletzung, lokale.

Definition
Gewebeschädigung, unter Umständen kombiniert mit einem Substanzverlust.
Man unterscheidet
1. Schürfwunden (oberflächlicher Hautabrieb)
2. Schnitt- und Hiebwunden (glatter Rand)
3. Quetschwunden (Riß-, Biß- und Kratzwunden; zerfetzter Wundrand)
4. Stichwunden (glatter Rand)
5. Schußwunden (Schmauchspuren)
6. Platzwunden (Riß- / Quetschwunde)

Wundverband, steriler

→ Wundversorgung.

Wundversorgung

Verwandte Begriffe
Wundverband, steriler.

Definition
Versorgung von Verletzungen der Haut und darunterliegender Strukturen.

Definition

[i] Für die Notfallmedizin gelten die folgenden Grundsätze der Wundversorgung:
1. leichte Blutung: keimfreies Abdecken
2. starke Blutung: Abdrücken des zuführenden Gefäßes, Druckverband, als Ultima ratio direkte Kompression in den Wundgrund

Fremdkörper werden in der Wunde belassen, eine Entfernung erfolgt in der Klinik.

Wurmfortsatzentzündung

→ Appendizitis.

ZAS

→ Zentral-anticholinerges Syndrom.

Zeichen des gekochten Fischauges

→ Veratzung des Auges.

Zentral-anticholinerges Syndrom

Verwandte Begriffe
ZAS.

Definition
Das gleichzeitige Auftreten zentraler und peripherer „atropinartiger" Symptome durch eine Blockierung cholinerger Rezeptoren.

Klinisches Bild
Beim ZAS kommen sowohl eine komatöse als auch eine agitierte Form vor. Das Vollbild des ZAS imponiert durch Symptome, die denen einer → Atropinvergiftung entsprechen.

Zentrale Symptome:	Erregung bis Delir, Koma, Ataxie, positive Pyramidenbahnzeichen [→ Apoplexia cerebri], Hyperpyrexie.
Periphere Symptome:	Heiße, trockene, rote Haut, reduzierte Schweißbildung, Tachykardie, kardiale Arrhythmien, reduzierte Darmperistaltik, Urinretention, reduzierte Salivation, → Mydriasis.

Diagnose/Befund
Verschiedene Substanzen wie trizyklische Antidepressiva, → Atropin, Scopolamin, → Neuroleptika, → Antihistaminika sowie Intoxikationen mit Pflanzen (z.B. Engelstrompete) können ein ZAS auslösen.

Differentialdiagnose
Z.B. Sonnenstich, Hitzschlag, thyreotoxische Krise sowie Bewußtseinsstörungen anderer Genese.

[!] **Therapie**
Symptomatische Therapie von Störungen der Vitalfunktionen mit i.v.-Zugang, Applikation von Sauerstoff, Flüssigkeitssubstitution, ggf. Sedierung (z.B. Benzodiazepine), spezifisches Antidot ist Physostigmin.

Hinweis(e)
Die Indikation zur präklinischen Antidottherapie sollte wegen der möglichen Nebenwirkungen und der geringen therapeutischen Breite von Physostigmin zurückhaltend gestellt werden.
An die Möglichkeit einer suizidalen Intoxikaiton mit trizyklischen Antidepressiva ist zu denken.

Zentralisation des Kreislaufs

Verwandte Begriffe
Kreislaufzentralisation.

Definition
Umverteilung des Blutvolumens bei akuten Volumenverlusten zugunsten der primär lebenswichtigen Organe wie Herz (Koronarkreislauf), Lunge und Gehirn.

[i] Eine Vasokonstriktion in der Peripherie des Körpers und im Splanchnikusgebiet führt zur Aufrechterhaltung der Perfusion in den primär lebenswichtigen Organen.

Zentralvenöse Venenpunktion

→ Venenpunktion, zentralvenose.

Zuckerkrankheit, adulte

→ Diabetes mellitus Typ II.

Zuckerkrankheit, juvenile

→ Diabetes mellitus Typ I.

Zuckerschock

→ Hypoglykamie, akute.

Zugang, intraossärer

→ intraossärer Zugang.

Zugang, periphervenöser

→ Venenpunktion, periphere.

ZVK

→ Venenkatheter, zentraler.

Zwangsbehandlung

Definition
Durchführung von Zwangsmaßnahmen bei psychisch kranken und einwilligungsunfähigen Patienten, die sich oder andere gefährden.

[i] Die rechtlichen Grundlagen einer Zwangsbehandlung werden durch die Unterbringungs- bzw. Psychiatriegesetze der einzelnen Länder geregelt.

Eine Zwangsbehandlung (medikamentös und/oder durch Fixierung/Isolierung) muß von einem Gericht genehmigt werden. Es besteht eine Ausnahme bei nicht geschäftsfähigen Notfallpatienten, bei denen der Notarzt eine Eigen- oder Fremdgefährdung feststellt. Hierbei sind in jedem Fall Organe der Exekutive (z.B. Ordnungsamt, Polizei) hinzuzuziehen.

Zwangseinweisung

Verwandte Begriffe
Unterbringungsverfahren.

Definition
Stationäre Einweisung eines therapiebedürftigen, psychisch kranken und einwilligungsunfähigen Patienten in ein abgeschlossenes psychiatrisches Krankenhaus, einen abgeschlossenen Teil eines Krankenhauses oder eine Entziehungsanstalt für Suchtkranke.

[i] Die zwangsweise Unterbringung eines Patienten ist in den Landesgesetzen der einzelnen Bundesländer geregelt. Voraussetzung ist, daß bei dem nicht geschäftsfähigen Patienten ein behandlungsbedürftiger Zustand oder eine Gefahr für die Allgemeinheit (Eigengefährdung/Fremdgefährdung) vorliegt. Bei Eigen- und/oder Fremdgefährdung greift dann das Verfahren der sofortigen vorläufigen Unterbringung, zu dem jeder Arzt auch ohne richterliche Genehmigung berechtigt ist, wenn er ein ärztliches Zeugnis über den klinischen Zustand des Patienten vorlegt. Bei diesem Verfahren muß die Polizei oder das Ordnungsamt als ausführendes Organ hinzugezogen und eine gerichtliche Genehmigung ohne Zeitverzug nachgeholt werden.
Die fehlende Bereitschaft, sich behandeln zu lassen, rechtfertigt für sich alleine keine zwangsweise Unterbringung.

Zwei-Meter-Band

Definition
Festgelegter Frequenzbereich im → BOS-Funk.

[i] Der Frequenzbereich des Zwei-Meter-Bandes liegt zwischen 167,56 und 169,38 MHz im → Unterband bzw. 172,16 und 173,98 MHz im → Oberband. Die Frequenzbreite beträgt demnach ca. 2 MHz.

Zyanide, Vergiftung mit

Verwandte Begriffe
Zyanidvergiftung; Zyanidgase, Vergiftung mit; Blausäurevergiftung.

Definition
Akzidentielle oder suizidale Vergiftung mit Zyaniden bzw. Vergiftung mit Zyanidgasen im Rahmen der Kunststoffverbrennung. Zyanide fallen durch ihren Bittermandelgeruch auf; sie sind Kontaktgifte und werden über die Haut aufgenommen. Eigenschutz beachten.
Auch die Aufnahme größerer Mengen bitterer Mandeln kann bei Kindern Intoxikationssymptome auslösen.

Klinisches Bild
- Bewußtseinsstörungen, Bewußtlosigkeit, Krämpfe
- Lähmungen, Kopfschmerzen
- Atemstörungen, Atemstillstand
- Evtl. rosige Hautfarbe trotz Hypoxie (fehlende Zyanose)
- Mydriasis

Hinweis: Pulsoximetrie wegen Met-Hb-Bildung nicht aussagekräftig

Differentialdiagnose
Vergiftung oder Bewußtseinsstörung anderer Genese.

[!] **Therapie**
Eigenschutz beachten (Kontaktgift)
→ Vergiftung, allgemeines Vorgehen bei
Bei Kunststoffbränden verschiedene Gaskomponenten beachten, ggf. Rücksprache mit → Giftinformationszentrale
Symptomatische Therapie
Antidot: 4-DMAP [→ 4-Dimethylaminophenol] ® und → Natriumthiosulfat (*cave:* bei Mischintoxikation bei Kunststoffbränden, z.B. CO-Beteiligung, kann 4-DMAP® kontraindiziert sein.)

Zyanidgase, Vergiftung mit

→ Zyanide, Vergiftung mit.

Zyanidvergiftung

→ Zyanide, Vergiftung mit.

Zyanose

Definition
Blau-rote Verfärbung der Haut und der Schleimhäute infolge einer Zunahme des reduzierten Hämoglobins im Kapillarblut als Zeichen eines Sauerstoffmangels.

[i] Die Zyanose ist an einen bestimmten absoluten Gehalt an desoxygeniertem Hämoglobin gebunden. Dieser beträgt 30–50 g/l. Bei einer ausgeprägten Anämie kann eine Zyanose trotz Sauerstoffmangels somit fehlen. Bei einer Polyglobulie kann das Symptom bereits früher auftreten.

Erratum

Liebe Leserin, lieber Leser,

trotz größter Sorgfalt bei der Herstellung dieses Werkes, hat sich leider ein Fehler eingeschlichen. Auf der Seite **384** müßte folgende Abbildung stehen:

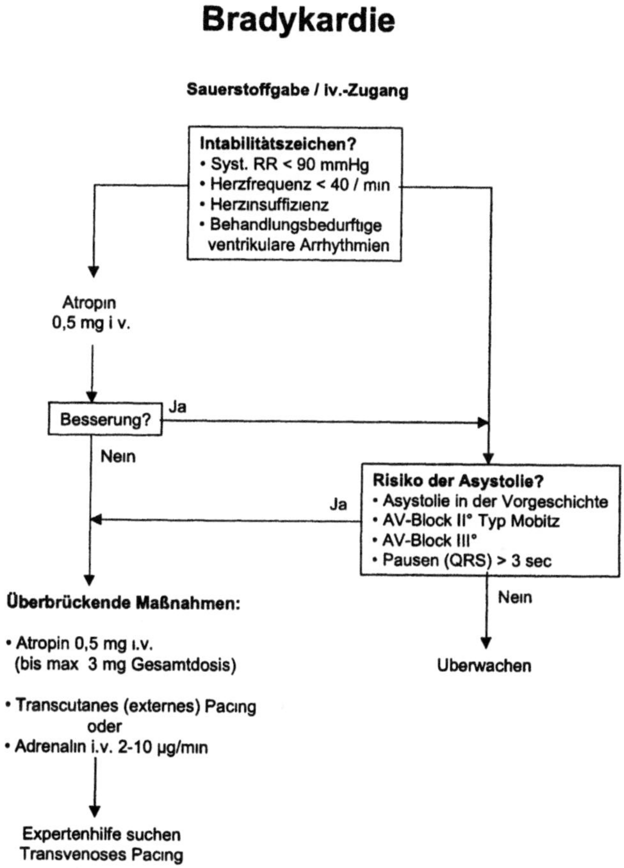

Therapieschema nach ERC zur Behandlung bradykarder Rhythmusstörungen

GPSR Compliance

The European Union's (EU) General Product Safety Regulation (GPSR) is a set of rules that requires consumer products to be safe and our obligations to ensure this.

If you have any concerns about our products, you can contact us on ProductSafety@springernature.com

In case Publisher is established outside the EU, the EU authorized representative is:

Springer Nature Customer Service Center GmbH
Europaplatz 3
69115 Heidelberg, Germany

Batch number: 10110140

Printed by Printforce, the Netherlands